五官科常见病临床诊断与治疗思路

主编◎惠颖 陆川 姚雪

U0200902

郑州大学出版社

图书在版编目(CIP)数据

五官科常见病临床诊断与治疗思路 / 惠颖，陆川，姚雪主编．— 郑州：郑州大学出版社，2022．10(2024.6 重印)

ISBN 978-7-5645-8777-2

Ⅰ．① 五…　Ⅱ．①惠…②陆…③姚…　Ⅲ．①五官科学 - 常见病 - 诊疗 Ⅳ．①R76

中国版本图书馆 CIP 数据核字(2022)第 096037 号

五官科常见病临床诊断与治疗思路

WUGUANKE CHANGJIANBING LINCHUANG ZHENDUAN YU ZHILIAO SILU

策划编辑	李龙传	封面设计	苏永生
责任编辑	李龙传　金玉聪	版式设计	胡晓晨
责任校对	张　楠	责任监制	李瑞卿

出版发行	郑州大学出版社	地　　址	郑州市大学路 40 号(450052)
出 版 人	孙保营	网　　址	http://www.zzup.cn
经　　销	全国新华书店	发行电话	0371-66966070
印　　刷	廊坊市印艺阁数字科技有限公司		
开　　本	787 mm×1 092 mm　1 / 16		
印　　张	20.75	字　　数	491 千字
版　　次	2022 年 10 月第 1 版	印　　次	2024 年 6 月第 2 次印刷

书　　号	ISBN 978-7-5645-8777-2	定　　价	99.00 元

作者名单

主　编　惠　颖　陆　川　姚　雪

副主编　杨恩亮　刘革英　荆　祥

前言

五官科学是研究发生于眼、口、耳、鼻、咽喉部位的疾病，探究气管、支气管、食管异物及与其相关联的解剖生理、病因病理、诊断、治疗预防等的学科。现代科学技术的发展为五官科学提供了新的机遇，也带来了新的挑战，特别是近年来，医学领域取得了许多令人瞩目的成果，新技术、新仪器、新理论的不断出现，使五官科学达到了前所未有的水平。鉴于以上原因，编者不揣浅陋，在广泛搜集国内外有关文献资料的基础上，结合自己多年的教学和临床经验体会，写成本书。

本书共13章，分别介绍了视网膜疾病、白内障、原发性青光眼、眼屈光和屈光不正、近视、口腔黏膜疾病、牙周炎、儿童龋病、儿童牙外伤、牙体牙髓疾病、可摘义齿修复、耳部疾病、鼻窦炎等；包括了很多国内外研究的新进展及先进技术；反映了目前该领域的新面貌。五官各科有其各自的特点，且与临床各科关系密切，不少全身性疾病具有五官方面的症状，而五官方面的一些疾病又是全身性疾病的表现。因此，要以整体观念，理解和学习五官科学，理解五官疾病与全身性疾病的关系，为适应基层临床医疗工作打下良好的基础。本书以“精练、实用”为特点，突出基本理论、基本知识和基本技能，本书层次分明，阐述新颖，具有科学性和实践性，可以作为五官科临床医师的参考用书。

本书由惠颖、陆川、姚雪担任主编，杨恩亮、刘革英、荆祥担任副主编。惠颖是济宁市第一人民医院，陆川是中国人民解放军联勤保障部队第九六〇医院，姚雪是阳光融合医院，杨恩亮是高青县木李卫生院，刘革英是中国人民解放军三二一二八部队，荆祥是淄博口腔医院。在此，对各位作者及其单位的大力支持和辛勤付出特表示衷心感谢。

由于编者水平有限，编写时间较短，本书难免有不足之处，恳请广大读者给予批评指正。

目 录

第一章 视网膜疾病

第一节 视网膜血管病

一、视网膜动脉阻塞

视网膜动脉阻塞(RAO)系指视网膜动脉主干或其分支的阻塞,从而导致不同程度视力损害的眼科急症。临床上分为视网膜中央动脉阻塞(CRAO)、视网膜分支动脉阻塞(BRAO)、睫状视网膜动脉阻塞、视网膜动脉与静脉复合阻塞及视网膜毛细血管前小动脉阻塞。视网膜中央动脉阻塞为老年人常见的急性致盲眼病之一,多单眼发病,双眼发病约为1% ~2%,人群发病率约为1/5 000。

(一)病因和发病机制

视网膜动脉阻塞的发生,老年患者主要与高血压、糖尿病、冠心病、动脉粥样硬化等全身疾病有关,阻塞的原因甚为复杂,包括血管栓子形成、栓塞、功能性血管痉挛、血管受压,另外还与动脉炎症、手术致高眼压、眶内高压等因素密切相关。而年轻患者常与偏头痛、血液黏度异常、外伤、口服避孕药、心血管疾病、妊娠等有关。临床上常为多因素综合致病。

(二)临床表现

根据其阻塞部位不同,临床上一般将其分为5种类型。

1. 视网膜中央动脉阻塞　发病前常有一过性黑矇病史。单眼突然无痛性急剧视力下降,部分患者可在数秒内视力降至数指或手动,甚至光感。患眼瞳孔散大,直接对光反应迟钝或消失。阻塞数小时后,后极部视网膜灰白色水肿,视网膜动脉明显变细,管径粗细不均,血柱可呈串珠状或节段状,视网膜静脉可稍变窄、略有扩大或正常大小,颜色较深。阻塞不完全时,黄斑区呈一暗区,阻塞完全时,黄斑区呈樱桃红点。偶在视盘上见到栓子,数周后视网膜水肿消退,出现视神经萎缩。

2. 视网膜分支动脉阻塞　常表现为单眼无痛性突然部分视野丧失,并有不同程度的视力下降,未波及黄斑者,视力可正常。常发生于颞上支,阻塞支动脉明显变细,在阻塞的动脉内可见白色或淡黄色发亮的小斑块,在阻塞动脉供应的区域出现视网膜水肿,呈象限形或扇形灰白色混浊,可有少量出血斑点。

3. 睫状视网膜动脉阻塞　常表现为中心视力受损。睫状动脉常自视盘边缘发出,其分布范围有极大变异,可分布至颞侧上方或下方,也可分布于黄斑部,可见睫状视网膜动脉管径狭窄或局限性狭窄，其分布区域的视网膜呈现一舌形或矩形灰白色混浊，并有樱桃红点。

4. 视网膜动脉与静脉复合阻塞　患者视力骤降，视网膜表层混浊，后极部出现樱桃红斑，类似于急性视网膜中央动脉阻塞的表现。但视网膜静脉迂曲扩张，视网膜可见出血斑，视盘肿胀及后极部视网膜水肿增厚。患者视力预后很差，多为手动，晚期约 80% 的患眼可发生虹膜红变和新生血管性青光眼。

5. 视网膜毛细血管前小动脉阻塞　多为伴有全身疾病（如高血压、糖尿病、胶原血管病、严重贫血、白血病、亚急性心内膜炎等）的眼底表现，在阻塞处视网膜表层出现黄白色斑点状病灶，即棉绒斑。

（三）实验室及辅助检查

1. 视野　视网膜中央动脉阻塞常仅存颞侧小片岛状视野，若存在未发生阻塞的睫网动脉则可以残留管状视野，分支阻塞的视野有相应的扇形或三角形缺损。

2. FFA 检查　根据阻塞程度和造影的时间不同而有很大的差异，中央动脉阻塞者显示中央动脉无灌注或充盈迟缓，分支动脉阻塞者则显示该支动脉和相应的静脉无灌注或充盈迟缓，或阻塞远端动脉逆行灌注，相应静脉仍无灌注，部分阻塞的血管壁有荧光素渗漏现象。晚期可表现为视网膜动脉充盈时间正常。棉绒斑表现为相对应区域的局灶性毛细血管无灌注。

3. OCT 检查　RAO 的传统 OCT 图像特征主要表现如下。

（1）视网膜增厚：表现为视网膜各层均增厚，光感受器宽度增加，视网膜神经上皮增厚。

（2）视网膜反射改变：主要表现为 RNL 局部反射增强，凸凹不平，视网膜各层结构不清楚，黄斑区视网膜厚度和视神经上皮厚度均增加。最新的 OCT 眼底血管成像（Angio-OCT）主要表现为：视网膜毛细血管血流信号明显减少，与动脉阻塞所致毛细血管供血减少直接相关。

4. 视觉电生理　视网膜电图（ERG）首先是振荡电位的变小或消失，紧接着是 b 波的降低或消失，多数可呈负波反应。视网膜分支动脉阻塞可以表现为正常或轻度异常，但多焦视网膜电图（M-ERG）可见相应部位的反应密度降低。

（四）诊断要点

（1）突然无痛性视力下降或视野缺损。

（2）动脉全部或阻塞支明显变细，管径粗细不均。阻塞动脉供应的视网膜呈扇形、象限形或弥漫性乳白色水肿混浊，CRAO 以后极部最严重，呈扇形或象限形乳白色水肿，如波及黄斑可出现樱桃红点。

（3）FFA 检查显示视网膜动脉充盈迟缓。

（五）鉴别诊断

1. 眼动脉阻塞　眼动脉阻塞时视网膜中央动脉和睫状动脉的血流均受阻，因而影响视功能更为严重，视力可降至无光感。全视网膜水肿更重，黄斑区无樱桃红点，晚期视网膜与色素上皮层均萎缩。FFA 表现为视网膜和脉络膜血管均受损。ERG 表现为 a、b 波均降低或熄灭。

2. 前部缺血性视神经病变　患者起病突然，中等视力障碍，多为双眼先后(数周或数年)发病。视盘呈缺血性水肿，相应处可有视盘周围的线状出血，视野呈与生理盲点相连的象限缺损或水平缺损，视网膜后极部无缺氧性水肿，黄斑区无樱桃红点。FFA 表现为早期视盘呈弱荧光或充盈迟缓，晚期有荧光素渗漏，且与视野缺损区相对应。

3. 视盘血管炎　为视盘内血管炎症病变，多见于青壮年，常单眼发病，视力正常或轻度减退。临床表现为两种类型：视盘睫状动脉炎型(Ⅰ型)表现为视盘水肿；视网膜中央静脉阻塞型(Ⅱ型)眼底表现同视网膜中央静脉阻塞，视网膜静脉显著纡曲、扩张，视盘和视网膜可有出血，渗出。FFA 表现为视盘强荧光，视网膜静脉荧光素渗漏、充盈迟缓。视野表现为生理盲点扩大。

(六)治疗

本病发病急骤，且视网膜对缺血、缺氧极为敏感，故应按急症处理，积极抢救，分秒必争。治疗目的在于恢复视网膜血液循环及其功能。

1. 急救治疗

(1)血管扩张剂：初诊或急诊时应立即吸入亚硝酸异戊酯每安瓿 0.2 mg，舌下含服硝酸甘油片 0.5 mg。球后注射阿托品注射液 1 mg，或盐酸消旋山莨菪碱注射液 10 mg，每日 1 次，连用 3～5 d。

(2)吸氧：吸入 95% 氧和 5% 二氧化碳混合气体，白天每小时 1 次，晚上入睡前与晨醒后各 1 次，每次 10 min。对有条件者亦可进行高压氧舱治疗，每日 1 次，10 次为 1 个疗程，每次 30～60 min。

(3)降低眼内压：按摩眼球，方法为用手指按压眼球 10～15 s，然后急撤，如此反复，至少 10 min。醋甲唑胺片 25 mg，每日 2 次口服。0.5% 噻吗洛尔滴眼液或贝特舒滴眼液，每日 2 次滴眼。

2. 神经营养剂　胞磷胆碱钠 500 mg 或脑蛋白水解物 20 mL 静脉滴注。

3. 糖皮质激素　有动脉炎者，可给予泼尼松片 60～80 mg，每日早 8 时顿服，待病情控制后逐渐减量，一般每 3～5 d 减量 10 mg。吲哚美辛胶囊 25 mg 每日 3 次口服等。

4. 复方樟柳碱注射液　2 mL 于患侧颞浅动脉旁皮下注射，每天 1 次，14 次为 1 个疗程，连续使用 2～3 个疗程。

(七)预后与并发症

视网膜中央动脉阻塞是眼科的危急重症，如不及时治疗，会造成永久性的视功能丧失。阻塞早期未得到及时治疗，即使经治疗血供恢复，也很难恢复视功能。因此，CRAO 的治疗越早越好，应分秒必争。实验表明，CRAO 发生 90 min 后，光感受器的死亡将不可逆转，因此治疗视网膜动脉阻塞的最佳时机是在发病后 1.5 h 内，治疗时间窗可延伸至发病后视网膜水肿消失之前。部分患者发病 1～3 个月有发生视网膜新生血管的危险，故对视力恢复欠佳的 CRAO 患者要及时复查 FFA，以便早期发现视网膜无灌注区，及早行全视网膜光凝治疗，预防新生血管性青光眼的发生。

二、视网膜静脉阻塞

视网膜静脉阻塞(RVO)是视网膜中央静脉的主干或其分支发生血栓或阻塞的视网膜血管病。临床以视力骤降、视网膜静脉纡曲扩张、视网膜火焰状出血为特征。临床上根据阻塞部位和视网膜波及范围,将视网膜静脉阻塞分为中央静脉阻塞(CRVO)和分支静脉阻塞(BRVO)。CRVO 通常单侧眼发病,但 5 年内对侧眼也发生类似的 CRVO 的比例高达 7%。

(一)病因和发病机制

视网膜静脉阻塞的发生原因与视网膜动脉阻塞基本相同。常与动脉硬化、高血压、糖尿病或血液病有关,也可由静脉本身的炎症产生,炎症可来自病毒感染、结核、梅毒、败血症、心内膜炎、肺炎、脑膜炎等。高脂血症、高蛋白血症或纤维蛋白原增高及全血黏度和血浆黏度增高,也易引起血栓而致病。此外,还可由眼压增高及心脏功能不全、心动过缓、严重心律不齐、血压突然降低和血黏度增高等原因引起。外伤、口服避孕药、过度疲劳均可为发病诱因。但临床上常为多因素综合致病。

(二)临床表现

根据其阻塞部位不同,临床上一般将其分为视网膜中央静脉阻塞和视网膜分支静脉阻塞两种类型。

1.视网膜中央静脉阻塞　患者视力骤降,或于数日内快速下降,甚至可降至数指或仅辨手动。眼底表现为视网膜静脉粗大纡曲,血管呈暗红色,静脉管径不规则,呈腊肠状,大量火焰状出血斑遍布眼底,视网膜水肿、隆起,使静脉呈断续状埋藏在水肿的视网膜内,严重者可见棉絮斑及视盘充血、水肿。出血量较多者可发生视网膜前出血,甚至玻璃体积血。病程久者出现黄白色渗出,黄斑囊样水肿甚至囊样变性。

2.视网膜分支静脉阻塞　较中央静脉阻塞更为常见,常为单眼颞上支或颞下支静脉阻塞,尤以颞上支为多见。阻塞部位多见于第一至第三分支动静脉交叉处,周边小分支阻塞机会较少。视力可正常或轻度减退,视力减退程度与出血量、部位以及黄斑水肿有关。眼底表现为阻塞的远端静脉扩张、纡曲、视网膜水肿,常呈三角形分布,三角形尖端指向阻塞部位。该区视网膜有散在大小不等火焰状出血斑;阻塞严重者有时可见棉絮斑,病程久者呈现黄白色脂质沉着,还可见视网膜新生血管或侧支循环建立。黄斑分支静脉阻塞可致整个黄斑区水肿、出血及环形硬性渗出,黄斑囊样水肿。

视网膜中央静脉阻塞的分型还可根据视网膜血液灌注情况分为缺血型与非缺血型两种。

非缺血型视网膜中央静脉阻塞:75% ~80% 的视网膜中央静脉阻塞患者属比较轻的类型。视力分布范围可以从正常到数指,通常视力损害为中等程度,有时伴间歇性模糊和短暂视力下降。瞳孔检查时很少出现相对性传入性瞳孔缺陷(RAPD),即使存在亦很轻。眼底检查有数量不等的点状及火焰状视网膜出血,可见于所有的 4 个象限,常见特征性的视盘水肿及扩张和扭曲的视网膜静脉。黄斑出血或水肿可致视力大幅下降。水肿可以为囊样黄斑水肿或弥漫性黄斑增厚,或两者皆有。非缺血型视网膜中央静脉阻塞可转化为缺血型。

缺血型视网膜中央静脉阻塞：常见主诉是视力急剧下降，视力可从0.1至手动。明显的相对性传入性瞳孔缺陷为有代表性的症状。如继发新生血管性青光眼，则可出现疼痛症状。缺血型视网膜中央静脉阻塞的特征性眼底表现为所有4个象限广泛的视网膜出血，以后极部更显著。视盘通常出现水肿，视网膜静脉明显扩张并扭曲，常有棉絮斑且量较多。黄斑水肿比较严重，但可被出血所遮盖而看不清。FFA检查视网膜可见毛细血管无灌注区。

（三）实验室及辅助检查

1. 眼底荧光血管造影　因阻塞部位、程度及病程早晚而有所不同，早期可见视网膜静脉荧光素回流缓慢，充盈时间延长，出血区遮蔽荧光，阻塞区毛细血管扩张或有微血管瘤；造影后期可见毛细血管的荧光素渗漏，静脉管壁着染；可见毛细血管无灌注区、黄斑区水肿，新生血管强荧光等表现。

2. OCT　早期可以看到视网膜增厚，随着时间的延长，毛细血管渗漏液体的增加，导致囊样的改变，继而囊泡融合，中心凹变平消失，形成火山口样外观。

3. 视野　中央视野可因黄斑及其附近损害有中心暗点；周边视野有与阻塞区相应的不规则向心性缩小，亦可无明显影响。

4. 相对传入瞳孔反应缺陷（RAPD）　为鉴别缺血型和非缺血型的最敏感指标。缺血型病人常有RAPD存在，而非缺血型患者RAPD不常见，即使存在，也不明显或不典型。若存在典型的RAPD而视网膜缺血并不明显则应考虑有视神经病同时存在的可能。

5. 电生理检查　ERG显示b波降低或熄灭，b/a波比值降低，暗适应功能下降。视网膜中央静脉阻塞患者b/a波比值降低与b波振幅降低程度和FFA显示的CNP呈正相关。视网膜分支静脉阻塞病人，P-ERG和VEP振幅明显下降，b波熄灭则提示预后不良。

（四）诊断要点

（1）中老年发病者常有高血压等病史，单眼突然视力障碍或眼前黑影飘动。

（2）视网膜静脉纡曲、扩张，视网膜火焰状、斑点状出血，视网膜水肿、渗出及棉絮斑，如出血量多进入玻璃体，则无法看清眼底。

（3）FFA检查，对本病诊断及分型有重要参考。

（五）鉴别诊断

1. 低灌注视网膜病变　由于颈内动脉阻塞或狭窄导致视网膜中央动脉灌注减少，致视网膜中央静脉压降低，静脉扩张，血流明显变慢，眼底可见少量出血，偶可见小血管瘤和新生血管。而RVO静脉压增高，静脉高度纡曲、扩张，视网膜出血多，症状重。

2. 视网膜静脉周围炎（Eales病）　多为年轻患者，其出血及血管伴白鞘或血管白线，多位于周边部。在患眼玻璃体混浊不能看清眼底时，应检查另眼周边部视网膜，可有血管炎症或出血表现。

3. 糖尿病视网膜病变　视网膜静脉轻度扩张纡曲，但是视网膜静脉压不增高，病变一般为双侧，可程度不同，多以深层出血点为特点，伴血糖升高或有糖尿病病史。

(六)治疗

(1)全身治疗:高血压、动脉硬化、高脂血症、糖尿病、血液情况和感染病灶等。

(2)阿司匹林可抑制血小板聚集,每日1次,每次25~50 mg,可长期服用。双嘧达莫可抑制血小板的释放反应、减少血小板凝集,每次25 mg,每日3次。

(3)抗炎:青年患者可做针对性抗炎治疗,如抗结核、抗风湿、抗链球菌感染等。在抗炎治疗的同时可适当加用糖皮质激素。

(4)激光治疗:缺血型视网膜静脉阻塞可做全视网膜光凝术,防止新生血管性玻璃体积血及新生血管性青光眼。

(5)发生黄斑水肿、视网膜新生血管或新生血管性青光眼时,可以考虑抗血管内皮生长因子(抗VEGF)玻璃体腔内注射治疗。

(七)预后与并发症

黄斑水肿与新生血管是视网膜静脉阻塞最为常见的危害视力的并发症。持续的黄斑水肿可发展为囊样变性,甚至局限性视网膜脱离,乃至孔洞形成。出血可侵入囊样变性腔内,有时可见积血形成暗红色的水平面。新生血管多见于视网膜中央静脉阻塞缺血型,可以引起新生血管性青光眼和新生血管性玻璃体积血,从而严重损伤视力。及时的视网膜激光光凝治疗及抗VEGF治疗有助于控制疾病发展,从而保存较多视力。

三、原发性高血压性视网膜病变

原发性高血压性视网膜病变系原发性高血压引起的视网膜病变。高血压眼底改变与患者的年龄、血压升高的程度、发病的急缓及病程的长短有关。本病多与动脉硬化性视网膜病变并存,常双眼发病。本病属中医眼科学“视瞻昏渺”范畴。

(一)病因和发病机制

西医认为,原发性高血压病因不明,但肥胖、吸烟等可能是致病因素。高血压患者早期的眼底表现为小动脉普遍性或节段性痉挛。随着血压的长期持续增高,眼底小动脉壁出现变性、增生,形成动脉硬化。视网膜动脉血管管径粗细不均、狭窄,进而造成视网膜水肿、出血、缺血或渗出等病变。

(二)临床表现

双眼逐渐或突然视物不清,可伴有头痛、眩晕、恶心、呕吐等症状。根据眼底检查可以分为四级。

Ⅰ级高血压性视网膜病变:轻度、广泛性的双侧动脉第二个分支外变细。

Ⅱ级高血压性视网膜病变:广泛双侧动脉变细较Ⅰ级为重,且伴局部的血管变细。

Ⅲ级高血压性视网膜病变:Ⅱ级高血压性视网膜病变伴棉绒斑。常伴有神经纤维层出血和渗出。

Ⅳ级高血压性视网膜病变:Ⅲ级高血压性视网膜病变伴双侧乳头水肿(最终可出现视盘苍白和视神经萎缩)。常有黄斑星芒样渗出改变。

(三)实验室及辅助检查

1. 血压测量　血压波动在较高水平或持续在高水平。

2. FFA 检查　可见视网膜动脉及毛细血管狭窄，亦可见到毛细血管无灌注区及无灌注区周围的毛细血管扩张和微血管瘤。若有视盘水肿，视盘周围可见毛细血管异常扩张，视网膜动静脉充盈延迟。晚期视盘周围渗漏显著。高血压脉络膜血管显影多不规则，典型者可表现为脉络膜斑块状弱荧光，闭塞的脉络膜毛细血管上面的视网膜色素上皮功能受损出现渗漏。

（四）诊断要点

（1）有高血压病史。

（2）眼底：双眼底出现视网膜动脉普遍或局限性缩窄、反光增强，动静脉管径比例变小，可合并有或无视网膜或视盘病变，即可做出临床诊断。

（五）鉴别诊断

1. 老年性动脉硬化性视网膜病变　该病为老年性退行性改变，多见于 55 岁以上老年人，表现为视盘颜色变浅，视网膜动脉普遍变细，走行变直，分支角度变小。视网膜色素分布不均，常有玻璃膜疣存在。

2. 糖尿病视网膜病变　患者有糖尿病病史，视网膜静脉纡曲、充盈，出血一般为斑点状，微血管瘤常见，而血管变细不常见。

3. 结缔组织病　可以出现多个棉绒斑，但是少见或无高血压病的其他特征性表现。

4. 贫血　以视网膜出血为主，无明显的动脉改变。

5. 放射性视网膜病变　可以和高血压表现相似。但有眼部或邻近组织如脑、海绵窦或鼻咽接受放射治疗的病史以资鉴别，最常见于接受放射治疗后几年内。

（六）治疗

（1）在心血管专科医师的指导下，实施降血压治疗方案，缓慢降低血压。

（2）对症支持疗法：神经营养药、血管扩张药等药物对症治疗。

（3）为增强血管壁的弹性，减低其脆性，可用维生素 C、芦丁等。

四、肾病性视网膜病变

肾病性视网膜病变是由于肾病引起的继发性高血压性眼底改变。常见的肾病为慢性或亚急性弥漫性肾小球肾炎，亦可见于慢性肾盂肾炎以及先天性肾病等。患者双眼发病，有不同程度的视力下降或视物变形。肾病性视网膜病变的眼底改变是继发性高血压所致。

（一）病因和发病机制

西医认为，肾脏的实质性病变导致了肾脏球旁细胞释放肾素，从而导致高血压。多见于慢性或亚急性肾小球肾炎。一般认为眼底改变主要为高血压之结果，由肾炎所产生的毒素可能为附加因素。全身常伴有高血压、尿改变（血尿、蛋白尿、管型尿）及水肿等症状。

（二）临床表现

1. 症状　除全身症状外，眼部主要为视力障碍，根据眼底受损的部位和程度，视力可逐渐或突然减退。

2. 体征　一般双眼发病。急性肾炎患者大多数眼底正常，但在血压显著增高时可出现动脉狭细及水肿，严重时视网膜可有出血、渗出及棉絮状斑；慢性和亚急性肾小球肾炎患者眼底一般表现为视盘色浅，边缘不清。视网膜动脉因痉挛而极度细小。长期而持续的血管痉挛，则可引起血管硬化。视网膜普遍水肿呈灰白色，以视盘附近和黄斑部者为重。严重时渗出液聚集在视网膜下，形成扁平视网膜脱离。视盘和黄斑周围可见大量棉絮状渗出物及深浅不一的出血斑。如视网膜出现散在之白点和黄斑部的星芒状斑，则表示病变为慢性过程。如果后期出现肾功能破坏严重导致尿毒症，全身水肿加重，眼底视网膜水肿和渗出也会随之加重，严重者出现渗出性视网膜脱离。病变后期，如周身情况好转，视网膜水肿、出血和渗出斑，可逐渐吸收，视网膜动脉纤细如线，眼底出现萎缩性病灶，视盘呈继发性萎缩状态。

（三）实验室及辅助检查

1. 血压　持续中度以上高血压的临床表现。

2. 化验检查　尿内含有蛋白、红细胞和管型，血常规显示贫血改变，球蛋白与白蛋白比例倒置。

3. FFA 检查　除视网膜贫血外，其他同高血压改变。

（四）诊断要点

（1）有慢性肾炎病史。实验室尿液检验，可查到蛋白、红细胞和管型。

（2）血压高，伴全身水肿。

（3）视力下降。

（4）眼底可见视网膜动脉变细，反光增强，有动静脉交压征。视盘及视网膜苍白、水肿及棉斑样渗出和出血，黄斑部有星芒状渗出。

（五）鉴别诊断

（1）妊娠毒血症性视网膜病变：有妊娠高血压病史，发病急、病程短，早期以血管痉挛为主，晚期可发生小动脉硬化，视网膜水肿，质地透明，常发生视网膜脱离，视网膜渗出以棉絮状为主，黄斑部有少量星芒状渗出，预后较好。

（2）本病还应与糖尿病、高血压所致的视网膜病变相鉴别，结合病史，鉴别不难。

（六）治疗

（1）全身治疗为主，眼科主要为内科提供参考资料。

（2）缓慢降低血压，纠正贫血，解除血管痉挛。

（3）限制钠盐及水分摄入量，给予高蛋白饮食。

（4）对症治疗如促进出血液水肿的吸收，给予血管扩张剂及神经营养药物。

（七）预后与并发症

如果后期出现肾功能破坏严重导致尿毒症，全身水肿加重，眼底视网膜水肿和渗出也会随之加重，严重者出现渗出性视网膜脱离。病变后期，如周身情况好转，视网膜水肿、出血和渗出斑可逐渐吸收。视网膜动脉纤细如线，眼底出现萎缩性病灶，视盘呈继发性萎缩状态。

五、妊娠毒血症性视网膜病变

妊娠毒血症性视网膜病变常发生在妊娠6个月之后(90%为9个月左右)的初产妇。起病急剧,双眼受累,眼底病变的发生与妊娠高血压有密切关系,如果孕妇原有动脉硬化或肾功能不全,则眼底变化尤为严重。全身除高血压外,尚伴有水肿、蛋白尿等症状,严重者可产生子痫。

(一)病因和发病机制

西医认为,本病由妊娠高血压及肾功能不全,视网膜动脉受毒素刺激而引起。

(二)临床表现

妊娠期血压升高,全身水肿,特别是眼睑、下肢水肿,可伴有头痛、头晕、恶心、呕吐、视物模糊、畏光及视物有双影。眼底早期病变为视网膜动脉痉挛。严重者可引起高血压性视网膜病变或视盘视网膜病变,甚至发生渗出性视网膜脱离。妊娠高血压综合征眼底病变大多数于分娩或终止妊娠后缓解或恢复,对于视盘水肿、视网膜水肿严重者,若不能在短时间内恢复,最终可发生视神经萎缩及黄斑区色素上皮功能丧失导致低视力。

(三)实验室及辅助检查

1. 化验检查　尿内含有蛋白。

2. FFA检查　可见视网膜动脉狭窄,毛细血管可有渗漏和组织染色。棉絮状斑区可有局限性视网膜毛细血管无灌注区。在有浆液性视网膜脱离的患者,可见斑点状荧光素渗漏,提示脉络膜毛细血管和视网膜色素上皮屏障。

3. OCT检查　了解视盘和视网膜水肿情况。

(四)诊断要点

(1)中晚期妊娠。

(2)有高血压、蛋白尿和全身水肿。

(3)眼底改变早期出现视网膜动脉痉挛,继之出现视网膜动脉硬化,晚期出现视网膜水肿、出血和渗出。黄斑部有星芒状渗出,更甚者出现渗出性视网膜脱离。

(五)鉴别诊断

本病眼底所见,易与肾病性高血压视网膜改变混淆。肾病性高血压视网膜改变发病缓慢,视网膜中度水肿,黄斑部典型星芒状渗出,视盘充血水肿轻微,而视网膜动脉硬化则出现早且显著。

(六)治疗

按妇产科原则处理。一般可用镇静剂、降压剂、血管扩张剂及神经营养剂等。一般在血管痉挛期经过适当治疗,尚可继续妊娠,如果视网膜已出现水肿或渗出斑,则应立即终止妊娠,以挽救患者的视力,并保障母子的生命安全。

(七)预后与并发症

尽管浆液性视网膜脱离和RPE功能障碍能引起显著的视力丧失,但多数患者的病变在产后会全部消退并在数周内恢复正常视力。部分患者会残留黄斑视网膜色素上皮改变,数年后,这些改变会类似黄斑营养不良或毯层视网膜变性,极少有患者会因为广泛的脉络膜视网膜萎缩而发展为视神经萎缩。

六、外层渗出性视网膜病变

外层渗出性视网膜病变(Coats 病)又称视网膜毛细血管扩张症,是以视力障碍,眼底有大块白色或黄白色渗出物和出血,血管异常,晚期发生视网膜脱离为特征的眼底病。多发生于男童,12 岁以下者占 97.2%,通常单眼发病。

(一)病因和发病机制

西医病因迄今不明,多认为因先天视网膜小血管异常,致血-视网膜屏障受损所致。即使眼底未见明显血管异常,但荧光血管造影或病理组织学检查都能发现血管异常的改变。由于毛细血管扩张,小动脉瘤和微血管瘤形成,毛细血管两侧的小动脉和小静脉也可受累、血管壁有玻璃样变,内皮细胞下有黏多糖物质沉积,致血管壁增厚变窄,血流缓慢,血管闭塞。由于血管壁屏障受损,致浆液渗出和出血,产生大块状渗出。成年人病因比较复杂,除先天血管异常因素外,可能还有炎症、内分泌失调和代谢障碍等其他原因。

(二)临床表现

(1)早期无症状,当病变波及黄斑区时出现视力减退。部分儿童出现白色瞳孔、斜视或看电视时头位不正、眯眼。

(2)眼底可见视网膜第二分支或第三分支以后的小血管,呈显著扭曲、不规则囊样扩张或串珠状等畸形变化,可有新生血管形成。视网膜深层和视网膜下有大块白色或黄白色类脂样渗出,以颞侧视盘或黄斑附近为多见,周围有小点状胆固醇样结晶和深层出血。

(3)严重者发生视网膜脱离,并发白内障、继发性青光眼,甚至眼球萎缩。

(三)实验室及辅助检查

(1)FFA 检查:典型表现为视网膜毛细血管扩张,视网膜小血管、毛细血管扩张纡曲,小动脉壁囊样扩张,呈梭形或串珠状,还可见到粟粒状动脉瘤、视网膜大动脉瘤、微血管瘤及大片毛细血管无灌注区。出血或渗出性荧光遮蔽。

(2)超声、CT 检查显示病灶无钙化斑形成,对视网膜母细胞瘤的鉴别诊断有重要价值。

(四)诊断要点

(1)多发生于男童,通常单眼发病。

(2)早期无症状,当病变波及黄斑区时出现视力减退。部分儿童出现白色瞳孔、斜视或看电视时头位不正、眯眼。

(3)典型的眼底改变视网膜第二分支或第三分支以后的小血管,呈显著扭曲、不规则囊样扩张或串珠状等畸形变化,可有新生血管形成。视网膜深层和视网膜下有大块白色或黄白色类脂样渗出,以颞侧视盘或黄斑附近为多见,周围有小点状胆固醇样结晶和深层出血。

(4)FFA 检查有助于诊断。

(五)鉴别诊断

1. 视网膜母细胞瘤　好发于儿童,且可能有白瞳征,临床上容易与 Coats 病混淆,二者处理迥异,故鉴别诊断很重要。视网膜母细胞瘤多在 3 岁前发病,视网膜呈灰白色实性隆起,呈结节状,肿块表面血管扩张,易出血。超声波检查为实质性肿瘤波形,CT 检查可见钙化斑。

2. 早产儿视网膜病变　常为接受过氧疗的早产儿,多为双眼发病。亦可见于儿童患者,由于晶状体后机化组织增殖,于瞳孔区可出现猫眼状反光,但眼底没有血管瘤及毛细血管扩张等血管异常改变。

3. 急性视网膜坏死　表现为视网膜缺血性坏死,渗出呈黄白色,视网膜血管闭塞呈白线状,视网膜多发生裂孔,而引起孔源性视网膜脱离,病情严重,发展极快。FFA 检查有助于鉴别诊断。

(六)治疗

(1)由于发病原因不明,目前无药物可以阻止病情发展。

(2)病变早期以激光光凝治疗为主,光凝粟粒状动脉瘤、微血管瘤及毛细血管扩张区可使异常血管封闭萎缩,减少视网膜的渗出,阻止病变的进一步发展。病变靠近视网膜周边部,光凝治疗困难时可考虑冷冻、透巩膜光凝或通过间接眼底镜进行光凝治疗。

(3)如晚期并发视网膜脱离或新生血管性青光眼可行玻璃体手术联合光凝治疗。

(七)预后与并发症

对于早期的 Coats 病患者,激光治疗的效果是肯定的。长期临床观察显示,激光治疗后近半数患者视网膜异常血管消退,渗出灶保持稳定,仅少数未能控制病变进展。但是本病的复发率很高,治疗结束后随访过程中,异常血管病变不断再现。对其应立即进行补充激光治疗,以免造成不良后果。晚期可并发视网膜脱离、白内障、新生血管性青光眼、虹膜睫状体炎及眼球萎缩等严重并发症,视力预后不良。

(惠　颖)

第二节　视网膜血管炎

视网膜血管炎是一大类累及视网膜血管的炎性疾病,由于血管的炎症改变,血-视网膜屏障破坏,眼底多表现为视网膜血管出现白鞘,周围伴有出血、渗出、视网膜水肿等改变。视网膜血管炎并不是一种单独的疾病,尽管有时实验室检查找不到血管炎的病因,但其病因仍有可能与全身疾病有关,甚至一些恶性肿瘤与副肿瘤病变也可以以视网膜血管炎的形式在眼底变现。

一、巨细胞病毒性视网膜炎

巨细胞病毒(CMV)是一种疱疹病毒,在免疫功能正常者一般不引起疾病,在免疫功能受抑制者可以引起胃肠道疾病、中枢神经系统疾病、肺部疾病和视网膜炎,其中视网膜炎是最常见的疾病,也是获得性免疫缺陷综合征最常见的机会感染和致盲原因。

1. 病因和发病机制　多为艾滋病患者免疫功能低下,发展为获得性免疫缺陷综合征,此时巨细胞病毒感染而导致了视网膜炎的发生。感染途径一般有密切接触、性接触、输入病毒污染的血液或血制品、器官或组织移植和宫内感染或分娩过程中感染等。正常人群的感染率达50%以上,仅在免疫功能低下时才引起疾病。

2. 临床表现

(1)早期患者多伴有发热,关节痛,肺炎等全身情况,眼部表现多为眼前黑影,视力下降,视野缺损,抗CMV抗体检测为阳性。

(2)眼底表现开始发生于视网膜周边部,病灶表浅,呈进行性、坏死性视网膜炎表现,伴有出血,同时伴有视网膜血管炎,病灶多为边界清楚的白色斑片状视网膜混浊,其内有视网膜出血,可形象描述为"奶酪加草莓样视网膜炎"。

(3)视网膜血管炎性白色鞘表现明显,有时会累及视神经,常伴有玻璃体炎,严重者可导致视网膜脱离。

(4)后期可出现视神经萎缩、视网膜脱离、黄斑视网膜前膜、黄斑缺血、黄斑囊样水肿等。

(5)此病变可反复发作,呈进行性视网膜炎,造成视网膜呈灰色萎缩,色素上皮斑片状萎缩。

3. 实验室及辅助检查

(1)血清学检查:测定血清抗CMV抗体可确定患者有无近期的活动性感染,动态测定CMV抗体特别是IgG抗体,抗体效价增加4倍以上,对诊断有重要帮助。

(2)病毒分离培养来自身体任何部位的标本培养发现CMV均有助于诊断。

(3)核酸测定:利用原位杂交和PCR技术有助于诊断,应注意假阳性等问题。

(4)组织学检查:组织学检查发现核内包涵体的巨细胞,免疫组织化学染色、免疫细胞化学技术、免疫电镜技术等检测均有助于诊断。

(5)FFA检查:通常显示受累的小动脉充盈延迟,在萎缩的视网膜色素上皮部位透光增强,但在色素堆积的部位可见荧光遮蔽。某些部位发生显著的血管渗漏,而其他一些部位可以显示相对弱荧光,小动脉狭窄和散在的微血管瘤也可见到。此检查有助于确定病变的部位、范围及性质。

4. 诊断要点

(1)眼底视网膜血管炎表现。

(2)多种原因所造成的患者免疫功能障碍。

(3)血清学检查IgG抗体效价增加4倍或4倍以上。

5. 鉴别诊断

(1)急性视网膜坏死综合征:有皮肤带状疱疹(同时、最近或以往),患者的免疫功能正常或低下，眼部表现为显著的闭塞性视网膜动脉炎或动静脉炎症，伴玻璃体炎症。坏死病灶起始于周边部或赤道部，并呈环状进展和向后极部推进，病变进展迅速，通常伴有轻度至中度前葡萄膜炎，常伴有眼痛、眼压升高。

(2)进展性外层视网膜坏死综合征多灶性病变：深层的视网膜混浊和坏死病灶，病变进展非常迅速，视网膜血管炎少见，早期即出现黄斑中心凹周围的病变，一般不出现前葡萄膜炎和明显的玻璃体炎症反应，易发生视网膜脱离。

(3)单纯疱疹病毒性视网膜炎：可有 HSV 性脑炎病史，或与此病同时发生视网膜水肿、出血、视网膜血管炎，可有急性视网膜坏死综合征的表现，病变进展迅速。

6.治疗　多种抗病毒药物的单独或联合应用更昔洛韦、膦甲酸、西多福韦等抗病毒药的全身应用可在一定程度上控制病情的发展，但全身应用可引起肾功能障碍、中性粒细胞减少、血小板减少、贫血、肝肾功能障碍、发热皮疹等多种不良反应。

二、视网膜静脉周围炎

视网膜静脉周围炎也被称为 Eales 病，它不仅累及视网膜静脉，也可累及视网膜小动脉，主要发生于无全身其他疾病的青壮年，最常见的发病年龄为 20～30 岁，男性占绝大多数，但也有报道男女发病比例相似，多累及双眼。

(一)病因和发病机制

西医有关此病的病因和发病机制目前尚不清楚，已经发现此病可伴有一些全身性疾病，如结核、血栓闭塞性脉管炎、多发性硬化，急性或亚急性脊髓病、大脑卒中、局灶感染、血液系统异常、前庭听觉功能障碍，但有关这些疾病与 Eales 病之间的确切关系尚不清楚。

一般认为，与 Eales 病关系最为密切的当属结核，但是，目前尚无循证医学证据证明其与结核分枝杆菌感染或对结核分枝杆菌的免疫应答有关。最近有研究者检测了 Eales 病患者淋巴细胞对视网膜 S 抗原、光感受器间维生素 A 类结合蛋白的肽链片段的细胞免疫应答，发现一些患者有显著的免疫应答，认为对视网膜自身抗原的免疫应答可能在此病的发生中起着重要作用。

(二)临床表现

1.症状　患者初次发病可无任何眼部症状，但不少患者诉有眼前黑影、视物模糊或视力下降。发作者，通常有显著的视力下降，严重者视力可降至光感。

2.体征　眼底改变主要有周边部视网膜血管周围炎、周边视网膜毛细血管无灌注、视网膜或视盘新生血管和复发性玻璃体积血。

活动性视网膜血管周围炎主要发生于周边部视网膜静脉，偶尔累及后极部大的视网膜静脉，后者被称为中央型 Eales 病。视网膜血管周围炎常表现为视网膜血管鞘，易伴有浅表视网膜出血和渗出性病变，累及多个象限。尚可出现血管纡曲、扩张、闭塞、静脉旁色素沉着等改变，在炎症消退后血管旁可遗留下血管鞘。一般不出现脉络膜病变，但在少数患者偶尔看到少量脉络膜视网膜萎缩病灶。

周边视网膜毛细血管无灌注是此病的一个重要特征，见于所有患者，通常表现为周边小片状的视网膜毛细血管无灌注,也可出现周边和后极部大范围的视网膜毛细血管无灌注区,具有融合趋向,边界清晰。

视网膜新生血管膜也是此病的一个重要体征,发生率达36%~84%,是由视网膜毛细血管无灌注造成的。新生血管可发生于视网膜,也可发生于视盘,少数患者可出现虹膜新生血管。视网膜和(或)视盘新生血管是玻璃体积血的主要原因,也是患者视力下降的主要原因。

患者玻璃体最突出的改变是反复发生玻璃体积血,此种出血往往来自视网膜新生血管膜或视盘新生血管膜,或由发炎的视网膜毛细血管或静脉破裂所致。反复的玻璃体积血常导致玻璃体的新生血管形成,增殖性改变可引起牵引性或裂孔源性视网膜脱离。

患者一般无明显的玻璃体炎症改变,但活动性视网膜血管炎相应处常可看到玻璃体混浊,不少患者发生玻璃体后脱离。

患者通常无前葡萄膜炎,有严重活动性视网膜静脉周围炎的患者,可见炎症"溢出"至前房,引起虹膜睫状体炎的表现,一般表现为非肉芽肿性炎症。如出现肉芽肿性炎症,则应考虑为其他类型的葡萄膜炎,如类肉瘤病性葡萄膜炎等。

(三)辅助检查

1. FFA检查　可以确定炎症病变和新生血管膜的位置,对指导激光治疗和随访观察均有重要价值。可发现以下改变:①活动性血管炎于造影早期显示静脉纡曲、扩张,后期染料渗漏和管壁染色。②弥漫性渗漏,主要发生于活动性血管炎的附近。③血管炎静止期仅能发现血管壁染色,不伴有血管渗漏。④毛细血管无灌注,可出现大片状无灌注区。⑤静脉-静脉短路。⑥视网膜和(或)视盘新生血管,新生血管通常典型地表现为扇状,在动静脉早期出现强荧光,后期往往有染料渗漏,有时表现为团块状渗漏。

2. 眼B超　患者经常出现的玻璃体积血会影响眼底的可见性,所以对患者进行超声波检查有助于发现牵引性或孔源性视网膜脱离。

3. OCT检查　了解视盘和视网膜水肿情况。

(四)诊断要点

(1)青壮年发病。

(2)周边部的视网膜血管周围炎。

(3)视网膜新生血管。

(4)复发性玻璃体积血。

(5)排除其他原因所致的视网膜炎症。

(五)鉴别诊断

1. 类肉瘤病性葡萄膜炎　类肉瘤病在我国少见,其典型的表现为肉芽肿性前葡萄膜炎或全葡萄膜炎,易累及视网膜血管,特别是在视网膜血管旁易出现蜡烛泪斑样病变,患者多有肺门淋巴结肿大和多形性肺部改变、多种皮肤病变、急性关节炎以及多种中枢神经系统的损害,活组织检查发现非干酪样坏死性肉芽肿,血清血管紧张素转化酶水平增高。

2. 中间葡萄膜炎　典型表现为睫状体平坦部和玻璃体基底部的雪堤样改变,常有玻璃体雪球状混浊，易伴发下方周边视网膜炎症、视网膜血管周围炎、囊样黄斑水肿和前葡萄膜炎，也可导致新生血管形成和玻璃体积血。但Eales病不引起雪堤样病变，一般也无玻璃体雪球状混浊，不易引起囊样黄斑水肿和眼前段炎症。

3. Behcet病性葡萄膜炎　典型表现为全葡萄膜炎和视网膜血管炎，常伴有广泛的视网膜水肿，病变见于后极部和中周部，易引起视网膜幻影血管，往往合并有口腔溃疡、多形性皮肤病变、阴部溃疡，一些患者可有关节炎、中枢神经系统受累等全身改变。而Eales病的病变主要限于中周部视网膜，易发生视网膜新生血管和复发性玻璃体积血，不伴有上述全身病变。

（六）治疗

1. 药物治疗　有出血者可给予止血药物治疗，早期血管炎症阶段，可给予激素治疗。

2. 激光治疗　对于出现视网膜新生血管、视盘新生血管、大片视网膜毛细血管无灌注的患者，应行激光光凝治疗，根据患者的实际情况可选用氙弧激光、氩绿激光、红氪激光等。

3. 手术治疗　对于出现大面积视网膜新生血管膜或玻璃体内出现新生血管造成的玻璃体积血，需尽早行玻璃体切割术，以清除积血和新生血管膜，同时行激光光凝。对于发生牵引性或孔源性视网膜脱离的患者，可进行玻璃体切割术、玻璃体内充填、巩膜扣带等手术。

4. 中医中药治疗

（1）辨证要点和治疗

▶热郁伤络证：①多见于视网膜静脉周围炎的早期，视网膜大量出血，血色鲜红，静脉充盈、纡曲，周边血管呈白鞘改变；②口苦咽干，或口渴欲饮，溲赤便秘；③舌质红，苔黄，脉弦数。

治法：清热凉血，止血散瘀。

方药：清热散瘀汤（《中医治疗眼底病》）。

生地黄15 g，赤芍15 g，牡丹皮10 g，夏枯草15 g，金银花15 g，玄参15 g，当归10 g，茜草12 g，木贼10 g，蝉蜕10 g，甘草6 g，三七粉3 g（冲服）。

▶阴虚火旺证：①视网膜静脉周围炎的后期，视网膜出血逐渐减少，血色鲜红，静脉充盈、纡曲，周边血管呈白鞘改变；②头晕目眩，口干欲饮，腰膝酸软，五心烦热；③舌红少津，苔少或无，脉弦细数。

治法：滋阴凉血，散瘀通脉。

方药：知柏地黄汤（《医宗金鉴》）加减。

知母10 g，黄柏10 g，熟地黄15 g，生地黄15 g，泽泻10 g，玄参15 g，牡丹皮10 g，赤芍10 g，山萸肉10 g，茜草12 g，木贼10 g，蝉蜕10 g。

▶气血两虚证：①可见于视网膜静脉周围炎的后期，视网膜出血逐渐减少，血色暗红，周边血管呈白鞘改变；②面色萎黄，心悸怔忡，头晕失眠，肢体乏力；③舌质淡，苔白，脉虚数。

治法：补气摄血，宁心安神。

方药：归脾汤（《济生方》）加减。

党参 10 g，黄芪 10 g，白术 10 g，当归 10 g，龙眼肉 10 g，茯神 10 g，炒枣仁 10 g，旱莲草 20 g，广木香 3 g，白茅根 20 g，甘草 3 g，生姜 3 片，大枣 5 枚。

▶气滞血瘀证：①见于视网膜静脉周围炎晚期，玻璃体和眼底瘀血凝结，久不吸收，或见玻璃体、视网膜出现增殖机化；②头目胀痛，胸胁胀闷；③舌质紫暗或有瘀斑，苔白，脉弦或涩。

治法：活血散结，祛瘀明目。

方药：血府逐瘀汤（《医林改错》）加减。

生地黄 15 g，赤芍 10 g，桃仁 10 g，红花 10 g，枳壳 10 g，柴胡 10 g，川芎 10 g，桔梗 6 g，陈皮 9 g，夏枯草 12 g，浙贝母 12 g，广郁金 12 g，紫丹参 15 g，全当归 12 g。

（2）针刺疗法：本病早期不宜使用针刺治疗，以防刺激后导致再次出血；本病晚期可选球后、睛明、太阳、合谷等穴，平补平泻，留针 30 min，每日 1 次，10 次为 1 个疗程。

（3）中成药：①复方血栓通胶囊 1.5 g，每日 3 次口服；或血塞通滴丸 20 丸，每日 3 次口服；或止血明目颗粒（河北省眼科医院制剂）10 g，每日 3 次口服；或云南红药胶囊 0.5 g 每日 3 次口服。适用于出血早期。②清开灵注射液 40 mL，每日 1 次静脉滴注，7 ~ 14 d 为一疗程。适用于热郁伤络证。③丹参注射液可行电离子导入治疗，每日 1 次。

（七）预后

患者的预后主要取决于炎症能否获得有效的控制，血管炎不能控制者往往因增殖性玻璃体视网膜病变、黄斑水肿、黄斑前膜，牵引性或裂孔源性视网膜脱离而导致视力严重下降。

三、霜样树枝状视网膜血管炎

霜样树枝状视网膜血管炎是一种视网膜血管周围炎，它是一种少见的葡萄膜炎类型，其特征为广泛的视网膜血管鞘，类似挂满冰霜的树枝，多为双眼受累，可不伴有全身性疾病，也可伴有获得性免疫缺陷综合征、肿瘤和一些感染性疾病。

（一）病因和发病机制

病因和发病机制目前尚不完全清楚。目前推测可能有以下几种病因和机制。

1. 感染因素　已经发现，此病与多种病毒（如巨细胞病毒、人类免疫缺陷病毒、EB 病毒、单纯疱疹病毒等）感染、弓形虫感染有关。

2. 免疫应答　此病典型的表现为广泛的视网膜血管炎和血管周围炎，对糖皮质激素有很好的反应，可合并一些自身免疫性疾病（如系统性红斑狼疮、Vogt-小柳原田综合征、Crohn 病），因此，有人认为免疫因素在其发生中起着一定的作用，免疫复合物在局部沉积和补体活性产物的释放可能是其发病的重要机制之一。

3. 免疫功能低下　此病多发生于少年儿童和免疫功能低下（如获得性免疫缺陷综合征）的患者，提示免疫功能的降低可能在此病发生中起着一定作用。

4. 肿瘤　已发现大细胞淋巴瘤和白血病患者可出现霜样树枝状视网膜血管炎，有人认为肿瘤细胞的浸润可导致此病的发生。

（二）临床表现

根据是否伴发全身性疾病可将霜样树枝状视网膜血管炎分为两种类型：一种为原因不明，眼底有特征性改变，不伴有全身性疾病，多见于儿童，对糖皮质激素治疗敏感，治愈后一般不复发，有人将其称为特发型；另一种则是有一定病因，眼底表现较复杂，除霜样树枝状视网膜血管炎外尚可见多种眼底改变，可合并有全身性疾病，除糖皮质激素治疗外，尚需进行病因治疗。

1. 眼部表现

（1）症状：通常突发眼红、视物模糊或视力下降，可有畏光、眼前黑影等症状。视力下降的程度可有很大不同，一些患者可无明显视力下降，但多数患者视力严重下降，甚至降为光感。

（2）体征：眼前节正常或有轻度至中度虹膜睫状体炎，表现为睫状充血、尘状或线形角膜后沉着物、前房闪辉、前房炎症细胞，玻璃体轻至中度尘埃状或雾状混浊。

本病的特征性眼底改变为广泛性视网膜血管旁白色渗出物，围绕血管形成白鞘，像挂满冰霜的树枝，故而得名。血管受累多以中周部明显，少数以后极部为主，动静脉均可受累，但静脉受累更为明显和严重。

2. 全身表现

（1）在眼病发生前 1 ~5 周患感冒、病毒性结膜炎、皮肤疥疮疹等。

（2）抗病原体的抗体阳性，如抗单纯疱疹病毒、带状疱疹病毒、EB 病毒、链球菌等抗体。

（3）合并 AIDS 的患者可于眼病前数年即确诊为人类免疫缺陷病毒感染，且合并机会感染（如肺孢子虫、口腔白念珠菌、卡氏肺囊虫、巨细胞病毒等感染）。

（三）辅助检查

（1）FFA 检查：检查可发现受累动脉充盈延迟、广泛的视网膜血管荧光素渗漏、囊样黄斑水肿、视盘染色、出血遮蔽荧光、毛细血管无灌注、视网膜新生血管等；吲哚菁绿血管造影检查可发现弱荧光斑和脉络膜血管染料渗漏。

（2）视觉电生理：检查视杆和视锥细胞功能均显著受抑制，表现为 a、b 波波幅降低，振荡电位消失，视网膜电图和图形视觉诱发电位改变在疾病疫愈后可完全恢复正常。

（3）视野：检查可发现视野广泛缩窄、生理盲点扩大等改变。

（4）进行单纯疱疹病毒、弓形虫等抗体检测，并应进行免疫功能和全身检查，以确定伴有的全身性疾病。

（四）诊断要点

（1）通常双眼受累，视力常显著下降。

（2）广泛的视网膜血管鞘形成，动静脉均可受累，但以静脉受累为主。

（3）多伴有视网膜水肿、视盘充血或视盘水肿，可伴有视网膜出血、渗出性视网膜脱离、视网膜血管迂曲扩张、视网膜渗出等病变。

（4）多数有前葡萄膜炎的表现。

（5）可合并免疫功能低下、白血病、病毒感染等全身性疾病。

(五)鉴别诊断

1. 急性视网膜坏死综合征　此病典型的表现为中周部视网膜坏死病灶、视网膜动脉炎为主的视网膜血管炎、显著的玻璃体混浊和后期发生的裂孔源性视网膜脱离,其发生主要与带状疱疹病毒、单纯疱疹病毒感染有关。根据FFA检查特点和临床表现,一般不难将其与霜样树枝状视网膜血管炎鉴别开来。

2. 中间葡萄膜炎　典型的表现为睫状体平坦部和玻璃体基底部雪堤样病变、玻璃体内雪球状混浊,常合并周边视网膜血管炎、视网膜脉络膜炎、囊样黄斑水肿等改变,不出现广泛的视网膜血管鞘,这些临床特点有助于二者的鉴别。

3. 巨细胞病毒或单纯疱疹病毒性视网膜炎病毒感染　可能是全身型霜样树枝状视网膜血管炎的诱因或伴发的疾病,且多合并AIDS。因此,当发现可疑患者时,应行详细的全身检查和实验室检查,以排除此类严重疾病的存在。

(六)治疗

(1)糖皮质激素是最常用和最重要的药物,口服治疗应持续半年。

(2)有前段炎症者应给予糖皮质激素、睫状肌麻痹剂、非甾体消炎药滴眼剂滴眼治疗。

(3)对糖皮质激素反应差者可选用其他免疫抑制剂治疗。

(4)视网膜新生血管膜可行激光光凝治疗。

(5)合并有全身性疾病者应进行相应的治疗。

四、特发性视网膜血管炎、动脉瘤、视神经视网膜炎综合征

特发性视网膜血管炎、动脉瘤、视神经视网膜炎(IRVAN)综合征是一种特殊类型的视网膜血管炎,以动脉炎为主,合并多发视网膜动脉瘤、视神经视网膜炎。原因不明,好发于女性,常双眼受累。

1. 临床表现

(1)患者多主诉视力下降或视物变形。

(2)眼底除有视网膜血管炎表现外,眼底最具特征的是在视网膜动脉的第一、第二分支管壁分叉处出现多个圆或梭形的瘤样扩张,FFA表现更为明显,周边视网膜可伴有大片无灌注区形成,后期并发视网膜新生血管,新生血管出血可导致玻璃体积血。黄斑渗出、水肿及玻璃体积血是本病视力下降的主要原因。

2. 治疗

(1)传统上给予全身激素治疗,但效果有时并不理想。

(2)激光光凝治疗视网膜周边无灌注区,可减少视网膜新生血管的形成。

(3)玻璃体积血不吸收时可采取玻璃体切除手术进行治疗,有助于恢复患者的视力。

(陆　川)

第三节　糖尿病视网膜病变

糖尿病为一种带有遗传倾向的代谢内分泌疾病，可并发多种眼病。视网膜病变的发生率与患者年龄及患糖尿病的年限有密切关系。年龄愈大、病程愈长，视网膜病变发病率愈高。全身症状以多饮、多食、多尿及糖尿和血糖升高为特征，而且常并发高血压和动脉硬化症。

一、病因和发病机制

西医认为，糖尿病是由于患者体内胰岛素的相对或绝对不足，造成了糖、脂肪和蛋白质的代谢紊乱。糖尿病的慢性并发症包括大血管、微血管和神经病变，这些并发症常常累及眼底，引起视网膜病变。糖尿病性视网膜病变是糖尿病导致的视网膜微血管损害所引起的一系列典型病变，是一种影响视力甚至致盲的慢性进行性疾病。是工作年龄人群第一位的致盲性疾病。糖尿病病程是其发生重要因素，如同时合并高血压和（或）高血脂症会促进疾病的发展，其他危险因素包括吸烟、蛋白尿、妊娠及体重指数增加等。

二、临床表现

糖尿病视网膜病变一般均为双眼发病，早期视力正常或轻度下降，随着疾病的发展视力可出现不同程度的损害。糖尿病视网膜病变主要以视网膜血管异常为主，其眼底表现复杂多样（表 1-1）。

表 1-1　糖尿病视网膜病变的分期

分期	眼底表现
Ⅰ期（轻度）	仅有毛细血管瘤样膨出改变（对应我国 1985 年 DR 分期Ⅰ期+）
Ⅱ期（中度）	介于轻度到重度之间的视网膜病变，可合并视网膜出血、硬渗和（或）棉絮斑
Ⅲ期（重度）	每象限视网膜内出血≥20 个出血点，或者至少 2 个象限已有明确的静脉串珠样改变，或者至少 1 个象限视网膜内微血管异常，无明显特征的增殖性 DR（对应我国 1985 年 DR 分期Ⅲ期++）
Ⅳ期（增殖早期）	视网膜（NVE）或视盘新生血管（NVD），未达高危增殖期（对应我国 1985 年 DR 分期Ⅳ期）
Ⅴ期（增殖高危期）	NVD>1/4～1/3DA 或 NVE>1/2DA，合并纤维膜（胶质型 PDR），可伴视网膜前出血或玻璃体积血（对应我国 1985 年 DR 分期Ⅴ期）
Ⅵ期（增殖晚期）	牵拉视网膜脱离，或严重玻璃体积血眼底不能看到视盘黄斑（对应我国 1985 年 DR 分期Ⅵ期）

微血管瘤是糖尿病视网膜病变最早出现的病变，呈细小、圆形红色斑点，边界清晰，

中心可有反光,疾病早期主要分布在黄斑周围,晚期在后极部视网膜弥漫分布。视网膜荧光血管造影可见点片状的强荧光。大分子物质可以通过微动脉瘤壁,引起视网膜水肿及硬性渗出。

各种微血管病变都可以造成管壁的通透性增强,使液体渗漏到血管外的组织间隙,导致视网膜及黄斑的水肿。视网膜水肿表现为组织增厚及视功能破坏,如水肿累及中心凹,则可形成黄斑囊样水肿。荧光血管造影以及 OCT 可以观察水肿的轻重,以及是否存在黄斑囊样改变。血管通透性的进一步破坏会导致血液中的脂质渗出,形成硬性渗出。硬性渗出呈蜡黄色,边缘清楚,多为小点状,或融合成片,常出现于视网膜后极部的深层,亦可围绕黄斑区而呈环状排列。血管通透性的严重破坏,可造成视网膜出血,火焰状出血多位于神经纤维层,小的圆形出血,多位于视网膜内颗粒层。

棉絮斑的出现,提示视网膜毛细血管前小动脉发生阻塞,棉絮状斑呈白色羽毛状,主要分布在后极部视网膜,荧光血管造影呈现为弱荧光。

糖尿病视网膜病变患者的视网膜小动脉管腔可以发生狭窄和管壁的混浊,动脉管腔变细可造成小动脉的阻塞,动脉呈白线状或血流中断而消失。荧光血管造影可见该小动脉的阻塞、管壁渗漏以及毛细血管无灌注。

视网膜新生血管的出现,表示糖尿病视网膜病变进入一个更严重的阶段。视网膜新生血管开始呈芽状,逐渐长大为部分或完整的车轮状网状结构,跨越视网膜动静脉分支形成网络,轻微隆起。视网膜新生血管可以在视网膜任何部位产生,但多见于后极部。最初新生血管较小,难以发现,随着生长其直径可以达到静脉的 1/4,甚至与视网膜静脉一样粗。严重患者视盘也可发生新生血管,视盘新生血管表现为环形或网状血管,平铺于视盘表面或跨行于视杯上。

糖尿病视网膜病变的患者出现玻璃体腔出血时,高度怀疑存在新生血管。如伴随玻璃体后脱离,当其受到牵拉时则出现反复的出血。当玻璃体全部脱离时,后极部的积血受到重力作用,可以随着头位的变化,流向处于下方的任何方向。

视网膜的新生血管,常常伴随纤维膜共同存在。新生血管先增殖,然后部分或完全退化,随即部分被纤维组织替代。如纤维膜收缩、牵拉,造成玻璃体积血或牵引性视网膜脱离。如果虹膜出现新生血管和机化膜,阻塞房角,可以造成新生血管性青光眼。

视盘水肿是糖尿病性视网膜病变的一种特殊表现形式,其原因可能是视盘前部的缺血。严重的视盘水肿常造成明显而持久的视力下降。

糖尿病黄斑水肿在非增殖期糖尿病视网膜病变和增殖期视网膜病变均可出现,通过立体检眼镜即可见到黄斑区视网膜隆起。通常可见黄斑区红色斑点及各种形态的硬性渗出。

三、辅助检查

1. 眼底照相　可以客观地记录眼底的表现,有利于医师细致地检查眼底,有助于远程会诊,以及患者的长期随访对比。

2. FFA 检查　有助于发现细微病变,评价视网膜血管屏障功能。检眼镜难以发现小的微血管瘤和视网膜内微血管异常,其在荧光造影时分别表现为点状强荧光和视网膜微血管不规则扩张。而出血则表现为遮蔽荧光。视网膜水肿可表现荧光积存。囊样水肿可表现为花瓣状荧光积存,血管闭塞可以见到弱荧光。

3. OCT 检查　可以显示病变所在视网膜层次,并对视网膜病变如视网膜水肿进行精确的测量,有助于疾病变化的对比,治疗效果的评价。

4. B 超检查　在合并白内障或玻璃体积血等原因屈光介质不清,影响眼底观察时,可行 B 型超声检查。B 型超声可透过不透明的屈光介质,显示视网膜有无脱离,玻璃体后脱离的程度,以及玻璃体与视网膜有无牵拉。

四、治疗

1. 控制内科疾病和危险因素控制　内科疾病是治疗糖尿病视网膜病变的基础,控制血糖有助于减少糖尿病视网膜病变的发展。现在的国际标准空腹血糖控制在 7 mmol/L 以下;糖化血红蛋白应控制在 7% 以下。同时需要控制高血压病和高脂血症。妊娠可加速糖尿病视网膜病变的发展,妊娠期需密切观察,结合妇产科、内科控制糖尿病。

2. 光凝治疗非增生期糖尿病视网膜病变　根据视网膜病变的程度及是否合并黄斑水肿决策是否选行激光治疗。对于未合并黄斑水肿的糖尿病视网膜病变不建议行全视网膜光凝治疗,非增生期糖尿病视网膜病变临床有意义的糖尿病黄斑水肿进行光凝可以减少 5 年内视力严重下降的风险。一般先行黄斑局部光凝+推迟的全视网膜光凝,即全视网膜光凝只在发生重度糖尿病视网膜病变Ⅲ期或增生型糖尿病视网膜病变时再进行。

3. 药物治疗　口服羟苯磺酸钙可降低毛细血管通透性,减少毛细血管渗漏,并可以抑制血管病变和血栓形成。口服递法明可增加血管壁张力,降低其通透性,减轻视网膜水肿。玻璃体注射抗 VEGF 治疗是有效治疗糖尿病视网膜病变的有效方式,其可以在一定时期内,减少血管的渗出,抑制新生血管的增殖,从而改善患者的视力,并且为手术或激光治疗创造条件。

4. 对于有临床意义的糖尿病性黄斑水肿,局灶光凝或格栅光凝治疗效果较好。球内注射抗 VEGF 可以提高糖尿病性黄斑水肿患者的视力,但是需要重复注射。也可以注射糖皮质激素治疗糖尿病性黄斑水肿,但是应注意其可以导致眼压升高和白内障等并发症。

5. 手术治疗　增殖期糖尿病视网膜病变可以考虑玻璃体手术,其适应证为:不吸收的玻璃体积血、增生性 DR 纤维增生膜、视网膜前出血、视网膜被牵拉及牵拉导致的视网膜脱离,牵拉孔源混合性视网膜脱离;玻璃体积血合并白内障,玻璃体积血合并虹膜新生血管等。手术的主要目的是清除不透明的玻璃体,解除增殖膜对视网膜的牵拉。

(陆　川)

第四节　息肉状脉络膜血管病变

息肉状脉络膜血管病变(PCV)又称多灶复发性浆液血清样视网膜色素上皮脱离、后部葡萄膜出血综合征。是一种以眼底后部脉络膜血管局限性膨隆，呈息肉状改变，伴反复性出血，并有浆液性或出血性色素上皮脱离为其特征的眼底疾病。1982 年由 Yannuzzi 首先报道并于 1984 年确认命名，随后被广泛采纳。任何种族均可发生，且男女均有发生，我国相继也有报道。本病多以单眼受累，50 岁以上的老人多见，与年龄相关性黄斑变性的发病年龄相近，但略低于后者。目前大多数学者认为 PCV 是一种独立的眼病。本病属于中医眼科学的"视直如曲病"的范畴。

一、病因及病理机制

西医认为，目前 PCV 的病因及发病机制尚不明确。研究表明，全身疾病可以成为 PCV 的危险因素，如 PCV 患者中患有高血压病比例高，吸烟患者较不吸烟患者 PCV 患病率高 4 倍以上，以及中心性浆液性脉络膜视网膜病变病史等均是 PCV 的易感因素。息肉状病变发展缓慢并有可能自行消退或再发，曾推测这种息肉状结构可能系血管生成过程中动脉瘤性扩张或血管内皮细胞增生所致。Nakashizuka 等对 5 例 PCV 患者的 5 只眼标本组织病理学研究，发现 Bruch 膜内有息肉状血管病变，局部血管膨隆、扩张，血管壁变薄呈簇状分布，周细胞消失，周围有巨噬细胞及纤维成分浸润。免疫组化研究发现色素上皮层有血管内皮细胞存在，由此提示这种纤维膜是一种脉络膜新生血管，多数学者的研究也证明了同样的病理改变。

二、临床表现

1. 主诉　患者有视物模糊，视力有不同程度下降伴视物变形，眼前有黑影，严重者则视力急剧下降。

2. 眼底表现

(1)视网膜下可见橘红色病灶，并伴有视盘周围、黄斑附近以及中周部眼底有浆液性或血液性色素上皮脱离，也可有神经上皮脱离。

(2)多数患者可在其附近见到典型的脉络膜血管病变，其表现为大小不等、一个或多个橘红色结节样或球状息肉样隆起。

(3)后极部斑块状视网膜下出血并伴有脂样沉积或渗出，主要是位于视盘旁边血管弓周围。

(4)部分患者可发生玻璃体积血、混浊。

(5)少数反复发作的患者晚期表现为广泛的色素上皮变性和萎缩，但也可见薄层的灰白色纤维血管性瘢痕。

3. 眼底造影特征

(1)FFA 检查：若无明显遮盖荧光时，典型的息肉状扩张血管病变表现类似 CNV，造影早期病变血管呈花边状或斑块状强荧光，晚期可有不同程度的荧光渗漏，而多分支的异常血管网往往不能看到，缺少特征性表现。有时候在周边视网膜也可见到 PCV 的息肉样扩张表现。

(2)ICGA 检查：典型的表现为 ICGA 早期相显示内层脉络膜伞样的分支状血管网，

随之在其末端呈息肉状或呈动脉瘤样簇状扩张的强荧光。活动性病变随造影时间的延长局部可有荧光渗漏，晚期可见冲刷现象，而静止型者造影晚期表现为荧光减弱或出现血管负影。ICGA 的这种特征性改变对诊断本病有极其重要的意义。

(3)OCT 及 OCTA 检查：视网膜线状扫描特征性表现为"指样"隆起的色素上皮脱离，其内中高反射为息肉样病灶，脉络膜异常分支血管网表现为"双层征"，还可见神经上皮浆液性或出血性脱离。OCTA 可以清晰显示脉络膜异常分支血管网，表现为黄斑部不规则网状血流信号，周围低信号为水肿渗出区。Enface 图像上息肉状病灶为高发射区，神经上皮脱离为低反射区，其内点片状高反射信号为渗出。

三、诊断要点

(1)有符合该病的流行病学特征。

(2)眼底有反复发作的出血性及浆液性色素上皮脱离，视网膜下有橘红色的结节样簇状改变。

(3)OCT、FFA 及 ICGA 脉络膜血管的特征性改变典型表现即可诊断。

四、鉴别诊断

1. 湿性年龄相关性黄斑变性(AMD)　尽管目前湿性 AMD 的病因及病变性质不明，但其与 PCV 的自然病程、流行病学及预后有显著不同。AMD 在白种人中发病率较高，多双眼受累，眼底可见局部有渗出、出血及纤维化瘢痕形成，视力迅速下降，多不能恢复。FFA 及 ICGA 脉络膜血管的特征性改变是鉴别的重要依据。

2. 中心性浆液性渗出性视网膜脉络膜病变(CSC)　CSC 特点是透明液体积聚，圆形的黄斑区浆性视网膜脱离。CSC 和 PCV 在危险因素、自然病程、视力预后和治疗各有不同，再加之 FFA 及 ICGA 脉络膜血管的特征性改变为鉴别提供了重要依据。

五、治疗

1. 激光光凝治疗　激光光凝可能有效，特别是对中心凹外的 PCV，但需要较频繁的随诊。部分研究对已报道的视力结果进行了分析，发现 ICGA 指导下的激光光凝成功地稳定并改善了 55% ~100% 眼的视力，但 13% ~45% 的眼睛发生视力减退。与仅对息肉病变光凝相比，整个病变的光凝更有效。

2. 光动力疗法(PDT)治疗　PDT 的血管封闭作用可使息肉病灶萎缩消退。已证实三次以下的 PDT 治疗能使息肉样病变完全消退并使渗出吸收，视力下降少于 15 个 ETDRS 字母，或在治疗 1 年以后使 80% ~100% 患者的视力提高。对于初治患者，应治疗 ICGA 上显示的整个 PCV 病变(息肉和分支血管网)。

3. 抗 VEGF 治疗　最近的研究表明，抗 VEGF 治疗对新生血管性 AMD 的 CNV 有效。由于在 PCV 患者中也观察到 VEGF 含量增加，因此理论上抗 VEGF 治疗对 PCV 也可能有效。结果表明，玻璃体腔内注射抗 VEGF 有助于减轻黄斑水肿，玻璃体腔内注射雷珠单抗使 4/12(33%)眼，贝伐单抗使 1/11(9.09%)眼息肉状病变减小，说明单独使用抗

VEGF 药物对控制息肉样改变是有限的。

4. 联合治疗　在 ICGA 指导的随机对照试验研究中，联合治疗和 PDT 单一疗法在 6 个月时使息肉完全消退，两者均优于雷尼单抗单一疗法，联合治疗也有利于最佳矫正视力（BCVA）和中央视网膜厚度（CRT）的改善。

（刘成生）

第五节　中心性浆液性脉络膜视网膜病变

中心性浆液性脉络膜视网膜病变简称中浆病，单眼或双眼均可发病，多见于 20 ~ 45 岁的青壮年男性。是一种易复发又有自限性倾向的临床常见眼底疾病。

一、病因和发病机制

西医认为，病因和发病机制不明。目前认为其原发部位病理为在脉络膜毛细血管通透性增加，液体渗漏引起浆液性色素上皮脱离，机械力量引起色素上皮连续性中断致色素上皮的屏障功能破坏，从而使液体积聚在神经上皮层下。导致脉络膜毛细血管通透性增加的病因尚有争议。此外该病与外源性和内源性糖皮质激素水平增高有关。精神紧张、情绪波动、妊娠和大剂量全身使用糖皮质激素可诱发和加重该病。

二、临床表现

1. 症状　患者自觉不同程度的视力下降或视物模糊，视物变形、变小、变远，并伴有色觉改变。中心或旁中心相对或绝对暗点。

2. 体征　眼底检查可见黄斑区圆形或椭圆形盘状浆液性神经上皮脱离，1 ~ 3 PD 大小，脱离缘可见弧形反光晕。对应区视网膜下可有灰黄色小点，在恢复期更明显，可伴有色素上皮脱离和色素紊乱，中心凹反光弥散或消失。一些反复发作或病程较长的病例，眼底可见较广泛的病变，主要表现为色素上皮的色素变动或大小不等的色素上皮萎缩区。另有一些病例在脱离区可伴有黄白色视网膜下纤维蛋白沉着。

三、辅助检查

1. FFA 检查　FFA 检查是中浆病诊断和治疗中不可缺少的检查技术。其典型渗漏点表现为静脉期可见后极部视网膜有一个或数个强荧光点，随时间延长该强荧光点呈喷射状或墨渍状渗漏、扩大，晚期视网膜下液被荧光素染色，强荧光储留，勾勒出盘状浆液性脱离的轮廓。一些不典型的渗漏点表现为 RPE 窗样缺损强荧光，呈灶性或多灶性，造影过程中显示缓慢渗漏或极不明显的渗漏，常见于慢性、亚急性或复发性病例中。

2. OCT 检查　OCT 显示黄斑区视网膜增厚，神经上皮层脱离，其下可见液性暗区，RPE 局灶性小隆起。对于病程较长或反复发作的病例，椭圆体带及 RPE 反射信号可局限性减弱或缺失。

四、鉴别诊断

1. 中心性渗出性脉络膜视网膜病变　典型的中渗黄斑区有灰黄色病灶可伴有渗出及出血，与中浆病易于鉴别。容易混淆的病变为十分小的、不伴有出血的脉络膜新生血管（CNV），两者鉴别要仔细阅读 FFA。一般中浆渗漏点出现在造影的静脉期后，而中渗 CNV 渗漏点在造影动脉早期即可出现，根据渗漏点出现的时间可对两者加以鉴别。

2. 视盘小凹　视盘小凹所致的玻璃体内液体进入视网膜下，导致视网膜浅脱离、囊变甚至裂孔形成，本病需仔细检查视盘颞侧存在小凹即可清楚地与中浆鉴别。

3. 脉络膜肿物　有时会发生浆液性视网膜脱离累及黄斑部，如脉络膜血管瘤继发黄斑浆液性脱离。如若不散瞳检查眼底易发生误诊，散大瞳孔应用间接检眼镜检查及 FFA 可明确诊断。

五、治疗

无特殊药物治疗，应禁用糖皮质激素。中浆病患者去除诱发因素，勿过分劳累，注意休息，戒烟酒，3 ~6 个月内不要任何治疗部分可自愈。

1. 激光治疗　激光治疗中浆病是目前最有效、安全、并发症少的方法。对于经久未愈或视力下降严重的患者在荧光素血管造影定位下，中心凹无血管区外的渗漏点可行激光治疗，黄斑部光凝避免应用蓝光，可选用绿光或黄光，严格控制激光斑反应强度，RPE 层 I 级光斑即可。光凝后可促进恢复缩短病程，绝大部分病例只需一次光凝即可治愈。

2. 光动力疗法　反复发作或迁延不愈及中心凹无血管区内的渗漏点必要时可考虑光动力疗法。PDT 治疗中浆病的病理机制尚未完全清楚，可能的机制是 PDT 导致脉络膜毛细血管网栓塞，从而阻止脉络膜毛细血管壁通透性增加导致的渗漏。

六、随访

未行激光或 PDT 治疗的患者每 6 ~8 周复查 1 次，直至病情好转或随访至 4 ~6 个月。激光或 PDT 治疗的患者，术后 4 ~8 周复查。

（刘成生）

第六节　中心性渗出性脉络膜视网膜病变

中心性渗出性脉络膜视网膜病变（CEC）简称中渗，是发生于黄斑区的孤立的渗出性脉络膜视网膜病变，以伴有视网膜下新生血管和出血，最终导致瘢痕形成为特征，又称特发性脉络膜新生血管。其发病与结核、弓形体病、组织胞浆菌病、莱姆病和病毒感染等有关。该病常发生于 50 岁以下人群中，无性别差异，单眼发病居多，眼底可表现为类似于渗出性老年性黄斑变性的灰红色孤立病灶，造成视力的损害。

一、病因机制

中渗作为一种以眼底病变特征命名的疾病，其发病的病因尚未明确。本病可能与感染因素相关，包括原虫（如弓形体）、细菌（如结核分枝杆菌）、真菌（如组织胞浆菌）、梅毒及病毒等，国外以弓形体感染多见，我国患者多与结核有关。在病理上，来源于脉络膜毛细血管的 CNV 是中渗发生、发展的根源。从黄斑下手术取出的 CNV 膜病理组织学检查发现血管内皮细胞和色素上皮细胞是最主要的组织成分，细胞外基质是 24 nm 的胶原和纤维。CNV 常发生在黄斑部无血管区边缘，该区有高度的代谢需求，却又是视网膜与脉络膜循环系统的连接点，是视网膜代谢最薄弱的部分。当视网膜一侧有任何代谢障碍时，则从脉络膜寻求血液供应，因此，容易从脉络膜向视网膜诱发新生血管。CNV 的形成多认为与 Bruch 膜的破裂和外层视网膜细胞结构或成分的改变有关。另外，缺血缺氧可以增加血管内皮生长因子的表达，从而启动了一系列反应，引起脉络膜毛细血管-Bruch 膜-视网膜色素上皮复合物改变，最终形成 CNV。

二、临床表现

1. 症状　中心视力下降、视物变形或中心暗点、变小、变色。

2. 眼部检查　黄斑部圆形灰白色浸润病灶，大小 1/4～1 PD，周围可有出血，有时可见星芒状硬性渗出，病变部位视网膜水肿。病程较久者，在病灶周围尚可看到色素上皮增殖所导致的色素增殖。

三、辅助检查

1. 荧光素眼底血管造影　典型的视网膜下新生血管渗漏荧光素，恢复前可见病变区透见荧光或色素遮挡荧光，机化膜染色。

2. 光学相干断层扫描　表现为神经上皮和色素上皮或脉络膜毛细血管层间光带反射增强，呈梭形增厚，向神经上皮延伸，上方的神经上皮轻度隆起，CNV 的反射光带红白相间，边界较清晰。其中神经上皮脱离多表现为神经上皮与色素上皮的局限性分离，其间为浆液性低反射腔隙或视网膜水肿，神经上皮下低反射区域或视网膜增厚等；出血则表现为血液性色素上皮层脱离，表现为神经上皮下一条弧形隆起的、边界清晰的红色光带，于下方脉络膜光带间呈现中高反射光带，下方无反射暗影。

3. 视野检查　到与病灶相应的中心比较性或绝对性暗点。

4. 其他　为寻找病因可以进行结核菌素试验，检查弓形体和某些病毒如单纯疱疹病毒、巨细胞病毒等抗体。

四、诊断

1. 诊断　本病多发于中青年，单眼发病，视力急剧下降或伴有视物变形，眼底表现为黄斑区灰色渗出性病灶，伴有视网膜下出血，无高度近视及其他眼底改变。FFA 检查呈典型 CNV 改变伴荧光渗漏及病灶周围出血性荧光遮蔽。

2. 临床分期　根据眼底表现分期，杉田建议分为 3 期。

（1）活动期：黄斑中心或其附近出现一黄白色或灰白色边界欠清的类圆形深层浸润性病灶，病灶边缘处点状、片状、弧形或环形出血，神经上皮脱离等各种典型病灶，FFA 显示新生血管显著渗漏，并向渗出灶外扩散。

（2）恢复期：出血减少，渗出病灶境界较活动期清晰，周围视网膜水肿 RPE 脱离等消失或减退，出现色素脱失及增生。FFA 新生血管渗漏较轻，且不向渗出灶周围扩散。

（3）瘢痕期：视网膜水肿渗出全部消退，呈现境界清楚的灰白色瘢痕。

本病全病程 0.5 ~ 2.0 年，冀天恩等分期和杉田分期法相似，后者分活动期、恢复期、瘢痕期。

四、治疗

1. 治疗原则　本病发病急，因黄斑区最终形成瘢痕，常致视力严重损害，故活动期应迅速控制浸润范围，封闭脉络膜新生血管，尽量保持最佳视功能。包括选用光动力疗法（PDT）配合玻璃体腔内注射抗 VEGF 药或曲安奈德和中医辨证论治。考虑本病与结核、弓形体等感染有关，若全身有结核分枝杆菌感染或曾有结核分枝杆菌感染，结核菌素试验阳性，可试用抗结核治疗。弓形体血清学检查为补体结合试验、血细胞凝集试验、酶联免疫吸附试验阳性可试行抗弓形体药物治疗。

2. 辨证论治

（1）邪热伤络证

症状：视力下降，视物变形，黄斑区灰白色浸润病灶、渗出、水肿，伴视网膜出血、+90D 前置镜下显示光带隆起；全身伴有焦躁不宁、夜寐不安、口渴喜饮，苔薄舌质红，脉细数。

治法：清热解毒，凉血散血

方药：犀角地黄汤合十灰散加减。

生地黄 30 g，赤芍 10 g，牡丹皮 10 g，玄参 15 g，大蓟 10 g，小蓟 10 g，侧柏叶 10 g，槐花 10 g，白茅根 15 g，连翘 10 g，山栀 10 g，炒大黄 6 g，生甘草 10 g。

临证参考：本病初起邪热炽盛，损伤络脉，血溢络外，急当凉血止血减少出血损伤，用犀角地黄汤，玄参易犀角凉血止血，十灰散中大小蓟、侧柏叶、白茅根、槐花均为凉血止血之品，连翘清心，山栀清肝，大黄导热下行，炒炭存性止血而不留瘀。本方药性寒凉不宜久服，病情稳定后即转活血化瘀，如果热势仍盛，可适当配合党参、白术益气固本。本方可用水牛角代犀角。

（2）肝火郁结型

症状：视力下降，视物变形，黄斑部渗出、出血已局限，量不多，病程日久，情志抑郁，胸胁胀满，嗳气叹息，女子月经不调，苔薄黄，舌质红，脉弦。

辨证：肝火郁结。

治法：清肝泻火。

方药：丹栀逍遥散加减。

山栀 10 g，牡丹皮 10 g，柴胡 10 g，白芍 15 g，当归 12 g，炒白术 10 g，茯苓 15 g，薄荷

8 g,生地黄 15 g,黄连 10 g,羌活 10 g,防风 10 g。

临证参考:本病活动期经治疗渐趋稳定,病变仍未消散,热势虽减而余热遗于肝脏,故治当清肝泻火。丹栀逍遥散清肝解郁,生地黄、黄连清心凉血,羌活、防风辛散火郁,正合“肝欲散,急食辛以散之”之意。若肝火炽盛可加龙胆草,出血多时加凉血止血之侧柏叶、槐花、白茅根等。

(3)阴虚火旺证

症状:视力模糊,变形变小,眼前正中暗影;黄斑区可见渗出及出血,病灶周围可见硬性渗出,+90D 前置镜下病变区隆起度减轻;全身伴有口干咽燥、心烦失眠、五心烦热,舌红少苔,脉细弱。

治法:滋阴降火,凉血止血。

方药:知柏地黄汤加减。

知母 12 g,黄柏 12 g,熟地黄 15 g,生地黄 15 g,牡丹皮 15 g,赤芍 15 g,茯苓 15 g,生侧柏炭 15 g,栀子炭 15 g,白茅根 12 g。

临证参考:兼见头晕目眩者,可加石决明 20 g、珍珠母 20 g;夜不能寐者,加茯神 15 g、柏子仁 30 g、炒枣仁 20 g;五心烦热、骨蒸潮热者,加胡黄连 12 g,银柴胡 12 g。

(4)痰瘀互结证

症状:视物模糊,变小变形,病程稍长,黄斑部有水肿,出血,血色暗红,渗出物较多,污秽不清;患者多形体肥胖、头重如裹、胸闷、便溏溲黄,舌苔暗,脉滑涩。

治法:活血化瘀,化痰利湿。

方药:生蒲黄汤合化坚二陈汤加减。

生蒲黄 20 g,生地黄 15 g,旱莲草 15 g,丹参 15 g,牡丹皮 15 g,川芎 12 g,黄连 6 g,僵蚕 10 g,半夏 12 g,陈皮 12 g,茯苓 15 g,炙甘草 3 g。

临证参考:眼底出血较为明显者加生侧柏叶 15 g、仙鹤草 15 g 等凉血止血药;患者头重痰多、眼底渗出较明显加浙贝母 15 g、昆布 12 g、车前子 10 g、茯苓 10 g 祛痰化湿,以促进渗出、水肿吸收。

3. 中成药(含静脉用药)　临床辅用和血明目片、复方血栓通胶囊、明目地黄丸、杞菊地黄丸、丹栀逍遥丸、葛根素注射液、生脉注射液、血栓通注射液、盐酸川芎嗪注射液、灯盏细辛注射液。

4. 按主症辨证论治　对于多数患者而言,全身症状多不明显,可以通过眼底检查表现的各种症状进行辨证。

(1)黄斑部出血:黄斑部出血常引起视力下降,视物不清,是中心性渗出性视网膜病变的常见症状。FFA:黄斑部对应部位可见遮蔽荧光。OCT:若出血较浓,可见出血部位表现为高反射信号,其后组织反射信号被遮挡;若出血较淡(轻微),出血的反射信号与正常视网膜类似,难以区分。若出血时间较短,血色鲜红,多因阴虚血热、邪火伤络,导致血液溢于脉外。若兼见口干欲饮、心烦不眠、脉数,苔薄,舌红,血分有热,宜清营凉血,用清营汤加减。肝为血室,清肝同时可加山栀、白芍。若全身症状不突出,以眼部病症为主者,治疗上多采用生蒲黄汤、十灰散等进行治疗。若出血色泽较暗,病程较长,多为瘀血在里,热邪深入,灼伤脉络所引起,治疗上则主要以活血化瘀为主,方用血府逐瘀汤等治疗以促进离经之瘀血吸收；若出现新旧出血混杂，反复发生，或新生血管明显增生，多属阴虚火旺，虚火上炎；或脾虚不能摄血，或气血两虚或寒凝血滞等引起，治疗上根据全身症状表现选用知柏地黄丸、归脾汤等进行治疗。

（2）黄斑部渗出、水肿：黄斑部黄白色的渗出多伴随眼底出血，可发生于疾病的早中期阶段。黄斑部渗出、水肿多和脾、肾的关系密切，脾主运化水湿，肾主水，脾肾功能失常及气血运行不畅均可导致水肿、渗出，痰湿停滞，若水肿、渗出反复发生，新旧渗出混杂，多为脾肾阳虚；故可以考虑运用健脾利湿的中药如茯苓、白术、苍术等治疗。也可以在治疗眼底出血的同时酌情选用参苓白术散、五苓散、猪苓散等治疗。

（3）黄斑部瘢痕萎缩、色素沉着：多见于该病的晚期，为肝肾不足，气血亏虚所致，可以采用杞菊地黄丸、四物五子汤、驻景丸加减方等治疗，在此基础上配合软坚散结之品如海藻、昆布、浙贝母等。

五、预防和调护

舒畅情志，勿抑郁恼怒，以防肝郁化火动血，灼伤脉络，或加重病情。戒烟禁酒，忌食辛辣刺激之品，以防脾胃积热，痰湿内生，脉络瘀滞。慎用目力，起居有常，以防劳累过度导致气血不足，诱发本病。

（刘成生）

第二章　白内障

第一节　常见白内障的主要特征

一、老年性白内障

老年性白内障，又称年龄相关性白内障，是指中老年开始发生的晶状体混浊，其发生机制尚不确定，一般认为氧化损伤在这类白内障形成过程中起主要作用。流行病学研究表明，紫外线照射、酗酒、吸烟、妇女生育多、心血管疾病、精神病、机体外伤等与这类白内障形成有关。

常表现为双眼渐进性、无痛性视力下降，早期可有眼前固定黑点，单眼复视或多视。早期由于晶状体膨胀或核硬化而出现晶状体性近视，此种近视常伴有散光。由于光线通过部分混浊的晶状体时产生散射，干扰视网膜上成像，患者可出现畏光和眩光。按晶状体混浊部位分为皮质性、核性和后囊下 3 类。

（一）皮质性白内障

最为常见，根据病程分为初发期、膨胀期、成熟期、过熟期。

1. 初发期　晶状体混浊出现在周边部皮质，呈楔形，其尖端指向晶状体中心，可会合成轮辐状。此期因瞳孔区未受累，一般不影响视力。

2. 膨胀期　又称未成熟期，晶状体混浊加重，皮质吸收水分肿胀，晶状体体积增大，将虹膜向前推移，前房变浅，可发生继发性闭角型青光眼。晶状体呈不均匀浑浊，空泡、水裂、板层分离数目增多，可累及瞳孔区，视力明显减退。但由于前囊下尚有部分透明的皮质，因此可见虹膜投影。

3. 成熟期　晶状体几乎完全浑浊，皮质水肿减退，晶状体体积恢复正常，前房深度恢复正常，虹膜投影消失，视力可降至眼前指数或手动。

4. 过熟期　因变性的晶状体皮质逐渐被分解成乳糜状，晶状体核下沉，加上晶状体内水分继续减少，整个晶状体体积缩小，囊膜皱缩，出现不规则的白色斑点及胆固醇结晶，前房加深，虹膜震颤，称为 Morgagnian 白内障（Jongebloed W. L. ,1992）。当晶状体核下沉后，视力可突然提高。当过熟期白内障囊膜变性、通透性增加或出现细小的破裂时，液化、变性的皮质进入前房，可引起急性葡萄膜炎，称晶状体过敏性葡萄膜炎。长期存在于房水中的晶状体皮质可沉积于前房角，也可被巨噬细胞吞噬，堵塞前房角，引起继发性开角型青光眼，称晶体溶解性青光眼。过熟期白内障的晶状体悬韧带常发生退行性变，容易引起晶状体脱位。

(二)核性白内障

较皮质性白内障少见,特点是发病年龄较早。晶状体混浊多从胚胎核开始,逐渐向成年核发展,早期呈灰白色,越近中央颜色越深。由于周边部仍透明,对视力影响不大,但在强光下因瞳孔缩小而使视力下降。以后晶状体核呈灰黄色、棕黄色或棕黑色,可伴有皮质混浊,视力极度减退,眼底窥不见。

(三)后囊下白内障

在晶状体后极部囊膜下皮质的浅层出现金黄色或白色颗粒状混浊,其中可有小空泡,常伴有皮质性或核性白内障。因混浊位于视轴区,早期即影响视力。

二、先天性白内障

由于各种因素在孕期和胎儿期内导致晶状体发育受到影响,在出生后发生不同程度的晶状体混浊,称先天性白内障。先天性白内障可能有家族史,也可能无家族史。双眼患者发现早、就诊早,常伴有眼球震颤和弱视;单眼患者因一侧视力良好,不易早期发现,甚至患眼发生斜视才发现白内障。

(一)主要类型

1. 前极性白内障　混浊发生于前极,为局限性囊膜混浊和(或)囊膜下皮质混浊,多为双眼发生,呈对称性。可合并其他类型先天性白内障如绕核性白内障,部分患者伴有角膜中央混浊。

2. 后极性白内障　混浊发生于后极,为局限性圆盘状或不规则形。混浊可以位于囊下,也可能是囊膜本身,不少病例伴有后囊膜局限性缺损。由于晶状体后极部是屈光节点所在部位,即使混浊程度较轻也易造成形觉剥夺性弱视,因此需及早手术。

3. 点状白内障　发生于出生后或青少年期,混浊位于胎儿核浅层,多见于周边部,以细小点状为主,有时呈蓝色、灰色,不影响视力。

4. 绕核性白内障　常双眼发病,男性多见,以常染色体显性遗传为主。其特征是胎儿核外盘状混浊,周边皮质透明度良好。可伴有 U 形或鞍状混浊,跨越于板层混浊的外围,称骑跨子。

5. 缝性白内障　混浊位于前后 Y 形缝,呈点状、线状、羽毛状。前或后 Y 形缝单独发生混浊或同时发生混浊,还可以发生于 Y 形缝及其周围的皮质,一般不影响视力。

6. 中央粉尘状白内障　多为双眼发病,静止不变。表现为胚胎核白色颗粒状或尘埃状混浊,呈盘状或环状,盘状者周边部有一圈晕,浓淡不一,浓者或位于 Y 形缝。因位置据中央为主,称为中央粉尘状白内障。

7. 前轴胚胎性白内障　可双眼发病,不对称。混浊以前 Y 形缝邻近部分为主,由细小白色点状混浊构成,多数对视力无明显影响。

8. 珊瑚状白内障　混浊位于中轴部及其附近,形状以杆状、管状为主,伴有斑点状多彩结晶,以后极部为中心,向前呈放射状分布,有时犹如焰火五彩缤纷。

9. 核性白内障　多为双眼发病,以常染色体显性遗传为主。胚胎核和胎儿核发生混浊，范围可达4～5 mm，呈白色、灰色遮盖瞳孔区，导致严重视力发育障碍，可伴有眼球震颤和斜视。

10. 花冠状白内障　混浊呈花瓣状、油珠状、哑铃形、椭圆形等，放射状排列于周边深层皮质，形成花冠。晶状体中央大部分透明，临床上不散瞳难以发现。一般不进展，不影响视力。

11. 盘状白内障　通常为双眼发病，晶状体胚胎核缺如，中央扁平呈盘状，混浊以环形为主，周围有清亮皮质围绕。

12. 结晶样白内障　混浊由雪球形结晶体簇集而成。

13. 全白内障　常为双眼发病，也可以为单眼发病。晶状体完全混浊，可伴有钙化、囊膜机化、增厚、晶状体核硬化。混浊程度与病程长短无绝对关系，皮质可发生液化，甚至吸收，形成膜性白内障，前后囊膜部分或完全融合。

（二）伴随表现

1. 眼球震颤　如果先天性白内障发生于固视功能发育之前，即出生后3个月之内，或白内障程度严重，引起形觉剥夺，导致弱视形成，即可引起眼球震颤。眼球震颤见于双眼发病患者，呈摆动性、搜寻性，有时伴有头位。合并眼球震颤的先天性白内障患者术后视力恢复有限，常在0.1～0.3以下。

2. 斜视　往往是单侧先天性白内障患者的最初现象，多数双眼先天性白内障患者伴有程度不等的眼位异常。

3. 小眼球和小角膜　合并小眼球或小角膜的先天性白内障虽然不常见，但往往合并严重弱视，术后视力恢复不理想。

4. 虹膜或脉络膜发育异常　虹膜或脉络膜缺损多见于下方，缺损的虹膜可延续至赤道部导致相应的脉络膜缺损。少见的患者可合并无虹膜，患者同时伴有严重畏光和眼球震颤。部分患者可合并永存瞳孔膜、虹膜或瞳孔括约肌发育不良，瞳孔形态或位置异常等。

5. 玻璃体永存动脉　多见于后极性白内障，常于手术中发现。后极混浊部分与残留的永存玻璃体动脉相连接。

三、并发性白内障

并发性白内障是指由其他眼部疾病如眼部炎症或退行性变使晶状体营养或代谢发生障碍引起的晶状体混浊，其晶状体混浊的形态学特点与原发病有关。

1. 虹膜睫状体炎　常见于瞳孔区曾经有渗出、瞳孔膜闭或后粘连者。混浊多从前囊下皮质开始，以后发展为晶状体白色混浊，常伴有结晶及钙化沉着。

2. 青光眼　急性发作时，可在前囊下出现圆形或椭圆形的混浊斑，称青光眼斑。开始青光眼斑接近前囊膜，以后逐渐移至晶状体深部，新生形成的晶状体纤维覆盖在它们的上面。抗青光眼手术后或绝对期青光眼并发的白内障，一般从核开始混浊，进展缓慢，最后晶状体呈棕黑色或黑色混浊。

3. 角膜溃疡　重症角膜溃疡并发的白内障，表现为瞳孔区晶状体前极部混浊，呈圆锥状，以后向全晶状体发展。

4. 眼内肿瘤　肿瘤毒性产物可导致晶状体迅速混浊。睫状体肿瘤的机械性压迫也可导致被压迫部位晶状体皮质局限性混浊。

5. 眼后段疾病　眼后段疾病如视网膜色素变性、后葡萄膜炎、高度近视、视网膜脱离及视网膜脱离复位术后均可引起白内障。由于晶状体后极部囊膜最薄，且无上皮细胞保护，有害物质容易从该处进入晶状体，因此眼后段疾病所引起的白内障一般为后囊下白内障，但也可引起皮质性和核性白内障。

四、外伤性白内障

眼球机械性损伤、化学伤、电击伤和电离辐射等均可引起晶状体混浊，统称为外伤性白内障。

1. 眼球穿通伤　眼球穿通伤可使晶状体囊膜破裂，房水进入囊袋内引起晶状体混浊。皮质可进入发生溶解，进入房水引起继发性葡萄膜炎和青光眼。

2. 眼球挫伤　眼球挫伤时瞳孔缘部虹膜色素上皮脱落，附着在晶状体前表面形成Vossius环，相应的囊膜下皮质出现混浊，暂时或长期存在。晶状体受挫伤后，由于外力扰乱了晶状体缝和纤维的排列，使晶状液移向缝系统而流入晶状体板层之间，形成花状或花瓣样混浊，可为暂时或永久存在。受伤后囊膜的完整性受到影响，渗透性发生改变，可引起浅层皮质混浊，若干年后混浊的纤维被压入内层，形成绕核性白内障。挫伤严重时可伴有晶状体脱位。严重挫伤可致晶状体囊膜尤其是后囊膜破裂，房水进入晶状体内，晶状体迅速完全混浊。

3. 眼球爆炸伤　爆炸时气浪可对眼球产生压力，引起类似挫伤所致的晶状体损伤。爆炸碎片也可造成眼球穿通伤，导致白内障。

4. 眼球电击伤　受雷电打击或身体触电，可引起电击性白内障。触电可引起晶状体囊膜及囊下皮质混浊。白内障发生时间不定，雷击者较快，受伤后数小时即可发生；触电者较慢，可发生于受伤后5日至2年。可静止不发展，也可逐渐发展为全白内障。可单眼或双眼发病。

5. 辐射性白内障　因放射线所致的晶状体混浊，称为辐射性白内障。

6. 铁锈沉着症　铁质异物进入眼内后逐渐氧化成氧化铁，与组织蛋白结合形成不溶性含铁蛋白，广泛沉着于眼内组织，受损害最严重的是视网膜和晶状体。早期在晶状体前囊下有大量棕色小点沉着，逐渐融合成较粗的棕色锈斑，形成环状，分布于晶状体周边及瞳孔缘后。严重的眼内出血也可以出现晶状体铁锈沉着症。

五、代谢性白内障

因代谢障碍引起的晶状体混浊称为代谢性白内障。

1. 糖尿病白内障　可分为两种：一种是合并有年龄相关性白内障，但发病较早较快，容易成熟；另一种是真性糖尿病白内障，主要见于青少年糖尿病患者，多为双眼发病，特点是发展迅速，最短可在数天内完全混浊。早期在晶状体囊膜下前后浅层皮质出现白色、细小、大小不一的混浊，或呈雪花样混浊，也可以是后囊下皮质呈放射状混浊，逐渐进展出现空泡、水裂及板层分离。

2. 半乳糖血症性白内障　为常染色体隐性遗传。患儿缺乏半乳糖-1-磷酸尿苷转移酶和半乳糖激酶,使半乳糖不能转化为葡萄糖而在体内积聚。组织内的半乳糖被醛糖还原酶还原为半乳糖醇,聚积在晶状体内,引起渗透压升高,晶状体吸收水分而膨胀,最终导致白内障的发生。白内障为双侧,发生率为50% ~70%,可发生在出生后数日或数周,形态不一,以板层混浊多见。

3. 手足搐搦性白内障　又称为低钙性白内障。主要表现为手足搐搦、骨质软化和白内障。多由于先天性甲状旁腺功能减退,或甲状腺手术中误切甲状旁腺,或营养障碍,使血清钙过低所致。儿童与成人白内障的形态不同。在儿童中,白内障典型的表现为包绕胎儿核和成年核深层的板层混浊,若血钙时高时低,则混浊呈多层;在成人,表现为前后皮质出现无数细点混浊,有时小点聚集成薄片,最后可使全晶状体混浊。

六、药物及中毒性白内障

长期应用或接触对晶状体有毒性作用的药物或化学药品可导致晶状体混浊,称为药物及中毒性白内障。常见的药物有糖皮质激素、氯丙嗪、缩瞳药、氯喹等,化学药品有三硝基甲苯、二硝基酚、萘和汞等。

1. 糖皮质激素性白内障　长期全身或局部滴用糖皮质激素,可以导致晶状体后囊下皮质混浊。用药剂量越大、时间越长,发生白内障的可能性越大。患者初发时在后极部后囊下皮质出现散在点状和淡黄色颗粒状混浊,并有彩色小点和空泡,最后皮质大部分混浊。早期少数患者在停药后晶状体的改变可逆转。

2. 缩瞳药所致的白内障　长期滴用强效缩瞳药可导致晶状体混浊,典型者混浊位于前囊膜下,呈玫瑰花或苔藓状,有彩色反光。继续发展可累及后囊下皮质和核,停药后不易消退,但可停止进展。

3. 氯丙嗪所致的白内障　长期大剂量服用氯丙嗪,可导致晶状体混浊,开始时晶状体表面有细点状混浊,瞳孔区色素沉着,以后细点混浊增多,呈星状、白色或花瓣状混浊。

4. 三硝基甲苯所致的白内障　长期与三硝基甲苯接触有发生白内障的危险。首先晶状体周边部出现密集的小点混浊,以后逐渐进展为尖端向中央的楔状混浊,并连接成环形混浊,环与晶状体赤道部有一窄的透明区。继之中央部出现小的环形混浊,大小与瞳孔相当。重者混浊致密,呈花瓣状或盘状,或发展为全白内障。

七、后发性白内障

后发性白内障,是指白内障囊外摘除术后,或外伤性白内障部分皮质吸收后所形成的晶状体后囊膜混浊。其发生率与手术方式、患者年龄、术后炎症等多方面因素有关。儿童期白内障术后几乎均发生后发性白内障。其表现为晶状体后囊膜出现厚薄不均的机化组织和 Elschnig 珍珠样小体,视力下降程度与后囊膜混浊程度有关。

(刘成生)

第二节　超声乳化摘除术

1967年,Kelman提出并首先使用超声乳化法摘除白内障,经过多年的实践,目前已成为全世界使用得最多的白内障手术方式之一。这一术式是一种改良的白内障囊外摘除术,它继承了囊外手术保留晶状体后囊膜以支撑人工晶状体的优点,同时将传统白内障囊外摘除术的切口由弦长11 mm减小至3 mm,小切口手术带来了诸多好处。①减轻了手术对角膜的损伤,切口有较高的稳定性,可缩短白内障手术患者的住院时间,便于门诊白内障手术的开展,患者可以早日回到工作岗位。②降低了切口对角膜表面弯曲度的影响所致的手术源性角膜散光,加快术后视力的恢复。③减少了诸如术后切口裂开、房水渗漏、滤过泡形成、虹膜脱出和上皮置入等一系列切口并发症,并可减少传统白内障囊外摘除术中娩出晶状体核时虹膜脱出、后囊膜破裂、驱逐性脉络膜出血等并发症。④连续环形撕囊技术的引入,使得皮质抽吸更干净、置入的人工晶状体位置更居中。⑤由于无须缝合,手术时间缩短,手术效率更高。⑥近年来表面麻醉技术的引入使白内障手术基本达到了微创性、无痛性手术的境界。然而,白内障超声乳化摘除术的学习难度大于传统囊外手术,操作不当对术眼将是一个灾难,它可能发生比传统囊外摘除术更多、更严重的并发症,如常见的角膜内皮损伤、晶状体核脱位进入玻璃体腔等,导致术后持续性角膜水肿、黄斑囊样水肿和视网膜脱离等。初学者必须经过较长时间的特殊训练,方可进行此类手术。

一、适应证

白内障超声乳化摘除术适合于各种类型的白内障患者,尤其是年龄较小、没有角膜内皮病、前房深度正常、瞳孔能够散大至7 mm以上、核硬度在中等度以下的患者。

一般认为,白内障超声乳化摘除术适应证的视力下限为光感,光定位准确;上限为视力≤0.3,而由于技术日渐成熟,近年来有放宽的趋势。部分后囊下型白内障患者由于混浊局限于后极部小范围内,室内照明时,视力为0.5甚至更好,而在太阳光或其他较强光线刺激下瞳孔缩小,致使视力降至0.1或以下,这部分患者也可考虑行白内障超声乳化摘除术。有的人甚至认为,只要白内障影响患者的日常工作与生活,就可考虑施行白内障超声乳化摘除术。但对独眼患者的白内障手术时机较难决定,以严格限制适应证为佳,因为任何手术始终存在感染的风险,应从多方面去权衡利弊。

二、禁忌证

1. 绝对禁忌证　①晶状体全脱位。②角膜内皮已经失代偿者。③严重的全身疾病不能耐受手术医师。④全身或局部化脓性感染灶未得到控制者。

2. 相对禁忌证　主要取决于术者的经验和技术。除了富有经验的术者,下列情况应视为白内障超声乳化摘除术的相对禁忌证。①角膜内皮变性,在角膜内皮计数

1 000 个/mm^2以下的白内障患者。②浅前房：长期裂隙状前房或无前房者。③晶状体核硬化：晶状体核硬度越高，乳化晶状体核需要的能量越高，时间越长。超声乳化的时间过长可导致术后持续角膜水肿、慢性虹膜炎和继发性青光眼。术者应根据自己的技术、经验及晶状体核的硬度来选择晶状体核的摘除方式。④晶状体半脱位患者。⑤凝血功能障碍者。

三、手术准备

一般由护士和助手完成，包括以下内容。

1. 散瞳　超声乳化手术非常注重术前瞳孔的散大，最好能散大至 7 mm 以上，一般越大越好。可在术前 1h 开始用复方托吡卡胺或美多丽眼药水进行充分散瞳，双星明眼药水散瞳作用较弱，常常散瞳不足。

2. 眼部清洁　注意防止角膜上皮混浊。

3. 患者指导　表面麻醉下手术对患者的术中配合要求较高，术前应对患者进行指导，以消除其紧张情绪，让患者能更好地配合手术。

4. 眼部消毒、铺巾　可用 0.1% ~0.2% 碘伏或 75% 乙醇进行眼部皮肤消毒，以前者为佳，因为 0.1% 碘伏可进入结膜囊内对结膜囊进行消毒。

四、麻醉

术前半小时肌内注射苯巴比妥等镇静药使患者保持安静。过去通常采用球后或球周麻醉来施行白内障超声乳化摘除术。近年来多数手术医师采用表面麻醉的方法，但最好在全身应用镇静和镇痛药的条件下进行。采用表面麻醉时应使用不易引起角膜上皮水肿的药物如倍诺喜、爱尔卡因眼药水等，一般在术前 5 min 点 1 次，患者躺于手术台上点 1 次，做切口时加强一次即已足够。不合作的小儿可用氯胺酮作基础麻醉。

五、切口选择

白内障超声乳化摘除术的切口均采用隧道式切口，切口的内口直达透明角膜内，并形成瓣膜，在眼内压的作用下，切口具有自身封闭的效果。大多数手术医师采用双手法行白内障超声乳化摘除术，此法需要两个切口：主切口和侧切口。主切口为超声乳头针头、I/A 头进出和置入人工晶状体的通道，可根据所用超声乳化针头的大小，选用宽度 2.8 ~3.2 mm 的钻石刀、宝石刀或一次性刀完成；侧切口为所谓“第 2 器械”的晶状体调位钩或劈核刀进出之处，可用宽 1.0 mm 的钻石刀或 15°的一次性穿刺刀完成，位置与主切口呈 90° ~120°。

主切口的隧道长度（即角膜内的潜行长度）应为 1.75 ~2.00 mm，需置入可折叠式人工晶状体时短些，而置入小光学面 PMMA 人工晶状体者稍长些。隧道长度过短，则切口不易自行闭合，容易渗漏；隧道长度过长，器械进入眼内操作时又容易引起角膜皱褶，影响手术野清晰度。

按其外口的位置，主切口可分为巩膜、角膜缘和透明角膜切口；按其外口形状可分为弧形、直线形和反眉形切口；而按其隧道在角膜内的行程可分为三阶梯形、直进出式和户枢形切口。

（一）巩膜隧道切口

可位于角膜的上方或鼻上、颞上方，其外口位于角膜缘后 1.5 ~2.0 mm。

1. 优点　①手术源性角膜散光小，一般需置入光学部直径为 5.5 mm 的 PMMA 人工晶状体时均宜使用这种切口。②容易改为大切口进行囊外摘除术，因而初学者和手术技术不甚熟练者使用此切口较为方便。③切口愈合快。

2. 缺点　操作烦琐，需做结膜瓣和止血；容易影响抗青光眼过滤手术后的滤过泡。

（二）透明角膜隧道切口

外口在透明角膜内。

1. 优点　容易操作，不用做结膜瓣，不出血，可在上方做切口，也可在颞侧做切口，尤其适用于有凝血功能障碍的患者和已做抗青光眼过滤手术的患者。

2. 缺点　①切口稍长即可引起明显角膜散光，一般只适用于行可折叠式人工晶状体置入术者。②由于不能延长为大切口，因而术中因故需改行囊外摘除术时，需另外做巩膜切口。③由于角膜无血管，因而切口愈合较慢。

（三）角膜缘隧道切口

外口位于角膜缘。

1. 优点　①操作简单，无须行结膜瓣。②必要时也可以扩大切口改行囊外摘除术。③切口引起的角膜散光较透明角膜切口小，也允许扩大切口置入 5.5 mm 的 PMMA 人工晶状体。④角膜缘有血管，切口的愈合速度较透明角膜切口快。

2. 缺点　由于 Tennon 囊只切开一个小口，灌注液在一定压力下流入 Tennon 囊，液体有进无出，因而术中常常发生结膜下积液，有时呈围堤状，致使手术野积水，影响手术，必要时可补做结膜瓣并剪开 Termon 囊。

六、手术步骤

1. 开睑　一般用开睑器开睑。如患者特别不合作，可采用缝线固定开睑。

2. 切口　见上述“切口选择”。

3. 前囊膜切　切口方法有多种，如开信封式破囊、开罐式截囊、激光前囊膜切开、撕囊器热灼撕囊和连续环形撕囊，其中以连续环形撕囊最安全，最符合白内障超声乳化摘除术的需要，是超声乳化手术的最重要的步骤之一。其优点是：①撕囊口边缘优良的抗张性，术中不易引起放射状囊膜撕裂而伤及后囊膜。②前房抽吸时无囊膜碎片堵塞抽吸管口。③保证人工晶状体完全囊袋内置入，术后人工晶状体倾斜或偏位的发生少。④减少后发性白内障的发生。下面以连续环形撕囊法为例介绍。

（1）向前房内注射黏弹剂，至前房深度比正常稍深，晶状体前囊膜有一定张力。撕囊时对黏弹剂的维持前房的功能要求较高，最好使用 2% 高黏弹性的透明质酸钠，为使前房维持得更好，可在注射前将房水放掉，这样前房内黏弹剂的浓度更高些。

（2）撕囊可用截囊针和撕囊镊进行。截囊针可用一次性 OT 针头扭成，先在针尖的斜面处将斜面的尖端1/3向后扭，呈90°，再在距针尖约10 mm将针身向相反方向扭弯少许即可。撕囊时，先用针尖在前囊中央扎一小孔，向周边稍延长后将囊膜钩起，翻起形成一个瓣状，用针尖钩住翻起的瓣，做连续环形撕拉，直至形成一个完整的环形撕开。在撕拉过程中，宜保持囊膜瓣一直翻转，针尖钩住翻转的囊膜瓣进行撕拉。如果将针尖插入到囊膜下方，会将皮质像耕田一样"耕"起，影响对囊膜的观察，应避免。针尖宜不断更换位置，钩住刚刚撕开并翻起的囊膜瓣，这样有利于控制撕拉的方向。更换位置的次数随手术医师的熟练程度而定，不甚熟练者每撕开0.5 mm长度换1次，而熟练者可每撕一个象限换1次。用撕囊镊撕囊较简单些，撕囊过程中也最好不断更换钳夹囊膜的位置。

撕囊过程中若发生放射状撕裂，宜采取措施补救，切忌心浮气躁。放射口尚不长时，可增加向前房注入黏弹剂，用撕囊镊夹住撕裂口处，小心将裂口向中间拉回；当放射口已较长进入悬韧带附着区时，由于受悬韧带影响，将裂口向中间拉回已不可能，此时可用囊膜剪在放射状撕裂近端做一个小切口，再自此处继续撕囊。

撕囊口的大小以直径5.0～6.0 mm为最佳，对于核较大较硬、晶状体半脱位、估计悬韧带较为脆弱的病例，撕囊口可大些，这样在高压灌注、核转动等操作时对悬韧带的牵拉力会较小。初学撕囊时宜做较小的撕囊口，这样容易控制些，如果认为不够大还可通过二次撕囊再加大。加大的方法是先用囊膜剪在撕囊口某处做一小切口，再自此处进行撕囊。

有两种情况会使撕囊较为困难，即所谓黑色白内障、白色白内障。黑色白内障，即核呈褐黑色或黑色的核性白内障，由于颜色极深，术中看不到眼底红光反射，影响囊膜的可视度。有人主张在斜照光下进行撕囊，但一般在增加光亮度时也可完成撕囊。由于核较大，撕囊口也应较大，直径需在6 mm以上，大撕囊口有助于乳化时核的转动，并可减轻术中对悬韧带的牵拉。

白色白内障包括成熟期白内障、过熟期白内障和膨胀性白内障，这类白内障在撕囊时，皮质容易溢出到前房，影响囊膜的能见度。此时可使用囊膜染色剂（如VisionBlue）在前房注入一个大的滤过空气泡，小心将少量染色剂注入前囊膜表面，停留5～10 s，用平衡液冲洗干净，再注入黏弹剂进行撕囊，此时囊膜撕开暴露皮质区与未撕开区颜色对比鲜明，易于观察。当没有染色剂时，也可试用以下方法：向前房注入少量黏弹剂以防前房完全消失时撕囊口自动放射状裂开。用截囊针在前囊中央轻轻扎开，此时皮质如"冒烟状"溢出，轻压主切口放出溢出的皮质。再向前房注入黏弹剂，然后用撕囊镊进行连续环形撕囊。

4.水分离　即将液体注入晶状体囊膜与皮质之间，将囊膜与其内容物（皮质与核）分开的技术。对于未成熟的白内障、伴有晶状体半脱位或悬韧带较脆弱的白内障，水分离较为重要，一方面可方便术中核的转动，另一方面可减小核转动时对囊膜及悬韧带的牵拉，使手术更为安全。但对于皮质型成熟期和过熟期白内障，由于皮质液化，已经失去了与囊膜之间的附着力，水分离几乎可以省略。

方法是：用26号钝头针连接平衡盐溶液伸入上方或下方前囊下，在晶状体前囊膜与皮质之间潜行达接近晶状体赤道部，轻轻向上挑起，并缓慢注入BSS，在前囊下形成一个围着晶状体皮质及核的流动的液体腔。当液体扩散到晶状体后囊时，晶状体在囊袋内向前鼓，此时如继续注液，在撕囊口较大的情况下，一部分晶状体赤道部会鼓出于撕囊口之外。如果此时用注射针管在晶状体中央部向后压，液体从后囊下向前到达对侧的赤道部及前囊下，将晶状体皮质与晶状体囊分开，液体从囊袋内经撕囊口流入前房，同时使晶状体核及皮质在囊袋内活动。此时用冲洗针可使晶状体皮质与核复合体在囊袋内转动。

5. 水分层　即将液体灌注在晶状体内，使晶状体中央部（又称内核部）与围绕着内核的核周层分离。此技术在小切口非超声乳化白内障摘除时较为重要，因为它可以使核尽量缩小，便于剜核。在超声乳化手术中也有其优点：由于表层核并不需要使用能量即可吸除，水分层可以有效地减少核的部分（一般可减少50%）；并且在超声乳化内核时，有晶状体皮质和外核层保护，减少了超声乳化探头直接伤及后囊膜的概率，对初学者更为安全。而许多熟练的超声乳化医师都省去了此步骤，这样一方面节省时间，另一方面，可以避免水分层时将大量黏弹剂冲洗出前房而失去了在超声乳化过程中的重要的保护作用。

方法：用上述的注水针头在晶状体旁中央区向下轻轻刺入，当核开始活动时表示针头刚到达晶状体内核部，此时不必再深刺，而应将注水针沿核的切线方向前进，轻轻推注使液体进入阻力小的空隙内，此时便在内核与外核层之间形成了一个液体通道，经常可以看到外核层与内核之间有分界，大多表现为一个金色环，有时表现为黑色圈。

6. 晶状体核超声乳化吸除　是白内障超声乳化摘除术的核心步骤。其操作可以分成单手法和双手法。单手法是用一只手控制乳化头完成机械运动、乳化粉碎晶状体核并将其吸出。术中超声头一边转动或拨动晶状体核，一边将其乳化吸出。双手法是一手使用“第2器械”即Sinskey钩或劈核刀，从辅助侧切口进入前房，帮助转动核或将核劈（掰）开，另一手使用超乳头对核进行乳化和吸除。由于双手法的效率较高，速度较快，目前绝大多数手术医师均选用这一方法。

（1）核乳化抽吸法

1）将超声乳化仪的工作状态设置为“U/S”或“phaco”状态，按手术医师的习惯调节好最大能量、负压、流量等参数。

2）检查超声乳化手柄，上蓝套后应暴露出超声乳化针头的全部斜面。试踩脚踏板，再次检查超声乳化仪功能。踩第1挡，有水自蓝套尖端两侧的小孔流出，流出的速度应呈线状；踩至第2挡，应有灌注液从超声乳化针头的中空管抽出；踩至第3挡，有超声乳化的“吱吱”声。

3）握持超声乳化手柄的姿势一般采用执笔式，超声乳化针头进入前房时，针头不宜太过上挑，以免将后弹力层翻起引起后弹力层脱离。进入前房后，脚踏板应立即踩至第1挡，以便有水灌注形成前房。

4）使用挖碗式或分核式等技术，对核进行粉碎吸除。在此过程中，手术医师宜时刻注视针尖的位置，最好保持在虹膜平面稍后，不要太前（过前则损伤角膜内皮）也不要太后（有吸破后囊膜的危险）。超声乳化针头的斜面一般向上以便观察所抽吸的是否是囊膜，但在一些特殊情况下，如欲吸住针头下方的核，或欲吸住整个核以便劈开时，超声乳化针头斜面也可以朝下或向侧面。

5）超声乳化针头进入前房后，宜一直保持灌注以维持前房，不可将脚踏板完全松开，否则前房消失容易损伤角膜内皮和后囊膜。注意待超声乳化针头吸住核时才使用能量，这样可减少不必要的能量损伤。有时仅用超乳头较难吸住核块,可用 Sinskey 钩或劈核刀将核拨到超乳头针孔处,便于超乳头吸住。

(2)晶状体核乳化的工作位置:按其工作位置,可将核的乳化分为前房内乳化法、后房内乳化法、囊袋内乳化法和囊膜上乳化法。

1)前房内核乳化法:顾名思义,本法为将晶状体核移至前房,在前房内将其乳化吸除的方法,为最早使用的超声乳化法,习惯称为第 1 代的晶状体超声乳化摘除术。这种方法具有直观、避免术中瞳孔逐渐缩小和后囊膜破裂的危险性等优点。但容易损伤角膜内皮,并且不易将晶状体核移入前房等明显的缺点。现在大多数术者已不采用此法。

方法:在进行开罐式晶状体前囊膜切开后,用破囊针伸入 6 点方位的前囊膜下,用尖端钩住接近晶状体核赤道部位,将晶状体核的 6 点方位转动向 2 点方位,转动时反复上下摇动晶状体核,并向上轻提,使之脱出虹膜面进入前房。先用超声乳化针头在上方赤道部进行咬饼样碎核,然后旋转数个方向再作周边部的碎核,最后剩下硬的晶状体核心用超声乳化针头直接进行粉碎。早期的前房内晶状体乳化法使用单手完成,但也有人使用双手法:做一个角膜穿刺口,左手使用拨核器,通过角膜穿刺口进入前房,把晶状体核“喂给”右手控制的超声探头,使晶状体核易于乳化。

2)后房内核乳化法:是在虹膜后方、晶状体前囊膜前将晶状体核乳化吸除的方法。由于前房内核乳化法对角膜内皮损伤过重,20 世纪 70 年代末期,许多术者改用这种晶状体核乳化法,称为第 2 代的晶状体超声乳化摘除术。此法在一定程度上减少了对角膜内皮的损伤,使白内障超声乳化摘除术逐渐被接受,但由于早期尚未采用连续环形撕囊术,术中后囊破裂的发生率仍较高。

方法:前囊膜切开后,进行水分离和分层术。向前房注入少许黏弹剂以保护角膜内皮。超声乳化针头自主切口进入前房后,旋转手柄使探头斜面向上,在用脚控踏板启动超声能量的同时用探头反复由上至下,以推动发剪方式刻蚀晶状体核,不断粉碎吸除晶状体核直至晶状体核成为一个“碗状”或“盘状”,此时可从角膜旁切口伸入拨核器,轻压晶状体核的下方 6 点方位处,使晶状体核脱出囊袋,位于虹膜后的后房内,并暴露“晶状体碗”或“晶状体盘”的上方边缘部(切口位于上方),然后用超声乳化针头将其乳化吸除。在此过程中,左手运用拨核器,通过推、提、压、刮和旋转晶状体核等不同的动作,将残余的晶状体核“喂入”超声乳化针头口内,便于晶状体核的乳化摘除。

3)囊袋内核乳化法:连续环形撕囊术的引入,使白内障超声乳化摘除术可在囊袋内碎核,此期被称为第 3 代晶状体超声乳化摘除术,为目前最常使用的方法。在囊袋内将晶状体核作超声乳化的方法,又称为原位碎核法,并可被分为:①核不分离超声乳化,在囊袋内用超声乳化针头将晶状体从前到后一层层地乳化后吸除,为狭义上的原位超声乳化法。②核分离超声乳化,用水分离法将晶状体囊与皮质分开,用水分层法将晶状体坚硬的内核与松软的外核分开。③用超声乳化针头先将内核切削乳化后,再将外核翻转抽吸清除,称为切削和翻筋斗术。

4)囊膜上核乳化法:是 20 世纪 90 年代中期美国医师 Meloney 提出的一种方法为:在做直径 6 mm 以上的大口径连续环形撕囊后,通过水分离和水分层技术将核翻转并推到前囊膜前方,但仍位于虹膜后方,在此处进行核分开、乳化和吸除。其作用是可以减少对晶状体囊膜和悬韧带的压力，从而使手术更为安全。但目前使用这一方法的手术医师并不多。

(3)核乳化技术:20 世纪 90 年代，许多手术医师提出了各种各样的碎核技术，但较为有代表性的为下述 3 种，其他各种方法都可认为是对以下方法的改良技术。

1)挖刻法:用超声乳化针头将核从浅层到深层刻蚀，直至成为一个碗状，继续挖掘，使碗壁越来越薄，当薄到一定程度时，用超声乳化针头吸住碗的边缘，牵拉并轻微抖动，可使碗壁塌陷；或突然停止灌注，使碗壁塌陷，再顺着碗壁边缘将碗壁乳化吸除。此法乳化时间较长，使用能量较多，对硬核较为困难，适用于双手难以协调的初学者，或核较软的白内障患者。

2)“分治”法:需使用双手法，一手操作超声乳化针头，另一手持 Sinskey 钩。先将超声乳化仪参数设为高能量(如 60% ~70%)、低负压(如 0 ~20 mmHg)，用超乳头在核上由浅而深挖一条直沟，用 Sinskey 钩将核旋转 90°，再在与前一条钩相互垂直的方向挖一条同样的沟，两条沟的深度不断增加，当其深度达到核厚度的 85% ~90% 时，用超声乳化针头和 Sinskey 钩向沟的两侧施压，将核掰开成四块。再变换参数为低能量(如 50% ~60%)、高负压(120 ~200 mmHg)，或使用脉冲功能或爆破功能，用超声乳化针头将碎块分别乳化吸除。

3)劈核法:需使用特制的第 2 器械——劈核刀，它与 Sinskey 钩形状类似，但要求钩的尖端光滑，而内侧边缘锐利。劈核的方法如下:最大能量设定为 50% ~70%，视核的硬度而定，负压设置为 120 mmHg 以上，以便劈核时能将核吸紧。超声乳化针头呈 45°角晶状体核中部前表面向其核心边乳化边刺入，直达核深度的 1/2 以上，此时可感觉到核被吸住不易滑动。劈核刀在下方前囊撕开口的边缘下滑至核的赤道区稍后方，至感觉到用劈核刀及超声乳化针头能将核抱住。劈核刀顺着晶状体纤维走向向超声乳化针头方向使力，并用劈核刀及超声乳化针头向两边将核掰开，此时可将核分为两半。如核的对侧仍不分开，可将核水平旋转 180°，再用同法将对侧劈开。将核旋转 90°，用超声乳化针头自核的劈裂口核心处乳化并刺入，吸住核并用劈核刀将半核再劈为两半，再用同法将另一半也劈开，用这种方法可将核劈分为 6 ~8 块。核碎块的乳化吸除可采用劈开一块乳化吸除一块的方式，也可待整个核劈分成多块后再一块块地乳化吸除。

文献中还报道过许多超声乳化碎核技术，但均可视为术者根据其经验和晶状体核的硬度等情况，对上述几种术式进行改进并相互结合使用而成。

(4)超声乳化过程对角膜内皮的保护:超声乳化的能量一方面可使晶状体核乳化而便于吸除，但另一方面也可对眼内组织产生损伤，最明显的是对角膜内皮的损伤，重者可致持续性角膜水肿、大疱性角膜病变。超声乳化术中损伤角膜内皮的原因可能为:超声乳化能量过高，时间过长；超声乳化点离角膜太近；眼内灌注液成分或浓度不当，或误注药物入眼内；术后前房内的炎症反应；术中角膜后弹力层脱离或脱失；原有角膜内皮疾病的影响。由此可见，超声乳化过程中宜通过以下方法减少对角膜内皮的损伤。

1)尽量降低超声乳化能量，缩短超声乳化时间。超声乳化针头的高速振动可产生热能，使房水温度增加，引起角膜内皮热烧伤；超乳头的高速振动还可产生振荡波，也可引起角膜内皮的机械损伤。超声乳化过程中宜尽量减少“空超”，在超声乳化针头未接触核时不要使用能量。使用能量时宜尽量使用最低的有效能量。一种错误的理解是一味降低超声乳化能量，结果超声乳化时间及眼内操作大大增加，这其实更不利于减少对角膜内皮的损伤。一般来说，角膜内皮损伤程度与超声乳化能量与时间的乘积成正比。要降低这一乘积值，目前流行的做法如下。

①使用高负压低能量进行超声乳化，即所谓能量辅助下的抽吸，但高负压常常引起前房深度不稳定，导致超声乳化针头直接损伤角膜内皮，或引起后囊膜破裂，技术不甚熟练者宜特别注意。②在核分开后，采用脉冲模式或爆破模式进行超声乳化。脉冲模式下，能量的释放是断续的，可以通过控制面板设置每分钟释放能量的次数，脚踏板踩到第3挡后，能量的释放频率就按照预设值间断地释放出来，脚踏板踩得越深，每次释放的能量就越大，脚踏板踩到底即达到预设的“最大超声乳化能量”（一般为60%）。爆破模式下，脚踏板踩到第3挡后，能量的释放也是断续的，但每次释放的能量即预设的“最大超声乳化能量”，而脚踏板下踩的深度决定了能量释放的频率，脚踏板踩到底时就变为连续能量，这种模式可以很好地对付硬核的白内障。许多新一代的超声乳化仪都增加了这些模式。

减少能量损伤角膜内皮的另一方法是使用黏弹剂保护角膜内皮。黏弹剂既有良好的隔热作用，又有缓冲振荡波的作用，在术中可起到一定的屏蔽作用。但一般的黏弹剂很容易被冲洗或抽吸掉，尤其是眼内操作过多过久、前房时深时浅时更是如此。实践证明，采用黏性较大的黏弹剂（如 Viscoat）有利于减少术中超声乳化能量对角膜内皮的损伤。部分术者习惯在分核前先将前面的皮质抽吸干净，这样同时也将前面的黏弹剂保护层清除了。其实，核前面有少许皮质，角膜背有少许微小气泡，只要不明显影响手术，不必急于立即清除。

2）尽量增加超声乳化工作位置到角膜的距离：超声乳化工作位置到角膜背的距离也明显影响对角膜内皮的损伤程度，其关系是角膜内皮的损伤程度与这一距离的平方成反比。超声乳化手术进入临床的早期，由于工作位置在前房，术后常常发生严重的角膜水肿，以后这一位置逐渐被向后移至后房及囊袋内，术后角膜反应也逐渐减轻。一般原则是超声乳化工作位置应不超过在虹膜或瞳孔平面。

3）使用最佳的眼内灌注液：非等渗溶液不能用于眼内灌注，生理盐水一般也不能用于眼内灌注。复方氯化钠溶液（含氯化钠、氯化钙）和复方乳酸溶液勉强可用作眼内灌注液，但并非理想，原因是溶液中缺乏酸碱缓冲对或酸碱缓冲对不理想，乳酸在前房的清除较慢，可引起局部酸中毒。部分术者提出在其中加入适量的碳酸氢钠和葡萄糖，有减轻角膜水肿的作用，但未经对比试验证实。较接近理想的眼内灌注液为平衡盐溶液。

4）防止误注药物入眼内：角膜内皮是非常娇嫩的，对化学物质十分敏感，高浓度的药液如术中使用的庆大霉素、肾上腺素等，如误注入眼内，均可引起角膜内皮的严重损伤，普通的麻醉药因其含有防腐剂，故对角膜内皮损伤极大，不能注入前房。特别值得注意的是，一些单位没有快速消毒设备，常常使用戊二醛溶液浸泡手术器械，特别是有管道的器械如冲洗针头、超声乳化手柄与针头、I/A 手柄与针头，其上的戊二醛溶液很难冲洗干净，即使是微量的戊二醛进入眼内，也可引起角膜内皮的严重损伤导致大泡性角膜病变，同时还可损伤小梁组织引起顽固的眼压升高。

5）减轻术后前房内的炎症反应：术中尽量减少眼内操作，特别是对虹膜的损伤，有助于减少手术对血房水屏障的破坏，减轻术后炎症反应。对术后前房反应较重者应及时使用有效的抗炎药物。

6）防止术中角膜后弹力层脱离或脱失：这一并发症虽然发生率不高，但后果十分严重。角膜内皮细胞附着于后弹力层内表面，后弹力层脱离可严重影响角膜内皮的功能，如果大片后弹力层脱失势必会导致角膜内皮功能失代偿。

容易引起后弹力层脱落的因素：①做隧道切口时刀太钝，潜行至内切口时不能将后弹力层刺破，反而将其顶起，使之与基质层分离，此时的后弹力层脱离一般是小范围的，但如果以后的操作不当，就很容易使脱离范围扩大，甚至整个后弹力层撕脱。②超声乳化针头、I/A 针头进出切口次数较多及方向不对（太过向上）。一般来说，超声乳化针头套上蓝套后，恰好可以通过主切口进入前房，但如果主切口过小，或蓝套用久后变松甚至入水口处撕裂，都会使超声乳化针头通过切口时发生困难，如果再反复进出，蓝套的边缘有可能将后弹力层撕下来。将超声乳化针头伸入前房时，一些医师为了避免触及虹膜而将超声乳化针头过分地顶向角膜方向，这样也容易撕脱后弹力层。此时，可先在前房切口处注入少许黏弹剂，再将超声乳化针头伸入前房。当小量后弹力层脱离时由于操作不当误将后弹力层吸除。③置入人工晶状体时置入镊或人工晶状体将后弹力层撕脱等。对年龄较大、小眼球的病例宜尤其要小心。

7）警惕患者原有角膜内皮疾病的影响：Fuch 角膜营养不良、穿透性角膜移植术后和青光眼术后（尤其是术后长期浅前房）的病例，其角膜内皮细胞数目或功能可能已明显下降，在超声乳化手术的刺激下，很容易发生角膜内皮功能失代偿。术前宜认真询问病史、仔细检查角膜透明度，尤其是用高倍裂隙灯检查角膜的光滑度，必要时行角膜内皮细胞照相，观察内皮细胞的数量和形态，有助于了解内皮已损伤的情况。

7. 皮质抽吸　在晶状体核被乳化吸出后，将灌注管和抽吸管自超声乳化手柄上拔出，连接在 I/A 手柄上。I/A 手柄一般配有两个针头，一个为直形或弧形针头，用于抽吸各处的皮质；另一个尖端呈 90°转折，用于抽吸主切口方位的皮质。用手柄上吸孔为 0.3 mm 的灌注抽吸针头伸进前囊下，从下方 6 点开始到鼻侧和颞侧，最后到 12 点，将残留的晶状体皮质抽吸清除。抽吸 12 点方位的皮质时，可换用尖端转折的针头。残留的多为较透明的晶状体皮质，因此需要先将皮质吸住，拖至瞳孔中央后，再加大吸力将其吸出。有时皮质嵌于 I/A 针孔口不能吸入，可用辅助器械将它塞入针孔内。有时不小心吸住后囊膜，此时宜立即停止抽吸，但不要停止灌注（即脚踏控制板立即退回第 1 挡），并且不必惊慌而将 I/A 头立即拔出，这样往往会将后囊膜撕裂，甚至将整个囊膜拉出，而应保持灌注，脚踩回吐键（部分机型有此功能），待后囊膜被回吐后才取出 I/A 头，或继续抽吸。

8. 后囊膜抛光与后囊膜环形撕除术　若后囊膜上仍黏有少量皮质，为安全起见，此时不宜用 I/A 头直接抽吸，以免吸破后囊膜。可向后囊膜前方注射少许黏弹剂，再用注射黏弹剂的针头轻轻摩擦后囊膜，可将残余皮质松开待置入人工晶状体后与黏弹剂一并吸除。若后囊膜本身混浊，或后囊膜上的机化膜粘连较紧，不能通过抛光松解，则需行后囊膜环形撕囊术。先向前房注射少量黏弹剂以保持 1.5～2.0 CT 深的前房（注意不可太深,否则撕囊时看不清楚),用截囊针在后囊膜中央刺一孔,再通过此小孔向后囊膜后方注射少量黏弹剂,将约3 mm直径的玻璃体前界膜与后囊膜分开。然后用撕囊镊自小孔处开始,在后囊膜中部撕去直径2~3 mm的后囊膜。若后囊膜上的机化块较坚韧,估计难以撕开,可在注入少量黏弹剂后,先用一次性直OT针头在后囊膜中部刺开两条长2~3 mm的平行的直线口,再用囊膜剪垂直于这两条切口剪开,将剪下囊膜用镊子夹出,形成一个四边形的后囊膜撕囊口。

一般12岁以下的儿童和后囊膜明显混浊的成人可常规进行后囊膜环形撕除术,但对高度近视患者应慎重,最好留待日后行Nd:YAG激光切开,因为这类患者玻璃体液化严重,在后囊膜撕开后常常伴玻璃体脱失,使术后视网膜脱离的发生率大大增加。

9.关闭切口　术毕宜用冲洗针自侧切口向前房内注入BSS,检查切口水密情况。一般隧道式切口可自行关闭,无须缝合。即使置入人工晶状体时将切口扩大为5.5 mm,只要切口做得正确,也无须缝合。若注入BSS时发现主切口有少量液体渗漏,眼压难以升高,可用冲洗针向切口两侧的角膜基质内注入BSS,使之轻度水肿,往往可以使之达到水密状态。若仍有液体渗漏,则需用10-0尼龙线缝合1~2针。小儿的巩膜硬度差,即使是隧道长度很长的角膜切口也常常不易自闭,需要缝合。

七、术后处理

当切口关闭后,球结膜下注射抗生素和皮质类固醇的混合液(如庆大霉素1万U和地塞米松1 mg),结膜囊涂抗生素眼药膏后用眼垫包眼。术后第1天即可去除眼垫,改用抗生素和皮质类固醇眼药水滴眼。术后如果炎症反应重,可在球结膜下注射地塞米松2 mg或全身应用皮质类固醇。患者术后的日常生活一般不必严格限制,但应避免剧烈活动及防止眼部受到碰撞。

(刘成生)

第三节　囊外摘除术

白内障手术史经历了针拨术、传统囊外摘除术、囊内摘除术、现代囊外摘除术和超声乳化摘除术等主要时期。如今,针拨术、传统囊外摘除术已经不再使用了,囊内摘除术的使用也非常有限,现代囊外摘除术和超声乳化摘除术为我国目前白内障手术方式的主流。白内障囊外摘除术(ECCE)是把晶状体前囊截开并将中央部分前囊切除,然后摘除混浊的晶状体核及皮质,保留完整的晶状体后囊。目前常用的白内障囊外摘除术式有现代白内障囊外摘除术、小切口非超声乳化白内障摘除术、白内障抽吸术和白内障超声乳化摘除术,本节介绍前3种术式。

一、现代白内障囊外摘除术

现代白内障囊外摘除术的特点是在手术显微镜下,截开前囊膜后,通过角膜缘切口将整个核剜出，然后关闭切口，在前房闭合的状态下灌注、抽吸皮质，保留完整的晶状体后囊膜以支撑人工晶状体。

1. 主要优点　与囊内摘除术相比，它有不少优越性。①保留了后囊膜以支撑后房型人工晶状体，解决了白内障术后高度屈光不正的问题。②后囊膜的保留减少了玻璃体脱失的发生率，虹膜晶状体隔的再形成使视网膜裂孔、视网膜脱离和黄斑囊样水肿等并发症减少。③晶状体后囊膜的屏障作用可使眼球后段组织免受房水中可能存在的毒性成分的损害。④对角膜营养不良病例，后囊膜可防止玻璃体与角膜内皮接触所引起的角膜损伤。⑤白内障囊外摘除术的适应证较广。

在眼科手术显微镜应用于临床以前，传统囊外摘除术的主要缺点是皮质残留导致术后葡萄膜炎，而囊外摘除术在手术显微镜下进行，使得这一缺点基本得到了解决。由于白内障囊外摘除术不具有白内障超声乳化摘除术小切口、高效率的优点，在一些发达国家它已逐渐被白内障超声乳化摘除术所取代，但它无须昂贵的超声乳化仪，因而在我国现阶段仍然为白内障手术的主要方式之一。

2. 适应证　一般来说，除晶状体脱位，几乎所有类型的白内障均可做囊外白内障摘除术。但囊外手术最佳的手术时机是成熟或近成熟期白内障，视力在0.1以下者。

3. 禁忌证　①全身情况较差，不能耐受手术者。②晶状体脱位或超过2/3半脱位者。③局部化脓性感染灶或菌血症者。④凝血功能障碍者。⑤视功能预后极差，估计不能恢复视力者，作为相对禁忌证。

4. 术前准备

(1)抗生素眼药水：术前常规点眼。

(2)散瞳：可用复方托吡卡胺眼药水点眼，将瞳孔散大至7 mm左右。

(3)控制眼压：白内障囊外摘除术对眼压控制的要求较高，较高的眼压易引起后囊破裂、玻璃体溢出，甚至驱逐性脉络膜出血等并发症，由于虹膜不断鼓出，嵌顿于切口处，致使缝合切口时较为困难；而眼压过低又可能引起剜核困难。最佳的眼压是7～10 mmHg，对估计眼压较高者如肥胖体型者、伴青光眼或有青光眼史者，可在术前使用乙酰唑胺，或静脉滴注甘露醇将眼压降低。

(4)镇静：对精神较为紧张的患者，可在术前肌内注射苯巴比妥钠0.1 g，对异常紧张者可肌内注射哌替啶。

5. 麻醉　以前一般使用球后或球周麻醉加眼轮匝肌制动麻醉(面神经阻滞麻醉)，为达到较为适中的眼压，球后或球周注射后术者常常用大鱼际压迫眼球5～10 min。近年来由于手术技术及设备的进步，不少术者采用表面麻醉的方式。但传统的麻醉方法虽然较慢，毕竟更为安全，特别是对心理异常紧张、合作欠佳的部分病例。

6. 手术步骤

(1)开睑：方法有开睑器开睑和缝线开睑两种。传统使用缝线开睑，可部分解除眼睑对眼球的压力，但步骤较多，且可能引起眼睑淤血和暂时性上睑下垂。现多用开睑器开睑简单快捷，但不能解除眼睑对眼球的压力。两种方法的选择完全取决于术者的习惯。作缝线开睑时，缝线不可距睑缘过近，并应经过睑板组织，否则会引起睑外翻或睑板上缘压迫眼球。睑裂小的患者，可作外眦切开。

(2)眼球固定:一般使用上直肌牵引缝线固定眼球,方法:先将眼科单齿镊的两叶闭拢,在12点方位顺结膜表面向上,至距角膜缘8~9 mm处,张开有齿镊,再夹住上直肌的肌止端,牵引眼球向下转,此时如果眼球随镊子的牵拉转动顺畅,表明已抓住直肌而不是筋膜,否则应重新再做一次前述动作。然后,在直肌止端后的肌腹底穿过1-0丝线,过针时缝线的针尖切勿刺向巩膜,以免穿破巩膜。然后拉紧缝线,用血管钳固定在手术巾上,此时,眼球固定在下转位。也有医师在抓直肌前用斜视钩压迫下穹隆部,使眼球轻度下转,再用有齿镊去抓上直肌,这种做法有效地减低了操作的盲目性,尤其是对于紧张不配合、用力闭眼致眼球过度上转的患者,这种方法更值得推荐。

(3)做结膜瓣:一般使用穹隆为基底的结膜瓣,以便能充分暴露手术野,不影响手术中观察前房,且操作简单,不损伤过多结膜组织。方法:在12点方位结膜下注射少量麻药,从此处开始向两侧沿角膜缘剪开球结膜约120°范围,然后向穹隆部方向结膜下稍作钝性分离,暴露3~5 mm宽的巩膜,用电凝器进行表面电凝止血。

(4)切口:一般用刀片或钻石刀先沿角膜弧度做一板层切口,长度10~12 mm(约120°弧度,视晶状体核的大小而定),深度达全厚度的90%(可分次逐渐加深),再在其中某处做一小穿刺口进入前房,通过此穿刺口注射黏弹剂及完成截囊后,再用角膜剪自穿刺口向两侧将切口扩大,以便剜核。做切口前,特别是扩大切口前,应习惯先检查缝线有没有准备好,部分小的医疗单位常常忘记准备缝线,以致术中不能及时关闭切口,增加手术的并发症。

切口方位:对手术效果的影响不大,一般以手术医师顺手的方位为佳,而绝大多数手术医师均倾向于选择上方切口,范围约自10点至2点钟方位。但一些特殊患者如青光眼术后的患者,由于必须避开上方的滤过泡,可能需要在鼻侧、颞侧甚至下方做切口。某些眼外伤的患者,为方便术中行瞳孔成形或后粘连分开,或避开溢出的玻璃体,或充分保存和利用残留的晶状体后囊膜作为人工晶状体的支托等,也可选用其他方位做切口。

切口位置:由于白内障囊外手术的切口较长,一般需10~12 mm,因而切口的位置对手术的效果影响较大。切口过于靠前容易引起角膜严重散光,过于靠后会影响手术操作,一般多选择在角膜缘的后界做切口,但也有选择透明角膜、角膜缘前界和巩膜位置做切口的,各自特点如下。

1)透明角膜切口:外切口在角膜缘以内约1 mm的透明角膜上。优点是不引起出血,术后不易发生虹膜前粘连;缺点是术中较易损伤角膜内皮及后弹力层,术后伤口愈合较慢,角膜散光较大。一般不能常规用于白内障囊外摘除术,仅用于为避免伤害青光眼术后滤过泡、虹膜周边有广泛前粘连或有出血倾向等特殊病例。

2)角膜缘前界切口:外切口靠近角膜缘前界,此处出血较少。

3)角膜缘后界切口:外切口位于角膜缘后界,此处血管较多,伤口愈合较快,对角膜屈光影响也较少,是最常采用的切口部位。其内切口则以在小梁网之前部(无功能小梁)或Schwable线附近为宜。

4)巩膜切口:外切口在角膜缘后界后1.0~1.5 mm的巩膜上,稍为向前倾斜进入前房,内切口位置在小梁后部,切口完全避开角膜组织。此法仅用于角膜内皮变性病例,但术中及术后较易出血。

切口类型：根据切口在球壁的行程径路特点，可将切口分为垂直切口、倾斜切口和二阶梯和二阶梯切口等。①垂直切口：与眼球壁呈垂直方向进入前房。这种切口在关闭时需紧密缝合才能水密，容易引起较重散光。②倾斜切口：向角膜方向倾斜进入前房。这种切口缝合时较易达到水密状态，但太过倾斜的切口可能引起后弹力层撕脱。③二阶梯切口：先垂直切口达 1/2 深度，后再改为倾斜方向进入前房，是较为安全快捷的方法。④三阶梯切口：先做与角膜缘垂直的板层切口，深度达 1/2 厚度，再平行于角膜板层向前剥离 1 ~ 2 mm，然后在水平切口前端垂直切开进入前房。这种切口缝合关闭时较容易对合。

（5）截囊：将晶状体的前囊膜截开，以便核可以自此娩出，皮质可自此抽吸，人工晶状体可以自此置入。它是白内障囊外摘除术中最为重要的步骤之一，它直接影响到核娩出的顺利、皮质抽吸干净和人工晶状体置入位置的正确与否，甚至有学者认为它与后发性白内障的形成也有一定关系。临床上常用的前囊膜截开方式有如下几种。

开罐式：为白内障囊外摘除术最常使用的截囊方法。一般使用破囊针，截囊前可先注入少量黏弹剂，可边截囊边注入平衡盐溶液（BSS）以维持前房。用破囊针头先在前囊膜上刺多个环形排列的裂口，一般环的直径约 6 mm，每象限刺 5 ~ 10 个裂口（越密越好），再将各个刺裂口相互连接，形成一个大的囊膜开口。

传统囊膜上扎孔的顺序为先从 6 点开始经 3 点到 12 点，再从 6 点经 9 点到 12 点。但也可不按此顺序，如先将 10 点至 2 点方位的囊膜扎开，以保证娩核时“产道”通畅，扎孔时常常是开始容易些，以后可能因皮质溢出影响观察、囊膜张力降低而较为困难。然后再将其余部位的囊膜扎开，最后连成一个环。如为成熟期和过熟期白内障病例，扎开第 1 孔时可能有许多皮质溢出，影响术中观察囊膜，可在扎孔前先向前房注入少量黏弹剂，破开第 1 针后用破囊针轻压切口后唇缓慢放出溢出的皮质，待手术野基本清楚后再继续截囊。

线状或信封式：先在上方中周部的前囊处做一水平裂隙切开，取出晶状体核及皮质后再撕去中央光学区的晶状体前囊膜。这种截囊方式在娩出较大的晶状体核时，裂隙状切开口可能向两侧延长而引起后囊膜裂开，故较少使用。

激光前囊膜切开：使用 Q 开关 Nd：YAG 激光治疗仪于术前做前囊膜环形切开，其方法可参考有关专著。值得注意的是，激光前囊膜切开与手术的时间间隔不宜太长，以免引起眼压增高。如半小时以上才做白内障手术，宜在激光前囊切开后，口服乙酰唑胺或用 0.5% 噻吗心安眼药水滴眼。

截囊仪截囊：使用特制的截囊仪，截囊仪探头通过热灼、冷冻等机制，将囊膜划开。这种截囊仪多连接于超声乳化仪上，一般在囊外摘除术中较少使用。

连续环形撕囊：用撕囊镊或破囊针将前囊膜撕开成一个无锯齿状缘的光滑的圆形切口。这种方法多用于白内障超声乳化摘除术中，近年来不少手术医师也用于白内障囊外摘除术。此法保存完整的囊袋，便于皮质抽吸干净并使人工晶状体置入囊袋后位置保持居中，但必须在黏弹剂的辅助下才能完成。使用连续环形撕囊行白内障囊外摘除术时，撕囊口必须较大，一般要求>6 mm，并做充分的水分离与水分层，将核转出囊袋外，否则可能发生娩核困难，娩核时容易引起后囊膜破裂、悬韧带离断、玻璃体溢出等并发症。当撕囊口较小时，也可在切口区前囊膜上加做两条放射状裂口，以便取出核。

(6)剜出晶状体核：剜出前最好先行水分离和水分层，使晶状体核松动，再根据核的大小将角膜缘切口扩大。为预防眼内容物溢出的危险，可先在切口中央用10-0尼龙线预置一针，但不拉紧打结，而是将线充分拉松。为减少剜核时损伤角膜内皮，可于剜核前在核与角膜之间注入少量黏弹剂，以保护角膜内皮。剜出晶状体核的方法有如下几种方法。

双手剜核技术：又称压迫剜核技术，这是最经典的剜核方法。手术医师左手持有齿镊夹住切口后唇，向后并偏向眼球中央的方向轻压切口后唇，使切口呈鱼嘴样张开，右手持显微针或持斜视钩轻压迫切口对侧的角膜缘，使已经游离的晶状体核上方翘起，注意斜视钩不可沿角膜滑动，以免角膜内皮与晶状体核接触导致内皮损伤。这样，晶状体核在双手协同作用下，缓缓移向切口，当晶状体核的上方赤道部露出切口后，即停止对眼球的任何压迫，以镊子或针头将晶状体核自一侧向另一侧拨动旋出切口外。剜核的操作要注意掌握压迫点的位置及压迫力度，以免导致后囊破裂。

单手剜核技术：如操作方法得当，切口足够大，也可只用左手持有齿镊夹住切口后唇，向后并偏向眼球中央轻压切口后唇，使切口呈鱼嘴样张开，晶状体核可自动剜出，而无须右手压迫眼球，这样可减少核与角膜内皮的摩擦力度，从而减少角膜内皮的损伤，并可减少后囊膜裂开、玻璃体溢出等并发症。

晶状体圈刺核法：扩大切口后，向晶状体核周围注射一层黏弹剂，将晶状体圈伸至晶状体核下方，将核套住，向上稍托起后，将核自切口拉出前房外。此法往往需借助角膜的反作用力才能将核套出，因而对角膜内皮的损伤比前两种方法要大些。

(7)切口缝合

一般选用10-0尼龙缝线。缝合方式可采用间断缝合、连续缝合或"8"字缝合。进针深度应达3/4角巩膜厚度，切口两侧深度要一致。进、出针位置均距切口1.0 mm，即跨度约为2 mm。每条缝线均呈放射走向，结扎缝线要注意线的松紧度适中，术中可借助Placido盘观察角膜曲率的变化，调整缝线的张力，以防术后出现较大的散光。缝线的数目可为5~9针，以令切口达水密或气密状态为宜。最后将线结拉进缝线隧道中埋藏。

注意在扩大切口前宜检查缝线有无准备好，扩大切口后，可紧接着做一针预置缝线，以备紧急情况下迅速关闭切口，在剜核后、清除皮质前，可先间断缝合切口的一半，另一半缝合一针但使用活结结扎。这样，既可以在抽吸皮质时维持前房的深度，又可以方便人工晶状体的置入-皮质抽吸干净并向前房内注入黏弹性物质后，只需将活结解开即可置入人工晶状体，之后又将此线结扎而无须重新缝线，方便省时。

(8)清除残留的晶状体皮质

一般使用灌注抽吸法来清除残留的皮质。灌注的目的是保持一定的前房深度，以保护角膜内皮和后囊膜免受损伤。一般使用平衡盐液作为灌注液，没有平衡液时也可用林格液替代。为保持术中瞳孔处于散大状态，可在灌注液中加入肾上腺素（浓度为1∶100万）。为预防术中或术后眼内感染，可在灌注液中加入规定剂量的抗生素。

1)灌注抽吸器械：多用同一器械完成，这种器械包括双腔管和自动灌注抽吸系统。

双腔管：可为同轴式灌注抽吸针管（如McIntyre同轴灌注抽吸管），其外套管为灌注通道，内管为吸出通道，抽吸口的直径为0.2～0.3 mm。也可为并列式灌注抽吸针管，即灌注管和抽吸管两条管道并排焊接在一起。双腔管的灌注管道可接输液瓶，通过输液瓶的高度和输液口上的开关调节灌注压，控制前房浓度；抽吸通道通过一条硅胶管连于注射器。操作者一般使用右手抓住双腔管及输液器前端，左手持注射器，通过抽拔注射器产生负压。双腔管的灌注通道也可以通过一条硅胶管连接于一个大注射器，由助手负责向前房内注水，这种方法需两个人密切配合才能维持前房的稳定，如果皮质较多，还需反复吸水，效率较低。

自动灌注抽吸系统：与超声乳化手术中 I/A 的原理相似，灌注抽吸系统的管道也为同轴式，借助压力泵和吸引器同步运行以控制灌注和吸出的速度，并由微机自动调压，使用方便。

2）灌注抽吸技术：注吸针头在两针缝线之间进入前房，立即开始灌注以形成前房。抽吸时，抽吸针孔应避免朝向后方，以防在抽吸时不小心吸住晶状体后囊膜，将后囊膜撕破。抽吸周边的皮质时，宜先将皮质吸住并拉至中央可看见处，再将其吸除。术中宜始终保持注吸力平衡，以维持正常前房深度，这样可以减少内皮损伤和晶状体后囊破裂的机会，同时减少对玻璃体视网膜的扰动。抽吸晶状体皮质应由前向后逐层吸出。先抽吸6点方位的皮质，再吸出两侧皮质，最后吸出12点方位的皮质。若抽吸时吸住前囊膜瓣，不宜强行撕拉，以免后囊膜裂开，应先回吐，再伸至其下方周边处将皮质吸住拉出，然后吸除。有的皮质与囊膜黏得较紧或在切口的位置，不易吸出，可先置入人工晶状体，并稍微加以旋转，人工晶状体襻会将皮质刮松，再与黏弹性物质一起吸除。

（9）关闭结膜瓣：结膜瓣关闭的目的是覆盖角膜缘切口，方法可采用缝合法、热黏合法和结膜下注液法。

缝合法：可用5-0丝线、6-0肠线或10-0尼龙线缝合，先将结膜瓣向前拉至遮盖角膜缘切口，再在结膜瓣两端各作一个间断缝合。也可将结膜拉向结膜瓣的其中一端，只缝合一针，也能将角膜缘切口遮盖。

热黏合法：将结膜瓣向前拉至遮盖角膜缘切口，再在结膜切口两端用烧灼器烧灼至两层结膜黏合在一起。

结膜下注液法：一般术毕需行庆大霉素（或妥布霉素）和地塞米松结膜下注射，如将注射液注射至结膜瓣区的结膜下，可使结膜瓣水肿并将结膜前推，也可将角膜缘切口覆盖。

7. 术后处理　白内障囊外摘除术后处理与白内障超声乳化摘除术基本相同。

二、小切口非超声乳化白内障摘除术

小切口非超声乳化白内障摘除术，又称小切口囊外摘除术，是近年来在囊外摘除术基础上发展起来的白内障手术方式，它既具有超声乳化手术相似的小切口和高效率的优点，又无须昂贵的超声乳化设备，在发展中国家的应用越来越广。其切口也无须缝合即能自行关闭，如操作熟练，一位医师同样能在1小时内完成6～12例手术。

适应证、禁忌证与囊外摘除术基本相同，但由于此手术剜核时对角膜内皮的摩擦稍重于囊外摘除术，因而，怀疑角膜内皮功能异常的病例还是以选择大切口的囊外摘除术为佳。

(一)术前准备

与囊外摘除术相同。

(二)麻醉

可采用球周麻醉、球后麻醉和表面麻醉。由于手术时间较短,常常可在5~15 min内完成,因而更多手术医师倾向于使用表面麻醉。

(三)手术步骤

1. 做结膜瓣　小切口囊外摘除术的切口一般较后,因而做以穹隆为基底的结膜瓣时,需向后分离多些,暴露巩膜至角膜缘后4 mm。也可直接在角膜缘后4 mm处做以角膜缘为基底的结膜瓣,结膜切口的长度以6~7 mm为佳。烧灼止血。

2. 巩膜袋状切口　用于小切口囊外摘除术的切口有两种,用于剜核和置入人工晶状体的主切口称袋状切口,它其实就是潜行道加长的巩膜隧道切口;用于进入辅助器械帮助手术的侧切口称辅助切口。

(1)主切口:外切口的形状多为反眉状、反V形或直线形,其中部距角膜缘最近,为1.5~2.0 mm,两端距角膜缘最远,为2.5~3.0 mm。外切口的直线长为5.0~7.0 mm(视晶状体核大小和是否分核而定),深度约为巩膜1/2厚度,可用剃须刀片、钻石刀或月形刀做成。再用月形刀平行于巩膜面做巩膜隧道直达透明角膜,然后用穿刺刀穿刺,进入前房。在截囊后、剜核之前,用月形刀将切口内口扩大至8.0~9.0 mm,而外口仍为5.0~7.0 mm,整个隧道呈内口宽、外口窄的梯形。内口尽量做宽些,这在小切口囊外摘除术中非常重要,它将影响到剜核的顺利与否。在穿刺刀进入前房时,不可太过偏前,否则所形成的角膜“活瓣”可能阻碍核的剜出;但又不可直接自房角进入前房而不留“活瓣”,否则术后切口容易发生渗漏,且损伤了房角结构。

(2)辅助切口:根据需要用穿刺刀在2点、10点方位(或3点和9点方位)角膜周边近角膜缘处做两个1.2 mm左右宽的斜行穿刺口,用于分核或辅助剜核。使用前房维持器者还需在颞下方角膜周边另做一个穿刺口,用于进入前房维持器的灌注头,要求此穿刺口朝向晶状体的下方赤道部,大小必须与前房维持器灌注头一致,如果太宽则灌注头容易滑出或发生切口渗漏,影响前房的维持。

3. 截囊　可用开罐式截囊或连续环形撕囊术,以后者较好。使用连续环形撕囊时,撕囊口直径不应<6.0 mm,以便晶状体核剜出。

4. 水分离与水分层　在小切口白内障囊外摘除术中较为重要。通过水分离,可使晶状体皮质与囊膜分开,整个晶状体可在囊袋内转动;通过水分层,可使晶状体的外周核与内核分开,使核的体积减小,便于内核通过小切口剜出。水分离与水分层一般用冲洗针头注入BSS来完成,最终达到晶状体内核完全分离并被旋转到前房内。

5. 分核　小切口囊外摘除术可以将核分成两块后再剜出,这样只需4.5~5.5 mm的切口就可以完成剜核;也可以不进行分核直接经小切口剜出,其切口一般需6.0~7.0 mm。分核方法有多种,可归纳成两类:一类是垂直分核法,即分核器以垂直于晶状体赤道平面的力将核“劈开”或“咬开”;另一类为平行分核法,即分核器以平行于晶状体赤道平面的力将晶状体核“掰开”。

（1）垂直分核法：众多分核式小切口囊外手术中，以垂直分核法研究得最多，方法多种多样。较早的方法是在晶状体核周围注射黏弹剂，在核后放一板作为“砧”，再用一刀自核的前面向后压将核“切开”。由于前房深度有限，垂直向的操作空间极小，这一方法受到很大的限制，理论上简单而操作上十分困难。垂直分核法的另一方法是使用一个特制的咬切器，将晶状体核“咬”去一个象限，剜核时先将咬开的这一象限剜出，再将另一部分以旋转的方式剜出，这种方法在操作上较为容易。

（2）平行分核法：在晶状体赤道平面上进行操作，空间较大。目前流行的方法是分核镊分核法，向前房注射黏弹剂以维持其深度，晶状体调位钩自辅助切口进入前房，钩住晶状体核下方赤道部，分核镊从主切口进入，自核的中央稍偏切口区刺入核中心，深度达核厚度的一半以上，用力将分核镊张开，此时核也随之分开成两半。一般近切口侧较难一同分开，可用调位钩和分核镊协同将核旋转半周，再用分核器将此侧分开。当晶状体核较硬时，可能出现“藕断丝连”现象，必须用分核镊将这些“丝状物”完全分开，才能进行剜核。另一种平行分核法称“双刀劈核法”，具体操作：在 3 点和 9 点方位做角膜周边辅助穿刺口，水分离和水分层并将核旋转到前房后，在核前和核后注射少量黏弹剂，两把特制的分核刀分别自 3 点和 9 点穿刺口进入前房，继之相互对冲刺入核内，直达核中心并再稍向前刺入少许，然后一刀向 6 点方位、另一刀向 12 点方位使力，将核“掰开”。再将核旋转 90°，分次将核块剜出。

6. 剜核　如何通过小切口剜核是小切口囊外摘除术的最重要的步骤。小切口囊外摘除术的剜核法与现代囊外摘除术者有所不同，压迫法往往不能奏效，其剜核一般用“晶状体圈”套出法和冲洗引出法。

（1）晶状体圈套出法：充分的水分离与水分层，将内核分离出来，并将之转到前房，这一步非常重要，尤其是在不分核的手术中，这样可明显减小切口并使剜核顺利进行。在核的前方注射黏弹剂以保护角膜内皮，在核的后方注射黏弹剂以保护后囊膜。将一个宽约 4.0 mm、顶端稍上翘的晶状体圈伸进前房，在晶状体内核下方将核托起，缓缓拉至切口处，若核较小或核已分成两半（需将核块调好位置），可直接接着将核自切口套出。若核较大，可使用人工晶状体调位钩，自侧切口伸入，帮助调整核的位置，并将核“推”出切口。

晶状体圈套出剜核法较为简单，但容易损伤晶状体后囊膜和角膜内皮，尤其是在前房较浅、后房压力比较高和眼球深陷的病例。术前使用降眼压药物、术中充分压迫眼球以降低眼压可使手术变得顺利。圈套剜核法最大的缺点是对角膜内皮的摩擦力较大，内皮损伤较重。比较超声乳化与圈套剜核后角膜内皮细胞的病理变化可发现，超声乳化引起的角膜内皮损伤为细胞水肿变性，其中大部分以后可以恢复功能；而圈套剜核引起的内皮细胞损伤为细胞脱落、碎裂，大部分以后无法恢复。

（2）冲洗引出法：常常可使用一种称为“前房维持器”的设备，它由一个吊瓶与一条粗大的输液管组成，吊瓶内装有 BSS，输液管下端连接一个三通管，再与一个粗大的短针头相连，针头的管径须足够大，外面有较粗的横向螺纹以便固定于角膜穿刺口中。使用时，用 1.15 mm 宽的穿刺刀在颞下方角膜周边做一个斜行穿刺口，穿刺口需正对晶状体下方赤道部,穿刺刀抽出时必须正好自原道拔出以免产生切口不规则而引起灌注针头滑出。将前房维持器连接的粗短针头旋入此穿刺口中,同时将三通管开通以免前房变浅,眼压过低而影响针头的插入。

前房维持器有许多作用:包括代替黏弹剂辅助撕囊、帮助剜出内核和外周核、抽吸皮质和代替黏弹剂辅助置入人工晶状体。撕囊时保持吊瓶高度35 cm(相当于26 mmHg的眼压)常常可顺利进行连续环形撕囊;剜核时吊瓶需稍提高,约40 cm,此时再用一块滑板在切口处稍压切口后唇,即可将核轻易地“引出”切口外;置入人工晶状体时,吊瓶的高度也保持在35 cm左右。任何时候吊瓶的高度均无须达到如超声乳化手术时的高度。

冲洗引出法也可使用黏弹剂来“冲洗”,方法是将一条特制薄板(或隧道刀)伸入切口内,并稍向下压切口后唇,同时自辅助切口注射黏弹剂,将核推至切口处,再一边注射一边用薄板再将核“引”出切口外。

7. 抽吸皮质　其方法与囊外摘除术者相同,可使用双腔管手工操作或自动灌注抽吸系统完成。

8. 关闭切口　巩膜切口一般不必缝合可自行闭合,少部分切口渗漏的病例可用10-0尼龙线缝合一至两针,缝合的方法可采取放射方向间断缝合或横向缝合,也可采取8字缝合。结膜瓣一般用烧灼黏合法关闭,也可采取缝合法或结膜下注射法,但部分病例结膜下注射后,水肿的球结膜压迫切口后唇,使切口张开,致使巩膜切口不能自行关闭。

(四)术后处理

与现代白内障囊外摘除术和白内障超声乳化摘除术相同。

三、白内障抽吸术

(一)适应证

先天性或30岁以下外伤性无硬核的白内障,可通过白内障抽吸术将白内障摘除。

(二)术前准备

同超声乳化摘除术。

(三)麻醉

因手术时间更短,成人大多只需表面麻醉。但这类患者多为儿童,可采用氯胺酮基础麻醉加表面麻醉。

(四)手术步骤

1. 做结膜瓣　在颞上方以角膜缘为基底做一个约5 mm长结膜瓣,在结膜切口下分离眼球筋膜,暴露角膜缘,烧灼止血。使用可折叠式人工晶状体者可采用透明角膜切口,此时无须做结膜瓣。

2. 做角膜缘切口　可采用隧道式的角膜缘切口、巩膜切口或透明角膜切口,切口宽度2.8~3.0 mm。

3. 截囊　可行开罐式、开信封式或连续环形撕囊。

4. 水分离　用冲洗针头向前囊膜下注入BSS,将皮质与囊膜分离,有时甚至可将整个晶状体的皮质与软核冲洗出切口。

5. 抽吸软核与皮质　可用双腔管或自动灌注抽吸系统完成。将抽吸灌注针头伸入前房，在保持正常前房深度的情况下一边将平衡盐溶液注入前房一边抽吸皮质。

6. 连续环形后囊膜撕囊　儿童病例术后常常发生后发性白内障，据观察年龄<10 岁者发生率几乎为 100%；同时在发生后发性白内障后，小儿常常不能配合行 Nd：YAG 激光后囊膜切开，因而建议常规行后囊膜撕开术，以连续环形后囊膜撕囊术为最佳。

7. 关闭切口　一般小儿的角膜切口和巩膜切口不易自行关闭，往往需进行 1～2 针的间断缝合。由于小儿好动，术后配合不好，若切口裂开渗漏又不得不行基础麻醉才能修补，因此，即使看起来切口不渗漏，为稳妥起见，还是以缝合一针为妥。较大儿童和成人一般可无须缝合。

8. 关闭结膜瓣　结膜切口可以电透热黏合或缝合。

（五）术后处理

与白内障囊外摘除术和白内障超声乳化摘除术相同。

（陆　川）

第四节　人工晶状体植入术

一、人工晶状体植入术历史

1949 年 10 月，Harold Ridley 在伦敦 St Thomas 医院首次给患者植入人工晶状体。二战时期聚甲基丙烯酸甲酯（PMMA，有机玻璃）常用来制造飞机座舱罩，战斗中飞机座舱罩打碎后常有碎片溅入飞行员眼内，Ridley 发现聚甲基丙烯酸甲酯进入人眼内后其反应很轻。在既往研究基础上，这一偶然发现成就了一项伟大发明。Ridley 创新地将有机玻璃选做人工晶状体材料。

在英格兰西南沿海 Brighton 附近的 Hove，Ridley 和 Rayners 合作研究并生产出世界上第一枚人工晶状体——聚甲基丙烯酸甲酯双凸盘状物。聚甲基丙烯酸甲酯原名丙烯酸。为了确保所植入人工晶状体的位置安全，Ridley 采用 Graefe 切口完成白内障囊外摘除术，术中分别采用截囊针和囊膜镊打开前囊，剜出晶状体核并冲洗前房。手术过程中术者未使用手套和显微镜。

遗憾的是，限于相关知识缺乏（比如对角膜内皮细胞功能尚不了解）、无显微手术器械和黏弹剂、缺乏手术显微镜无法精细操作、手术技术不成熟（无法将人工晶状体固定于囊袋内）等原因，人工晶状体植入术的发展严重受阻。此外，早期人工晶状体常置于季铵盐溶液消毒，由于消毒液成分进入 PMMA 材料中，人工晶状体植入眼内后消毒液成分进入前房导致葡萄膜炎。限于认识水平，葡萄膜炎常被认为由于人工晶状体的材质所致。

鉴于手术失败率始终高达 20%，1964 年 Ridley 彻底放弃该技术。当时该术式所面临的主要困难是如何安全、可靠地植入人工晶状体，术后无人工晶状体脱位、继发性青光眼及其他并发症。与此同时，部分医师尝试使用一种德国制造的虹膜固定型人工晶状体，但由于无法避免角膜失代偿和大泡性角膜病变不得不放弃努力。巴塞罗那 Barraque 教授报道，在植入的 500 例前房型人工晶状体中，大约一半患者由于大泡性角膜病变不得不取出人工晶状体。英国 Peter Joyce 医师连续 20 年尝试使用 9 种不同前房型人工晶状体，部分早期型号仍导致了灾难性结果。

1958 年 Cornelius Binkhorst 介绍一种虹膜夹型人工晶状体，这种晶状体最初设计有 4 个襻，两襻分别位于虹膜前、后表面。随着研究深入，作者发现只需人工晶状体光学部位于虹膜前方且虹膜后表面两襻固定，应用缩瞳剂收缩瞳孔后人工晶状体将非常稳定，鉴于此，作者将虹膜前表面的两襻去除。

尽管当时设计了多种不同前房型人工晶状体，但多因生产和质量问题遭淘汰。在此阶段数以万计患者由于人工晶状体的不良设计和质量缺陷出现不良反应。1975 年，Sheerin 设计了 J 型襻的 PMMA 人工晶状体，该设计打开了囊袋内或睫状沟固定型人工晶状体的先河。该晶状体历经诸多改良，但最为有用的是 1980 年 Richard Kratz 介绍的襻向前成角的人工晶状体。

随着超声乳化术等小切口白内障手术的广泛开展，人工晶状体的大小变得越来越重要，1976 年最初尝试采用水凝胶制作人工晶状体，也曾试用硅凝胶材料，目前，多采用亲水和疏水性丙烯酸酯（聚甲基丙烯酸甲酯原名丙烯酸，是一种与现代丙烯酸酯结构相似的高分子聚合物，两者由于分子结构差异，其玻璃化温度有所不同）材料的人工晶状体。

二、人工晶状体植入术

人工晶状体植入术后患者视力恢复得很快，许多患者术后视力明显提高。无疑，人工晶状体大大提高了患者满意度。

尽管人眼的光学系统极为复杂，但人工晶状体的历史可以追溯到 1949 年 Harold Ridley 所采用的聚甲基丙烯酸甲酯制成的人工晶状体。材料科学的发展使得经小切口植入折叠式人工晶状体成为可能。迄今为止，有关像差理论及其临床应用尚不成熟，人工晶状体植入术后视觉障碍多因所植入人工晶状体度数不合适或错误所致，这仍是患者和手术医师对术后效果不满意的主要原因。

人工晶状体的材料对预后影响甚大。目前，甲基丙烯酸甲酯材料最为可靠（使用达 50 年）。由于儿童患者生存寿命较长，儿童所用人工晶状体尤应慎重选择材料类型，以确保所植入人工晶状体的质量可靠与稳定。目前有数百种人工晶状体可供选择，临床需仔细评估每一种新型人工晶状体，以确保其材料与植入技术稳定可靠。

后囊膜混浊（后发障）是白内障术后最为常见的并发症，该并发症最终可以使患者再次丧失有用视力。鉴于此，术前应尽可能选用后囊膜混浊发生率较低的人工晶状体。

人工晶状体的材料和设计有助于预防后囊膜混浊。研究显示，疏水性丙烯酸酯材料以及后表面直角方边设计的人工晶状体可以最大限度预防后囊膜混浊。欧洲后囊膜混浊研究小组 Auffarth 等研究显示：不同类型人工晶状体植入术后其后囊膜混浊发生率和 YAG 激光后囊膜切开率具有统计学差异。白内障术后需行 YAG 激光后囊膜切开的平均时间为 2.48 年(0～5.88 年)。YAG 激光后囊膜切开率分别为疏水性丙烯酸酯组(7.1%)、硅胶组(16.2%)、PMMA(19.3%)和亲水性丙烯酸酯组(31.1%)。

此外,还需考虑其他相关因素,例如,后期可能使用硅油充填的患者,若植入硅胶人工晶状体或后囊膜切开容易导致硅油乳化。Abela-Formanek 等研究表明,不同类型人工晶状体与葡萄膜及后囊膜的生物相容性不同,既往有葡萄膜炎病史的患者应小心选择人工晶状体。

三、植入技术

(一)扩大切口

部分人工晶状体植入时需稍扩大切口,厂家通常标明了植入人工晶状体所需切口大小。研究显示,3.5 mm 切口较为稳定,4.5 mm 切口并不稳定。由此可见,准确扩大切口至关重要,必要时初学者应通过测量扩大切口。多数术者扩大切口时并不测量,初学者可以反复练习画 3 mm 直线,然后测量其准确性。通常而言,无经验的初学者,所画线段长度在 2～8 mm,有经验的手术医师则更为准确。经验不足的手术医师很容易过度扩大切口造成切口不稳定,鉴于此,应常规使用卡尺测量以免出现上述并发症。一旦所用人工晶状体类型确定,手术时将切口扩大至所需大小,确保切口大小准确且具有可重复性。

(二)推注器

推注器的优点在于人工晶状体始终不接触眼球表面。尽管推注器头部与眼球有所接触,但与植入镊相比,推注器可以经更小的切口植入人工晶状体。此外,推注器通常需充满黏弹剂以使人工晶状体行经管道平滑,同时尚有若干结构确保其以可控方式进入推注器通道,最终进入眼内。

(三)折叠镊

通常人工晶状体折叠时襻呈纵向或水平方向。其中,纵向折叠的优点在于植入时前导襻可以直接进入囊袋,其后将随行襻调整进入囊袋中。水平折叠的优点在于两襻均置于前房中央,一旦晶状体展开,两襻均位于撕囊口边缘下方自动进入囊袋中。基于我们的经验,水平折叠者植入相对困难,应注意人工晶状体展开迅速,人工晶状体进入眼内后,如果襻弹向两侧速度过快可能损伤后囊膜。鉴于此,很多人工晶状体襻设计呈前倾状以免襻末端损伤囊膜,人工晶状体植入后可以顺时针转动。若非如此,则将人工晶状体小心翻转并调整至合适位置。

术毕将黏弹剂从前房彻底清除,尤其人工晶状体后方的黏弹剂,否则黏弹剂过多残留可能会使人工晶状体前移导致屈光力改变。

四、非折叠式人工晶状体

使用植入镊将前襻和人工晶状体本部植入囊袋内,调位钩或植入镊将后襻调整进入囊袋内。术中应使用黏弹剂保护角膜内皮细胞,若人工晶状体接触角膜内皮细胞会导致角膜内皮细胞大量丢失。

(一)前房型人工晶状体

使用植入镊经引导板将人工晶状体植入前房中。人工晶状体即为一片无菌的透明塑料,经白内障手术切口置于虹膜表面的前房中。将前襻置于切口对侧的房角相对容易,后襻植入可以使用Y型调位钩或经侧切口操作。人工晶状体襻的支撑脚应位于房角处,术中不应推压周边虹膜。若襻相应位置处瞳孔呈尖角变形提示周边虹膜受压。此时应轻柔将襻抬离虹膜表面,重新将其植入房角。青光眼或可能发生青光眼的患者,最好使用非房角支撑型人工晶状体。

(二)虹膜支撑型人工晶状体

Artisan人工晶状体通过爪样开口的襻钳夹部分虹膜基质组织支撑人工晶状体。这种人工晶状体主要用于矫正有晶状体眼的近视,尽管操作相对复杂,仍可用于无晶状体眼。人工晶状体襻中央呈开口状以便镊夹虹膜。人工晶状体植入后,瞳孔轻微横向拉长。由于不干扰房角结构,适用于青光眼患者。

(三)缝合固襻的后房型人工晶状体

这种人工晶状体通常呈非折叠式,每条襻上有可供缝线穿过的小孔。缝线经瞳孔自角巩膜缘后3.5 mm处巩膜表面穿出,将人工晶状体固定于睫状体平坦部,而不需要囊膜支撑。只要打结恰当能够使聚丙烯缝线稳固系于襻上,折叠型人工晶状体也可以这种方式植入眼内。但折叠型人工晶状体以这种方式植入眼内的生物相容性报告很少。

(四)缝合虹膜固定型人工晶状体

Bruce Noble详细介绍了缝合虹膜固定型人工晶状体。该技术的好处在于避免了睫状体扁平部的穿刺操作,而且可以联合瞳孔重建术。

(五)多焦人工晶状体

这类人工晶状体将在后面章节详细介绍。多焦人工晶状体的光学中心需与视轴保持良好的共轴性,尽可能减少倾斜和偏中心以便最大限度发挥作用。操作时注意撕囊的大小和位置,以确保人工晶状体的光学部分完全进入囊袋,充分发挥人工晶状体的多焦点视觉功能。无疑,撕囊偏心将引起人工晶状体偏中心,若撕囊口进一步收缩,这将会显著影响人工晶状体的多焦点功能。此外,需要注意此类患者的切口设计,尽可能通过设计手术切口减小患者术前存在的角膜散光。就折叠和植入等操作而言,多焦人工晶状体与其他类型的折叠式人工晶状体没有差异。部分人工晶状体可以使用镊子植入,其他需要采用推注系统植入。此外,人工晶状体的材料和设计有助于预防后囊膜混浊,后囊膜混浊同样会显著降低多焦点的效果。

1.切口水密　标准的两平面切口稳定且自闭。很多手术医师术毕时常采用27G钝性针头向切口两侧基质推注平衡盐溶液水密切口,以确保患者离开手术台回到恢复区后切口仍旧稳定。切口边缘轻微不稳定多因植入人工晶状体扩大切口时,扩大部分与最初切口不在同一平面。若切口稳定性难以确定,应当缝合切口以确保其闭合。保持切口密闭的方法很多,但缝合仍是最为有效的手段。

2.结膜下注射　结膜下注射抗生素和类固醇激素。注射前应告知患者由于组织膨胀可能出现眼部不适感。术眼常规覆盖眼贴，术毕将患者移至恢复区。

（陆 川）

第五节 飞秒激光白内障手术

飞秒激光白内障手术最主要的优点是其精确性和可重复性，这两个特点让患者直接受益。飞秒激光不仅具有可重复性的特点，同时也有助于我们理解其在精准的切口制作，囊膜口的大小、定位等手术步骤中的显著临床意义。具备图像引导的激光操作非常关键，激光不仅仅是制作一个切口、囊膜口，有了激光仪的图像技术，我们还可以设计、定位、监控、测量这些操作。

一、患者的筛选及手术适应证与禁忌证

在笔者所经历的手术中，绝大部分晶状体置换手术都是白内障手术。因此白内障是手术主要筛选标准。根据检查结果及个人意愿确定，我们选择那些因白内障影响日常生活的患者。尽管我们努力使患者能获得最佳屈光状态及术后能相对脱镜，但手术安全、眼部健康则是我们首要关心的问题，因此也决定着我们患者纳选的标准。

患者筛选的另一个标准是是否适合使用激光，不是所有的患者都适合进行激光白内障手术。放置负压吸引环需要手术区域适当暴露、患者配合及健康的角膜和结膜组织。手术者需要认识到激光设备与眼球对接时可能会升高眼内压，就像 LASIK 手术中一样，然而，因为扁平晶状体表面是弯曲的，眼内压的升高通常比 LASIK 术中要低。然而，对于存在结膜滤过泡的患者、视神经受损患者、广泛角膜瘢痕及有过眼部手术史的患者不适合进行负压吸引环操作。

由于激光不能穿透虹膜，所以散瞳效果差、虹膜畸形、瞳孔移位也均不是理想适应证。同样，激光不能穿透晶状体全白的白内障。对于这种情况，可使用激光做角膜切口，包括任意位置散光切口，进行囊膜切开操作，这些都可以做得很好。我们时常采用囊膜染色剂对囊膜进行着色确认撕囊是否完全。

尽管激光不能穿透全白白内障，但是却可以穿透黑而硬的核，或黑色白内障。根据我们的经验，如果能透过晶状体看到一点视网膜结构，即使核颜色很深，激光仍可进行标准切割。

二、术前用药

飞秒激光白内障手术术前用药基本与标准晶状体手术术前用药相同。除非患者拒绝，通常情况下给患者口服镇静药，比如地西泮或者咪达唑仑，术前用药还包括使用抗菌药物、类固醇药物、非甾体抗炎药，同时我们更关注患者散瞳情况。手术过程中，负压吸引环和激光能量能使扩大的瞳孔回缩。为对抗此反应，术前我们给每例患者联合使用氟

比洛芬(欧可芬)、10%肾上腺素和1%托吡卡胺加强散瞳效果。笔者也常规在每例术眼内使用 Shugarcaine。

三、对接定位与激光处理

当患者准备好手术,进行充分散瞳,签署知情同意书后就可开始激光处理了。从手术前准备区域、激光处理区、手术间至恢复间的整个过程,患者待在电动轮床上,保持平卧,减少眼部任何受力。

激光与眼球对接定位的关键在于避免倾斜,对接平面要求与虹膜平面保持垂直。患者对接面以角膜缘为基准居中定位,眼前段的倾斜、对接面偏中心会限制手术的回旋余地,影响角膜缘主切口、撕囊口的制作定位,使得进行晶状体切割须重新定位。

若存在任何激光切割定位、设计方面的疑问,自然应当停下来,以手工方式进行操作。通常,最好的办法是停止负压吸引,重新定位负压吸引环。LenSx 环(Alcon, Novartis)带有基座设计,比起带有金属环的微型角膜刀更易重新定位。LenSx 激光带有非常实用的注视光源方便手术定位。每种激光都带有专门的激光头及配套技术来完成最优化的对接定位。术者在其首次手术前,应熟练掌握设备,进行练习操作。激光设备配备一套实时光学相干断层(OCT)成像系统对眼部进行成像扫描,帮助定位切口、撕囊和激光切割操作激光处理时,术者仔细监控整个手术过程很重要。任何不准确的定位或激光执行差错都会影响到眼内手术操作部分。在手术过程中可能需要术者做出调整或放弃某些操作步骤的决定。整个手术过程,我们努力做到与患者握手交谈,当然需时刻注意负压吸引环的状态,及时发现负压的中断。

激光处理结束后,我们立即将患者安全送往手术间,但我们也发现没有必要急急忙忙把患者送至手术间。只要患者状态保持相对稳定,激光处理与内眼手术处理可以间隔数分钟甚至数小时。

四、激光屈光白内障手术眼内操作部分

激光白内障手术眼内操作部分关键在于术者必须在进行手工操作前评估识别激光操作步骤是否已经完成。大多数情况下,激光仅完成一半的手术操作。例如,不仅仅是用激光完成主切口的制作,术者还要评估激光切口,判断位置是否正确,是否完全穿透,是否需要修改调整。

五、手术切口

通常情况下无须重新制作主切口和侧切口,但在激光白内障手术过程中,切口的制作顺序是不一样的。保持前房稳定、无前房压力骤降非常重要,笔者一般使用钝性器械(Slade 激光辅助钩,ASICO)确认切口是否开放。首先,进入侧切口,注入 Shugarcaine,然后注入黏弹剂。当前房稳定时,笔者使用激光辅助钩打开主切口。目前普遍采用角膜隧道切口:内部宽度 2.2 mm、外部宽度 2.4 mm、隧道长度 2 mm。这样就有了可控、重复、精确的激光切口。我们也就能直接比较在同一参数下,不同激光切口的有效性,然后仅更

换一个参数，利用激光的一致性寻求最佳参数。

主切口位置在角膜缘这点相当重要，一般在角膜缘血管网以内做切口。如果切口位置太靠前，会引起较大角膜散光，而且从该切口操作，角度尴尬，使手术难度加大；如果切口太靠后或者位于巩膜处，可能因激光无法穿透，而需使用传统手术刀制作切口。

六、撕囊

对于手工白内障手术，撕囊是手术成功的关键步骤。手术者应仔细检查囊口是否居中、完整、圆形，特别是检查有无游离囊膜瓣。手术者在拉出已撕除的囊膜前必须仔细确认囊口的完整性，确定没有囊膜缺口、没有残留囊膜瓣来避免囊膜撕裂。笔者使用囊膜刀和镊子来确认囊口游离，然后轻柔地在囊袋边缘靠近晶状体核处进行水分离。

虽然激光撕囊比标准的手工撕囊囊口坚韧，仍然不能保证避免囊袋放射状撕裂或扩张，所以水分离动作尽可能轻柔。因为晶状体后有大量气体推挤晶状体向前移动，可导致囊膜阻滞综合征发生。圆形、居中的囊口在后房灌注液抬起晶状体核时可以起到很好的密封效果。此外，应用小孔径管道及精确的监测技术也很重要。

囊口大小可能会影响人工晶状体的倾斜角度，在一些晶状体中小直径囊口引起的倾斜度小。激光撕囊技术能根据患者晶状体情况“制定”囊口直径，在将来对每个患者可“订制”囊口中心。

七、玻璃体脱出

白内障手术后囊膜破裂导致玻璃体脱出是严重的手术并发症。尽管飞秒激光白内障手术发生后囊破裂的风险比手工操作低，但还是有患者出现该并发症。我们仔细检查了3例出现后囊破裂并发症的患者，结果发现这3例患者都是由于其他原因导致后囊破裂。我们的发现与手术者术中所见一致。例如，有2例患者在水分离过程中发生后囊膜破裂，仔细观看手术录像提示可能为囊袋阻滞综合征引起，手工白内障手术出现囊袋阻滞综合征已有文献报道。水分离过强推挤晶状体核前移抵住囊口边缘起封闭作用，因此晶状体后压力急剧升高导致后囊膜破裂。耐人寻味的是，激光白内障手术更易发生该并发症。激光白内障手术时晶状体后压力通常来自于激光操作产生的气泡，如前所述，良好的环形、居中的激光囊口起更好密封效果，使得囊袋内压力上升。因此水分离动作要轻柔，确保液体从晶状体核块后流出至眼外。

八、超声乳化吸除晶状体核

手术者通常会问飞秒激光是如何影响白内障超声乳化吸除术的，笔者认为飞秒激光与超声乳化吸除术是最佳搭档，因为飞秒激光可优化我们的白内障超声乳化设备及技术。目前有很多手术方式去除晶状体核块，“分而治之”法、垂直劈核、水平劈核、飞秒激光都能够很好胜任。目前，我们更专注于使用 INFINITY 视觉系统 Ozil IP 扭动超声(Inc)、各种超声针头和相关设置。笔者对该系统针对不同核块调整振幅及流速的能力印象深刻。我们正在探索如何将这些技术联合起来使用，例如，软核白内障可以使用一系列柱状激光乳化白内障，选择一种特殊的白内障超声乳化手柄针头进行灌注/抽吸。我们联合使用飞秒激光与超声乳化技术以提高速度、安全性及术后效果。

九、当代柱状劈核技术

目前我们使用的激光柱状劈核技术建立于 LenSx 激光系统的最新软件程序。此软件以智能的方式提高撕囊、劈核、切口制作的效率，从而减少手术激光操作部分的时间，并完成柱状劈核。对此技术，我们获得了目前为止最佳的手术效果。此外，该技术可再现任何激光或非激光技术所能达到的分解核块的效果。此技术提供了杰出的、核块针对范围广泛的操控一致性。

柱状劈核技术是先在核块中央制作一组嵌套的圆柱体。外层最大圆柱体直径设置为 3.5 mm，也可根据术者偏好设置。程序设定制作的简单十字交叉团亦可见，其外部直径目前设置为 5.5 mm。核块中的激光图案刚好位于前囊膜之下，较以往设置在稍高于后囊膜水平之上。这样可使气泡向前溢出，减少如前所述的对核块的推挤力。

激光处理完成后，将患者送至手术间，眼内手术部分就可以开始了。首先，须检查撕囊是否完全。检查时应尽可能减少前房内压力变化。

检查并去除囊膜后，就可开始处理核块了。笔者采用 Ozil 超声针头（Inc）去空中央区激光制作的嵌套圆柱体核块。我们的经验是，预先设置超声乳化参数，仅使用 Ozil 能量和低负压吸引就可轻松完成中央核块的去除。时常，十字交叉劈核模式形成的各个区块在超声乳化操作早期就分离开来了。

一旦四象限分核完成，就可以采用劈核的高负压超声乳化参数设置，带出第一份核块进行处理。此高负压、低能量设置，伴随区块顶部去除后增加了操作空间，方便区块简单、连贯地带入前房进行超声乳化。随后超声乳化设置转换为“区块去除”模式，进行区块的超声乳化，完成核块的清除。“区块去除”模式设置为低负压、高能量来快速去除晶状体核块。剩下的程序就是进行标准的皮质清除、人工晶状体植入。

柱状激光劈核技术利用激光的优越性协助完成超声乳化手术。我们首次针对激光仪和超声设备进行调试并个性化设置参数，以此技术使两者相互补充。随着技术的发展，我们积累了更多的经验，笔者相信并期待以后激光技术与超声乳化设备之间的协调性增强能以我们预想的方式发展。

十、皮质

表层核通过 LenSx 激光气性分离后与晶状体皮质层分开，就易被吸除并超声乳化掉。同时，晶状体皮质边缘明确，便于抽吸，常常为一整块。然而在一些病例中，皮质清除的耗时会比术者通常习惯的要长。可能是皮质层边缘与囊口平齐，而不像手工白内障手术那样易于处理。在一些病例中，晶状体下方的气泡可能会将皮质层推向囊膜面，使得抽吸难度加大。此种情形下，常需要在开始前进行水分离，以便皮质与囊膜广泛分离，或者在去除核块后再在皮质下注水或注射黏弹剂。

十一、复杂病例中的操作技术与安全优势

飞秒激光技术在一些如晶状体悬韧带损伤、外伤性白内障及假性囊膜剥脱综合征等复杂性白内障手术中也具有优势。在这些情形中，“免接触”撕囊提高了手术的安全性。利用激光，我们在撕囊或劈核时，无须对晶状体悬韧带施压，从而避免晶状体脱位或核块坠落。飞秒激光技术也可以用于全白白内障、晶状体脱位、囊膜纤维化等病例中。我们也可以优化、构建白内障切口形态，使用激光可重复地进行处理。该技术可较少引起切口渗漏，提高人工晶状体稳定性，降低感染风险，良好的切口可以降低手术源性散光，减少二次手术及相关并发症的发生。

（陆　川）

第六节　改善白内障手术后屈光状态的难点及研究方向

一、白内障手术向屈光性手术转化应注意的问题

（一）精确的人工晶状体设计

手术前精确的人工晶状体设计是确保术后人工晶状体眼具有良好屈光状态的前提，特别是对于功能性人工晶状体，计算的准确性是获得良好视功能的保证。然而即使应用最先进的计算公式和最好的测量手段，测量误差也无法完全避免。

产生误差的主要因素在于眼轴测量的准确性，眼轴长度 1 mm 的误差可以产生人工晶状体度数 3.0D 左右的差别。测量眼轴的常见方法是 A 型超声波（简称 A 超），然而 A 超探头的测量方向或对于所测的数据的准确性判定上全部由测量者凭经验掌握，加上眼内一些疾病，例如玻璃体混浊或巩膜葡萄肿等的影响，完全准确测量眼轴存在一定困难。IOLMaster 是最新开发的应用光学原理测量眼轴的仪器，可将眼轴的测量误差降低为可以精确到 0.01 mm，但对晶状体混浊较重或由于其他原因引起屈光间质混浊或者散光比较严重的仍无法进行准确测量。影响人工晶状体设计准确性的另一个因素是角膜曲率，角膜曲率计对规则角膜测量的准确性较高，但对不规则角膜测量（K 值>47D 或<40D）结果并不可靠，而角膜地形图可以提高准确率。

人工晶状体屈光度数计算公式对于眼轴过长或过短的病例都会产生较大的误差，所以对这部分病例的人工晶状体设计结果给予校正。随着近年来角膜屈光手术的大量开展，越来越多的这类手术后患者面临白内障手术，其人工晶状体度数计算的方法非常复杂，误差很大，虽然国内外的很多学者正在努力地寻找准确计算屈光手术后的白内障手术患者人工晶状体度数的公式或方法，但目前尚未解决，也是研究生面临的课题。

（二）白内障手术技术

不同手术方式，特别是选择不同手术切口会造成不同程度的术后散光，从而影响术

后屈光效果。过大的角膜切口可使角膜散光和高阶像差增加，近年来改进了超声乳化仪能量释放的模式，推出了“冷超声乳化”技术，冷超声乳化是双通路超声乳化技术，手术切口减小至 1.5 mm，进一步减少了术后散光。

将白内障手术对眼视光学质量的影响降低到最低程度是屈光性白内障手术的重要保障。术中后囊膜破裂或者晶状体悬韧带离断是手术中最常见的并发症。如果后囊膜破裂，改变人工晶状体的植入位置意味着改变了人工晶状体的等效屈光力和手术后人工晶状体眼的屈光状态。如果发现早，有经验的手术医师经过精心处理后仍可将人工晶状体植入囊袋内；如果发现较晚，会进一步出现晶状体核向后落人玻璃体腔而需要行玻璃体手术，需要前房型人工晶状体、缝合人工晶状体或者一期不能植入人工晶状体的情况，术后屈光效果就会受到较大影响。

现代白内障手术保证了白内障手术中人工晶状体的囊袋内居中植入，使得人工晶状体植入后发挥最佳的视光学效果。然而一些功能型人工晶状体，如多焦点人工晶状体、可调节人工晶状体、散光人工晶状体对手术要求更高，稍有偏差会造成术后屈光状态严重改变。其进一步改良措施仍需探索与改进。

（三）人工晶状体的选择

近年来随着材料学、仿生学、生物信息技术的不断发展，人工晶状体的设计和制造工艺不断改进，各种新型人工晶状体不断涌现，推动了白内障手术正在向屈光性白内障手术的发展。

球面像差是降低老年人视觉质量的高阶像差，球面人工晶状体球面像差较大，非球面人工晶状体利用非球面光学面重新排列光线，矫正角膜正球差，在一定程度上减小了球面相差和总高阶像差，从而提高了视觉质量，提高暗视力和对比敏感度。

多焦点人工晶状体，无论是折射型还是衍射型的，其工作原理都是重新分配入射光线的不同焦点，这样类似于重新拥有自然晶状体的调节力，但无论看远还是看近都只能部分利用光线，折射型多焦点人工晶状体有较好的远视力和中视力，缺点是近视力较差，而且成像质量与瞳孔的大小和人工晶状体的位置有关。衍射型人工晶状体在光学部任何区域都会形成两个焦点，因此不受瞳孔大小和人工晶状体偏位的影响。缺点是视觉干扰明显，中视力受影响。

可调节人工晶状体是屈光性白内障手术发展的趋势，可调节人工晶状体利用如下 3 个原理进行调节。

1. 位移调节　襻与光学部柔软连接而容易活动，这样人工晶状体的光学面也随着前后运动而产生调节，临床研究表明可调节型人工晶状体虽可获得一定的移动量与拟调节力，但这种拟调节力的决定因素较多，主要决定于人工晶状体的移动量与眼轴的长度，相同移动量产生的拟调节力随着眼轴的增大而减小，也有研究表明术后近期有一定的调节能力，而远期调节能力逐渐丧失。

2. 双光学面调节　是通过改变凸透镜与凹透镜之间的距离来实现的。

3. 变形调节　是通过人工晶状体的变形来实现调节的。可调节人工晶状体可以替代自体晶状体的基本功能，但屈光效果有待进一步研究与改进。

二、屈光性白内障手术的发展思路

(一)人工晶状体计算方法需要进一步改进

目前临床上有许多用于人工晶状体计算的公式,实践证明,对于眼轴和角膜曲率与正常值偏差不大的眼球(中央角膜曲率41.00~46.00D,眼轴长度在22.00~24.50 mm),其人工晶状体的设计公式完全可以得到相对精确的结果。然而,对于眼球相关参数超出此范围者,新公式,如 Holladay Ⅰ、Ⅱ和 Haigis 是更好的选择。

SRK Ⅱ公式是在 SRK Ⅰ公式的基础上加以改进的。其区别在于在不同的眼轴范围以一个常数来进行调整。Holladay Ⅰ, Hoffer Q 和 SRK T 公式是第三代人工晶状体计算公式。这些公式考虑到角膜的曲率,使得人工晶状体的设计更为准确。第四代公式如 Holladay Ⅱ的使用考虑了更多的因素,如角膜直径、前房深度、患者的年龄、眼轴和晶状体厚度。这个公式对各种不同患者的眼睛也是较为准确的。另一个第四代人工晶状体设计公式 Haigis 适用于各种眼轴和现有的人工晶状体类型,目前其软件应用于 IOL Master 上。Haigis 公式的特殊之处就在于计算有效晶状体位置(ELP)时并不需要角膜屈光度参数,而是应用有 3 个常数的数学函数来确定人工晶状体的有效位置,即 $ELP = a_0 + (a_1 \times ACD) + (a_2 \times AL)$。$a_0$ 与 A 常数有关,a_1 和 a_2 是公式的默认值,是通过大样本白内障术后的屈光状态的回归分析得到的。从某种意义上说,Haigis 公式的这种特性可以避免角膜屈光手。术后的 ELP 预测误差。所以是目前人工晶状体设计最好的方法,但是该公式也有其局限性,对于屈光间质混浊或者散光比较严重的仍无法提供准确的人工晶状体度数值。因此需要研究生进一步探索能克服这些局限性的设计方法。

屈光手术后眼人工晶状体的设计是一个新课题,其主要原因是在白内障手术前很难获得准确的屈光手术前后的角膜曲率。针对这样的患者,要结合角膜屈光手术的资料来计算人工晶状体度数,有一定的误差。如果原始资料无法提供,就要凭手术者的经验来选择。由于病例数较少,尚无统一的结论。既然了解角膜屈光手术前后的资料就可以相对准确一些计算人工晶状体的度数,建立全国的角膜屈光手术患者的数据库十分必要而且可行,该数据库可以向任何医疗机构开放,任何时间、任何地点都可以方便地查到以前角膜屈光手术时的原始数据,以备未来这部分患者行白内障手术前能够准确地计算人工晶状体度数。

(二)白内障手术技术的进一步提高

超声乳化白内障摘除术是利用超声技术将晶状体核粉碎吸出的技术,随着冷超声等技术的应用,在超声乳化过程中所使用的能量逐渐减少,对眼内组织及角膜的损伤越来越小,前房越来越稳定,超声乳化手术的培训教程越来越缩短,术中和术后并发症越来越少,手术后患者获得满意屈光效果。这种手术可以通过小切口将白内障摘除,目前切口可以缩小到2.2 mm 以下,这样因手术造成的散光很小。这样适合超小切口植入的人工晶状体研究是人工晶状体发展的方向之一。

连续的环形撕囊(CCC)是将前囊中心连续撕除,这样可以保证人工晶状体可以囊袋内植入,连续环形撕囊的居中性对多焦和调节性等功能性人工晶状体发挥其作用十分必要，由于儿童的囊膜弹性较强，所以手法的连续环形撕囊很难成功，为了防止后发性白内障，后囊的连续撕除和前部玻璃体切除也是十分必要的，同时对于人工晶状体的居中放置也是非常重要的。

（三）人工晶状体的发展趋势

传统的单焦人工晶状体没有可塑性或变形能力，理论来讲没有调节力，但是临床实践证明，虽然部分单焦人工晶状体植入后也会获得较好的近视力，可能是由于假性调节的作用而致，但是功能性视力是评价手术后生活质量的重要指标，这要求人工晶状体眼具有较大焦深，因此增加人工晶状体眼的焦深成为眼科工作者的研究目标之一。也是研究生攻关的目标之一。功能性人工晶状体在临床上应用得到越来越多的研究。包括矫正角膜散光的复曲面人工晶状体、具有拟调节力的人工晶状体、多焦人工晶状体及可以矫正高阶像差的人工晶状体等。

1. 术前散光矫正人工晶状体　随着手术技术的提高，切口越来越小，由于手术造成的术后散光越来越少，如何矫正白内障手术前已有的散光成为白内障手术的热点和难点，有多种此类人工晶状体的涌现。该种人工晶状体不但能有效地矫正白内障手术后的散光，又能明显地提升白内障手术后的视觉质量。

2. 非球面人工晶状体　在成像过程中，像差现象是普遍存在的，在人眼的成像过程中，眼的像差主要取决于角膜和晶状体，角膜的球面像差是较为稳定的，而晶状体的球面像差随年龄的变化而变化，年轻人晶状体的球面像差为负值，可抵消角膜的正球面像差。随着年龄的增长，晶状体的球面像差逐渐向正值变化时这种抵消作用减弱，人眼的球面像差增加，40 岁之后晶状体的球面像差为正值。常规人工晶状体由于光学面为球面设计存在正球面像差，与角膜的正球面像差叠加形成较大的球面像差，在弱光下瞳孔增大，球面像差可影响人工晶状体眼的成像质量。非球面人工晶状体的发展也是研究的热点之一。

人工晶状体光学面的非球面设计可使人工晶状体具有负球面像差，抵消角膜正球面像差，减小眼的总体球面像差，在进行视敏度和功能性视力对比测试中发现植入非球面人工晶状体的患者在视网膜影像和视觉行为方面具有显著改善，这种改善在提高夜视力和减轻眩光方面具有重要意义。

3. 可调节型人工晶状体　晶状体不但具有光学介质的作用，而且晶状体还具有通过调节作用而将光线成像在视网膜上的作用，然而传统的人工晶状体只能使白内障手术后的视力在一定的距离下才会看清物体，并无调节功能。可调节型人工晶状体利用特殊的设计使其在睫状体收缩时导致玻璃体压力改变，从而使人工晶状体的光学部在视轴上前后移动，产生调节。可调节型人工晶状体与常规人工晶状体最大的不同是其可在眼内获得较大的移动量，目前也出现了多种可调节型人工晶状体，但随着时间的推移，囊袋的收缩和固定，这种人工晶状体的调节力就会下降，另外临床研究表明对于近视眼患者可调节人工晶状体的效果较差。与此同时人们也在寻找具有生理调节功能的人工晶状体。注入式人工晶状体恰好符合此要求，是提高视觉质量的方法之一，目前正在动物实验阶段，尚未应用于临床。更加先进的人工晶状体的调节作用更加接近人的眼调节功能，有望代表人工晶状体的发展方向，有广泛的应用前景。

4. 多焦点人工晶状体　多焦人工晶状体分为两类:①折射型多焦人工晶状体;②衍射型多焦人工晶状体。两种人工晶状体通过不同的原理使光线分配至不同的焦点,使远、近的物体均于视网膜形成清晰的像。但是折射型多焦人工晶状体在强光和暗光下视功能不佳,由于多焦点效应分配了入射光线,且存在光学干扰,降低了术后的视觉对比敏感度。临床研究也表明衍射型多焦人工晶状体的优越性高于折射性多焦人工晶状体。所以多焦点人工晶状体植入手术前需要严格筛选患者,角膜散光较大、存在黄斑病变的患者不适合植入多焦人工晶状体。精确计算人工晶状体的屈光力是确保手术效果的关键,要求人工晶状体植入术后的屈光状态为正视或轻度远视。

我国作为发展中国家,同时也是白内障多发国,各地方白内障手术的发展很不平衡,很多地方白内障手术理念还处于复明概念阶段。随着手术设备和技术逐步完善,要将白内障手术理念逐渐由复明手术转向屈光矫正手术,重视白内障手术的屈光效果,从而进一步提高白内障患者的生活质量。这是有志于此的研究生们今后长期研究的一大课题。

(陆　川)

第三章 原发性青光眼

原发性青光眼是指病因机制尚未充分阐明的一类青光眼。根据眼压升高时前房角是关闭或是开放,又可分为原发性闭角型青光眼和原发性开角型青光眼。

原发性闭角型青光眼根据其起病的急缓程度及临床经过可分为原发性急性闭角型青光眼和原发性慢性闭角型青光眼,也有学者在两者之间增加亚急性闭角型青光眼的分类。但笔者以为所谓亚急性闭角型青光眼是向急性闭角型青光眼或慢性闭角型青光眼发展的一个中间阶段。一些患者通过多次亚急性发作最终发生急性发作,而一些患者通过多次反复小发作最终演变为慢性闭角型青光眼,所以仍主张根据临床表现将闭角型青光眼分为急性和慢性两种临床类型。

原发性开角型青光眼中包括眼压升高的开角型青光眼、正常眼压性青光眼和分泌过多性青光眼。另外本章中还讲述高眼压症。

第一节 原发性急性闭角型青光眼

急性闭角型青光眼好发于40岁以上妇女。男女两性之比约为1∶4。开始发病可见于30~90岁,40岁以上发病者占90%以上,而80%以上的患者又集中在41~70岁。情绪激动、长时间在暗环境工作及近距离阅读、气候变化、季节更替都可能导致它的急性发作。瞳孔阻滞是这类青光眼发生的主要机制,也就是说急性闭角型青光眼患者绝大部分为瞳孔阻滞型,但也有少数患者为非瞳孔阻滞型。

一、临床表现

根据急性闭角型青光眼的临床经过及疾病转归可将其分为临床前期、先兆期、急性发作期、缓解期、慢性期、绝对期。

1. 临床前期　从理论上讲临床前期指急性闭角型青光眼发作前,眼部尚未见任何病理损害的闭角型青光眼。但是在临床上则很难从窄房角的人群中区分出这类患者,所以临床上一般指一眼发生了急性闭角型青光眼,对侧眼和患眼一样具备发生闭角型青光眼的解剖特征,有可能发生急性闭角型青光眼,但目前尚未发生闭角型青光眼的情况。

2. 先兆期　又称前驱期,约1/3的急性闭角型青光眼在急性发作前往往可出现间歇性的小发作史。患者劳累或较长时间在暗环境中工作或近距离阅读后出现轻到中度眼球胀痛,一过性黑矇,经休息或睡眠后自行缓解。每次发作时眼压达中度升高,有时可出现虹视。开始时每次发作间隔时间较长,如数周到数月,以后逐渐转向频繁,最后导致急性发作。

3. 急性发作期 是急性闭角型青光眼的危重阶段。患者自觉剧烈眼痛及同侧头痛，常合并恶心、呕吐，有时可伴有发热寒战、便秘及腹泻等症状。常见的眼部症状如下。

(1)视力下降：急性发作期的视力多系急剧下降，严重者仅见眼前指数，甚至只留光感。其原因，一方面由于角膜水肿；另一方面也是重要的一面，由于高眼压引起视神经普遍性缺血。如果持续高眼压不解除，不久即可发展成失明。眼压如能迅速下降，视力可以明显改善，甚至于个别失明数周的病例，手术降压之后，还可以恢复一些有用视力。

(2)疼痛：急性闭角型青光眼引起的疼痛的程度因人而异，患者可以感觉眼部不适及眼周围胀感，严重的甚至出现眼痛和头痛。通常眼局部充血越明显，疼痛越严重。疼痛沿三叉神经分布区，也可局限于眼部或者扩展反射到前额、耳部、上颌窦及牙齿等处。如不细心检查，容易造成误诊，值得注意。

(3)眼压升高：急性发作期可突然发生眼压升高。一般均在 5.20 kPa(40 mmHg)以上，个别严重病例可达 13.4 kPa(100 mmHg)以上。对于这类病例，如不及时治疗，往往 24 ~48 h 即可失明，有人称其为暴发性青光眼。一些病情较轻的病例，由于高眼压所致的瞳孔散大，可使瞳孔阻滞解除，未经治疗，眼压可以恢复至正常或接近正常范围。多数病例经治疗后眼压可下降。

(4)充血：眼压开始升高时，不一定合并眼球表层充血。如果眼压持续升高，并超过眼内静脉压时，即发生静脉充血，开始为轻度睫状充血，继而全部结膜及巩膜充血。有时可出现轻度结膜水肿，甚至眼睑水肿。虹膜血管也会出现充盈。当发生充血之后，就可能出现房水闪辉，并开始疼痛。

(5)角膜水肿：急性发作期患者几乎全部主诉视物模糊及虹视，这是由于眼压突然升高引起角膜水肿所致。它是急性闭角型青光眼诊断指征之一。角膜水肿倾向于累及全角膜，但也有仅中央部水肿而周边部正常者。如果眼压升高至 5.20 kPa(40 mmHg)以上，即可出现角膜水肿。但是眼压缓慢升高者，经过数月至数年，眼压虽达 9.23 ~ 10.87 kPa(70 ~80 mmHg)，仍不发生角膜水肿。一些病例病情严重，且已持续 24 h 以上，虽经治疗眼压下降，但角膜水肿仍继续存在，以裂隙灯显微镜作光学切面检查，可见角膜厚度增加，合并后弹力层皱褶，一般经过一次急性发作后角膜内皮数可减少 33%。经过数天甚至数周以后，角膜才逐渐透明。局部滴甘油之后，仍不易使之清晰，就是使用高渗剂也不容易改变这种角膜水肿状态。这种情况可能是房水经过受损害的内皮侵入角膜的结果。因此角膜的透明度有赖于角膜内皮细胞的恢复。

急性发作期的角膜混浊除由于角膜上皮水肿外，还由于突然眼压升高使角膜板层扩张，中断它们的光学连续。混浊角膜的作用就像一个衍射光栅将白色光线分裂成为彩虹样的颜色成分，产生典型的彩环(蓝紫绿色最近光源)，也就是虹视症。任何眼屈光间质的混浊，如瞳孔区角膜面的黏液、角膜瘢痕、低压性角膜水肿、晶状体初期混浊以及各种原因引起的玻璃体混浊等，都可以出现灯光周围类似晕轮之发光，但一般来说没有颜色出现。

(6)瞳孔散大：眼压升高超过动脉灌注压水平时可导致瞳孔括约肌麻痹或部分括约肌萎缩，结果出现瞳孔散大，这是青光眼与虹膜睫状体炎重要鉴别点之一。瞳孔中度散大呈垂直椭圆形。瞳孔常呈固定状态，光反应及调节反应均消失。一般原发性开角型青光眼不出现这样的瞳孔改变。一些病情较轻的病例降压后瞳孔可恢复常态。眼压特别高且合并明显周边虹膜前粘连者,虽施手术或药物治疗可使眼压降至正常范围,但终身瞳孔保持散大状态。

(7)虹膜萎缩:在高眼压状态下,供给虹膜的动脉可能发生局部循环障碍,结果局部缺血,以致发生节段性虹膜基质萎缩,有时上皮层也萎缩。通常发生于上方虹膜,其他部分也可出现。接近瞳孔缘之萎缩变得比较明显。另一些病例由于持续性高眼压的影响,引起虹膜普遍缺血,虹膜也出现普通萎缩。萎缩区之虹膜表面附着尘状色素颗粒。虹膜薄甚至前后房可以贯通。这种虹膜完全萎缩区如果发生在近瞳孔缘部分,在临床上具有一定意义。它可以防止瞳孔阻滞的形成,故能防止急性闭角型青光眼的再发生,因而无须施周边虹膜切除术即可达到青光眼治愈之目的。

(8)房水闪辉:由于静脉充血,一些蛋白质溢出到房水内,导致房水闪辉,这是常见的眼部症状,但是这种闪辉通常不十分显著。晚期病例房水内可见游离色素。虹膜表面、角膜后面、晶状体前囊以及房角的小梁面均可以看到这种棕色色素沉着。如果出现严重的房水混浊,应考虑排除继发性青光眼之可能。个别严重病例可发生前房无菌性积脓。

(9)虹膜后粘连及周边虹膜前粘连:由于急性发作期晶状体前囊同虹膜接触面比较密切,再加上虹膜充血及蛋白渗出,可能会出现轻度虹膜后粘连,但不像虹膜睫状体炎那样严重。

持久周边虹膜前粘连一般不发生于开始发病后数小时之内,但也有持不同意见者,认为时间因素不是主要的,主要是严重的充血、明显的纤维性渗出、虹膜水肿及角膜水肿等有助于周边虹膜前粘连的形成。特别是充血越严重,纤维性渗出越明显,持久性粘连的机会就越大。这一类患者在眼压下降后,房角仍然闭塞不再开放。

(10)前房角闭塞:前房角闭塞是本症重要体征之一。以房角镜检查证明周边部虹膜与小梁面相贴。若未形成周边虹膜前粘连,眼压下降后,闭塞之房角可再开放。若已形成持久周边虹膜前粘连,不仅加压后,就是眼压下降房角也不会变宽,焦点线无移位。当青光眼急性发作时,角膜常显示不同程度水肿,在局部麻醉下点 2 ~3 滴甘油后,暂时恢复角膜的透明度,有助于详细检查眼内情况。

(11)晶状体改变:严重的急性闭角型青光眼可以引起晶状体改变,在瞳孔区之晶状体前囊下可见半透明瓷白色或乳白色混浊斑点,有人描述为青光眼斑。在发病早期可表现为大片状,随着眼压下降,这种片状混浊可以出现部分再透明,结果呈点状、絮状或半球状等。典型的变化是长圆形或点状混浊,位于晶状体纤维末端。它倾向于沿晶状体纤维缝合分布,因此常呈放射状。一些病变较轻者,只出现少数散在小点,呈不规则的排列。青光眼斑的发生,被认为是高眼压下造成的营养障碍的结果。随着年龄增加,青光眼斑可被透明皮质推向深层。这些斑点混浊不出现于晶状体后皮质及被虹膜遮盖的晶状体前面。青光眼斑对急性闭角型青光眼的诊断特别是回顾性诊断有一定价值。

(12)眼底:青光眼急性发作期眼压急骤升高,可直接造成对视神经的损害,视盘充血、水肿,视盘周围血管出血,有时可发生视网膜中央静脉阻塞(可以是急性眼压升高造成的结果,也可以是造成急性闭角型青光眼的诱因)。急性眼压升高可造成视神经纤维及视网膜节细胞以及光感受器的损害,如果高眼压持续时间太长,将遗留不可逆性严重损害。眼底检查可发现无明显视杯扩大性的视盘苍白。

急性发作期视野改变可表现为非特异性的向心性或上方视野缩窄、盲点扩大、视神经纤维束损害性视野缺损、中心视野缺损等。如果眼压得到及时控制，病情缓解后，患者视野可恢复正常，但遗留不同程度的色觉、对比敏感度损害。

4. 缓解期　急性闭角型青光眼经治疗或自然缓解后，眼压可恢复至正常范围。眼部充血，角膜水肿消退，中心视力恢复至发作前水平或略有降低，房角重新开放。这些患者房角遗留不同程度粘连性关闭，小梁网遗留较大量色素，尤其以下方房角处为甚。这时有少部分患者由于瞳孔括约肌麻痹或虹膜节段性萎缩穿孔解除瞳孔阻滞之外，大部分患者激发试验仍可激发眼压升高。急性闭角型青光眼缓解期是暂时的，如在此期及时行周边虹膜切除术，可解除瞳孔阻滞，达到预防再次急性发作的目的。

5. 慢性期　急性发作期未经及时、恰当的治疗或由于房角广泛粘连，可迁延为慢性期。急性症状没有完全缓解，眼压中度升高，角膜基本恢复透明，房角检查发现广泛粘连关闭。如果在此期得不到恰当治疗，眼底和视野则发生和慢性闭角型青光眼相似的损害。

6. 绝对期　由于急性发作期治疗延误或其他期未能得到恰当治疗，眼失明后称之为绝对期。绝对期的临床症状主要是高眼压，眼部检查除可见急性发作后的眼部体征外，晚期绝对期青光眼尚可合并角膜钙化、虹膜及小梁网纤维血管膜形成及白内障等。

二、诊断要点

①患者具有发生原发性闭角型青光眼的眼部解剖特征。②急性眼压升高，房角关闭。③单眼发病患者作对侧眼检查，发现同样具有发生原发性闭角型青光眼的眼部解剖特征。④眼部检查可见上述各种急性高眼压造成的眼部损害体征。

三、激发试验

暗室试验是为原发性闭角型青光眼筛选、设计的一种激发试验。早期的设计者以患者暗室试验前后的眼压变化作为判断指标，认为眼压升高≥8 mmHg 者为阳性，采用这种判断方法则存在以下问题：一方面，通常只有在房角功能关闭>1/2 时眼压才会升高，如果仅根据眼压的变化标准确定试验的阳性和阴性结果，当房角功能关闭范围<1/2 时，眼压将不升高或稍微升高，则可能被判为阴性结果，增加了漏诊机会；另一方面，部分患者暗室试验后的眼压升高并非由房角关闭引起，如果单纯以眼压升高为标准，会增加假阳性结果，使诊断的特异性下降，增加误诊率，所以采用这一方法其诊断的敏感性和特异性均较低。

超声生物显微镜（UBM）暗室试验结果以眼压升高和房角关闭为阳性判断标准，可使暗室试验的敏感性由31.8%提高到68.2%，同时又避免了仅以眼压升高为标准所致的假阳性结果的产生。有学者应用前节光学相干断层成像技术（OCT）替代 UBM 进行暗室激发试验，因为前节 OCT 操作起来简单、方便、速度更快，同时它不受光照影响，并能够记录暗室条件下房角的动态变化。

四、鉴别诊断

(1)由于急性闭角型青光眼急性发作期可出现剧烈头痛及消化道症状，所以可能掩盖眼部情况而被误诊为内科或其他科疾患而延误治疗。为了避免这一情况发生，对于非眼科医师而言，掌握急性闭角型青光眼的基础知识是十分重要的。

(2)除急性闭角型青光眼外，血影细胞性青光眼，晶状体膨胀、晶状体溶解性、晶状体半脱位引起的青光眼，新生血管性青光眼，葡萄膜炎引起的继发性青光眼均可引起眼压急性升高，甚至遗留下高眼压造成的眼部损害体征。为了和上类情况进行鉴别，其中最重要的是作对侧眼的检查。对于原发性闭角型青光眼而言，双眼往往具有同样的解剖特征，如果发现对侧眼不具有同样特征，则应作进一步检查，作出鉴别诊断。

(3)本病与急性虹膜睫状体炎及急性结膜炎的鉴别诊断在一般教科书内已介绍，此处不再赘述，但必须强调提出此3种病在治疗上有相互矛盾之处。因此，错误的诊断将导致病情恶化，甚至有造成失明的可能。

(4)和原发性(传统型或典型)恶性青光眼的鉴别诊断：由于原发性恶性青光眼临床表现及眼部解剖体征和本病有许多类似方面，因此很易造成误诊。另外，由于两病的处理原则不同，误诊可造成严重的损失，所以两者的鉴别诊断是非常重要的。恶性青光眼也具有眼前段狭小的特征，但往往和本病相比眼前段更为狭小、晶状体厚度更厚、眼轴更短、晶状体相对位置更靠前。前房变浅和本病不同，虹膜表现为和晶状体前面一致性向前隆起，最为重要的是当用缩瞳剂治疗后，病情恶化。

五、治疗

急性闭角型青光眼治疗的目的：①解除瞳孔阻滞。②重新开放房角。③预防视神经进一步的损害。为了达到以上目的，在急性闭角型青光眼治疗中有以下原则需要遵循：①急性闭角型青光眼属眼科急诊范围，应争分夺秒地给予恰当处理，以免造成视功能不可挽回的损失。②未经有效而适当的药物治疗前，高眼压状态下切勿匆忙施行手术。否则可由术中、术后严重并发症而带来严重后果。③眼压控制后，切忌突然停药，应逐渐减药，可先停全身用药，如高渗剂、碳酸酐酶抑制剂，之后再停局部用药，例如β受体阻滞剂。④停药48 h以上、1/2以上房角开放、眼压恢复正常范围者，可选择周边虹膜切除术，虽然用药使高眼压下降，但不能恢复至正常范围，且功能小梁开放不到1/2者不必停药，应及时施行滤过手术。⑤对侧眼如果合并浅前房窄角者，应及早行预防性周边虹膜切除术，在未行手术之前应滴用缩瞳剂，以免激发其发作。

1.药物治疗　药物治疗的目的是迅速控制眼压，为激光或手术治疗创造条件。

在高眼压状态下[眼压高达6.63 kPa(50 mmHg)以上]，瞳孔括约肌对缩瞳剂反应差，频繁使用缩瞳剂不但达不到治疗目的，反而可带来严重的不良反应，例如胆碱能危象，所以应先选用高渗剂如20%甘露醇，合并糖尿病者可选用同等量异山梨醇，另外可供选用的高渗剂还有50%甘油盐水及尿素等，同时可口服碳酸酐酶抑制剂。眼局部可使用肾上腺素能受体阻滞剂或碳酸酐酶抑制剂控制眼压，在应用上述药物后，眼压降至中等水平时可开始局部使用缩瞳剂，例如不同浓度的毛果芸香碱，开始时半小时一次，使用了3～4次后改为每天4次。

一些作用强的胆碱酯酶抑制剂如氟磷酸二异丙酯(DFP)、优目缩及碘磷灵，可使眼局部血管扩张，甚至有引起眼压升高的危险，故禁用于本症。除了受体阻滞剂以外，其他肾上腺素降眼压药物，因为具有不同程度的散瞳作用，故对本症慎用。

眼局部炎症的控制也是十分重要的，特别是对于准备行滤过手术的患者更为重要。眼局部或全身并用糖皮质激素及吲哚美辛类药物控制眼局部炎症反应，为手术治疗创造有利条件。

除上述治疗外，还应注意辅助治疗，如果患者便秘可给予硫酸镁30 g溶于60 mL水中口服，既能达到通便作用又有降压作用。患者如果疼痛剧烈，可注射0.5 mL吗啡，既可以止痛，又有缩瞳作用，对于开放已闭塞的房角有辅助作用。如果患者烦躁不安而失眠，可给以苯巴比妥或氯丙嗪使其充分休息，以配合青光眼的治疗。

2. 激光虹膜周边成形术和前房穿刺术　这两种手术也可作为急性闭角型青光眼的一线治疗。

激光虹膜周边成形术避免了周边虹膜永久粘连，也能解除新鲜的周边虹膜前粘连，同时使高眼压和炎症反应对小梁网滤过功能的影响最小化。前房穿刺即刻降低眼压，也就阻止了由于急性眼压增高引起的视神经和小梁网的继发损伤，但前房穿刺不能从根本上解除瞳孔阻滞，所以建议前房穿刺后要继续应用降眼压药物直到行周边虹膜切除术为止。同时，前房穿刺术本身也为消除角膜水肿、尽快实施周边虹膜切除术创造了条件。

3. 激光虹膜周边切开术　闭角型青光眼急性发作缓解后，应尽快实施激光虹膜周边切开术。另外急性发作的对侧眼因为具有与发作眼相似的解剖和生理特征，也需要一并给予激光虹膜周边切开术，以预防发生急性发作。目前激光周边虹膜切除术有取代手术周边虹膜切除的趋势，但在以下情况仍可选择手术周边虹膜切除术：①房角关闭1/2左右，眼压在正常值上限，如果行激光周边虹膜切除术，可能由于脱落的色素加重残余房角小梁的损害，激光术后眼压升高，这种情况可选择手术周边虹膜切除术。②激光虹膜穿孔失败或激光孔反复被堵塞。③周边角膜混浊，不利于行激光周边虹膜切除术。④患者由于身体其他原因不能配合激光手术(手术方式及操作要点见手术章)。

4. 青光眼滤过性手术　对于已形成广泛周边虹膜前粘连者，房角粘连关闭超过1/2以上，特别是急性闭角型青光眼慢性期应选择滤过性手术。由于急性闭角型青光眼的特殊性例如眼前段狭小的解剖特征，所以不同于其他青光眼，其滤过术后发生浅前房甚至恶性青光眼的概率较大。另外，由于急性发作期炎症反应的影响，术后滤过泡瘢痕化的机会也较多。对于这类青光眼目前常选择的滤过手术方式为复合式小梁切除手术，即术中巩膜瓣密闭缝合、巩膜可拆除缝线技术及纤维抑制剂联合使用。

由于滤过手术和周边虹膜切除手术相比，发生并发症的概率较大，所以有一些学者提出房角关闭超过1/2达3/4、眼压超过正常范围，但局部使用降眼压药物可使眼压控制在正常范围的患者也可选择周边虹膜切除术，解除瞳孔阻滞，术后按残余青光眼处理，局部使用降眼压药物，并严密追踪观察。如果眼压控制良好可长期局部用药控制，如果眼压控制不良则考虑行房角分离或小梁切除手术。

5. 晶状体摘除联合后房型人工晶状体植入术　急性闭角型青光眼发作患者，其瞳孔阻滞往往是导致房角关闭的主要原因，因为病程短，房角关闭也大多是黏附性的，小梁网也没有受到不可逆的损伤。这类患者在接受晶状体摘除联合后房型人工晶状体植入术后，前房显著加深，房角加宽，整个晶状体虹膜膈后移，房水流出系数增加，降眼压效果显著，术后不需要降眼压药物的辅助治疗就可以取得满意的降眼压效果。但是毕竟晶状体摘除联合后房型人工晶状体植入术是一种内眼手术，具有相应的风险性，眼科医师不能过分扩大手术的适应证，尤其对摘除透明晶状体治疗急性闭角型青光眼仍有很大的争议性，所以对于采用晶状体手术治疗急性闭角型青光眼应保持谨慎态度。

（惠　颖）

第二节　原发性慢性闭角型青光眼

原发性慢性闭角型青光眼好发于亚洲人群，特别是东亚及东南亚地区的人。在我国，慢性闭角型青光眼占原发闭角型青光眼总数的50%以上。该病发病年龄较急性闭角型青光眼早，可早到17岁。30岁以上发病者占94%，30岁以下者占6%，男女比例约为1∶1，其中双眼发病者占85.2%，单眼发病者占14.8%。其中有仅40%患者在发病过程中无任何症状，甚至在偶尔体检中发现严重视功能损害甚至失明，所以它是我国最常见的不可逆性致盲眼病。

慢性闭角型青光眼不同于急性闭角型青光眼。目前研究发现，慢性闭角型青光眼和急性闭角型青光眼比较，都存在共同的眼解剖特征，但其房角关闭的临床过程则不同，对治疗的反应也不同。值得注意的是，关于原发性闭角型青光眼的发病机制，笔者研究发现中国闭角型青光眼房角关闭呈多样性及多种机制共存性。西方人的闭角型青光眼发生以瞳孔阻滞为主，中国人存在虹膜附着点靠前、周边虹膜肥厚、睫状体前位等非瞳孔阻滞因素。和急性闭角型青光眼相比，慢性闭角型青光眼中央前房深度较急性闭角型青光眼略深，相对性瞳孔阻滞强度较急性闭角型青光眼小。慢性闭角型青光眼中有很大一部分病例在周边虹膜切除术解除瞳孔阻滞后，周边前房无明显加深、房角仍狭窄，散瞳或在自然状态下仍可发生房角关闭，所以提出慢性闭角型青光眼中除瞳孔阻滞型外，尚存在其他非瞳孔阻滞因素。由于慢性闭角型青光眼发病机制的复杂性，其临床经过也表现为多样性，其中约有2/3的病例有间歇性小发作病史，而1/3的病例则无任何症状。另外，它们对治疗的反应也不同，部分病例经周边虹膜切除解除瞳孔阻滞后，阻止了房角进行性关闭，而有较大部分病例采用上述治疗后仍未能控制房角进行性关闭。

中国闭角型青光眼房角关闭呈多样性及多种机制共存型，慢性闭角型青光眼不是单纯一种类型的闭角型青光眼，它是由临床经过相同但发病机制不同的一些亚型组成。根据西方人闭角型青光眼发病机制建立的治疗模式不适合中国人群，了解疾病的发病机制可以指导临床医师对闭角型青光眼患者采用个体化的、有针对性的预防和治疗模式。

一、临床表现

1. 病史　约 2/3 以上的慢性闭角型青光眼者有反复发作的病史。发作时表现为或多或少的眼部不适、发作性视朦及虹视，部分病例兼有头昏或头痛。这种发作冬季比夏季要多见一些。情绪紧张、过度疲劳、长时间阅读或近距离工作、看电影、失眠及下象棋等因素常常参与发作。有些妇女在月经期前后或月经期表现出规律性的发病。

所有患者都认为睡眠和充分休息可以使眼压恢复正常，自觉症状消失，甚至晚期病例也有同感，但症状不能完全缓解，病程越长，睡眠对治疗的作用越小。极少数患者主诉早晨出现症状。在病程的早期，发作性眼压升高及其伴随症状，间隔数月才发作一次。在发病过程中，间隔时间越来越短，发作时间越来越长。有些病例，直至几乎每晚发作才到医院就诊。

另外，不到 1/3 的慢性闭角型青光眼患者却无任何自觉症状，也像原发性开角型青光眼那样，偶尔遮盖健眼，始发现患眼已失明或视力有严重障碍。对于这类患者若不详细检查前房角，往往误诊为原发性开角型青光眼。

2. 外眼及眼底情况　通常在高眼压状态下眼球局部并不充血，当眼压升高时，一般角膜是透明的，表现为或多或少的上皮性水肿。这种情况取决于眼压的高低。高眼压状态下通常瞳孔轻度散大，瞳孔对光反射大部分正常，少数病例迟钝。

眼底检查可见早期视盘完全正常，到了发展期或者晚期，则显示程度不等的视盘凹陷及视神经萎缩。视盘的变化取决于疾病发展的阶段。

3. 眼压变化　本症的眼压升高是发作性的。开始的发作具有明显的间隔时间，晚上仅持续数小时，在睡前达到最高峰，充分睡眠和休息后可自然缓解。随着疾病的发展，高眼压持续时间要长一些，几天才可以缓解，甚至不用药不能缓解。尚有一部分病例眼压虽超过了正常范围，但缺乏明显自觉症状，并且保持良好视力，这给诊断带来了一定困难。早期的慢性闭角型青光眼患者在两次发作之间，测量眼压是正常的，24 h 眼压差也在正常范围内，但是发展期病例由于反复发作，虹膜根部同小梁面接触造成小梁组织损伤。由于前房角持续闭塞，发作时间长了往往引起不同程度的周边虹膜前粘连，因而它的基压渐渐升高，在间歇期也不能恢复至正常眼压水平。

4. 前房角变化　慢性闭角型青光眼房角形态不是千篇一律的。瞳孔阻滞型慢性闭角型青光眼房角形态和急性闭角型青光眼类似，虹膜根部附着点靠后，房角隐窝深，周边虹膜中度到高度膨隆，房角狭窄，但房角在各个象限宽度有明显差异。一般上方象限房角最窄，其次为鼻侧、颞侧、下方。这类房角发生关闭总是先发生于上方房角，由上向下进行，下象限房角最后受累。房角关闭区和开放区分界清楚。粘连关闭可超过功能小梁网甚至达到 Schwalbe 线。这类房角也可表现为反复发作性功能关闭，功能关闭时由于周边虹膜和小梁网反复接触而造成小梁网功能损害。房水流畅系数下降，造成眼压升高，甚至出现视神经及视野损害，但不发生房角粘连性关闭。另外，有些患者房角表现为多个象限内不同程度的房角关闭，关闭区和开放区分界清楚，粘连关闭区相对应的周边虹膜不同程度局限性膨隆，房角镜检查加压后，膨隆区很少减轻。如果做超声生物显微镜检查多可发现该区域虹膜及睫状体有多发性囊肿存在，房角关闭和这些囊肿有关。

另外，有很大一部分慢性闭角型青光眼房角形态与上述不同，表现为虹膜根部附着点靠前、房角隐窝较浅、周边虹膜轻度或中度膨隆、周边虹膜厚并向房角处堆积。房角关闭表现为爬行性粘连，即开始粘连发生于房角最深处，以后逐渐向上达巩膜嵴、小梁网，甚至 Schwalbe 线，所以房角开放区和关闭区之间呈逐渐过渡性分界。这种房角形态的慢性闭角型青光眼多表现为无任何症状，房角关闭的机制除瞳孔阻滞外可能尚有非瞳孔阻滞因素的参与。

5. 视野改变　慢性闭角型青光眼早期如果未能得到及时有效的治疗，房角关闭进行性增加，眼压持续性增高，可造成类似原发性开角型青光眼视神经损害，出现视盘萎缩及视杯扩大、视神经纤维丢失，并出现相应的视野损害。本症视野损害的程度和发作的次数与高眼压持续时间有关系。如不及时治疗，终致失明。

二、诊断及鉴别诊断

1. 慢性闭角型青光眼的诊断要点　①具备发生闭角型青光眼的眼部解剖特征。②有反复轻度至中度眼压升高的症状或无症状。③房角狭窄，高眼压状态下房角关闭。④进展期至晚期可见类似原发性开角型青光眼视盘及视野损害。⑤眼前段不存在急性高眼压造成的缺血性损害体征。

2. 鉴别诊断　其中最重要的是和窄角性开角型青光眼的鉴别诊断。高眼压下房角的检查是至关重要的，如果在高眼压状态下检查证实房角是关闭的则诊断为慢性闭角型青光眼；如果高眼压状态下房角虽然狭窄，但完全开放则为开角型青光眼。另外也可采用特殊的缩瞳试验进行鉴别。但是对于上面提到的反复发作性房角功能关闭，造成小梁网继发性损害，但房角未发生粘连性关闭，这类慢性闭角型青光眼和窄角性开角型青光眼做出鉴别诊断有时是十分困难的。如果患者有反复发作性眼压升高病史，小梁网可见继发性损害的体征，如遗留的虹膜色素等，则做出慢性闭角型青光眼的诊断。如果上述症状及体征不明显则较难作出判断。采用明暗环境下房角检查或明暗环境下超声生物显微镜房角检查则有助于鉴别。

三、治疗

随着对慢性闭角型青光眼发病机制认识的加深，对慢性闭角型青光眼的处理也发生了相应的变化，即针对不同的亚型采取针对性的处理。

1. 早期病例的处理　近几年超声生物显微镜技术的应用，为慢性闭角型青光眼根据发病机制分类提供了手段(见概述)，可对不同亚型做出分型诊断。

在无超声生物显微镜的单位也可根据慢性闭角型青光眼对治疗前后的反应以及治疗前后的前房形态、房角变化做出分型诊断。

早期瞳孔阻滞性慢性闭角型青光眼施行周边虹膜切除术后，周边前房加深、房角增宽，散瞳条件下无虹膜向房角方向堆积，对周边虹膜切除治疗反应良好，则无须做进一步处理。非瞳孔阻滞性或混合机制性所致慢性闭角型青光眼在施行周边虹膜切除术后周边前房变化不明显，甚至无变化，房角仍狭窄，散瞳条件下周边虹膜向房角方向堆积，阻塞房角。对这类病例，应再做氩激光周边虹膜成形术，使周边虹膜离开房角，增加房角宽度，避免房角进行性关闭，并需作长期定期随访及房角检查。另外有一些病例对缩瞳剂治疗反应良好，加用缩瞳剂后房角增宽，所以也有学者主张使用低浓度毛果芸香碱，以预防房角进行性关闭。但是，毛果芸香碱会增加眼前段充血，长期使用可使瞳孔散大不良，给今后可能施行的白内障或其他内眼手术带来困难，所以笔者不推荐长期使用毛果芸香碱。另外，有一部分早期病例在行周边虹膜切除术后周边虹膜仍膨隆，并表现和晶状体前表面一致性膨隆则应考虑有晶状体阻滞的参与，这类患者使用缩瞳剂后有诱发恶性青光眼的可能，应禁用缩瞳剂。对于随访条件差的患者一般更不主张长期使用缩瞳剂预防房角进行性关闭。

2. 进展期病例的处理　分两种情况可选择不同的治疗方式。

(1) 房角关闭在 1/2 ~ 3/4，眼压在 2.67 ~ 4.03 kPa(20 ~ 30 mmHg)，眼局部加用抗青光眼药物后，眼压可控制在正常范围，可选择施行周边虹膜切除术并根据前述原则联合或不联合虹膜成形术，阻止房角进行性关闭，但可能遗留一定的永久性眼压水平偏高的残余青光眼。对于残余性青光眼可长期局部使用 β 受体阻滞剂或碳酸酐酶抑制剂等降眼压药物控制眼压，并做长期随访，如果用药后眼压仍不能完全控制，视功能进行性损害，可考虑施行滤过性手术。

(2) 房角关闭 1/2 以上，眼压在 4.01 kPa(30 mmHg) 以上，眼局部加用各类抗青光眼药物后眼压不能控制在正常范围，可选择滤过性手术治疗。

3. 晚期病例的处理　晚期慢性闭角型青光眼房角完全关闭，用药后眼压不能控制，必须施行滤过性手术。

四、高褶虹膜综合征和高褶虹膜构型

1. 高褶虹膜综合征　高褶虹膜综合征指的是一类较少见的非瞳孔阻滞性闭角型青光眼，多见于女性，发病年龄较瞳孔阻滞性闭角型青光眼年轻(多在 30 ~ 50 岁)。这类青光眼患者中央前房通常不是很浅，周边虹膜平坦，在房角入口处周边虹膜陡然向后转折(呈屈膝状转折)，形成一狭窄的房角结构。如果以房角隐窝为基准，整个虹膜形态呈地理学描述的高坪地貌形态，故取名为 Plateau iris。国内学者结合这类青光眼的特征，将其译为高褶型虹膜。具有这种解剖结构的患者当瞳孔散大时，周边虹膜可阻塞小梁而导致眼压升高，临床上可表现为急性过程(类似急性闭角型青光眼临床表现)，也可表现为慢性过程(类似慢性闭角型青光眼临床表现)。眼压升高的程度通常和“高坪”的高度有关，如果其高度达 Schwalbe 线水平，瞳孔散大时周边虹膜可完全阻塞小梁网则导致眼压急骤升高。这种情况有些学者则将其称为完全性高褶虹膜综合征。如果“高坪”高度较低，周边虹膜仅阻塞部分小梁网则眼压可能表现正常或轻度、中度升高，称之为不完全性高褶虹膜综合征。高褶虹膜综合征的诊断除了临床检查发现患者有上述眼解剖特征外，最重要的是对周边虹膜切除术治疗的反应。这类闭角型青光眼早期行周边虹膜切除术后在自发性或药物性瞳孔散大情况下，房角仍可发生关闭，导致青光眼的急性发作，因此称之为高褶虹膜综合征。

2. 高褶虹膜构型　具有上述解剖特征者均被称之为高褶虹膜构型，包括以下几种情况:①患者具有上述解剖特征,在散瞳状态或自然状态下并未发生房角关闭。②患者具有上述解剖特征,但早期施行周边虹膜切除术后阻止房角关闭,散瞳条件下房角开放。③具有上述解剖特征并已发生闭角型青光眼但尚未施行周边虹膜手术,不知对该手术的治疗反应如何的病例。

可以这样认为,高褶虹膜构型是发生高褶虹膜综合征的解剖基础。有高褶虹膜构型者发生高褶虹膜综合征的可能性极大,但也有不发生高褶虹膜综合征的可能,但是高褶虹膜综合征者肯定有高褶虹膜构型特征。

3. 发生机制　近几年,随着眼科超声生物显微镜的应用,人们对高褶虹膜综合征的发病机制有了深入的认识。研究人员通过超声生物显微镜检查发现,这类闭角型青光眼睫状体及睫状突位置较正常眼靠前、虹膜根部短、虹膜根部附着点靠前、周边虹膜较厚。前移的睫状突从后方将周边虹膜推向房角,造成上面描述到的房角及周边虹膜特征形态。房角关闭一方面和前移的睫状突有关,另一方面和附着靠前的周边虹膜堆积有关。这种解剖特征的形成有两方面因素:一方面眼轴较短,另一方面为睫状体及周边虹膜的特殊结构。

Orgul 等认为,这种特殊解剖是由于短眼轴者在胚胎发育过程中睫状体从虹膜根部及周边虹膜分离不完全造成的。

4. 处理　如果诊断一旦成立则应行氩激光周边虹膜成形手术,或使用缩瞳剂治疗。在未行周边虹膜切除术前,这类患者只能被诊断为高褶虹膜构型,所以有这种特征的闭角型青光眼施行周边虹膜切除术后应严格进行追踪随访,必要时作散瞳试验。即使散瞳试验结果为阴性,也不能完全排除高褶虹膜综合征的诊断,还应密切观察随访。

五、危险窄房角的评价及处理

1. 原发性闭角型青光眼对侧眼的处理　原发性闭角型青光眼对侧眼和发作眼相比一般具有同样的眼部解剖特征,如果对它不行预防性周边虹膜切除术,过 5～10 年有约 75% 的患者对侧眼可发生房角关闭,所以应行预防性周边虹膜切除术或激光周边虹膜切除术。对于由于特殊原因暂时不能接受手术的患者,应局部应用缩瞳剂预防发作。除非对侧眼有以下情况者可考虑不行预防性周边虹膜切除术:①双眼屈光参差,对侧眼前房深度明显深于发作眼,房角在窄Ⅱ或更宽。②对侧眼为无晶状体眼或人工晶状体植入眼前房深度>2.5 mm 以上。

2. 危险窄房角的评价和处理　正常人群中具有上述闭角型青光眼眼部解剖特征的人数为原发性闭角型青光眼的 10 倍以上,也就是说具有这种眼部解剖特征的人群仅有不足 1/10 的人发生闭角型青光眼。如何从这些人群中将可能发生闭角型青光眼病例筛选出来,并及早进行预防性周边虹膜切除手术,一直是青光眼研究学者关心的问题,但遗憾的是到目前为止,尚没有一可靠的方法去预测他们中哪些人将发生闭角型青光眼,也就是说尚无有效方法在闭角型青光眼发作前做出诊断。

但是闭角型青光眼无论是急性闭角型青光眼或是慢性闭角型青光眼,如果失去早期治疗的机会,均可造成严重的视功能损害。另外,由于近几年激光周边虹膜切除手术安全性、可靠性的提高,基于临床观察、房角评价等,一些学者则提出了对这类患者进行预防性周边虹膜切除术的指征。笔者结合我国情况，对这些指征进行了归纳总结：①中央前房深度越浅发生闭角型青光眼的机会越大（中央前房深度在2.0～2.5 mm发生闭角型青光眼的概率为1%，中央前房深度在1.8～1.9 mm者概率增至19%，1.6～1.7 mm者达40%，1.3 mm者则几乎100%发生闭角型青光眼），中央前房越浅者越应行预防性周边虹膜切除术。②危险窄房角者同时具有明确家族史者发生闭角型青光眼机会增加。③危险窄房角者作暗室房角镜检查证实有房角功能关闭者，或者超声生物显微镜暗室房角检查发现房角功能关闭者。④房角镜检查发现小梁网有周边虹膜功能关闭后遗留的损害。⑤暗室试验或暗室加俯卧试验强阳性者。⑥危险窄房角者，同时由于眼底疾病需经常散瞳检查或行激光治疗的病例，例如糖尿病视网膜病变者。

（惠　颖）

第三节　睫状环阻塞性青光眼

睫状环阻塞性青光眼又名恶性青光眼，首先由Von Graefe（1869）描述。它是一种少见但又非常严重的青光眼，发生于抗青光眼手术后，施手术的闭角型青光眼中2%～4%发生本症。文献上描述的典型的恶性青光眼病例系抗青光眼手术后数小时、数日以至数月发生本症，且发生在有晶状体眼之原发性闭角型青光眼，然而近10多年来已报告一些恶性青光眼病例系发生于恶性青光眼晶状体摘除之后、以前无青光眼之眼晶状体摘除之后、开角型青光眼手术之后、点缩瞳剂之后。开角型青光眼手术后接受缩瞳剂治疗者、睫状体痉挛及水肿病例、外伤及葡萄膜炎、视网膜脱离巩膜捆扎术后、真菌性眼内炎者以及一些没有施过手术或滴缩瞳剂治疗之眼，也可发生本症。到底上述这些病例是否应该属于典型的恶性青光眼抑或类似典型恶性青光眼，目前尚难以断定，尚需作进一步研究。

一般认为，恶性青光眼只发生于闭角型青光眼，特别是手术时，眼压虽低（用药物控制）但房角闭塞者，术后存在着发生恶性青光眼的可能。但房角闭塞并非引起恶性青光眼的先决条件，因为一些开角青光眼术后和以前未患青光眼的眼睛，同样也会发生恶性青光眼，这个问题值得进一步探讨。然而恶性青光眼常发生于抗青光眼手术之后，手术技术操作是否与它有关？根据文献报告，典型的恶性青光眼可发生于各种青光眼手术之后，如周边虹膜切除术、睫状体分离术、全层巩膜切除术、角巩膜环钻术及小梁切除术等，并未表明哪一种易患恶性青光眼，而且晶状体摘除术后也有发生恶性青光眼者。因此，手术技术操作与本症发生无明显联系。

一、发病机制

对恶性青光眼的发病机制目前尚不明确，下述是几种比较流行的学说。

1.玻璃体内“水袋”形成学说　这一学说首先由Shaffer（1954）提出，以后由许多学者所接受。假设房水潴留在玻璃体后脱离之后，导致虹膜-晶状体或虹膜-玻璃体隔前移，引起前房普遍变浅，加重生理性瞳孔阻滞，甚至引起房角闭塞，导致眼压升高，借助超声波检查,可以证明玻璃体腔内水袋的存在。导致房水向后转移的机制尚不清楚,最大可能是由于睫状体-晶状体阻滞。

2. 睫状体-晶状体(或睫状体-玻璃体)阻滞学说　有人已经观察到恶性青光眼患者睫状突的顶端向前转压迫有晶状体眼的晶状体赤道部或无晶状体眼的前玻璃体膜,这就阻塞了房水向前流的通道。故有人主张将恶性青光眼称谓"睫状环阻塞性青光眼"以代替恶性青光眼。房水循环发生机械阻滞的原因,可能与典型的恶性青光眼患者具有小眼球、小角膜、前房浅、晶状体厚以及视轴短等解剖因素有关,再加上滴缩瞳剂、外伤、手术及葡萄膜炎等诱因,可使睫状体水肿或痉挛,促使睫状体与晶状体(或玻璃体)进一步相贴近,从而导致眼压升高。

3. 玻璃体及玻璃体前界膜阻滞学说　有人已提出玻璃体前界膜可能参与恶性青光眼的形成,Epstein 及其同事(1979)对正常人及小牛眼摘除眼球做灌注试验,支持 Grant 对恶性青光眼发病机制的假设,他认为恶性青光眼者的玻璃体及玻璃体前界膜通透性降低,影响液体向前引流。由灌注实验表明,当眼压升高时,通过玻璃体的液体流抗力也增加,因此导致经过玻璃体凝胶移动之液体减少。这种抗力增加可能由于玻璃体浓缩及其向前移位,因而前周边玻璃体与睫状体及晶状体赤道部处于同位相贴状态,减少了玻璃体前界膜可通过液体的有效区,进一步加重了玻璃体凝胶内液体向前移动的阻力。由于前后玻璃体的压力差,使浓缩的玻璃体凝胶向前移位,导致前房变浅。

4. 晶状体韧带松弛学说　Chandler 及 Grant(1962)已经提出恶性青光眼者的晶状体-虹膜前移可能由于晶状体韧带松弛或软弱无力以及玻璃体的压力所致,另一些学者也提倡这一学说,而且认为晶状体韧带松弛系持续性房角闭塞的结果或者由于手术、缩瞳剂、炎症、外伤或其他不明原因引起的睫状肌痉挛的结果。由于晶状体韧带松弛,晶状体前后径增加,晶状体-虹膜隔前移,导致前房变浅。

二、临床表现

(1)两侧眼球常有解剖结构异常,如眼轴短、角膜直径小、前房浅、晶状体厚度大、晶状体相对位置偏前及晶状体韧带松弛软弱等。

(2)前房普通变浅是本症重要体征之一,也是与瞳孔阻滞性青光眼的主要鉴别点。这是由于玻璃体内房水潴留,导致晶状体-虹膜隔或无晶状体眼之玻璃体-虹膜隔前移,使前房变浅甚至消失。

(3)眼压升高也是恶性青光眼的基本体征。给予缩瞳剂后不仅不能降压,反使眼压升高。由于缩瞳剂与其他降压药(包括口服及局部滴眼剂)合用,常常掩盖了这一特征性反应,甚至影响诊断,值得注意和重视。

(4)本症的诱因常常是内眼手术、外伤、葡萄膜炎及缩瞳剂等,也有无任何诱因而发生本症者。

(5)高眼压状态下,虹膜高度膨隆、房角闭塞。在施抗青光眼手术时,如房角处于闭塞状态,则术后发生本症的可能性大。但也有报告发现房角开放甚至以前没有发生过青光眼者发生了本症。

(6)本症多见于女性,男女之比约为 1∶2,常两眼同时或先后发病。曾有报告称,双眼发病约占 53.6%，单眼者约占 46.4%；45 岁以上者占 57.15%，45 岁以下者占 42.85%；最高年龄为 70 岁，最低为 13 岁。

三、诊断

睫状环阻塞性闭角型青光眼并不罕见，但应与瞳孔阻滞性闭角型青光眼相鉴别。这两种青光眼治疗方法不同，甚至互相矛盾。若混淆诊断，往往造成不良后果。注意以下几点，对二者的鉴别诊断有帮助。

（1）用裂隙灯观察前房深度，瞳孔阻滞性青光眼的中央前房深度为中等深度，周边虹膜膨隆；而恶性青光眼前房普遍变浅，甚至消失。

（2）观察周边虹膜切除口情况具有较大诊断价值，如果虹膜切除口明显开放，就不大可能是瞳孔阻滞性青光眼，而是恶性青光眼。如果未能证明虹膜切除口的存在，瞳孔阻滞性青光眼未能排除，应施激光虹膜切除术以助诊断。

（3）缩瞳剂对瞳孔阻滞性闭角型青光眼多数是有益的，但对恶性青光眼常常无效，甚至引起眼压升高、前房变浅，导致病情恶化。

（4）散瞳睫状肌麻痹剂对瞳孔阻滞性闭角型青光眼，常被认为是有害的，但对恶性青光眼是最有效的治疗药物。滴药后常使患者眼压下降，前房变深。

（5）由于眼外伤或葡萄膜炎，停止应用散瞳睫状肌麻痹剂及皮质类固醇治疗以后眼压逐步升高者，须注意有发生恶性青光眼的可能，应做进一步检查。

（6）患者存在着眼解剖结构异常如小眼球、小角膜、前房浅、晶状体厚、眼轴短以及晶状体韧带松弛等，在房角闭塞状态下施抗青光眼术，术后前房不恢复或恢复后又变浅合并眼压升高者，即诊断为睫状环阻滞性闭角型青光眼；也有术后数周、数月以至数年以后发生本症者。

（7）治疗青光眼时，一般医师习惯将缩瞳剂与其他降压药（如高渗剂及碳酸酐酶抑制剂）合用，若有恶性青光眼状态存在，则降压效果不显著。此时考虑单独试用毛果芸香碱，并加强其滴药浓度及滴药次数，密切观察眼压及前房深度变化情况，用药后如果眼压升高及前房变浅，应疑为恶性青光眼，需做进一步检查。

（8）对于可疑性青光眼病例，必须反复交替试滴作用弱的散瞳睫状肌麻痹剂及缩瞳剂，并密切观察瞳孔、前房深度及眼压三者间变化的关系，并不难确定诊断。

四、治疗

恶性青光眼一旦确诊，进一步施行一般抗青光眼手术往往无效，并有招致病情恶化的危险；滴缩瞳剂不能降压，反而导致眼压升高。局部滴散瞳睫状肌麻痹剂、全身用高渗剂及碳酸酐酶抑制剂是治疗本症的基础，局部及全身使用皮质类固醇是对本症有效的辅助治疗方法。

1. 药物治疗

（1）散瞳睫状肌麻痹剂：属于这类药物的有阿托品、东莨菪碱、后马托品、乙酰环戊苯及托吡卡胺等。用这些药物的溶液滴眼，每天 2 ~ 4 次，可以使睫状肌松弛，睫状环阻塞缓解,晶状体韧带紧张,因而晶状体-虹膜隔向后移位,相对性瞳孔阻滞也可缓解。前房恢复,眼压下降。对于有些晚期病例,药物疗效不满意;也有极少数病例需结膜下注射散瞳合剂才能达到治疗效果。

(2)高渗剂:常用的高渗剂有甘油盐水、甘露醇、尿素、山梨醇等。这些药物可以使玻璃体脱水,减少玻璃体内房水潴留,因而使眼球后段体积减小,这就为晶状体-虹膜隔向后移位提供有利条件。高渗剂与散瞳睫状肌麻痹剂合并使用往往可以收到更满意的治疗效果。

(3)碳酸酐酶抑制剂:常用的有乙酰唑胺及双氯非那胺(双氯磺酰胺),对治疗本症来说,疗效不如高渗剂,也需与散瞳睫状肌麻痹剂合用。若与肾上腺素能β受体阻滞剂(普萘洛尔、噻马洛尔等)合并使用,可能对减少玻璃体内房水潴留有益。

(4)皮质类固醇:一些典型的恶性青光眼常常由于葡萄膜炎、外伤及内眼手术导致睫状体水肿所诱发,应用皮质类固醇治疗有助于减轻炎症、减少渗出、减轻睫状体水肿及防止晶状体或玻璃体同睫状体粘连。因此局部及全身使用皮质类固醇是恶性青光眼有效的辅助治疗方法。

应用上述药物治疗控制眼压后,仍需长期用散瞳睫状肌麻痹剂,每天1~2次滴眼,根据眼压情况,适当结合应用降眼压药。

2.手术治疗

(1)睫状体扁平部抽吸玻璃体积液及前房注射液体或空气:Chandler(1968年)首先报告此手术方法用来治疗典型的恶性青光眼。①先在透明角膜缘作一板层斜面切开,为下一步前房注入空气作准备。②在颞下方切开球结膜,暴露巩膜,在角膜缘后3~5 mm处作表面电烙,以角膜缘后3.5 mm为中心作放射状巩膜切开,长2~3 mm。③用止血钳在12 mm处夹住18号针头,通过已散大之瞳孔,在检眼镜观察下,针头自颞下巩膜切口向视盘方向刺入12 mm深,然后向前后移动针头,划破后玻璃体膜,让液体自动流出,或抽出1.0~1.5 mL液体,眼球即变软。④通过预作的角膜缘切口,注射少量平衡盐溶液于前房,使眼球部分恢复球形。不必使眼球恢复正常压力,否则有引起眼压升高的危险。⑤局部滴阿托品溶液,以后继续用此药物治疗。

(2)晶状体摘除术:当患者用最大限度药量仍不能降压,晶状体明显混浊或一眼已施晶状体摘除时,适于做此手术,需同时切开玻璃体前界膜。多数病例可获得成功的治疗效果。

(3)后巩膜切开及前玻璃体切割术:一些学者细心进行玻璃体切割以除去部分前玻璃体,对治疗本症有一定疗效。但有潜在的严重并发症的可能,应慎重采用此治疗方法。

(4)激光治疗:通过虹膜切除区进行氩激光光凝睫状突,继而用药物治疗,已有报告可缓解恶性青光眼,推想这是由于破坏了睫状环晶状体阻滞所致。一些发生在晶状体囊内摘除术后的恶性青光眼,可能是由于玻璃体前界膜通透力降低所致。有报告用YAC激光在玻璃体前界膜打孔,可取得满意疗效,勿须施前玻璃体切割术。

(5)冷冻治疗:曾有报告睫状体冷冻治疗恶性青光眼,推测其降压机制在于睫状体及玻璃体本身的改变。

3. 对侧眼的处理

(1)一眼发生恶性青光眼,另一眼在相似的条件下,有很大可能性也要发生恶性青光眼,此已为许多学者公认。若对侧眼眼压正常,房角开放,可试滴缩瞳剂数天,滴药后如果眼压升高、前房普遍变浅,表示此眼存在着易患恶性青光眼的因素。任何内眼手术均有诱发恶性青光眼发作的危险。

(2)如果对侧眼已处于闭角型青光眼早期,应尽早施周边虹膜切除术或激光虹膜切除术;如果已达发展期或晚期闭角型青光眼,施行抗青光眼手术后,应注意早期控制炎症,适当滴散瞳睫状肌麻痹剂。

(惠　颖)

第四节　原发性开角型青光眼

2002年,国际共识小组公布了开角型青光眼的定义,现已被广泛接受。开角型青光眼是一种视神经病,具有典型的结构性和功能性损害,即视盘损害和视野缺损。这两种损害是由于视网膜神经节细胞死亡及其轴索丢失所致的特征性改变。视网膜神经节细胞的轴索经视盘穿过到眼球外,常在视盘上留有凹陷区称为视杯,临床上以杯盘比值来描述其大小。当青光眼侵犯更多的视网膜神经节细胞及其轴索时,杯盘比值进行性变大。结构性改变临床上可用检眼镜或影像仪器观察到视杯变大、加深,它是视网膜神经节细胞轴索的丢失和支持视盘的结缔组织的变形导致的。

轴索丢失所致的结构性改变,也可通过视盘周围视网膜神经纤维层变薄而检测到。特征性的功能丢失是用视野检查法检测中心30°以内的光敏感度。国际共识小组对青光眼的定义是,当视野检查有3个或以上测试点在正常变异范围以外,并且在同一眼睛,杯盘比较97.5%的一般人口者大。这些标准是为了确保结构性改变不是健康个体的简单的典型变异,而是已经发生了结构和功能损伤。

现在认为,眼压的水平不是定义开角型青光眼的标准。开角型青光眼的眼压常在正常范围以内。在亚洲多数开角型青光眼患者的眼压与正常人相似,但是,眼压越高,越容易出现开角型青光眼。因而开角型青光眼不是升高的眼压的直接后果,而是与其伴随的因素有关,例如由此压力引起的对巩膜和视盘的应力和血流及压力水平之间的相互作用。现在认为,凡是有特征性的视盘改变及特征性的视野缺损,且房角是开放的,不论其眼压是升高或在正常范围内,均称为开角型青光眼,但临床上还是将伴有眼压升高,且不伴有眼部或全身其他疾病所引起的上述视盘及视野改变者称为原发性开角型青光眼。

本病发病隐蔽,常无自觉症状,多为常规眼部检查或健康普查时被发现。绝大多数患者眼压升高是由于房水流畅系数下降。眼压升高造成视神经损害的机制尚不清楚,多数学者认为是由于机械性压迫轴索或视盘缺血,或者两种机制并存。原发性开角型青光眼具有遗传因素,随年龄增长发病率增高。尚有一部分患者有青光眼性视神经损害和视野缺损,但眼压不升高,称为低压性青光眼或正常眼压青光眼。而另一部分患者眼压高于正常值范围，但其视盘和视野无青光眼性损害，称为高眼压症。从上述两种情况看，视神经对眼压的耐受力存在着明显的差别，有些视神经对压力很敏感，而另一些具有很强的抗力。

原发性开角型青光眼眼压升高，主要是小梁网对房水排出的阻力增加，阻力主要位于小梁网的内皮网，又名近管组织或邻管组织。小梁网的网眼可根据房水压力的大小而扩大或缩小。在小梁网细胞间隙中含有胶原及弹性纤维状物质，并有较多的黏多糖及纤维连结蛋白、基膜蛋白等糖蛋白，这些物质由小梁细胞不断合成与分解，小梁细胞还参与黏多糖的水化，并具有吞噬作用，可清除房水中的色素及细胞碎屑，必要时可脱离小梁连同所吞噬的物质随房水流出，以保持滤道的通畅，通过胞质中的微丝收缩牵引小梁，使小梁柱间的空隙加大，使房水易于外流。房水排出阻力增加的机制尚不完全清楚。既往多通过组织病理学进行研究，并认为是由于房水流出通道的病理改变，如邻管组织中有斑块状物质堆积，在电镜下表现为形态不同的均质性嗜酸物质的局灶性沉着，这些物质阻塞房水通道或妨碍小梁的营养，影响小梁功能；小梁网胶原纤维和弹性纤维变性：小梁柱互相融合，使小梁间隙变窄或消失；小梁内皮细胞减少，Schlemm 管内壁内皮的吞饮细胞减少，Schlemm 管塌陷、关闭，集液管狭窄等。但以上改变受取材及制作病理标本的影响，而且以上改变发生的先后，哪些是原发改变、哪些是发病的原因或者是高眼压所致的继发性变化，至今尚无定论。以上病理变化，不能完全解释开角型青光眼眼压升高的原因。

近年来研究者通过小梁细胞的体外培养，对小梁细胞的结构和功能、小梁细胞的代谢、药物对小梁细胞功能的影响、小梁细胞外基质、细胞骨架，细胞膜受体等进行了广泛的研究，倾向于小梁细胞的形态和功能异常，使房水排出阻力增加而导致眼压升高。由于小梁细胞外基质如黏多糖、胶原蛋白、弹性蛋白、非胶原糖蛋白等的成分及含量的改变使小梁网网眼狭窄和塌陷；小梁细胞内的细胞骨架，如微丝、微管、中等纤维等的含量和成分异常，使小梁细胞的收缩性下降，小梁细胞间网眼变小，而使房水流出受阻。随着研究方法的不断改进，人们将会逐渐深入揭示原发性开角型青光眼的发病机制。

（一）流行病学

原发性开角型青光眼的患病率，由于所调查的人群、检查方法和诊断标准不同，因此各报告的差别较大。过去，不是以视盘损害和视野损害作诊断，而是以眼压升高及房水动力学异常作诊断，故发病率较高。欧美的多数研究发现，40 岁以上人群患病率为 0.5% ~1.0%。Stromberg、Hollocos 和 Graham、Banks 等在 40 岁以上人群中，Bengtsson 在 55 ~70 岁人群中，以视盘和视野改变作为诊断标准，发现原发性开角型青光眼的患病率分别为 0.41%、0.47%、0.76% 和 0.86%。Kahn 和 Milton 在 52 ~85 岁人群中，以视野改变作为诊断标准，其患病率为 1.43%。Podgor 等报告指出，55 岁的人群患病率为 0.2%，70 岁人群患病率为 1.1%。

Leske 在开角型青光眼流行病学回顾中报道：在世界范围内有许多以人群为基础的研究，绝大多数是基于 40 岁及其以上人群的调查，随着年龄增长患病率明显升高。从这些全面的研究中可以看出，在查出的开角型青光眼中，至少有一半的患者以往未被诊断出来；半数患者的眼压在正常范围以内，在不同的人群中其发生频率不同（至少 1/3 ~1/4）；大约半数是在年龄高的分组中，并且有明显的祖先的差别。他引用 Rudricka 等以荟萃分析方法,对不同祖先的40岁及以上人口的开角型青光眼的患病率(Prevalence)及95%可信区间(以括号内数字表示)总结如下:欧洲“白种人”为2.1%(1.6,2.7),非洲“黑种人”为4.2%(3.1,5.8),亚洲人为1.4%(1.0,2.0),总计为2.1%(1.7,2.6)。男/女患病率比较及95%可信区间(以括号内数表示)为:欧洲“白种人”为1.5(1.2,1.7),非洲“黑种人”为1.3(1.1,1.6),亚洲人为1.4(1.1,1.8),总计为1.3(1.2,1.5)。

从上述世界范围的数据看,在40岁及以上的人群中,研究报告的患病率估计,在欧洲为1%~3%,亚洲为1%~4%,澳大利亚为2%~3%。非洲的患病率明显高,差别也很大,尼日利亚为1%,加纳超过8%,说明在非洲人口中青光眼发生频率的异质性。非洲加勒比人的患病率高达7%~9%,他们主要来源于西非,该处为高发区。在美国,各研究报告的患病率不同,主要是各研究对象的祖先不同。将一些个体研究归结在一起,美国全国的估计患病率为1.86%(95%可信区间为1.75%~1.96%),年龄≥40岁。

从以上内容可以得出,由于祖先不同开角型青光眼的患病率不同。在40岁及以上人群中总体患病率为2.1%,非洲后裔的患病率最高。这种不同的结果,在公共卫生方面,不同祖先群体中,因青光眼而盲目者也有差异。青光眼是第二位致盲眼病,主要是因为患开角型青光眼致盲的人,在全球盲人中占12%。在非裔人群中,开角型青光眼是第一位致盲性眼病,1/3的盲目是因为开角型青光眼。

我国13个省市普查结果,30岁以上患病率为0.57%。在欧美国家中,原发性开角型青光眼是最常见的一种类型,占全部青光眼的60%~70%。我国原发性开角型青光眼较原发性闭角型青光眼明显少,顺义县的调查中,后者是前者的3.7倍。

1. 发病率　Bengtsson(瑞典,1989,随访10年)报道,在1 511名人口中发生26例,每年平均发病率为0.24%;Mukesh等(澳大利亚,2002,随访5年)报告,在327名人口中发生12例,发病率为0.10%/年;de Voogd等(荷兰,2005,随访6年)报道,在6 780名人口中发生29例,发病率为0.12%/年;Leske等(West Indies,2007,随访9年)报告在3 222名人口中,发生125例,发病率为0.50%/年,调查对象为黑种人发病率明显高。

未经治疗的高眼压症患者,经过5~10年观察,发展为开角型青光眼者各报告差异也较大,为3.2%~35.0%。

2. 年龄　原发性开角型青光眼的患病率随年龄增加而增高。Leibowitz等报告,55~59岁为0.5%,每增加5岁为一年龄组,其患病率分别为0.7%、0.9%、1.7%、2.0%,80~85岁组为4.4%。本病虽多发生于老年和中年人,但是也可发生于年轻成人。一般而言,开角型青光眼较闭角型青光眼发病年龄小。

3. 性别　虽然有研究报告称男性较多或女性较多,但两性间的患病率并无明显差异。

4. 种族　包括我国人口在内的亚洲人、爱斯基摩人等的发病率较低。有报告称黑人较白人的患病率高,而且发病年龄较早,病情较重。

5. 遗传因素　原发性开角型青光眼具有遗传性和家族性,其遗传方式尚不十分清楚。多数学者认为是多基因多因子遗传。据报告,5%~50%的患者有家族史,一级亲属中发生原发性开角型青光眼的危险性为4%~16%。眼压、房水流畅系数和杯盘比等与遗传有关。本病患者的一级亲属中,房水动力学异常者较正常人的同级亲属中者多。原发性开角型青光眼的多基因遗传,很可能是间接通过眼压等因子而不是直接通过本病遗传。

早发型的青光眼如先天性青光眼和伴有发育异常的青光眼有些是遵循孟德尔定律。但是成年时出现的青光眼的遗传呈复合的性状,而没有明显清楚的模式。在最近的一个基因研究中,3% ~5% 开角型青光眼患者中发现有 myocillin 编码的 MYOC 基因有缺陷,其发生频率在不同的研究人群中有所不同。其他报告有些"正常眼压性青光眼"患者中,OPA1 基因呈多态性和 OPTN 基因突变。这些数据表明,有些基因曾被识别(如 MYOC,OPTN),但是仅占开角型青光眼的很小的比例。最近的研究也发现了一些有兴趣的染色体位点,是研究的热点,但仍需在此领域做更多的工作。因为开角型青光眼是由基因和其他一些因子联合所引起的,在基因和环境相互作用方面需着重进行研究。收集广泛的环境暴露和基因为基础的数据,可能提供很有价值的信息。基因流行病学新的、快速发展的方法,有望解开开角型青光眼的多因子的起源。

(二)临床表现

原发性开角型青光眼发病隐蔽,进展极为缓慢,故不易被察觉。早期一般无任何症状。当病变发展到一定程度时,可有轻度眼胀、视力疲劳和头痛。有些年轻患者可表现为眼压明显升高而出现虹视、视物模糊等症状。中心视力一般不受影响,而视野逐渐缩小。晚期当视野缩小呈管状时,则出现行动不便和夜盲等症状。有些晚期病例有虹视或视物模糊,最后视力完全丧失。

1.眼压升高　测量眼压是简单而重要的检查方法。开角型青光眼的眼压波动幅度大,眼压水平升高,大多数患者眼压为 22 ~40 mmHg,有些病例可明显高于此值。波动幅度增大可能比眼压升高出现更早。眼压正常范围为 10 ~21 mmHg,双侧相似或相等。绝大多数正常人的眼压是在正常值范围以内,不致引起眼组织的损害。当眼压超出正常值后,容易产生组织损害,应引起警惕。但每个眼球对眼压的耐受程度差别很大,例如,在正常值范围以内的眼压对某些患者可引起视盘损害,而另一些人眼压大于30 mmHg,经多年密切观察,视盘和视野均无病理改变。所以必须根据患者所不能耐受及能产生组织和功能损害的压力而确定其病理值。

正常眼压在一日之内有波动,不能仅凭少数几次测量来确定患者的眼压状况,应测量 24 h 眼压情况,即眼压日曲线。测量方法是在 24 h 内每 4 h 测量 1 次,第一次最好是在起床前测量。中华眼科学会青光眼学组暂定测量时间为:上午 5、7、10 点,下午 2、6、10 点。眼压日差小于 5 mmHg 为正常,大于 8 mmHg 者为病理性。大多数正常人早晨眼压最高,之后逐渐下降,夜间眼压最低,午夜后又渐升高;也有早晨眼压最低而下午眼压升高者。

不能仅仅根据眼压升高而无视盘损害及视野缺损就诊断为青光眼。在眼压升高的个体中,有些是开角型青光眼的早期表现,经过密切随访观察,以后出现了视盘和视野损害,有些并不发生上述损害。眼压高只是一个发展为开角型青光眼的危险因素,而且是最重要的单一危险因素。发展为青光眼性损害的危险程度与眼压的水平有关。曾有报告对 307 例患者的研究表明,在不同压力情况下,视神经发生损害的百分率不同。眼压为 25 ~29 mmHg 时,7% 发生视盘损害。眼压每增高 5 mmHg,视盘损害的发生率分别为

14%、52%、61%，73%、83%、83%，当眼压大于60 mmHg时，70%发生视盘损害。

2. 房水流畅系数降低　开角型青光眼房水流畅系数（C值）下降。在青光眼的早期，C值波动较大。C值下降常出现在眼压明显升高以前，但是单次C值测量对诊断的价值不大。由于对青光眼概念的改变，眼压描记在临床诊断青光眼的作用也发生了变化。如同眼压升高不能诊断为青光眼，只是C值降低也不能作为诊断依据。眼压描记在对青光眼的发病机制和抗青光眼药物作用的了解方面，曾经是极有价值的。但对于临床诊断和治疗青光眼的作用是有争论的，目前已不作为青光眼的常规检查项目。眼压和C值异常只是提醒医师应更密切观察患者。

3. 视盘损害和视网膜神经纤维层萎缩　视盘的青光眼性凹陷萎缩是诊断的可靠依据，视网膜神经纤维层萎缩可直接反映青光眼所致轴索的丢失，可发生在视野缺损以前，对于鉴别哪些高眼压症者容易发展为青光眼有重要参考价值。有关内容已在本章第五章详细叙述。

4. 前房角　原发性开角型青光眼的前房角为开角，一般为宽角；有些也可为窄角，但是在眼压升高时房角并不关闭，无发育性房角异常。

5. 视野缺损　青光眼视野缺损是原发性开角型青光眼的重要诊断依据。青光眼性视野缺损具有特征性，其视野损害与视网膜神经纤维层的分布和走行及青光眼性视盘损害和视网膜神经纤维层萎缩相一致，纤维束性视野缺损是青光眼性视野缺损的特征性变化。

（1）早期改变

旁中心暗点：在自动视野阈值检查中，表现为局限性视网膜光敏感度下降。常在中心视野5°～30°范围内有一个或数个比较性或绝对性旁中心暗点。有时在绝对性暗点周围有比较性暗点，其典型分布区域是在Bjerrum区。鼻侧分布范围较宽，颞侧范围较窄。有的靠近中心注视点，有的远离中心点20°～30°，暗点的宽度为2°～10°，在鼻侧以水平线为界。

鼻侧阶梯：为视网膜神经纤维束损害的特征性改变，表现为一条或多条等视线在鼻侧水平子午线处上下错位，形成鼻侧水平子午线处的阶梯状视野缺损。由于神经纤维受损害程度不同，不一定每个等视线上均查出鼻侧阶梯。可仅累及周边等视线或中心等视线，也可能从中心到周边多条等视线受累。鼻侧阶梯常合并旁中心暗点。当中心视野不能确切分析时，周边部鼻侧阶梯有一定诊断意义。

（2）进展期改变：当病情进展，几个旁中心暗点可以融合或与生理盲点相连，形成典型的弓形暗点。弓形暗点是典型的神经纤维束型视野缺损。由于视盘的一束神经纤维受侵，暗点从生理盲点开始，围绕注视点10°～20°内呈弓形达鼻侧水平线上。鼻侧较颞侧宽，与视网膜颞侧弓形神经纤维束的排列相对应。弓形暗点可为比较性或绝对性，一般不是从生理盲点开始，当其延伸到生理盲点时，在该处的暗点也不是最致密的。病情进一步发展，视野缺损加重，上下方弓形纤维受损则形成双弓形暗点，多数上下弓形不对称，在水平线上相遇，形成两个阶梯，下方者常靠近中心注视点。

新的神经纤维损害容易发生在接近原来损害的部位，使暗点加宽。向中心侧进展较慢，向周边侧进展较快，特别是在鼻上象限，最后在此处突破与周边缺损相连，形成鼻上视野缺损。随着病情进展,缺损可以扩展到鼻下方形成全鼻侧视野缺损。以后从周边部各方向逐渐向中心收缩。

(3)晚期改变:从中期到晚期没有明显界限,晚期视野大部分丧失,仅残存5°~10°中心小岛,即管状视野。此时还可能保留1.0的中心视力,而视野缺损已达注视点附近。残留的小视野常呈横椭圆形,鼻侧有水平阶梯。这种小视野可保持相当长的时间,缺损常由鼻侧向中心注视点进展,当注视点受侵犯则视力可突然丧失。

自动视野计静态阈值视野中还发现早期青光眼视野损害可表现为视网膜光阈值波动增大和弥散性视网膜光阈值升高。但弥散性视网膜光阈值升高是否是青光眼早期视野损害尚有争议,因为有许多因素如屈光间质不清,屈光不正,年龄等均可导致视网膜光阈值增高。生理盲点延长,生理盲点外露,血管暗点等也因为影响因素多,现在都不认为是早期青光眼的特征性改变。

另外,下述情况为非典型的青光眼性视野改变:①扇形视野缺损:青光眼早期可单独出现颞侧或鼻侧周边视野压陷或缺损,一般呈扇形,尖端向中心部,边界不沿水平线。这种视野改变属神经纤维束缺损,因为Bjerrum区的神经纤维束最容易受高眼压的影响,因而被认为是青光眼性改变。有研究认为颞侧扇形压陷是早期青光眼的表现,但仅有鼻侧压陷,对青光眼的诊断意义不大。②周边性野收缩:虽然在青光眼的视野改变中常见,但是屈光间质不清,瞳孔缩小或年龄因素等均可使周边视野缩小,因而对青光眼没有诊断价值。但是如果单眼高眼压,伴有周边视野收缩,可能为青光眼的早期改变。如果视野收缩进展,应进一步检查。

(三)诊断

原发性开角型青光眼的诊断标准采用全国青光眼学组提出的标准:①青光眼性视盘损害和(或)视网膜神经纤维层缺损;②青光眼性视野缺损;③眼压>21 mmHg;④前房角开放。具有以上4项或具有1、3、4或2、3、4者才能诊断为原发性开角型青光眼,激发实验阳性不作为诊断依据。

(四)早期诊断

目前对于原发性开角型青光眼的诊断是必须具备眼压升高及其所造成的视盘损害及视野缺损,而且房角是开放的。在一般人群中,有一些人眼压高于21 mmHg,而其视盘及视野均正常,其中仅约10%可能发展为真正的青光眼。而其中哪些人会产生青光眼性视盘及视野损害,以便早期得到诊断,及时进行治疗,防止发生不可逆性视功能损害,而又对于哪些不产生视功能损害者不予以不必要的治疗,这是眼科学者长期研究探索的问题。现就下列问题进行讨论。

1.危险因素 原发性开角型青光眼在发生明显的视野缺损以前没有任何症状和可引起注意的体征。为了早期发现本病患者,需要进行详细检查。开角型青光眼常伴有下述危险因素,可根据患者所具有危险因素情况决定是否需要密切观察。当患者有持续眼压升高而无明显的视盘或视野损害,医师应根据另一些危险因素情况,以决定哪些人需更密切的观察或在未出现肯定的损害以前即开始治疗。

(1)高眼压:眼压升高是发展为开角型青光眼的最重要的单一危险因素,眼压愈高,出现视盘和视野损害的可能性愈大。个体眼球对压力的耐受性不同，有些眼压升高不明显的患者也可能发生视盘损害。眼压水平进行性升高者达到一定高度后将会产生损害。

近年来，关于眼压在原发性开角型青光眼早期诊断上的地位的认识有很大进展。以人群为基础的研究表明，正常的眼压并不是正态分布，事实上是偏向较高一侧。这种偏向右侧的实际含义是通常的标准以高出平均值 2 个标准差即代表不正常可能不实用。这一统计学事实及很大比例的青光眼患者的眼压低于 21 mmHg，所以不能仅仅根据眼压来确定是否患有青光眼。有些个体眼压高于 21 mmHg 并不意味着不正常和可能发生青光眼性视盘损害和视野缺损；眼压低于 21 mmHg 也不意味着正常和不会发生青光眼性损害。对于原发性开角型青光眼可能并没有区分正常眼压和异常眼压的确切界限。由于许多人眼压升高但永不发展为青光眼，许多青光眼患者眼压正常，所以高眼压并非导致青光眼性视神经损害的唯一因素。

近年来提出靶眼压的概念，即视网膜神经节细胞所能耐受的眼压阈值，超过这一阈值将导致神经节细胞的损害，不同个体或该个体的疾病的不同阶段的靶眼压不相同。目前尚无判定个体患者靶眼压的确切方法，如能建立准确的个体靶眼压的测量方法，对于原发性开角型青光眼的诊断，治疗及保护视功能将有重大深远意义。

(2)视盘凹陷：发展为开角型青光眼的第二个最危险的因素是青光眼性损害出现以前生理凹陷的大小。大而深的凹陷对压力的耐受较差，容易产生青光眼性损害。

正常人很少双侧凹陷不对称，但常发生于青光眼患者。凹陷不对称是后天性改变并且与高眼压有关。

凹陷进行性扩大是最重要的危险因素之一，可发生于视野缺损以前，故需详细记录凹陷大小。除用杯盘比值以外，可以绘图，最好是眼底照相，定期观察凹陷大小，如有进展，表明视盘组织受损，并应考虑开始治疗。

(3)中央角膜厚度：中央角膜厚度(CCT)影响眼压的测量值已被广泛接受，CCT 较薄测出的眼压值较真实的眼压低；而 CCT 较厚，测出的眼压值较真实眼压值高。最近认识到 CCT 是开角型青光眼发生的一个预示因素，其机制尚不清楚。CCT 和开角型青光眼的相关关系最初是在 Ocular Hypertension Treatment Study 的报告中，在有高眼压症的人中，薄的 CCT 是发展为开角型青光眼的一个强的预测因素。后来在随访 9 年的 Barbados Eye Studies 中，在非洲后裔中以人群为基础的研究显示，CCT 薄增加了开角型青光眼发生的危险。CCT 与开角型青光眼之间的关系尚不清楚，CCT 可能可以简单地反映眼组织的结构特征，通过这种机制而影响开角型青光眼发生的危险。薄的 CCT 也可能因生物力学如增加弹性而加重了视神经对青光眼性损害的易感性。

(4)青光眼家族史：青光眼家族史阳性者是发展为青光眼的一个重要危险因素。

(5)高度近视：高度近视患者中开角型青光眼的发生率高。同样，在开角型青光眼和高眼压症及低压性青光眼中近视的发生率也高。近视眼易受高眼压的损害，而且所产生的凹陷较浅，不易辨认。近视眼的巩膜硬度低，用压陷眼压计测量眼压常偏低，应进行矫正。

(6)糖尿病：糖尿病患者的青光眼发病率为 12.6%，比正常人群的发病率明显增高。伴有糖尿病的青光眼患者在较低眼压情况下，比不伴有糖尿病的青光眼患者更容易产生进行性青光眼性损害。在糖尿病患者中,不并发增生性视网膜病变者发生高眼压者较多。开角型青光眼患者糖耐量试验阳性率也比非青光眼者高。

(7)全身血管病:由于视盘慢性缺血是发展为青光眼视野缺损的一种原因,故应考虑全身血管因素对青光眼的作用。曾有报告,全身严重的低血压意外,可能伴有突发性青光眼视野缺损。低血压和高血压均使视神经损害的危险性增加。

眼灌注压:对维持人体内环境稳定、生理调节节律起很重要的作用。也有一些生理调节影响眼及眼病,例如眼压在24 h之内有变化,近年来也发现其他一些因素如全身血压、眼灌注压和眼血流也遵循一定的生理调节模式。眼压升高是青光眼的最危险因素,而且是目前唯一可治疗的因素。在一些眼压已控制很好的青光眼患者,病情仍在进展,因此了解眼的其他因素的生理调节变化可能影响青光眼是很重要的。

累积的数据表明,夜间血压的变化是青光眼的潜在危险因素,最近研究认为不仅夜间的低血压,而且超过生理性血压变化的进一步下降,可能是更危险的因素。

眼灌注压定义为2/3的平均血压减去眼压。可进一步分为收缩期灌注压(收缩期血压-眼压)和舒张期灌注压(舒张期血压-眼压)。夜间的血压变化及灌注压的另一确定因素眼压也有其生理调节变化模式。健康人夜间眼压明显高于白天眼压,其峰值在夜间终末刚要醒来之前。夜间眼压升高部分原因是由于体位改变,睡眠时为卧位,但是这种生理调节的眼压升高在没有体位改变情况下也可测到。在青光眼患者也已观察到类似的改变。青光眼患者的眼压和血压生理调节的改变,使夜间眼灌注压降低,并加大灌注压的日夜波动。有证据表明,这种眼灌注压的波动与临床疾病的严重程度和进展有关联。在一些青光眼患者眼灌注压的自动调节有障碍,当眼压和血压波动大时导致缺血性损伤。

眼血流的生理调节变化在目前已出版的文献中尚未达成共识。已有明确证据表明,在青光眼中有眼血流调节障碍,但是眼血流的生理调节变化及它们对疾病状况的作用需要进一步确定。今后的研究应该扩大样本量和观察更长时间后的功能结果,在测量眼血流时应尽量减少对患者眼的干扰。眼血流测量技术也应更准确、重复性高。

总之,逐渐增多的证据表明,一些与青光眼血管性病因有关的危险因素受生理调节变化的影响。只是眼压每天的变化不能完全解释青光眼的病理生理。非生理性的夜间血压下降和眼灌注压的较大范围波动明显地与青光眼的发生与发展相关联。其机制包括眼血流自我代偿障碍,在血压和眼压发生变化时,不能维持适当的灌注而致缺血性损害。但是,关于夜间眼血流变化在文献中尚未达到共识。对眼血流24 h的改变需进行更多的工作。今后研究应着重在血压、灌注压和血流的生理调节变化与患者功能结果的关联方面。解释这些变量随着时间如何相互作用影响青光眼的进展,将有益于治疗性干预的制订。

Caprioli等代表青光眼血流讨论组发表了有关血压、灌注压和青光眼的论文,他们曾复习文献并与青光眼、流行病学、血流测定及心血管生理专家进行讨论。结果是目前尚无准确、可重复的临床测量视盘和相关的血管床血流的方法。在以人口为基础的研究中,低眼灌注压和低血压伴有青光眼危险的增加。但是没有证据支持以增加血压来治疗青光眼的价值。因为我们缺乏哪些微血管床的灌注对于青光眼是重要的决定性的信息和评估其血流的适当的方法。并且用升高血压来提高眼灌注压和血流的设计也存在心血管安全的考虑,目前并不适用。

2.青光眼视神经病变的形态学检查　视网膜神经节细胞的不可逆性丢失在青光眼的典型表现为视盘凹陷和视网膜神经纤维层的限局性和弥散性萎缩。目前的证据表明,视神经损害发生在视野缺损以前。例如在高眼压症治疗研究(OHTS)中,1/2 以上的患者在发展为最初诊断青光眼时,在视野出现异常之前先测到视盘的改变。在过去 10 年中,在青光眼的诊断和治疗中,视盘和视网膜神经纤维层的影像学检查得到了较广泛的应用。

(1)视盘照相:立体视盘照相是一种简单、便宜的方法,可获得视盘三维、彩色图像。在临床工作中,是对可疑青光眼结构损害最常用的、客观的记录方法。检眼镜或裂隙灯检查视盘的立体形态,在病历上绘图,也是发现和记录青光眼性视神经病变的重要方法。但是,因为它是主观的、定性的评估,在区分视盘为正常或青光眼性时评估者之间或评估者在不同时间所作的评估有相当大的差别,甚至在青光眼专家中也有类似情况。在 OHTS,早期青光眼临床试验(EMGT)和欧洲青光眼防治研究(EGPS)3 个临床试验中均用眼底照相评估视盘损害作为试验终点。

近年来,以计算机为基础的技术有极大的进展,对视盘可提供客观的、可重复的、定量评估。主观评估方法较之定量评估视盘也有其优势,包括一些不能定量的指标,如出血和苍白。视盘的正常变异范围很大,在区分视盘为正常或青光眼方面,定性变量较定量指标的特异性更强。视盘的主观评估也可使医师了解一些非青光眼性改变对视功能检测的影响。

通过检眼镜、裂隙灯生物显微镜或视盘立体照相的手动的和主观的对视盘的检查仍是检查青光眼患者的主要方法,可能的话最好有一些客观检查记录。

(2)共焦激光扫描检眼镜(CSLO):能提供对视盘及眼后节的定量三维图像。商品仪器为海德堡视网膜断层扫描仪(HRT)。对于用立体眼底照相所诊断的正常人与早期青光眼患者,HRT 立体参数和 Moorfield 回归分析具有相似的区分能力。HRT 区分正常眼和有青光眼性视野缺损眼的敏感性为 51% ~97%,特异性为 75% ~95%。HRT 的许多参数,以单变量和多变量分析,与发展为青光眼有关,预测价值最大的为平均轮廓线高度、盘沿面积和平均视杯深度。有少数研究对眼底立体照相分级和 HRT 检测青光眼作比较,认为立体照相分级的功效较 CSLO 好,但是这些研究是由青光眼专家对眼底立体照相进行分级,这可能不能反映一般临床医师的评估能力。有些研究报告眼底照相的诊断准确性与 HRT Moorfield 回归分析的结果相当,并且在高眼压症治疗研究预测模型和危险因素计算器中,HRT 线性 C/D 比率与立体眼底照相的 C/D 比率可以互换应用。

(3)激光扫描偏振仪(SLP):包括共焦扫描激光检眼镜和偏振激光束;当偏振光经过双折射的视网膜神经纤维层时,可产生一个可测量的相移,它与视网膜神经纤维层的厚度是相关的。

SLP 最初的商品机为 GDx 神经纤维分析仪,它有一个固定的前节补偿装置,用来补偿眼的其他双折射结构,如角膜和晶状体。但是不同个体有不同的角膜补偿,所以新的装置附有可变的角膜补偿(GDx-VCC)以个体化补偿前节双折射。一些研究表明,将

VCC 加入 GDx,加强了该仪器检测青光眼和其相关的视野缺损的能力。

有研究表明 GDx-VCC 诊断的准确性好,青光眼测定曲线下面积值(AUCS)为0.900~0.978。有研究比较 GDx-VCC 和视网膜神经纤维层眼底照相,发现两种技术与相关半侧视网膜的损害是相关的,GDx 的最好参数比视网膜神经纤维层照相的参数有更高的分辨能力。最新的一种技术是强化的角膜补偿(ECC),为了补偿噪声和信号的比率。最近研究表明,GDx-ECC 较 GDx-VCC 增强了视网膜神经纤维层测量与视功能之间的相关性。

(4)相干光断层扫描仪(OCT):OCT 可直接实时观察视网膜病变,可直接定量测量视网膜结构,较 CSLO 和 SLP 分辨率高。目前商品有时域 OCT,轴向可分辨 10 μm。OCT 原型Ⅰ型、Ⅱ型和 Stratus 测量视网膜神经纤维层均有很好的重复性,其测量与青光眼的状态和视网膜神经纤维层的形态相关联。OCT 能识别视网膜神经纤维层缺损,其位置与视野缺损一致。有些研究表明,上方和下方象限对有青光眼性视野缺损和对照组有最好的区分(AUC 0.790~0.952,上方;AUC 0.863~0.971,下方),尤其是下方/颞下方(6 点和7点钟)和上方/颞上方(11 点和 12 点钟)的 AUC 最大。

虽然 OCT 原有设计是评估视网膜的厚度,但是软件的改进也能分析视盘;Stratus OCT 的参数如 C/D 及盘沿容积的 AUCs 相当于视网膜神经纤维层最好的参数。OCT 对于黄斑容积的评估也有用,在技术上较测量视网膜神经纤维层容易。但是,有些研究用黄斑部、视网膜神经纤维层和视盘的测量来比较 Stratus OCT 区分正常眼和青光眼的能力,发现乳头和视网膜神经纤维层的测量有最好的区分能力,而测黄斑的全视网膜厚度没有区分力。为了使黄斑区厚度在区分青光眼方面有临床价值,应区分视网膜内的层次。

有些研究直接比较 3 种定量影像仪对于区分青光眼与对照眼的能力,发现没有明显差别,Mederiros 等比较了 3 种影像技术最常用的型号(HRTⅡONH scan,GDx VCC RNFL scan 和 Stratus OCT Fast RNFL scan),结果表明各种仪器最佳参数的 AUCs 几乎是相当的。

青光眼可造成视盘、视网膜神经纤维层、神经节细胞层和内丛状层的结构损害。眼底照相评估视盘,对于诊断和治疗可疑青光眼和青光眼患者仍然是最主要的方法,但是上述技术是强有力的工具有助于临床医师早期诊断青光眼。它们提供了客观、定量的分析,并以专家的水平,对眼的结构进行标准化的解释。这些技术也有利于早期发现功能性损害,并加强对结构—功能一致性的评估。美国眼科学会对于眼科青光眼诊断影像技术的循证医学的回顾得出以下结论:视盘和视网膜神经纤维层影像仪器为临床医师提供了定量信息。基于对可得到的技术的直接对比研究,没有单一的影像仪在区分青光眼和对照者方面较其他仪器更好。在许多医疗单位影像检查越来越重要。在临床实践中结合其他定义青光眼诊断和进展的参数从影像仪器得到的信息是有用的。

3. 视野检查

(1)标准自动视野检查(SAP):在以前的临床试验中,虽然以 SAP 作为评价视功能的标准,但 SAP 有其局限性。SAP 以小的、白色闪光(200 ms)在一个暗的白色背景上评估不同的光敏感度。因为所有类型视网膜节细胞对这种刺激均有反应,SAP 是一种非选择性试验。SAP不能提供恰当的敏感度检测到早期的青光眼改变。一些患者在SAP能检测到功能缺损以前已有大量的节细胞丢失(25%~50%)。另外,SAP及此处所讲的视功能测试各项检查之间变异较大,尤其在有视野缺损区域,以致难于确定在系列检查中视野是否在恶化。例如在高眼压病治疗研究中,在用SAP最初测出的视野异常,在重复视野检查中未能肯定其为异常,所以在第二年将研究终点由最初设定的连续2次异常改为连续3次异常。一些特殊视功能的心理物理学检查方法已发展为检测视网膜不同类型节细胞的视功能。

(2)短波长自动视野检查(SWAP):青光眼对色觉的损害以短波长最早最重,因而设计了蓝色光标、黄色背景的视野检查。这种检查方法采用黄色背景来中和感受中、长波长锥细胞的敏感性,从而得以单独检查感受短波长(<475 μm)锥细胞和与之相连的小神经节细胞的功能。同时黄色背景也可中和杆细胞的敏感性,以减少其参与效应。一般应用440 μm波长、1.8°光标,呈现时间200 ms,100 cd/m^2黄色背景进行检查。Humphrey和Octopus视野计均可作蓝黄视野检查。SWAP-SITA检查平均约需4 min。

用蓝黄视野检查时,应注意晶状体混浊对视野检查结果的影响。蓝黄视野检查结果和SAP有较好的一致性。蓝黄视野(FT)检查对视野缺损的检出更敏感,能比SAP早3~5年测出视野缺损,但个体间波动、短期波动和长期波动均较大。

(3)倍频视野计检查(FDT):当一低频率光栅作高速相位反转时,人眼的感觉为光栅频率增加一倍,故称为倍频。这种错觉由大神经节细胞感知,倍频视野计用于检测视网膜大神经节细胞(约占1/10)的功能。商品机有Matrix Peimeter C-20或N-30程序,分别有17及19个视野区。光栅直径为10°,以25 Hz反相闪烁,视野计通过逐渐增加光栅对比度,以检测受检眼第一次能分辨光栅的对比度。检测时间约5 min。绝大多数研究使用这种仪器。最近又有24-2程序,检测视野中心24°的54个区域,加上了中心凹区。

FDT的优点是重复性变化较SAP和SWAP小,检查时间短;缺点是获得的信息较少,精度不够,检查结果受年龄相关性白内障及后囊下白内障的影响。

早期的证据表明,对于早期青光眼性缺损较标准视野检查更敏感,适用于青光眼的筛查。Matrix Perimetry与FDTPerimetry高度相关,表明Matrix Perimetry可以和FDT-N30同样用于检测早期青光眼视野缺损,有利于较好地与SAP相比较。

研究发现,联合应用不同的视野检查有利于对青光眼早期损害检测的敏感性而不降低其特异性。例如SAP-SITA和SWAP-FT或FDT-N30;或SAP-SITA和Matrix24-2,FDT,以及SWAP与其他联合应用比各自单独用好。

青光眼导致3种视网膜神经节细胞丢失,即小细胞型、大细胞型和小双层细胞丢失。在各种不同检查之中哪一种先测出视野丢失是有个体差异的。当两种或以上视野检查出现异常时,青光眼首先侵犯视网膜的相同的区域。在每种检测中新的较快的方法,与其旧的型号相关性很好,其优点是缩短了检查时间。以视野确定青光眼的诊断需有重复检查的结果。在一种检测或多种检测中,可在视网膜的同一区域重复得到损害的证据。

青光眼是需要得出临床诊断的一种疾病。但是对其发生和进展没有判断的金标准。目前结构的和功能的检查技术,因为缺乏肯定的手段,我们目前很难获得有关结构或功能技术的确实的相关敏感性和特异性。结构和功能评估技术的进步,对于青光眼的诊断和进展提供了更客观的精确的资料,比既往主观的、粗糙的方法有很大进步。

结构的影像学技术已经Ⅱ级研究证实,在区分青光眼和健康者方面至少和专家阅读视盘立体照相一样好。这表明,结构影像技术可使各种水平的医师能够达到专家的水平,以标准的、客观的及定量的方式来评估视盘和视网膜神经纤维层。功能和结构评估的一致,对于确定是青光眼还是健康眼,青光眼是稳定还是进展有更大的肯定性。横向和纵向研究表明,在早期青光眼可测出的结构性和功能性损害改变的相关性是很小的。所以在疾病的每个时期作结构和功能检查来评估青光眼是很重要的。

评估进展,在功能方面用 SAP,在结构方面用 CSLO(HRT)是最成熟的。在结构和功能技术方面,这是一个很快进展的领域。我们预期将来的技术进展将会更早地、更准确地发现青光眼及检测到其进展。

(五)鉴别诊断

原发性开角型青光眼需与本病的主要体征相似的情况相鉴别,包括眼压升高、视盘凹陷萎缩和视野缺损;还需要与各种继发性青光眼相鉴别,如剥脱综合征、色素弥散综合征、外伤、眼前节炎症、亚急性或慢性房角关闭、上巩膜静脉压升高、Axenfeld 和 Rieger 综合征及激素性青光眼等。通过详细病史询问和眼部检查常可加以区别。

视盘凹陷是青光眼的典型体征,但并不是确诊的标准。曾有报告,前部缺血性视神经病变和视神经受压性损害可出现视盘凹陷。有时视盘缺损或视盘小凹可被误认为扩大的视盘凹陷。一般讲,青光眼所致凹陷较苍白区大,而视神经疾病者视盘凹陷小于苍白区。

有些疾病可致弓形或神经纤维束性视野缺损,如脉络膜视网膜疾患,包括近视性退行性变,非典型的视网膜色素变性,光感受器退行性变,动、静脉分支阻塞和近视盘的脉络膜视网膜炎等;视盘损害,包括视盘的玻璃疣、小凹、缺损、视盘炎、慢性视盘水肿等;视神经损害,包括缺血性视神经病变、球后视神经炎、脑垂体瘤、脑膜瘤和视交叉处蛛网膜炎等。

(六)治疗

原发性开角型青光眼治疗的目的是控制疾病的发展或尽可能延缓其进展,使患者在存活期间能保持好的视功能,大多数病例可通过降低眼压达到此目的。因为患者的视神经对压力的耐受力不同,因而不可能确定一种眼压水平可保持病情稳定,有的患者眼压在 15 mmHg 而损害仍在进展,而另一些患者眼压达 30 mmHg 尚可耐受相当长时间而不出现损害。一般讲,眼压越高,可能发生进行性损害的危险越大。视神经或视野的损害进展则应加强治疗而进一步降低眼压。另外,所选用治疗应尽量减少给患者造成的不便和并发症,以便患者能遵嘱用药。

近年来一些多中心、随机研究已确定降低眼压可以阻止或减缓青光眼的进展。高眼压症治疗研究(OHTS)表明,眼压下降 20%,在 5 年随访中,由高眼压症转化为青光眼者下降 50%。早期青光眼治疗研究(EMGTS)首先提供明确证据,降低眼压使青光眼进展减少 1/2。初始青光眼治疗协作研究(CIGTS)比较了早期青光眼手术治疗和药物治疗的疗效及安全性,结论是在两组均达到靶眼压,在 5 年随访中,没有明显的视野丢失。进展期青光眼干预研究(AGIS)证实,在进展期青光眼患者中,眼压越低,发生进展的越少。在这一组一般患者中,平均眼压达12.3 mmHg者,视野未发生进展。

治疗的效力也可用基于生活质量的工具和记分来量化,即使只是被诊断为青光眼也会降低患者的生活质量。CIGTS表明,药物治疗和手术治疗的患者的生活质量校正的年份(QALY)是相同的。这是因为近10年来一些新的局部用药的问世,如前列腺素类药物,它比旧的药物药效强而且全身安全性好,并且一天只用一次,增强了患者的依从性和用药持续性。这些降眼压药物的应用,使青光眼手术量明显减少。其他治疗效果的改进包括新的激光治疗的应用,如选择性激光小梁成型术(SLT)可以有效且安全地降低眼压。

1.何时开始治疗　当眼压很高足以导致最后失明时应开始治疗。不能对所有患者均选一定的眼压水平标准,而是根据具体患者情况决定。主要考虑其眼压高度、视盘和视野状况,其他危险因素也应考虑,如年龄、近视、青光眼家族史,全身情况,如高血压、糖尿病、心血管疾患等均可增加发生青光眼性损害的危险性。眼压30 mmHg而无视盘损害及视野缺损或其他危险因素时,可密切观察而不予以治疗,以避免心理压力、经济负担和治疗的不良反应,应向患者讲清随访的必要性。眼压高于30 mmHg应开始治疗。如有视神经损害,尤其是当眼压升高、损害进展时则应治疗。如眼压升高,并有视盘损害和视野缺损,则明确需要治疗。

2.阈值眼压和靶眼压　随着年龄的增长,正常人的视网膜神经节细胞每只眼睛每年将丢失5 000个。年龄及青光眼所致视网膜神经节细胞的丢失是由于凋亡。眼压升高将增加视网膜神经节细胞的丢失率。所谓阈值眼压即指不引起视网膜神经节细胞的丢失率大于年龄所致的丢失率的眼压。但是个体间阈值眼压不同且无法确定。临床上可根据患者情况确定靶眼压。

靶眼压或称目标眼压是指达到该眼压后,青光眼的病情将不继续进展。靶眼压可根据视神经损害情况及危险因素制订。对靶眼压不能确实知道,只是推测。在达到靶眼压后还要根据视神经及视野的进一步变化及病史中其他因素,不断地调整改变靶眼压。

临床工作中医师常注意稳定眼压而忽略一过性峰值眼压,而这种一过性高眼压可损害视网膜神经节细胞。房水排出易度可对抗峰值眼压。增加房水排出的药物优于减少房水生成的药物。应设法达到靶眼压并注意该药物的作用机制。增加房水排出易度者更具有保护性。

3.眼压控制的参考指标　作为一般规律,视神经损害和视野缺损愈严重,为避免视功能进一步丢失,应将眼压降得愈低。当视盘和视野已严重受损,尤其是注视区受到威胁时,需要强有力的治疗使眼压降得很低。可对每一个患者制订理想的、可接受的及边缘的眼压水平。如果所制订的眼压水平正确,而且眼压可降至理想或可接受的水平,则将可能避免青光眼性损害进展。例如,视盘正常,未查出视野缺损,则理想的眼压为21 mmHg以下,可接受眼压为26 mmHg左右,30 mmHg为边缘眼压,后者常需开始或增加治疗。当一个患者的视盘完全凹陷苍白,视野缺损侵及注视区,理想眼压为8 mmHg,在此眼压水平,视功能进一步丢失的危险性很小;可接受的眼压可能是12 mmHg,损害进展的危险也很低;边缘眼压为16 mmHg,损害加重的危险将明显升高,需加强治疗甚至需要手术。这样规定的眼压水平是根据临床经验武断确定的,目前尚无方法确定多高的眼压对某一具体视神经可阻止其损害的发生或进展。

如果用药物治疗可容易地达到理想眼压，且仅有极少不良反应，则治疗是满意的。常是只达到可接受的眼压水平，而要追求理想眼压常会发生很多不良反应。确定理想眼压也可参考治疗前后眼压状况，如眼压在 40 mmHg 发生了中等度视神经损害，则将眼压降低至 20 mmHg 的低值是可接受的。如果在治疗前眼压为 20 mmHg 以上发生了类似的视神经损害，则眼压降至 10 mmHg 才可能是恰当的。如果患者的预期寿命不长，而且青光眼性视神经损害在其有生之年不会有明显进展，则可不必开始或加强其治疗。假使有另外的危险因素或以前的损害在较低眼压情况下发生，则其理想的眼压应向下调。

4.药物治疗　可供选择的药物有：前列腺素类药物、β 肾上腺素能受体阻滞剂、肾上腺素能药物、缩瞳剂、局部碳酸酐酶抑制剂及全身应用碳酸酐酶抑制剂。高渗剂对于暂时控制急性高眼压有效，不用于慢性高眼压的长期治疗。

(1)常用的抗青光眼药物

前列腺素类药物：为新一类抗青光眼药物，为青光眼药物治疗的又一重大进展。具有显著的降低眼压作用，可持续至少 24 小时，故每日只需用 1 次。降低眼压的机制是增加巩膜-葡萄膜外流，而不影响房水生成，对眼前节组织营养有益。最早(1996 年)提供临床应用的为 0.005% 适利达(Latanoprost，Xalatan)，每晚 1 次。以后相继又有 0.03% 卢美根(Bimatoprost，Lumigan)，每日 1 次，0.004% 曲伏前列素(Travoprost，Travatan)，每日 1 次。适利达等前列腺素类药物降低眼压效果好，为最有效的局部用药，点药次数少，每晚 1 次可持续恒定降低眼压，与其他抗青光眼药物合用均有辅助作用。无全身不良反应，可作为一线药物应用。局部不良反应为部分患者虹膜颜色加深，睫毛变粗、变长等。另有 0.15% Unoprostone(Rescula)，每日 2 次。

β 肾上腺素能受体阻滞剂：常用药物有 0.5% 噻马洛尔(Timolol)、0.5% 贝他根(Levobunolol，Betagan)、1% ~ 2% 美托洛尔(美开朗，Mikelan)、0.5% 贝特舒(Betaxolol，Betoptic)等。以上药物降低眼压作用可维持 12 ~ 24 h。降低眼压的机制是减少房水生成，不影响瞳孔及调节。

前 3 种是非选择性 β 受体阻滞剂，对 β_1、β_2 受体均阻滞。β_1 受体的作用是使心收缩力加强，心率和传导加快，当 β_1 受体被阻滞后，可产生心动过缓、血压下降、昏厥等不良反应。β_2 受体的作用是扩张支气管及血管的平滑肌，当 β_2 受体被阻滞后，可发生支气管痉挛、哮喘、血管收缩等不良反应，故有上述疾病者禁用。贝特舒为选择性 β 受体阻滞剂，选择性阻断 β_1 受体而不阻断 β_2 受体，故可减少发生支气管痉挛的危险，不影响血管调节，但对心率仍有影响。

肾上腺素能神经药物：此类药物的优点是每日只用 1 ~ 2 次，对调节没有明显影响。常因其局部过敏反应而使应用受限。特别应注意的是在无晶状体眼或假晶状体眼中可引起黄斑病变，其发生率大约为 20%，停药后可自愈。

地匹福林为一种肾上腺素前药，其本身无作用，入眼后经水解为肾上腺素而发挥其药理作用。因其亲脂性强，对角膜有较强穿透力，明显低的浓度即可达到治疗效果，其 0.1% 溶液相当于 1% ~ 2% 肾上腺素的效果，因而不良反应少，故易于耐受，每日用药 1 ~ 2 次。降低眼压机制是增加房水排出。

酒石酸溴莫尼定(阿法根):为 α_2 肾上腺素能受体兴奋剂,具有高度 α_2 受体选择性,无 α_1 受体介导的不良反应,如瞳孔开大、血管收缩等。降眼压机制是减少房水生成及增加巩膜-葡萄膜外流。临床应用0.2%浓度每日2~3次,降低眼压效果与噻吗洛尔相似,优于贝他舒。没有心、肺不良反应。有视神经保护作用,可作为一线药物。

缩瞳剂:缩瞳剂分为短效和长效两种,毛果芸香碱是主要的短效药。长效剂为碘化磷酰胆碱等。

毛果芸香碱的效果好,而且局部和全身不良反应小,因而长期以来被广泛应用。其缺点为作用时间短,用药次数多,因而给患者带来不便,不宜配合治疗。年轻人可引起波动性睫状肌痉挛和近视,老年人患白内障者可因瞳孔缩小而视力下降,这两种患者常不能耐受此短效缩瞳剂。目前缩瞳剂已不用于开角型青光眼的长期治疗。

局部碳酸酐酶抑制剂:为减少全身应用碳酸酐酶抑制剂的全身不良反应,人们研制出局部滴眼剂,1995年应用于临床。杜噻酰胺的降眼药效果较噻马洛尔稍弱,与贝特舒相似。与β受体阻滞剂合用有协同作用,哮喘、心脏病等不能耐受β受体阻滞剂者用此药安全。不影响瞳孔大小。长期应用不伴全身应用碳酸酐酶抑制剂的不良反应。剂量为2%,作为初始治疗,每日3次;与β受体阻滞剂合用,每日2次。

此类局部碳酸辭酶抑制剂尚有:1% Brinzolamide(Azopt),Cosopt 为2% Dorolamide 和0.5% Timolol 的固定混合制剂。

口服碳酸酐酶抑制剂:常用的是乙酰唑胺片剂或缓慢释放胶囊和醋甲唑胺片剂。过去常是在考虑做激光小梁成形术或滤过性手术以前,应用碳酸酐酶抑制剂。应用此类药物应注意,因常有不良反应,有时不良反应很严重而患者并不意识到与该药有关。常见的症状包括抑郁、性格改变、疲倦无力、嗜睡、食欲减退、体重下降、性欲低下、感觉异常及胃肠功能紊乱等。肾结石的发生率高应引起注意。另外可引起恶病质,包括再生障碍性贫血、白细胞减少、粒细胞缺乏、血小板减少,个别病例可因骨髓抑制而死亡。这些并发症虽罕见但极严重。对磺胺类药物过敏者禁用。现在由于有多种新的抗青光眼局部药物可供选择,已不长期应用全身碳酸酐酶抑制剂进行开角型青光眼的治疗。

(2)初始用药的选择:β受体阻滞剂的疗效较强,所需用药次数少(每日2次),不影响瞳孔及调节,从20世纪70年代后期一直作为原发性开角型青光眼的初始用药,但是它可引起严重的心肺不良反应,一些患者不能应用。近年来的新药如前列腺素类药物适利达,降眼压效果好,每日只需用药1次,而且浓度很低,为0.005%,无全身不良反应,已被用来作为首选药物。α_2 肾上腺素能兴奋剂阿法根降眼压效果好,也无全身不良反应,较地匹福林不良反应小,因不兴奋 α_1 受体,不引起瞳孔开大及血管收缩,目前也作为一线药。缩瞳剂常不用作开始用药,因其用药次数多,不良反应较多不易为患者所接受及配合。

(3)单眼用药试验:采用一眼用药,一眼作为对照的方法来评价药物的疗效。这种试验方法可以确定单一药物的疗效,停用无效的药物,以免不必要的不良反应、经济浪费和带来的不便。单侧试验也可避免停用实际是有效而被认为是无效的药物,例如由于眼压日夜波动,眼压峰值可掩盖药物的降压作用。

单侧试验需要双眼眼压相近或保持恒定的比率,而且双眼眼压日夜波动相似。但实际情况常非如此,尤其是当一眼在短期内眼压不能被控制时。单侧试验后还需随访对照眼在加用药物后是否能被控制。

(4)联合用药:当单一药物不能控制眼压时,可更换其他药物,而且目前可供选择的新药很多,可多试几种,如仍不能控制,则需联合用药。一般来讲,两种药物单独应用时均有效,当联合用时,不能起到两种药物的完全相加作用。两种药物的相加作用在某种程度上依赖于其降眼压机制是否相似,作用相同者相加作用较小,作用不同者相加作用较大。现在有一些固定联合制剂如适利加,为适利达和噻吗洛尔的固定联合制剂。用固定联合制剂比用两种单独药物减少滴药次数,较为方便,可提高患者的依从性,减少防腐剂的不良反应,而效果与用两种单独药物是相似的。

(5)最大剂量药物治疗:最大剂量药物治疗是指没有合适的药物可以加用。不应将最大剂量药物治疗理解为在考虑非药物治疗以前,已联合应用最强力量的前列腺素类药物、β受体阻滞剂、缩瞳剂、肾上腺素能药物和碳酸酐酶抑制剂等。在确定每一具体患者的最大剂量药物治疗时,需考虑许多因素。

无效的药物应停用,不应包括在最大剂量药物治疗中;不能耐受的药物,例如哮喘患者不能应用非选择性β受体阻滞剂,眼部不良反应如年轻人不能耐受缩瞳剂或全身不良反应如碳酸酐酶抑制剂所致者;患者不能配合按时用药,尤其在使用毛果芸香碱时,患者常于就诊前注意点药,而其他时间不按时用药,当就诊时眼压正常,而青光眼损害有进展时,应仔细询问用药情况;患者不愿意或不能按时随诊以观察其疗效,这种患者常常不按时用药,应更多考虑进行激光或手术治疗。

(6)选择药物的趋势:因为有许多新的、更强有力的降眼压药物可供应用,所以在用药选择方面有了明显的变化:①维持眼压最简单的方法是用一种药物而不联合用多种药物。②前列腺素类药物作为一线用药。③用促进房水排出的药物比抑制房水生成的药物有益于眼部营养。④β受体阻滞剂的应用将减少,因其全身不良反应。

5.激光治疗　氩激光小梁成形术(ALT)可作为开角型青光眼在进行滤过手术以前的治疗方法,至于它是否可代替药物治疗目前还有争议。这种治疗可使70%~80%的病例眼压下降,但术后仍需继续应用强的药物治疗,其降低眼压幅度较小,最多可下降6~10 mmHg,不适用于眼压过高的患者。这种治疗降压效果不持久,过一段时间后眼压又会升高,经随访氩激光小梁成形术后眼压已控制者,每年约有5%~10%的患者眼压又失去控制。

选择性激光小梁成型术(SLT)为用Q开关的倍频:YAG激光器做小梁成型术。这种技术选择性地作用于小梁色素细胞,故名选择性小梁成型术,仅使小梁色素细胞受到损害,而没有热损伤或对周围无色素细胞和小梁胶原束的损伤,减少了对小梁结构的破坏。SLT可有效地降低眼压。

6.手术治疗

(1)手术时机的选择:对于开角型青光眼的治疗原则传统是先用药物治疗,当用最大可耐受的药物而病情不能控制时,采用激光治疗,如果仍不能有效控制,才考虑手术治疗。这种原则的制订是基于抗青光眼性滤过手术会发生较严重的并发症。但是,在临床工作中我们常见到一些经历药物、激光小梁成形术治疗而眼压无法控制最后才进行手术治疗的患者,其视功能已受到严重的损害,甚至已发展到晚期。针对上述情况,学者们考虑应针对不同的病例,不同的眼压水平和视功能受损害程度,采用不同的治疗方法。

近年来对于开角型青光眼最初用药物治疗还是用手术治疗存在争论。一般是按前述观点用药物作为起始治疗,但是药物可能有许多不良反应,患者不一定能按医嘱用药,而且长期效果也存在问题。长期用药物治疗的患者中,很大一部分患者视野有进行性损害,用药时间越长,视野缺损可能越严重,而且在诊断时仅为轻度视野损害者因未能进行及时有效治疗,比已有严重视野缺损者进行性视野丢失更严重。另一方面长期局部药物治疗可影响滤过手术的成功率。有研究表明长期用药者小梁切除术的成功率明显低于未用药组。球结膜活检结果表明,长期药物治疗,球结膜天疱疮样反应的危险性较未用药者增加。球结膜和眼球筋膜中的淋巴细胞、成纤维细胞等明显增加,这些慢性炎症改变,使滤过手术后滤过泡容易瘢痕化而导致手术失败。长期应用β肾上腺素能受体阻滞剂治疗的患者,滤过手术后容易发生包囊化滤过泡。对已确诊的原发性开角型青光眼患者随机分为3组,分别采用药物、激光和小梁切除术进行前瞻性研究,多数研究结果表明,小梁切除术比药物治疗组及氩激光小梁成形术组眼压控制成功率高,早期手术者很少发生视野损害的进展。以小梁切除术作为初始治疗的研究表明,早期手术可获得稳定的眼压控制,手术成功率较高,而且很少发生视野损害进展。目前,许多医师对原发性开角型青光眼早期手术采取积极的态度,当药物治疗或氩激光小梁成形术不能将眼压控制到理想水平时,就应采用手术治疗。

一些学者如Cairn、Watson、Jay等建议手术治疗作为原发性开角型青光眼的起始治疗,他们认为在目前设备及技术情况下,小梁切除术是一种相当安全的方法,手术降低眼压的幅度常较药物者大,80%以上的病例可获得满意的控制,而且较严重并发症的发生率并不高。笔者认为原发性开角型青光眼可先用药物治疗,如药物控制不满意,应较早决定手术治疗,不可犹豫不决而延迟手术,我们在临床工作中常遇到一些病例,在不理想的药物控制下病情常达到进展期甚至到晚期,视盘凹陷萎缩及视野缺损均很明显。在前列腺素类药物问世以来,药物治疗的疗效显著提高,需早期手术的病例明显减少。

(2)小梁切除术:小梁切除术为目前常规采用的术式。影响手术成功率的重要因素是术后滤过道瘢痕化和并发症。由于显微手术技术的发展,术中及术后应用抗代谢药物以防治滤过道的纤维化,激光重新打通粘连的滤过道等技术的应用,显著地提高了小梁切除术的成功率。手术技术改良如作较密的巩膜瓣缝合,采用可拆除缝线或激光断线术,可减少术后早期的浅前房和低眼压及其所引起的并发症,于术后3~15 d内拆除或切断巩膜瓣缝线以调整适当的房水滤过量。随着手术技术的提高,小梁切除术的一些严重并发症如白内障的发生及进展和视力丧失等并不像过去认识的那么严重,尤其是小视野患者因手术而致突然视力丧失者已极少见,故医师不必过分考虑而延迟或放弃手术。

(3)非穿透性小梁手术:非穿透性小梁手术为近年来开展的一种新的抗青光眼手术,在不切通前房的情况下,切除Schlemm管外壁、构成其内壁的近管组织和部分透明角膜基质,仅留一层菲薄小梁及狄氏膜窗,起到房水引流作用,浅层巩膜瓣下的深层巩膜,大部被切除,仅留极薄一层。这种手术的降眼压效果与小梁切除术相似,但并发症显著减少。

这类手术包括:Krasnov设计的窦小梁切开术,将Schlemm管外壁切开,使房水通过小梁网渗出,再经Schlemm管断端进入Schlemm管,然后经外集液管进入血循环,但术后形成瘢痕,手术成功率不高,未被广泛应用。Fyodorov等提出了深层巩膜切除术。Kozlov等及Mermoimd等分别进行了深层巩膜切除术联合胶原植入。Stegmann等实施了黏弹剂Schlemm管切开术,他在做深板层角膜移植时,发现狄氏膜可使房水通过,认为这是一条新的房水排出通道,故建议在作深层巩膜切除时,部位应靠前并进入透明角膜,仅留一层狄氏膜窗;从深层巩膜切除两侧的Schlemm管断端,注入黏弹剂,使Schlemm管及集液管扩张,目的是使从狄氏膜渗出的房水经Schlemm管断端进入已扩张的Schlemm管而排出眼外。Sourdille等在深层巩膜切除床上放置交连透明质酸钠生物胶,取得了满意疗效。经过上述改进,非穿透性小梁手术的降眼压效果明显,与小梁切除术相似,而手术并发症显著减少。

手术要点:非穿透小梁手术深层巩膜瓣切除的范围分为两种。①外部小梁切除术:切除含有Schlemm管外壁的深层巩膜瓣,并要撕除构成Schlemm管内壁的近管组织,它是房水外流阻力的主要部位,残留的滤过膜表面积较小而且菲薄,仅包括内部小梁网,即角巩膜小梁网及葡萄膜小梁网。手术操作较容易和安全,降眼压速率快。方法是当Schlemm管外壁随着深层巩膜一起被掀起后,向前稍作剥离并暴露前部小梁,可看到后部小梁表面的浅灰色组织,用显微镊夹住巩膜突并向后轻柔牵拉,见灰色组织的前边缘裂开,夹住此边缘,将此层Schlemm管内壁撕去。②非穿透性深层巩膜切除术将深层巩膜瓣向前剖切,越过Schwalbe线,暴露狄氏膜。切除深层巩膜组织后残留的滤过膜表面积较大,残留的小梁组织相对较厚。Schlemm管内壁未被撕除,手术形成的滤过膜是由小梁网及狄氏膜组成,其降眼压速率较慢,暴露狄氏膜过程易引起穿破。非穿透性深层巩膜切除术的关键是暴露狄氏膜,Schlemm管外壁随着深层巩膜一起被剥开后,先在此水平沿巩膜瓣两侧向前各作一个放射状切开,长1.0~1.5 mm,其深度接近狄氏膜但切勿切通前部小梁及狄氏膜,然后用海绵棒从深层巩膜瓣内侧轻轻地向前推,以剥离前部小梁,越过Schwalbe线后即可见房水明显渗出,沿此平面继续向前推动深层巩膜瓣,使角膜基质与狄氏膜分离,其前端进入透明角膜1.0~1.5 mm。

现代非穿透性小梁手术是上述两种技术的结合。深层巩膜瓣切除的范围包括深层巩膜、Schlemm管外壁、构成其内壁的近管组织及部分邻近透明角膜基质。深层巩膜切除要极深,基底仅留极薄一层巩膜,可透见下方黑色葡萄膜。从浅层巩膜瓣下巩膜床后端向前分离深层巩膜瓣,当达到角膜稍后的光滑环行纤维时,即是巩膜突,其前方即是Schlemm管,在此平面继续向前分离即可将Schlemm管外壁掀开,此时可见房水缓慢渗出。如深层巩膜剥离得不够深,Schlemm管外壁未能随深层巩膜瓣被掀开,则可用撕囊镊将其外壁夹住,撕下一条组织。一旦Schlemm管外壁被打开,即可见房水渗出,此时改用海绵棒前推深层巩膜瓣,进入透明角膜约1 mm,这样易于将其与狄氏膜分开,此时有大量房水缓慢渗出,再用镊子将Schlemm管内壁撕下。经上述分离可形成一薄层透明的小梁网-狄氏膜窗,该膜有光泽、平坦、不前突、无虹膜膨出,并可见大量房水缓缓流出。此手术难度较大,需深入了解角膜缘部的解剖结构,并且有娴熟的手术技巧,术中因担心穿透小梁或狄氏膜,可能残留组织较厚,则无房水渗出,达不到降眼压目的:剥离太薄则可能穿孔，如为小穿孔，无虹膜膨出，则可按原计划完成手术；如穿孔太大，有虹膜膨出，则将虹膜切除，改为小梁切除术，因深层巩膜瓣向前剥离较多，应仔细判断小梁切除的恰当位置。

为防止浅层巩膜瓣与深层巩膜床粘连，有些学者在深层巩膜瓣切除后所造成的巩膜瓣下减压房中，植入胶原或透明质酸钠生物胶膜。

非穿透性小梁手术的降眼压机制：此手术改善房水引流的机制尚不完全清楚，现在一般认为，房水经残留的内部小梁网-狄氏膜窗渗出到浅层巩膜瓣下的减压房后，可经3条途径流出。①外滤过途径。②葡萄膜巩膜房水排出途径。③经 Schlemm 管断端进入 Schlemm 管，外集液管流入血循环。Stegmann 等施行的黏弹剂小管切开术，术中向 Schlemm 管中注入黏弹剂，目的是使 Schlemm 管及外集液管扩张，增加该通道的房水排出易度。Mermoud 等在减压房内植入胶原是为了增加结膜下的外滤过功能。Sourdille 等报道仅16.6%的术眼有滤过泡，认为外滤过不是主要途径，而减压房及植入物的持续存在可能增加了葡萄膜巩膜的外流作用。Chiou 等对深层巩膜瓣切除术后患者行超声生物显微镜检查，发现胶原植入物可使巩膜瓣下腔持续存在，房水经残留的小梁网-狄氏膜窗达巩膜瓣下，他们推测房水是经此达结膜下间隙，并经薄的巩膜达脉络膜上腔。胶原在术后6～9个月完全吸收，但巩膜瓣下间隙持续存在。叶天才等 UBM 观察透明质酸钠植入物在术后3个月开始降解吸收，部分患者可维持6～9个月，巩膜瓣下减压房逐渐出现不同程度缩窄。他们认为虽然此种手术不一定需要形成滤过泡，但有外滤过功能者似乎眼压控制更理想。李美玉报告，67.9%的患者存在功能性滤过泡，表明外滤过道是降低眼压的主要途径之一。目前认为非穿透性小梁手术仍然是一种外滤过手术，不同之处是未穿透前房。

疗效与并发症：最近的非穿透性滤过手术大多是非穿透性深层巩膜切除术与外部小梁切除术两种技术的结合，平均随诊时间12～36个月，完全成功率为44.6%～75.6%，加抗青光眼药物的成功率为79.0%～97.7%。Mermoud 等比较了深层巩膜切除联合胶原植入物和小梁切除术各44只眼术后24个月的疗效，统计完全成功率，深层巩膜切除联合胶原植入物组为69%，而小梁切除术组为57%，两者无明显统计学差异，前者用药成功率为95%。Stegmann 等报告黏弹剂小管切开术成功率为82.7%，用药成功率为89.0%。Dahan 和 Drusedan 报告一组病例作非穿透性小梁手术，巩膜瓣下无植入物，平均随访46个月，平均眼压从30.4 mmHg 降至15.4 mmHg，平均下降50%。李美玉报告，平均随访9个月，完全成功率为42.8%，加药成功率为96.4%。叶天才等的结果为平均随访6.6个月，完全成功率为56.0%，加药或术后行残存小梁网激光穿刺治疗眼压≤21 mmHg 者为44.0%。

非穿透性小梁手术因不穿透前房，术中不发生眼压突然降低，因而术后早期并发症如低眼压、浅前房及脉络膜脱离等并发症明显减少，滤过性手术的晚期并发症低眼压性黄斑病变、滤过泡炎、眼内感染等的发生率也较低。

7. 青光眼的视神经保护　神经保护是对患病的神经组织，通过干扰其损伤和死亡径路，以保护其组织并维护其功能。30年来曾在实验室和临床试验中研究众多药物用于急性和慢性神经疾病。Helen 等复习了有关文献，虽然有数百种神经保护药物在动物疾病模型中有限制神经损伤的作用,但均未能应用于临床。有2种神经保护药物在人类临床试验中表明可改善结果,被美国食品和药品监督管理局批准应用,即利鲁唑(riluzole)用于肌萎缩侧索硬化和美金刚(memantine)用于中度到重度阿尔茨海默病,但是这些药物对这些疾病过程也未能获得戏剧性冲击作用。

近年来,神经保护曾延伸到视神经疾病,如青光眼、非动脉性前部缺血性视神经病变和Leber遗传性视神经病变。两个尚未发表的大的、平行、随机临床试验,关于N-methye-d-aspartate antagonist,memantine对开角型青光眼视神经保护的研究未表明其有效性。

有两个最大的慢性进展性开角型青光眼患者口服memantine的临床试验,这些公司资助的试验登记了世界范围的2200例患者,随访至少4年。试验结果虽未发表,但在2007年和2008年两次宣布两个试验均未达到预期结果。第一次宣布:"在统计学分析计划中,选择了两种视功能检测来评估memantine对青光眼的有效性。作为主要的终点的功能检测没有显示memantine对保持视功能有益。在几项应用次要的功能检测显示大剂量的memantine较安慰剂组统计学有显著性。"第二次宣布:"虽然研究表明接受大剂量memantine组疾病的进展较小剂量memantine组明显慢,但与安慰剂组比较无明显益处。所以研究未能达到主要的终点,也不足以重复第一次三期试验的结果。"

因为肾上腺素能激动剂在动物实验中有神经保护作用,在低眼压性青光眼治疗研究中,正常眼压性青光眼患者用酒石酸溴莫尼定(brimonidine,阿法根)或噻马洛尔。噻马洛尔作为阿法根降眼压效果的对照,而没有神经保护作用。尚未见其结果的报告。

(七)预后

原发性开角型青光眼的预后与视神经受损程度、眼压高度、视盘组织的易损性、全身血管性疾病、患者对治疗的配合以及治疗是否及时恰当等有关。一般认为,视盘凹陷重者预后差,因为受损严重的视盘仅剩余少量轴索,所以,每个纤维的丢失将是很重要的。有些专家提出,对于明显受损的视神经为了使青光眼稳定,需将眼压降至正常低值甚至低于正常的眼压。

有些眼睛可在很长一段时间内耐受高眼压,而另一些在正常眼压情况下也可出现进行性损害。这种现象常被解释为视盘对压力引起损害的耐受性不同。其他如视神经的灌注压和患者对治疗的配合等也是重要因素。少数人认为,治疗不能改变原发性开角型青光眼的自然过程。但是,绝大多数专家认为在绝大多数患者控制眼压可使病情稳定或减缓其过程。但是不要认为成功的降低眼压就能使病情稳定,有些患者经治疗后眼压明显下降,而视野缺损仍继续进展。患者应理解,治疗后眼压虽下降,但仍需终身定期就诊观察。医师也必须区分进行性青光眼性损害和视功能波动,以及随年龄增长的缓慢的视功能下降。

(惠　颖)

第五节 正常眼压性青光眼

（一）概述

1. 定义 正常眼压性青光眼（NTG 或 NPG）属于原发性青光眼，目前临床上认为是眼底和视野出现特征性的青光眼性损害，而眼压（昼夜眼压曲线测量）最高水平始终不超过正常范围上限（21 mmHg）的一种临床状况。

从临床看，正常眼压性青光眼相对于通常伴有高眼压的原发性开角型青光眼（HPG），特殊性在于：虽然眼压依然处于生理水平，但视神经却发生了与 HPG 同样的病理损害。“高眼压与青光眼间关系”的传统观念被彻底打破，青光眼的定义至今既不完善也不统一，眼压作为危险因素而被排除在定义以外。另外一种观点认为，正常眼压性青光眼尽管“眼压正常”，与 HPG 并无差异，其病因、发病机制和临床表现没有什么本质差异。需要指出的是，所谓“正常眼压”是指患者的真实眼压确实处于正常范围以内，并非仅仅眼压计“测量眼压”的正常。临床研究表明，中央角膜厚度（CCT）对“测量眼压”有一定影响，即真实眼压相同时，角膜较厚可出现高测量值；反之，角膜较薄则出现低测量值，所以应注意排除“测量眼压”正常而真实眼压不正常的特别情况。此外，正常眼压性青光眼曾被称为低眼压性青光眼。

2. 归类 正常眼压性青光眼是否存在，学术上尚有争议，临床上却被作为一个单独类型。但青光眼的整体分类体系还不完善，正常眼压性青光眼的归属尚未确定，文献中观点不一，从现行青光眼分类以病因和病理生理为基本依据看，应属于“原发性开角型青光眼（POAG）”的范畴，作为其中一个亚型更为合理。以前，国内对 NPG 的归类也无明确意见，2008 年，中华眼科学分会青光眼学组制订的原发性青光眼诊断和治疗专家共识中明确规定：POAG 包括两个并列的亚型，即 HPG 和 NPG。

3. 临床流行病学 不同研究和人群中报告的患病率相差甚大。既往资料认为，正常眼压性青光眼的人群患病率为 0.15%，约占整个 POAG 的 18% ~20%。新近研究认为，东亚和东南亚老年人群中，POAG 最多地表现为正常眼压性青光眼，比例高达 60%，近年国内也有类似报告。日本 40 岁以上一般人群中正常眼压性青光眼的患病率为 HPG 的 4 倍。从患者性别看，国外报道女性多于男性，国内报道男性多于女性。发病年龄上，正常眼压性青光眼大于 HPG。迄今，虽有少数几个正常眼压性青光眼家系的报道，但大多数患者属于散发性病例，与屈光不正间也未发现有明确的关联。

（二）发病机制

正常眼压性青光眼病因不明，“眼压升高与视神经损害间因果关系”的传统理论受到挑战，血管或缺血以及多因素学说促成了青光眼的病因学研究。文献报告中除各种血管性因素外，还有基因和多种自身免疫性紊乱，甚至被视为眼科阿尔茨海默病，但迄今，缺血等学说均难以从病理生理学上对视神经结构和功能的特征性损害给出合理的解释。或许，多种因素可能分为两个层次或范畴：一是病因学阶段的启动因素，二是病生学阶段的参与因素。血管性病变等因素的作用仅仅在于降低了视神经对压力性损害的抵抗能力。

正常眼压性青光眼依据目前的临床定义,眼压即使真正正常,正常的衡量标准仅是正常范围的上限即21 mmHg,从统计学看,正常群体眼压水平的数值分布区域大致有三:一是极少数人高至21 mmHg以上,二是只有少数人可达21 mmHg,三是大多数人处于平均值左右或者以下。从临床诊断和治疗主张个体化的观点看,"个体正常眼压"并不简单地等同于"群体正常眼压",任一个体的正常眼压一律规定为不超过正常上限(10 ~ 21 mmHg中上限是下限的2倍),具有很强的人为性。例如,某一患者发病前、后眼压分别为11 mmHg、21 mmHg,采用上限衡量正常与否,显然不合理。所以,现行定义下诊断的正常眼压性青光眼实际上存在着"伪正常眼压性青光眼"的可能。真正的正常眼压性青光眼,发病前后的眼压始终如一地保持在低于21 mmHg的某一水平附近(单眼波动<5 mmHg,符合生理性波动范围)。但是,眼压正常,对视盘筛板并非没有压迫作用,如果筛板组织学结构薄弱(包括发育性缺陷、退行性改变、乃至获得性异常),眼压与筛板间压力和抗力关系则可失衡。基础研究表明,视神经损害的病理改变实质上为视网膜节细胞凋亡;临床研究表明,正常眼压性青光眼中视神经损害也是眼压依赖性的。

近年的最新证据为眼压学说提供了有力支持:一是高眼压症、NTG、HPG患者和正常人不同分组受试者颅内压的病例对照研究,高眼压症的颅内压高于正常人,而NTG和HPG患者的颅内压低于正常人;二是NTG、HPG患者和正常人三组受试者筛板厚度的病例对照研究,青光眼患者的筛板厚度小于正常人、NTG患者的筛板厚度小于HPG,并且两组青光眼患者中筛板厚度均随病情加重而变薄。

综合迄今的上述研究成果,正常眼压范围下界为10 mmHg,房水引流系统下游上巩膜静脉压约10 mmHg、视盘筛板后区颅内压约10 mmHg,三者间呈现的压力平衡是否存在着某种病因学和病生学关系,分析认为:视盘筛板的组织学差异或连同筛板后结构(例如颅内压异常等导致其与眼压间关系失衡或跨筛板压压差增加)可能是正常眼压性青光眼乃至HPG视神经损害发生的起始因素。病理损害一旦开始,病理生理学过程中可有诸多因素参与,例如:筛板上下两区域结构薄弱以致不能承受正常水平的眼压,导致筛板内血供障碍和胶质细胞异常反应等,而轴浆传输阻滞引起脑源性神经营养因子剥夺,结果启动上下弓形区内节细胞的凋亡。临床上表现为,眼底视盘上下盘沿的缩窄和视杯的纵向扩大加深以及上下弓形区内神经纤维层缺损,视野相应部位和形态的缺损。

关于正常眼压性青光眼的致病基因,2002年发现了视神经病变诱导蛋白基因(OPTN),基因位点为10P13。此外,1998年发现的GLCIE,属于眼压正常的原发性开角型青光眼,基因位点为10P14-P15。

(三)临床表现

除眼压不高于21 mmHg外,正常眼压性青光眼的临床表现相似于HPG。该病病程隐匿,症状缺乏或没有特异性。体征参照HPG,主要集中在下列4个方面。

1. 眼压　临床上,正常眼压性青光眼的眼压虽然处于正常范围,但具体水平不一。国内文献报道,不同患者间平均眼压有的接近上界,有的接近下界,总体位于16 mmHg附近。国外文献报道,大多数患者的眼压接近上界。从生理学看,眼压是否正常,除单一峰值外，还体现于昼夜曲线的波动幅度和双眼对称性，但迄今主要着重于峰值。关于眼压峰值，多数认为出现于夜间，睡眠体位致使巩膜上静脉压升高。至于后两项指标，从有限的文献报告看，患者昼夜眼压分布双眼对称，波动形态呈单峰式曲线，波动幅度约为 4 mmHg。最近一项临床研究采用严格的临床方法（包括夜间采取卧位、使用 Tonopen 眼压计并且与 Goldmann 眼压计相比较，每小时测量一次并且借助脑电图监测以尽量减少干扰睡眠）和数学方法，测量和分析了正常眼压青光眼患者的昼夜眼压曲线，眼压曲线依据峰值表现分为 3 种类型，大多数为日间峰值型或夜间峰值型，极少数为无峰值型。

2. 眼底　改变眼底的结构性改变包括视盘改变和视网膜神经纤维层（retinal nerve fiber layer，RNFL）改变两个方面。正常眼压性青光眼与 HPG 的眼底改变有无异同，各家研究结果不一。一种观点认为，正常眼压性青光眼中视盘损害更多地表现为盘沿缩窄和切迹以及视盘脉络膜视网膜萎缩（PPCA）和盘沿出血。从临床看，盘沿出血相对常见、有时是最早可见的一个体征，可以反复出现，多见于视盘的颞下或颞上盘沿区域，呈条片或火焰状，骑跨于盘缘上，出血及其反复提示视神经组织损害的发生或进展。

某些研究根据视盘表现将正常眼压性青光眼分为两种情况。①老年硬化型：主要见于伴有血管疾病的老年患者，盘沿呈苍白浅斜坡状。②局灶缺血型：盘沿有局灶性深切迹、位于上极或下极。

3. 视野损害　视野损害属于功能性损害，正常眼压性青光眼与 HPG 间视野损害在部位和形态上有无不同，迄今也无一致意见。某些研究认为，正常眼压性青光眼相对于 HPG，早期视野缺损多呈局灶性，程度更致密、边界更陡峭、部位更靠近甚至侵入中心固视区。

4. 前房角　对于正常眼压性青光眼，前房角无疑是开放的。从房水循环的病理生理学上分析，如果前房角关闭作为原因预先存在，则不可能还有作为结果的“眼压正常”。但应注意，前房角开放在解剖上存在既可以“宽”，也可以“窄”的两种情况。

（四）诊断和鉴别诊断

1. 诊断　青光眼诊断指标包括四项，即眼压、房角、眼底和视野。对于原发性开角型青光眼，诊断有效性的指标为眼底和视野。正常眼压性青光眼的诊断标准上，目前国内外文献均参照 HPG：青光眼性眼底和视野损害，自然状态下眼压峰值不超过 21 mmHg，房角开放，排除其他可能导致类似视神经损害的有关病变。

（1）眼压：最高不超过 21 mmHg。眼压作为一个诊断指标，仅取决于正常上限，对正常眼压性青光眼已失去定性诊断价值，意义仅在于与 HPG 相鉴别。眼压的测量和评价应注意下列问题：①采用 Goldmann 压平眼压计，迄今仍为金标准。如有条件，也可采用动态轮廓眼压计（DCT）。②测量昼夜眼压曲线：眼压曲线给出峰值、单眼波动幅度和双眼对称性 3 项指标，如果波动幅度或双眼差异较大，即使最高不超过 21 mmHg，应排除早期 HPG 的可能性。迄今，眼压曲线测量限于测量条件诸如时间点的多少和分布、患者夜间睡眠和体位的自然状态、眼压计类型等，还不是真正意义上的眼压曲线。现在，最新的接触镜传感器式眼压计已经开始应用，能够于实际生活状态下进行昼夜 24 h 的连续和动态眼压测量，测量结果为眼压图。③注意角膜厚度（CCT）的影响：CCT 对“测量眼压”有影响是肯定的，问题是正常眼压性青光眼与正常人和 HPG 患者 3 组群体间角膜厚度有否差异尚无肯定意见，但针对具体患者时 CCT 测量有助于完善个体化诊断。

（2）眼底和视野改变：二者是视神经损害分别在结构和功能上的表现，正常眼压性青光眼与 HPG 间有无差异尚无肯定答案。部分学者认为其差异表现在如下方面（表 3-1）。

由于眼压已无定性诊断作用，眼底和视野改变的早期发现格外重要。HPG 的诊断一般是在眼压升高的基础上，只要眼底改变或视野改变其中一条即可确诊。与其不同的是，正常眼压性青光眼中眼底改变或视野改变只有一条、尤其视野改变迟于眼底改变或不典型时，确诊依据似不充分，需要二者相互印证，由此增加了诊断难度。所以，应考虑现今诊断技术中眼底和视野两种检查方法各自的灵敏性和特异性，已有研究提出早期诊断采用“视野前诊断”的问题。

表 3-1　POAG 中两个亚型间眼底和视野改变的差异

类别	HPG	正常眼压性青光眼
视盘外观	视杯同心圆形、较深、盘沿均等对称、没有切迹	壁陡峭偏心圆形、较浅，壁呈斜坡状
	出血少见	上下两极丢失较重
	PPCA 少见	多见
		多见
RNFLD	趋于广泛性萎缩	趋于局限性萎缩
视野改变	普遍丢失、通常累及周边、暗点较浅、边界呈斜坡状	局限损害、暗点为局灶性、致密、通常靠近固视区
视盘外观与视野损害间的关系	二者关系密切	视盘损害程度与视野状态间不成比例

注：PPCA：视盘旁脉络膜视网膜萎缩。RNFLD：视网膜神经纤维层缺损。

（3）前房角：呈开放状态，应注意“前房角在解剖上狭窄但在功能上开放”情况的存在，实际上相当于 HPG 中的“窄角型开角性青光眼”。

2. 鉴别诊断　包括 3 个方面。

（1）眼压方面：应排除其他不同情况的青光眼和某些影响眼压的因素。①HPG：未测量眼压曲线、昼夜眼压变异较大或由于测量时间点或患者体位的关系未能发现升高的眼压；患者合并高度近视眼时巩膜硬度较低、或单纯角膜厚度较薄，未注意矫正。②其他类型青光眼中眼压间歇性升高：闭角型青光眼间歇期、青光眼睫状体炎综合征。或既往有眼压升高史的“顿挫性青光眼”、“耗竭性”青光眼、激素性青光眼、继发于外伤或炎症等的青光眼，上述各种情况中均为过去曾因眼压升高而引起视神经损害，现在眼压因升高的原因被解除而恢复正常，或因年老和疾病而发生房水低分泌。③全身因素：患者因心血管疾病而服用 β 受体阻滞剂或强心苷类药物。

（2）眼底方面：应排除类似青光眼的非青光眼性视神经病变。①视盘先天性异常。②缺血性视神经病变（尤其动脉性）。③炎症性视神经病变。④视神经和（或）视交叉压迫性病变（肿瘤、动脉瘤、囊肿）。⑤脱髓鞘疾病。

（3）视野方面：主要应排除能够引起视网膜弓形区内视野缺损的非青光眼疾病。①视盘先天性异常：视盘小凹、视盘缺陷等。②视神经炎。③缺血性视神经病变。④视网膜分支动脉或静脉阻塞。⑤视神经压迫性损害。⑥视盘玻璃疣。⑦慢性视盘水肿。⑧视盘邻近区脉络膜视网膜炎和脉络膜视网膜瘢痕。

青光眼性眼底和视野改变一般具有高度特异性，同时注意临床上其他原因和类型的视神经损害通过临床病史和眼科检查予以排除。

（五）治疗

1. 治疗目的　正常眼压性青光眼患者的自然病程是有差别的，有些病情进展不可阻止，而另外有些却为相对良性的过程。如果某一患者视神经损害程度较轻、眼压曲线中峰值位于正常范围平均值以下而且波动幅度较小、没有相关的危险因素、尤其随访中视神经损害进展速率较慢、患者年龄较大，同时考虑到药物的疗效、安全性、可耐受性、费用和对患者生活质量的可能影响等问题，可暂予观察而不予治疗。否则，应采取积极的治疗措施。

治疗的根本目的在于阻止病变进展以保护视功能，治疗手段从理论上包括眼压降低和视神经保护两条途径。关于“视神经保护”，迄今尚无一种药物获得严格临床资料的直接证实，目前临床上主要手段依然是降低眼压。所谓“目标眼压”正是将降低眼压与保护视神经相结合的一个概念，具体是指通过治疗获得一个稳定的眼压范围，在其上限水平以下视神经损害的进展能够最大程度地延缓甚至停止。但实际上，目前还没有准确预测和具体测量的可行方法。目标眼压因不同患者而不同，同一患者也因不同病程而不同。一般认为，确定目标眼压应考虑下列几个因素：视神经损害的程度、眼压高度、损害进展的速率、其他危险因素（近视眼、糖尿病、家族史、高血压、低血压、偏头痛、周围血管性疾病-雷诺病、缺血性血管疾病等）、患者预期寿命（或预期视力年数）。另外，目标眼压并非一经确定即一成不变，是否足够和有效应通过视神经损害的现状与以前（包括基线）资料的随访比较，进行定期评估。

正常眼压性青光眼相对于HPG，眼压本已“正常”，对降眼压药的反应较差，需要的目标眼压更低、降压难度更大。正常眼压性青光眼协作研究表明，降低眼压至少对部分患者是有益的，降低幅度应达到其基线水平的至少30%，对于严重的晚期患者，应争取眼压降低靠近10 mmHg甚至更低。具体治疗措施的选择包括药物、激光或手术，以药物治疗为首选。

2. 降低眼压　局部降眼压药目前已多达六大类，即β受体阻滞剂、前列腺素类衍生剂、肾上腺素能激动剂、碳酸酐酶抑制剂、缩瞳剂和复方制剂，每一大类又包括多个不同的品种：

（1）前列腺素类降眼压药：目前国内外共有3种，即拉坦前列素（适利达）、曲伏前列素（苏为坦）和贝美前列素（卢美根）。三者降压效果相似，降幅均达30%以上，对夜间眼压的降压效果优于其他药物，此外对深色虹膜患眼的降压效果较好。根据青光眼的房水动力学异常和药物的作用机制，前列腺素类降眼压药是开角型青光眼的一线用药，尤其适于正常眼压性青光眼。

(2)β 受体阻滞剂和肾上腺素能激动剂：均包括非选择性和选择性两类，目前临床上常用的非选择性 β 受体阻滞剂例如噻马洛尔等，高度选择性的 α_2 肾上腺素能激动剂如溴莫尼定，以及毛果芸香碱 3 类，降压效果相似，为 20%～25%。上述 β 受体阻滞剂和溴莫尼定的夜间降压效果相对较差，其中各种 β 受体阻滞剂对深色虹膜患眼的降压效果也较差。此外，肾上腺素能激动剂中还有以前常用的相对选择性 α_1 激动剂对氨基可乐定和非选择性的地匹福林（肾上腺素前体药）等。

(3)选择性 β_1 阻滞剂：包括倍他洛尔（贝特舒）和局部碳酸酐酶抑制剂，包括多佐胺和布林佐胺两种，现在国内应用的是布林佐胺（派立明）。两类药物的降压效果相似，属于第三等级，均为 20% 左右。

(4)复方制剂：目前国外已有由上述各种单剂中任何两种所组成的多种复方制剂，例如现在已经进入国内的拉坦噻吗滴眼剂（适利加滴眼剂，拉坦前列素和噻吗洛尔的复方制剂）。该剂型药物不仅具有相互加强的降压疗效，减少不良反应，而且可以提高患者的用药依从性。

(5)单独使用一种局部药物通常不足以达到满意的降压效果，此时应依据药理作用机制加用其他药物，或采取激光以至手术。

氩激光小梁成形术应用于临床已有多年，近年又有选择性激光小梁成形术（SLT），其远期效果尚不肯定或效果有限，但对于不愿意接受手术或对手术有高危因素的患者，不妨一试。尤其 SLT，其应用比较安全，可以重复。

滤过性手术对于正常眼压性青光眼，手术指征相对严格，要求通过手术获得很大的降压幅度，许多临床医师认为眼压应降到正常低界甚至亚正常的水平（6～10 mmHg），小梁切除术通常需要联合应用 MMC 或 5-FU 等辅助药物，甚至采用全厚巩膜穿透的滤过手术，以期获得更低的术后眼压。严格的术后随访对获得满意的术后效果有重要意义。

3. 其他辅助治疗　对于正常眼压性青光眼，尤其中晚期患者，在眼压降到可以接受的水平的情况下，应注意相关危险因素的内科治疗，同时考虑给予营养神经和改善血流的药物。

从青光眼及其相关药物本身看，上述局部降眼压药中，实验研究提示：倍他洛尔和多佐胺分别可以改善脉络膜血流和增加视网膜血流，溴莫尼定增强视网膜节细胞存活能力。

此外，钙通道阻滞剂（尼莫地平等）可以改善视神经的功能和血流，已有研究表明，全身钙通道阻滞剂治疗后患者对比敏感度改善或视野损害进展得到缓解。但也有研究未能证实上述作用，况且全身应用钙通道阻滞剂对患者血压有不良反应，其发生率又较高，有鉴于此，钙通道阻滞剂应谨慎使用。

（惠　颖）

第六节　分泌过多性青光眼

分泌过多性青光眼是一种特殊而罕见的开角型青光眼。其特殊性在于发病机制为房水生成过多,而房水排出正常,结果依然导致眼压升高。有学者估计其患病率不超过青光眼总数的2%。该病病因不明确,一般认为与血管神经功能失调有关,患者多伴有高血压病。

一、临床表现

该病多见于40~60岁的女性,房角开放,眼压升高多为25~35 mmHg,但呈间歇性。不同时间测量眼压可见眼压波动较大,波动幅度与房水生成增多的速率和持续时间及排出易度的代偿能力有关。房水生成速率达到4~5 μL/min时,多数眼压将会增高,尤其老年人小梁网代谢功能有限。房水排出能力多为正常低限,房水生成增加时容易引起眼压升高。由于眼压升高呈间歇性,眼底视盘损害和视野损害均相对较轻,进展也相应较慢,大多患者预后良好,但眼压若持续性增高,并且未能进行及时有效的治疗,也可造成严重的眼底和视野损害。

二、诊断

主要是弄清眼压升高的机制。眼压的单纯测量不能确诊,眼压升高期间进行眼压描记(必要时须重复)对确诊有重要价值。眼压描记可以发现,房水流畅系数正常,而房水生成增多。有学者主张,对于眼压升高的患者,如果房水流畅系数正常[一般为0.25~0.60 μL/(min · mmHg)]而房水流量超过4.00 μL/min[正常为(1.838±0.050) μL/min],即诊断分泌过多性青光眼。

眼压描记时应注意排除检查者和患者人为因素的影响,尤其需要注意选择合适的砝码和矫正眼壁硬度,以避免测量误差。

三、鉴别诊断

1. 眼压升高的原发性开角型青光眼　眼压升高的原因在于房水流出阻力增加。对于疑似患者,应首先了解昼夜眼压曲线情况,然后在眼压高峰期间进行眼压描记。如果房水流畅系数≤0.11 μL/(min · mmHg),而房水流量正常,则排除分泌过多性青光眼。

2. 巩膜上静脉压升高引起的继发性开角型青光眼　房水外流通路中,小梁网通道是压力依赖性的。所以,巩膜上静脉压升高致使小梁网内外压力梯度缩小、房水外流减少,引起眼压升高。眼压描记显示,房水流畅系数可以正常,也可以降低。但此时,导致巩膜上静脉压升高的眼局部或其他系统的疾病所呈现的临床症状和体征有助于鉴别诊断,例如海绵窦动静脉瘘、眼眶肿瘤或炎症、内分泌性突眼、纵隔肿瘤等。

四、治疗

针对房水分泌增多的发病机制，首选使用抑制房水生成的局部降眼压药，例如：各种β受体阻滞剂、碳酸酐酶抑制剂（多佐胺滴眼剂或布林佐胺滴眼剂）、α_2受体激动剂（溴莫尼定滴眼剂等）和复方制剂（噻吗洛尔或多佐胺滴眼剂等）；如果视功能已有损害，眼压持续升高而药物效果不满意时，可考虑睫状体激光光凝等类似手术。

其他针对改善房水排出的药物、激光或手术等治疗方法难以奏效。

（惠　颖）

第七节　高眼压症

自19世纪中叶von Graefe宣称青光眼患者因眼压升高可导致视盘凹陷性萎缩这一重要发现以来，临床实践观察反复证实了大多数已明确诊断的青光眼患者都具有眼压升高这一特征。于是，临床医师逐渐形成了这样一个传统的观念——眼压升高就是青光眼，而眼压升高必然要引起视盘的凹陷性萎缩，继而发生视野缺损。根据大组群体眼压调查结果，正常人的眼压平均值（M）约为15～16 mmHg，标准差（SD）为2.5～3.0 mmHg。按上述标准，正常人群中眼压在M±SD范围内者约占67%，在M±2SD范围内者占95%，M±3SD者占99.75%。Leydhecker等引用这一概念，认为当眼压≥20.5 mmHg时，应视为有可疑青光眼；当眼压≥24 mmHg时，肯定有青光眼。然而，越来越多的流行病学调查资料表明，正常眼压均值加2倍标准差（M+2SD）这一数据，只能看作正常与不正常分界线的近似值，不能把它看作一个精确的阈值。

据Hollows等的研究，在40岁以上的群体中，眼压超过M+2SD这一标准者占5%，但在50岁以上及70岁以上的群体中，分别上升到10%及15%。具有典型视盘凹陷性萎缩及视野缺损的开角型青光眼患者，其发病率显然也有随年龄增长而增高的趋向，即45～54岁为0.1%；55～64岁为0.6%～0.7%；65～74岁为1.1%～1.3%；75～85岁为2.3%，但其实际数字，要较单纯眼压高于M+2SD的人数少得多。换言之，不能仅仅因为眼压超过正常人群中的高限而诊断为开角型青光眼。另一方面，许多研究表明青光眼视盘凹陷性萎缩和视野缺损的发生、发展又与眼压的高度呈正相关。因此，又不能把眼压SM+2SD的人群与眼压在M+2SD范围的人群相提并论，而需要给以应有的关注。Hollows和Graham（1966）建议用“高眼压症”一词，将它们与真正的开角型青光眼患者和正常人加以区别，但也有人称它为疑似青光眼或青光眼前期。Shaffer认为采用后两个术语，可能更利于引起患者和医师的警惕，有利于随访观察的加强，及时给予处理以减少青光眼性损害的发生。不过，目前绝大多数的文献和教科书以及临床实际工作中，仍沿用高眼压症一词。

一、定义

高眼压症是指多次眼压测量其双眼数值均在正常人群眼压的高限以上，房角开放且无表现异常，虽未予治疗，经长期（多年）随访仍不引起青光眼视盘改变或视野损害的一种状态。目前大多数文献中都把正常眼压的高值限定为 21 mmHg。已如前述 21 mmHg 这一数值，是根据正常人平均眼压加 2 倍标准差［即 16+(2×2.5)］推算出来的。通常人群的正常生理值，是通过代表该群体中个体的一组资料，采用 Gaussian 曲线（正态分布曲线）分析确定的统计学范围(95%可信限)。从统计学角度来看，在 97.5%无眼部病症的人群中，眼压的高限不超过 21 mmHg。但实际眼压的分布却并不符合 Gaussian 曲线，而是偏向了正常眼压高限一侧的非正态分布，也就是说正常人群中眼压超过 21 mmHg 的实际人数要比统计概率 2.5%来得多。因此这一数值带有人为的性质，正如 Hoskins 所说的那样，超过 21 mmHg 并非代表生理上的不正常，而是统计学上的不正常。但也不能否认，绝大多数高眼压性开角型青光眼，其眼压确实是超过 21 mmHg 的。显然，在超过 21 mmHg 的眼压中，交叠了部分生理性高眼压和病理性青光眼的患者。文献中高眼压症下限有规定为 20 mmHg、21 mmHg、22 mmHg、23 mmHg，甚至 24 mmHg 的，但绝大多数是以 21 mmHg 为标准，因为人们已经习惯了将正常人群以正态分布来确定其眼压值的正常范围。因此，21 mmHg 仍应认为是一个有用的临床指标，以便把那些十分需要或不需要密切随访的人加以区分。

那么，高眼压是否有最高的眼压限值呢？文献中高眼压症的上限有的超过 30 mmHg，甚至可达 40～50 mmHg，但目前大多倾向于不超过 30 mmHg。多数学者也将 30 mmHg 作为衡量是否需要进行治疗的尺度之一。因为实验研究和临床观察发现，眼压超过 30 mmHg 时，发生视网膜视神经损害的可能性大为增加，并且眼压达 30 mmHg 以上时，正常人黄斑部毛细血管的微循环障碍即出现。

无论是高眼压或开角型青光眼，都是双侧性，两眼情况应属一致。如果一眼已有明确的青光眼性视盘和（或）视野变化，另一眼即使仅有眼压升高而没有视盘和（或）视野缺损，也应诊断为开角型青光眼而不是高眼压。同样，双眼眼压高而一眼已有肯定的视网膜神经纤维层缺损、视杯切迹、视盘上或盘周围视网膜上有出血，应诊断为开角型青光眼；有可疑的青光眼性视盘改变，如双眼杯盘比差值>0.2，双眼的视盘盘沿宽度明显不匀称等，即使目前的形态学检查未能发现异常，视野尚未受损，也应高度警惕开角型青光眼的可能性。

虽然我们有了上述的相关定义，但迄今还没有一种大家都公认的学说来解释高眼压症的发生。

二、发病率

一致的看法是高眼压症远较开角型青光眼为多见，前者为后者的 10～15 倍。就总体而言，高眼压症的发生率约为6%，而开角型青光眼约为0.5%。在普通人群中，高眼压症的发生率约为2%，而40 岁以上的人群中的不同报道高达4%～10%，女性较男性更多见。我国虽未见到大组群体的调查报告，但临床实践中给人们的印象也并不少见。高眼压症的发生率在不同人种中有差异。文献报道，白种人的发生率≥21 mmHg 为3.1% ~ 8.6%，>21 mmHg 为 0.5% ~7.0%；黑人的发生率≥21 mmHg 为 7.4%，>21 mmHg 为 2.2% ~12.7%；黄种人的发生率≥21 mmHg 为 1.4%。一般来说，随年龄增长，眼压的正常平均值也随之增高，但流行病学调查显示在中国和日本，正常人群的眼压平均值是随年龄增长而下降的。或许可能与西方人的高眼压症发生率较高、东方人的高眼压症发生率较低有关，但需进一步的研究依据支持。

高眼压者除了眼压高于正常均值加 2 个标准差这一必须条件外，还需确认眼底及视野都属正常。实际上，要对高眼压症的发病率作精确测算实非易事。原因较多，主要有以下几种。

（一）对视网膜视盘形态正常与否的识别

检测评价视网膜视盘的形态特征很重要，以判断分析是否存在青光眼性视神经病变的早期体征以及进展状况。原来只注重视盘形态，现在同时也注重视盘旁视网膜的形态变化。即使是视盘，其相关的评价指标除了经典的杯盘比值扩大外，还有盘沿宽度变窄、视杯切迹、视盘表面及其周围的小出血以及视盘上血管走向变化等。除了视盘的改变外，其邻近区域的视网膜和脉络膜改变也可以帮助判断是否存在早期青光眼性损害，如出现视网膜神经纤维层损害，对这种损害现在的认识又扩展到黄斑区的神经节细胞复合体受损，可以通过频域 OCT 检测更早期发现其异常。此外，视盘旁脉络膜萎缩灶（透见脱色素的白色巩膜组织的 β 区和透见带有色素改变的脉络膜大血管组织的 α 区），目前认为与青光眼性视神经病变也有必然的联系。

如果检眼镜下不能够识别，需借助特殊的眼底影像检查如共焦激光检眼镜（CSLO）、视神经分析仪（NFA）、光学相干断层扫描仪（OCT）等定量检测视盘旁的视网膜神经纤维层厚度及其动态变化来协助判断。

（二）对视功能正常与否的判别

较早的文献报道是以 Goldmann 视野计的检测结果为依据的，但 Goldmann 视野计对早期青光眼性视野损害的检出率往往不高。正如同 Quigley 指出的：当轴突纤维损害不到 50% 时，在 Goldmann 视野计上常不能发现异常。传统的视野检查如 Goldmann 视野仪、弧形视野计等是属于动态视野的定性检查，已难以用作早期青光眼的诊断。目前针对早期青光眼的视野检查主要是阈值定量检测的静态视野，即测出视野中每点的实际敏感度，可以监测到微小的变化，并作出统计学概率判断。但视野检查属于一种主观检查，即物理学检查，可受多项因素的干扰，因此分析结果时应考虑到患者的配合程度、视野检查的可靠性参数，排除其他伪象，并结合眼压和眼底的形态来做综合分析判断。视野损害也可见于其他眼病和神经系统、血管系统等疾病。此外，目前现有的临床视野检查方法需视神经纤维受损达一定程度后方能检测出，虽然其诊断青光眼的特异性要高于眼底的形态学改变，但敏感性却不如眼底形态变化。因此当一时难以判断是否存在视野损害时，可作定期的随访检查，对比分析视野变化，不要单独依据一次视野检查就排除或确定早期青光眼的诊断。近年一些特殊的视功能检查，如蓝黄视野计（以短波长蓝色视标投射在黄色背景上）和倍频视野计（以低空间频率正弦光栅快速转换的闪光刺激作为视标）受到关注，它们对早期青光眼性视野损害的检出率，均高于常用的静态阈值视野计，可能更有助于高眼压症与早期开角型青光眼的鉴别诊断。其他一些评估视功能的手段如对比敏感度的测试，多焦视觉诱发电位检查等的综合应用，也可补充视野检查的不足，有助于将早期开角型青光眼从高眼压症中鉴别出来。

（三）相关因素

诊断高眼压症，首先是眼压测得准确与否，对眼压测量值的评价应充分考虑眼压测量时的各种相关因素。目前临床应用的眼压测量方法均是间接的眼压测量值。所以，针对测得的高眼压，要辨别可能造成高眼压假象的种种情况。主要有采用的眼压测量方法，测量时的技术操作和被检者自身因素的影响。

1. 眼压测量方法　目前国际通行的标准眼压测量法是压平眼压计测量法，被公认为最准确的眼压测量法，即依据压平恒定面积的角膜所需外力（测压头推进时的力量）推算眼压：P（眼压）= FC（外力）/A（压平面积）。其特点在于不受眼球壁硬度影响，较客观地反映了真实的眼内压力。但目前我国多数医院眼科尚未使用或很少采用压平眼压计测量眼压。压陷式眼压测量是通过外力（仅限于眼压计自身重量）作用使眼球容积发生变化而推算的眼压值，易受眼球壁硬度和角膜形态等因素影响，因而有产生偏差的可能。近 20 余年来，使用非接触眼压计者逐年增多，其优点在于操作简便，不需接触眼球，不必使用表面麻醉剂，避免了交叉感染的机会。但非接触眼压计的准确性不如压平眼压计，且受角膜形态（如角膜不平整、水肿、斑翳等）的影响较大。非接触眼压计系机械、光学和电子为一体的设备，易受环境因素（如温度、湿度、尘埃等）的影响，从而发生测量值的偏差。其实非接触眼压计如同计算机验光仪，压平眼压计如同检影验光。压平眼压计对操作技术要求较高，测量结果更准确。因而应强调在临床工作中使用压平眼压计，尤其对可疑青光眼及近视眼患者，一定要使用压平眼压计测量眼压，这样才能真实反映患者的眼压状况。

2. 眼压测量技术　测量眼压时技术操作不当也会影响眼压值。用 Schiotz 眼压计测量时，如果检测者的手指施压于患者眼球，眼压计置放于角膜表面时倾斜，眼球表面麻醉不充分；非接触眼压计的喷气探头未对准角膜中央区，监测系统接受角膜表面反射光线的镜面有尘埃；压平眼压计的荧光素浓度不合适，荧光环偏位等，均将产生眼压值的测量偏差。压陷式眼压计测量时患者为平卧位，压平眼压计和非接触眼压计测量时患者为坐位，对眼压测量也有一定影响。因此应规范眼压测量技术，以获得准确的眼压值。此外，各类眼压计的定期校正亦是正确测量眼压的基本保证。

临床上常常见到中小学生视力检查时用非接触眼压计测量眼压，发现了不少高眼压者。我们经过观察分析，这类高眼压大多数是眼压测量偏差所致。造成少年儿童眼压测量偏差的原因主要有以下两点。

（1）生理因素：少年儿童的眼睫毛较长，而且黄种人的睫毛多朝向前下方，非接触眼压计喷出的气流恰好吹在上眼睑的部分睫毛上，往往造成眼压偏高的假象。如用手指轻轻上提上眼睑可以避免长睫毛对该法测量眼压的影响。

（2）心理因素：少年儿童在进行眼压测量时，容易受非接触眼压计喷出的气流“叽”声的惊吓,出现反应性眨眼、闭睑,甚至头位移动,影响眼压测量的准确性。因此,在进行眼压测量时,应充分注意上述因素对NCT法测量结果的影响。建议采用压平眼压计检测眼压,以减少测量误差。此外,临床眼科医师对获取的异常眼压值要慎重分析,需结合其他临床检查结果,进行全面而综合地分析,不能武断地做出高眼压症或青光眼的诊断。

3.被检者自身的因素　被检者的眼局部因素以及配合度均对眼压测量结果有重要影响。如被检者紧张、屏气、眼睑痉挛、小睑裂或大眼球、眶压高等眼球外压力影响,眼球表面异常如泪膜(泪液量和成分)、角膜(曲率、水肿、云翳等)及角膜厚度异常等均可影响眼压测量值。因此,测量眼压时应因人而异采取适宜的测量方法和测量技术,充分注意其特殊性。测量眼压前需向患者具体说明检查要求,以争取患者的配合。

近年来对直接影响眼压测量的角膜这个主要因素,研究和关注得最多,其对眼压测量值的影响包含有3个方面:中央角膜的厚度(central corneal thickness)>角膜的曲率形态和角膜的生物张力(弹性)。

Hansen(1971)发现正常人中央角膜的厚度变异较大。生理状况下中央角膜的厚度存在明显的个体差异,文献曾经报道中央角膜的厚度最厚达900 μm的病例,我们临床测量到的中央角膜厚度(A超)最薄为460 μm,最厚为732 μm。由于中央角膜厚度的不同,用Goldmann眼压计所测得的眼压值也有变化。Goldmann眼压计的标定,是以中央角膜的厚度520 μm为基准的。自20世纪90年代以来,随着角膜屈光手术的开展,人们注意到了角膜形态,尤其是角膜厚度对眼压测量值的影响,这一问题逐渐得到临床医师们的重视。据各方报道,普遍认为高眼压症的中央角膜厚度值要较正常人或开角型青光眼患者的中央角膜厚度值为大。Brandt 和 Beiser(2000)等对进入“高眼压症治疗研究”(OHTS)项目中的1 298例高眼压症作中央角膜厚度测定,其中绝大部分是白种人及非洲裔美国人,也有极少数为亚洲或太平洋岛国及西班牙裔人士。结果发现除非洲裔美国人的中央角膜厚度均值为555.7 μm±40 μm外,白种人及其他族裔的中央角膜厚度均值均明显高于520 nm这一理想的正常值[范围从(564.4±30.3) μm~(589.4±27.2) μm]。即使是非洲裔美国人的中央角膜厚度均值,也已高出理想正常值约36 μm。吴玲玲和铃木康之(2000)等在日本测定一组高眼压症的中央角膜厚度均值为(582±32) μm,明显高于正常人、开角型青光眼患者和正常眼压性青光眼患者。肖明和孙兴怀在上海测得一组高眼压症的中央角膜厚度均值为(588±28) μm。由此可见,高眼压症的中央角膜厚度值偏高绝非偶然。提示在高眼压群体中的一部分人,其眼压水平超过正常人均值加2倍标准差,可能由于中央角膜厚度较大所致,并非真正眼压升高。另一方面,如果中央角膜厚度值偏低,则也可能有部分真正早期开角型青光眼患者的眼压值落在正常范围而混迹于正常人群之中。现今,中央角膜厚度值已成为青光眼临床工作中的一个必要检测项目。至于中央角膜厚度偏离520 μm的数值与眼压增减之间的关系,各家报道很不一致。Ehlers及Bramsen(1975)等对一组白内障手术前的患者作前房内插管测量眼压,认为中央角膜厚度改变70 μm可使眼压变动5 mmHg。肖明和孙兴怀认为高眼压症的中央角膜厚度值与眼压呈正相关,中央角膜厚度变动23.6 μm,眼压相应变化1 mmHg。综合文献报道,由于眼压受中央角膜厚度影响,如实际厚度低于设定值,即角膜薄,可低估眼压5~10 mmHg;如实际厚度高于设定值,即角膜厚,可高估眼压7~10 mmHg;其变化范围为

(0.19～1.42) mmHg/10 μm。提示要把中央角膜的厚度对眼压的影响确立一个公认而可靠的标准,也有一定难度。目前有些青光眼诊治专家已将角膜厚度测定作为眼压矫正的常规,如临床上沿用1 mmHg/20 μm来换算矫正虽较方便,也只能视为小样本的大致估计。此外,一些公司研发了带有测定中央角膜厚度的矫正眼压计,也没有得到普遍认可。因为其将中央角膜的厚度按照某一公式折算后自行计算出矫正后的眼压值,所依据的样本数据库资料还是很有限的。

临床上遇到眼压测量值较高而又无其他青光眼支持依据的患者时,可以做角膜厚度测量,以排除角膜厚度因素对眼压的影响。同样,在诊断正常眼压性青光眼时,也要考虑中央角膜的厚度偏薄造成的眼压正常假象。

此外,角膜的曲率形态对眼压测量值也有影响,通常较陡的角膜所测眼压值偏高,而较平坦的角膜所测眼压值偏低;角膜散光中每4.00 D的循规散光低估眼压1 mmHg,而逆规散光则高估眼压1 mmHg。同样也认识到角膜的生物张力(弹性)会影响到眼压的测量,目前还在研发相关的检测设备如角膜弹力计等。虽然已有针对角膜屈光手术后眼压测量的轮廓眼压计出现,但比较困惑的是如何确定角膜的厚度、形态、弹性三者对间接眼压测量值的影响度。

综上所述,使我们有理由相信,现在已被诊断为高眼压症的群体中,很可能混杂着一部分由于角膜特性变化所导致的假性"高眼压"现象,以及由于测试手段和判别能力的限制而未被发现的早期开角型青光眼患者,这对高眼压症发病率的评价将造成一定的偏差。

4.少年儿童高眼压症　临床上常见有些少年儿童的高眼压是眼压测量误差或中央角膜偏厚造成的假象,但也有不少是真正的高眼压症。我们的一组研究发现,少年儿童高眼压症多发生在10岁左右,眼压常呈波动性,眼压值多数超过30 mmHg。这些孩子一般无自觉不适症状,也无影响视力等主诉。长期随访发现多数孩子于青春期后眼压趋于正常,我们称之为"青春期的眼压波动或高眼压症",可能与少年儿童生长发育时期体内激素水平和自主神经功能不稳定有关。这里有个问题,判定少年儿童高眼压症是否能依据上述基于成年人的正常人群眼压值? Fan等(2011)对50名5～14岁的健康少年儿童,采用Goldmann压平法测量,眼压为10～36 mmHg,平均15.9 mmHg±5.5 mmHg;采用非接触法测量,眼压为8～32 mmHg,平均15.7 mmHg±5.1 mmHg。Kageyama等(2011)对180名6个月龄至15岁的健康少年儿童,采用NCT法测量眼压,眼压为10～28 mmHg,平均15.1 mmHg±2.6 mmHg。由此可见,少年儿童的眼压正常范围上限很可能高于21 mmHg。少年儿童高眼压症多表现为一段时期内反复的Goldmann眼压测量值偏高,一般超过30 mmHg,非接触法测量甚至可以达到40 mmHg以上,但并无自觉不适和影响视力情况,也无其他眼部异常体征,角膜、RNFL、视网膜神经节细胞复合体厚度及视野均在正常范围。因此,不能用高眼压症通常的眼压上限不超过30 mmHg来框定。对眼压值30 mmHg以上的少年儿童,也应进行全面、综合分析,以确保诊断的准确性。建议今后进一步开展多中心、大样本的临床研究,及早建立我国少年儿童的眼压数据库。

(四)临床演变过程与开角型青光眼的关系

高眼压症大多数通过眼压普查或在门诊常规眼压测量时被发现。经历一个长时间的演变过程后,少数患者可能导致视神经和视野的损害,实际上发展成为开角型青光眼。

1. 高眼压症的临床演变过程　高眼压症的发展,表现为一种缓慢而比较良性的过程。通过长期观察,可观察到绝大多数高眼压症眼压稳定或有下降趋势。Schwartz(1980)对60例高眼压症进行平均42个月的追踪观察,发现67%的眼压稳定,20%趋于下降,13%眼压继续升高。Linner(1976)对152例中度高眼压症连续观察10年,眼压平均下降2 mmHg,结合眼压描记并与451例眼压<21 mmHg的正常人相对照,发现正常人在10年内眼压也下降约1.5 mmHg,从而认为中度高眼压症的眼压升高主要由于房水量增多,随年龄增长,房水产量减少,眼压也趋于下降。Stromberg对325例眼压>21 mmHg者随访10年,发现高眼压的人数减少了将近一半,从而也认为随着时间的推移,房水产量逐渐减少是主要原因。Blumenthal在观察眼压与季节的关系时,也推测内分泌的变化,特别是皮质激素与季节性眼压波动之间,可能有某种联系。还有学者提到高眼压与颈椎病等疾病的关联。Shiose(1989)在一篇关于眼压的综述中指出,日本人的群体眼压分布曲线中,眼压随着年龄增高而降低,这和西方人的情况却刚好相反。赵家良(2002)观察到中国50岁以上人群随着年龄增长,眼压有下降趋势。Sorensen(1978)对55例高眼压症随访15年,在39例未经治疗的人中有20例(51%)眼压下降至20 mmHg以下,19例(49%)不变。Nagasubramanian(1981)对75例高眼压症随访3~15年,23例(31%)眼压上升,52例(69%)不变或下降。魏厚仁观察的40只眼高眼压症中,34只眼停药随访3~12年(平均6.8年),有30只眼的眼压恢复正常,仅4只眼的眼压仍然偏高,但未发现视盘及视野的损害。这种随着时间推移,眼压渐趋稳定或有所下降的自然过程,与开角型青光眼缓慢进展并加重的病程形成鲜明对照。

同样,在少年儿童高眼压症中绝大部分并未出现视神经和视野损害,也表现为一种良性过程,长期观察也显示大多数患儿在青春期后眼压呈稳定状态或自行下降趋势,可能与其自主神经和内分泌系统的发育完善有关。这种随着时间推移,眼压渐趋稳定或下降的自然演变过程,与发育性青光眼的眼压缓慢上升并造成视神经渐进性损害的病理过程同样形成了鲜明的对照。

高眼压症的这些主要演变转归,不仅提示我们其发生的可能机制,并且提醒我们要严格掌握其治疗的适应证,并在评价疗效时也应把原属自然稳定或下降的眼压趋向考虑在内。

2. 高眼压症与开角型青光眼的关系　相继进行的一系列针对高眼压症的临床研究,不仅丰富了原发性开角型青光眼的鉴别诊断,而且还观察到其中的一部分高眼压症患者会最终发展成为青光眼。研究提示高眼压症潜在着随眼压升高而发生青光眼的危险倾向:未经治疗者5~10年后发生青光眼性视野损害不超过10%。Kass等引述文献报道,指出高眼压症经4~14年随访,发生开角型青光眼者仅占0~9%;Linner(1980)也认为高眼压症发展成为开角型青光眼的危险性随着眼压的升高而增高,但不超过10%。Krupin(1988)说得更具体:根据可以确认的视野损害或进行性视盘凹陷为标准,高眼压症转化为开角型青光眼的概率不会超过每年1%。尽管高眼压症发展缓慢,很少引起视盘凹陷和视野损害,但毕竟具有和开角型青光眼共同的重要病理生理背景——眼压高于正常值上限。事实上,也确实有一部分高眼压症最后转变为开角型青光眼。Becker虽不同意把开角型青光眼和高眼压症混为一谈，然而却说："……高眼压症从定义上讲是一种可疑青光眼……我喜欢称患者为高眼压症，但当我们称呼每一个高眼压症时，在我们思想上要想到可疑青光眼。"为了研究高眼压症与开角型青光眼之间的内在联系，眼科医师们正致力于探索高眼压症向开角型青光眼转化的预测性指标。

通过对由高眼压症转变为开角型青光眼患者的进一步分析，发现了一些容易导致视盘和视野损害的"危险因素"。

(1)眼压水平：普遍的看法是眼压越高，导致青光眼性视盘或视野损伤的可能性越大。Goldmann 认为眼压>25 mmHg 者，将有许多人发生视野损害。Phelps 也认为眼压高度与视野损害频度之间成正比。眼压在 20 ~ 25 mmHg 者，视野损害的概率不到 1/10，如眼压升至 30 mmHg，其概率增加到 1/3 ~ 1/2。Armaly 等对 5 886 只眼随访了 13 年，眼压在 16 ~ 19 mmHg 者，视野损害的发生率为 1.4%，而基础眼压超过 23 mmHg 者，视野损害率为 8.4%。Sommer 所提供的资料同样表明眼压在 26 ~ 30 mmHg 之间或 30 mmHg 以上者，较眼压在 21 ~ 25 mmHg 者的视野受损相对危险性，分别增加 4.4 倍及 15.3 倍。Kerr 及 Nelson 等把高眼压症的眼压水平≤25 mmHg 者称为"低风险高眼压"，眼压>25 mmHg 者称为"高风险高眼压"，发现高风险者的搏动性眼内血流量和开角型青光眼患者同样降低，提示眼压超过 25 mmHg 时，是视功能易受损害的先兆。这说明了眼压水平对预测高眼压症预后的重要性。

(2)杯盘比值：杯盘比值越大，发展成青光眼的机会越多。Yablouski 对 105 例高眼压症作随访观察，发现杯盘比在 0.6 以下，眼压<28 mmHg 者，5 年内发生视野损害者仅为 2%，如杯盘比>0.6，眼压>28 mmHg 者，5 年内发生视野损害者达 100%。该组患者中 11 例的双侧杯盘比值相差>0.2，其中 10 人在大杯盘比值的一侧产生视野缺损。尽管 Kitazawa 通过对已由高眼压转化为开角型青光眼的患者的各项临床参数进行特异性和敏感性分析后，发现 C/DS 0.5 或双眼 C/D 比值相差>0.2 不是判别预后的可靠指标，但多数学者还是认为 C/D 比值在判别预后和决定是否治疗的过程中，具有参考价值。

(3)中央角膜的厚度：众多的临床研究表明，中央角膜厚度与是否发生青光眼及青光眼疾病的预后密切相关。美国眼科学会的临床诊治指南(PPP)中就将角膜厚度作为发生青光眼危险因素的Ⅱ级证据，即同样眼压水平的个体，其中央角膜厚度薄的容易发生青光眼，而且视神经视野损害进展的概率也大。

(4)其他危险因素：包括阳性青光眼家族史、老年、眼局部使用激素后眼压升高、高度近视、糖尿病、高血压、心血管疾病、免疫性疾病、黑色人种等。

上面这些因素，既是衡量高眼压症向开角型青光眼演变可能性大小的标尺，也是判别开角型青光眼预后的指标。

(五)治疗与处理

许多临床研究资料表明，未经治疗的高眼压，观察 5 ~ 10 年后发生视野缺竭者不到 10%。如果不加选择地对所有高眼压者进行治疗，最多也只对 1/10 的人带来好处。其余的人非但没有必要，反而会增加他们的精神负担，浪费了药物，还面临着药物毒副反应的风险。这对以往所用的传统抗青光眼药物来说更是如此。如强烈的缩瞳剂可诱发白内障、视网膜脱离；肾上腺素可加剧高血压，引起心绞痛或心律不齐；噻马洛安可加重支气管哮喘发作,导致心脏房室传导阻滞的危险;碳酸酐酶抑制剂可引起肢体发麻、食欲减退、精神不振、电解质紊乱、血尿或肾绞痛等。Linner 用缩瞳剂治疗高眼压者的一只眼,随访 5 年的 59 人中 1 例非治疗眼发生了视功能损害,1 例治疗眼发生视功能损害,另 2 例双眼视功能均受损害。Graham 把 201 例高眼压者分成 3 组,第一组 102 人滴生理盐水,第二组 62 人滴肾上腺素,第三组 37 人滴毛果芸香碱,2 年后产生视野损害者仅1 人,不管用药与否,患者的眼压都趋于下降,治疗组并没有显示优越性。David 等将117 只高眼压分为 2 组,第一组 50 只眼进行治疗,第二组 67 只眼未予治疗,发现经治疗者并不能防止青光眼的发生,也不对高眼压的进程产生任何影响。因此多数学者都倾向于对高眼压者作严密观察而不是轻易投药。只是对具有眼压>30 mmHg,视盘有出血,和(或)视网膜神经纤维层缺损,阳性青光眼家族史,高度近视,滴激素后眼压升高等"危险因素"者,才考虑治疗。但从 20 世纪 90 年代以来,抗青光眼药物有了举世瞩目的新进展。以拉坦前列素为代表的前列腺素衍生物类药物,以溴莫尼定为代表的 α_2 肾上腺素受体激动剂,以杜塞酰胺为代表的局部用碳酸酐酶抑制剂等具有用药量少,降压作用强而持久,全身性不良反应少等优点,大大提高了病员对药物的耐受度和依顺性。本世纪初,一系列有关开角型青光眼的多中心研究如高眼压治疗研究(OHTS,高眼压症治疗研究小组)等,进一步肯定并强调了降低眼压对阻止青光眼性视功能损害的正面意义,对高眼压的治疗问题,也变得较为积极和重视。Kass 和 Heuer 等将进入 OHTS 课题组中的高眼压者分为 2 组,一组给予局部用降压药,另一组不给药仅作观察。其结果治疗组中患者的平均眼压,下降了 22.5%,而观察组只下降了 4.0%。60 个月后,治疗组中累计发生开角型青光眼的概率为 4.4%,而观察组高达 9.5%。Kerr 和 Nelson 等测量了高眼压者,开角型青光眼患者和正常人的搏动性眼内血流量(POBF),发现高眼压者的眼压≥26 mmHg 时,其 POBF 的降低程度,和开角型青光眼患者的情况十分相似。提示≥26 mmHg 这一眼压水平,已足以降低视盘的血液灌注量,而对视功能构成了潜在的威胁,也从另一方面反映了对基础眼压较高的高眼压者及时进行预防性治疗的必要性。美国眼科协会也建议高眼压者眼压>30 mmHg 时应给予治疗,至少使之下降基础眼压的 20%,即达到 25 mmHg 以下。话虽如此,但决不提倡对所有高眼压者一概进行治疗,因为高眼压和开角型青光眼之间,毕竟不能简单地划上等号。即使是在 OHTS 中提示接受降眼压药物治疗的高眼压症患者 POAG 的发病率比随机入组到单纯观察组的患者低 50%(治疗组 4.4% vs 观察组 9.5%),但是,这仍然意味着药物治疗可能对于超过 90% 的患者是没有必要、没有意义的。因此,高眼压症的药物治疗策略仍需要探讨。值得注意的是,OHTS 的Ⅰ期与Ⅱ期研究经过 13 年的随访,虽然结果显示早期治疗可显著降低具有多个危险因素患者的 POAG 发病率,但早期治疗对于那些低风险者并没有影响,其学者们也不主张对所有高眼压,特别是眼压在临界值者都给予治疗,只对中度或高度危险的高眼压者,才给予局部降眼压药。2010 年 OHTS 第二阶段的研究结果修正了原来的结论,认为只针对那些具有青光眼高危险因素的高眼压症患者治疗才可能使患者获益。

此外,对于少年儿童的高眼压症患儿应注意系统观察,因为这些患儿应用局部降眼压药物的治疗效果并不理想,难以用药物将眼压控制在 21 mmHg 以下;而且眼压测量值随季节变化明显,冬天寒冷时眼压升高特别显著,而夏天则会相应降低;24 h 眼压测量显示多数眼压高峰出现在上午且波动较大，而夜间则较为平稳；此外，眼压升高的同时间段，患儿的平均心率也会相应增加。长期随访观察结果显示，有些高眼压患儿可在半年或数年后，眼压自行恢复到正常范围，而且多数是在青春期发育结束后眼压恢复正常。这一现象可能与少年儿童的自主神经系统功能不稳定有关。我们的研究显示有些高眼压症患儿与自身内分泌变化有关，尤其是自主神经功能紊乱、自主调节障碍及体内肾上腺皮质激素的周期性变化等。少年儿童正处于身心发育和紧张学习期，自主神经系统同样也处于变化较多的阶段，此时可能会影响眼压的稳定性。我们将这种现象称为“青春期的眼压波动或高眼压症”。

对缺乏青光眼诊断依据的高眼压症少年儿童，只要眼压不进行性升高，患儿无明显的不适主诉，就不要急于行干预性治疗，应密切随访，观察眼压、视盘形态、RNFL 和视网膜神经节细胞复合体厚度及视野等指标的变化。采取药物治疗和手术干预措施要谨慎，以避免可能带来的药物不良反应和眼部创伤风险。我们认为如果眼压处于较高水平（>25 mmHg）且呈波动性，但并无视神经损害迹象，可每 3 ~ 6 个月检测 1 次视盘形态（最好有定量分析）、RNFL 和视网膜神经节细胞复合体厚度、阈值视野；如果眼压进行性持续升高，则应每 1 ~ 2 周测量眼压 1 次，至少连续测量 3 次，其眼压呈逐次上升趋势，而且越来越高，一般超过 30 mmHg 时，就应给予降眼压药物治疗。对所有高眼压症者来说，不论是否治疗，随访观察都是必不可少的措施。时间往往是判别青光眼与高眼压症的最后试金石。在随访的时间问题上，虽然没有统一标准，但眼压水平是大多数医师首要关心的问题。Armaly 提议，当眼压为 21 ~ 24 mmHg 时，每半年 1 次，如伴有危险因素，则为 4 个月 1 次；眼压为 25 ~ 30 mmHg 时，每 4 个月 1 次，如伴有危险因素，则考虑给予适当药物治疗；眼压在 30 mmHg 以上时，则应用药物治疗，每 4 个月随访 1 次。大多数的学者都同意这样的处理方式。

综上所述，有关高眼压症小结如下。

（1）高眼压症是一种眼压超过正常分布曲线的高限（平均值加 2 个标准差，通常定为 21 mmHg），经多年自然发展仍不引起青光眼性视野和（或）视盘改变的一种临床现象。由于高眼压症中有一小部分人，经若干年后可能转变为开角型青光眼，密切随访眼底及视野变化十分必要。

（2）在 40 岁以上的人群中，高眼压症平均患病率约为 8%，远比开角型青光眼患病率高，但任其自然发展，经 5 ~ 10 年后产生视野损害者不足 10%。说明高眼压症和开角型青光眼不是一回事。

（3）由于中央角膜厚度不一，可使 Goldmann 测量眼压值发生改变，以致部分高眼压症者的眼压被高估，部分开角型青光眼患者的眼压被低估。因此，中央角膜厚度的测定，已成为诊治高眼压症和开角型青光眼的临床工作中不可缺少的项目。同时还应关注角膜曲率以及角膜弹性对眼压测量的影响。

（4）高眼压症与早期开角型青光眼之间，并不存在着明确的鉴别标志，但却具有一个共同而重要的病理生理学背景——高眼压。某些“危险因素”的存在，是高眼压症向开角型青光眼过渡可能性大小的参考指标，也是决定治疗与否的一种依据。

（5）高眼压症的病因机制尚不清楚，可能有关因素有：房水分泌过多、自主神经功能紊乱、激素等内分泌功能改变等。

(6)严密观察是对待高眼压症的重要措施,除非眼压经常≥30 mmHg,或眼压在25~30 mmHg波动并伴有其他青光眼危险因素者外,一般不轻易用药治疗。总之,仅仅依靠单一眼压指标来诊断高眼压症是不科学的,需要将视网膜视盘的形态学和视功能(视野)检查共同综合分析,而这些评价手段也不是单单一次就定论,要经过长期随访多次重复后才能明确。因此,临床工作中我们可以根据眼压、视盘、视野等初步作出一个倾向性判断,但高眼压症的明确诊断是一个排除了青光眼诊断的长期过程。

(惠 颖)

第四章 眼屈光和屈光不正

人眼作为一个精密的光学系统，由不同的光学结构组合而实现成像，主要包括角膜、房水、晶状体、玻璃体和视网膜。外界物体发出的光线通过角膜、房水、晶状体和玻璃体到达视网膜即为眼球光学成像的过程。根据光线聚焦在视网膜前、后的不同位置，我们将人眼屈光状态分为近视、远视和散光。

第一节 概述

一、眼屈光系统的构成

人眼最前面的光学结构是角膜，整体屈光力约为+43D，占眼球光学系统总屈光力的2/3以上。角膜前表面覆盖的泪膜虽然不参与眼屈光力的构成，但对于维持眼屈光成像的稳定性和成像质量具有非常重要的作用。

角膜后表面与虹膜、晶状体之间的空腔构成前房，充满无色的房水，平均深度大约为3.0 mm。前房深度对眼光学系统的总体屈光力会产生一定的影响。前房深度变浅会造成总屈光力增加，变深则会减少总屈光力。前房深度每减少1 mm，眼的总屈光力约增加1.4 D。

人眼瞳孔在人眼屈光系统中起到光阑的作用，可以调节进入眼内的光通量。晶状体的屈光力约+21 D，提供了非常重要的变焦能力，即调节功能。当人眼产生调节时，晶状体的前、后表面，尤其是前表面变凸，中央厚度增加，晶状体前顶点向前移动，前房深度减少。

玻璃体呈透明的凝胶状，充满了眼球的玻璃体腔，其化学组成与房水十分接近，折射率是1.336。

视网膜是一层异常复杂的菲薄组织，我们可以将它视为眼光学系统的成像屏幕，但其分辨力不是均匀分布的，其中黄斑具有最高的分辨力，黄斑中央的小凹-中心凹内均为视锥细胞，提供了最大的分辨力。

二、眼屈光成像的基本概念

眼球对外来光线的折射能力，称为屈光力，屈光力的大小决定了人眼的屈光状态。描述人眼的屈光状态通常分为正视和非正视，后者也称屈光不正。在解释屈光不正时我们往往会用远点来描述视网膜成像的物空间对应点。描述人眼屈光状态的量化单位是屈光度(D)。

当眼调节放松时,外界的平行光线(一般认为来自 5 m 以外)经眼的屈光系统后恰好在视网膜黄斑中心凹聚焦,这种屈光状态称为正视。各种不同眼球轴长和各种不同屈光面或屈光元素相匹配,都可以形成光学上的正视状态,因而光学上的正视眼描述的是一种眼球成像的屈光状态,并不等于模拟人眼光学结构,主要由于进行眼球光学系统理论研究的模型眼。人眼的正视状态并不是一个固定的值,而是一个屈光的生理值范围,虽然在不同的研究中会有微量的差异,但目前比较公认的正视眼的临床标准为-0.25 ~ +0.50D。

对于正视眼,在调节放松的状态下,平行光束自正前方投射进入眼内后聚焦于黄斑中心部视网膜上。反之,自视网膜上一点所发出的光,离眼后成为平行光束。无穷远处物体恰聚焦于视网膜上,因而眼能清晰看见此物。无穷远处点和视网膜上的相应像点互相共轭。

在调节放松状态下,平行光线若不能在视网膜黄斑中心凹聚焦,将不能产生清晰像,称为屈光不正,屈光不正又可分为近视、远视和散光。在调节放松状态下,平行光线经过眼球屈光系统聚焦在视网膜之后,这种屈光状态称为远视。在调节放松状态下,平行光线经眼球屈光系统聚焦在视网膜之前,这种屈光状态称为近视。平行光通过眼球折射后所成像并非一个焦点,而是在空间不同位置的两条焦线和焦线间的小弥散圆的一种屈光状态称为散光。

不论正视、近视或远视,在调节放松时,与该眼视网膜黄斑中心凹共轭的空间一点,称为此眼的远点。调节完全放松时,只有位于远点处的物体才能在视网膜上形成清晰的像,眼才能看清。正视眼的远点位于眼前无穷远处;对于近视眼,其远点位于眼前一定距离处;而对于远视眼,则其远点位于眼主点后方(为虚性)。

因此眼屈光不正的程度,可以用眼的远点距离来衡量,即用以米为单位的远点距离的倒数作为眼屈光不正度的单位,也就是屈光度。远点距眼越近,说明眼球总屈光力越大,即屈光不正度越高。远点距离是指从远点到眼光学系统第一主点间的距离。由于眼第一主点到角膜顶点间距离很短,临床上常以远点和角膜前表面顶点间的距离作为远点距离,以其倒数作为屈光不正度(公式 1-1)。

$$眼屈光不正度=1/远点距离(m) \qquad (公式\ 1\text{-}1)$$

三、人眼屈光状态的发育

随着人的生长发育,人眼的屈光状态也在不断的变化当中。总体而言,人眼屈光状态于初生儿,在非睫状肌麻痹状态下通常有 2 ~ 3 D 的远视,之后其远视屈光度呈逐渐减低趋势,至学龄前,屈光度分布逐渐向正视方向移位。儿童及青春期远视度继续下降,近视屈光状态眼增多。人眼平均屈光度向正视方向移位,整个屈光度的分布趋于稳定的过程被称为“正视化”。青少年近视患者往往是过早地完成了“正视化”而其屈光度继续不断向近视方向移位所致。

成人期时屈光状态通常保持稳定,30 岁以后到 45 岁之间,平均向远视方向移动 0.25 D。老年人则因晶状体曲度减弱及皮质折射率均匀增大,其屈光状态向远视方向漂移,这种现象称为老年性远视。当老年性白内障(尤其是核性白内障)形成时,则可致屈光状态向近视方向移动。

（陆　川）

第二节　屈光不正的定义及分类

一、屈光不正的分类总则

根据平行光线经眼的屈光系统成像后的聚焦点与视网膜的相对关系，可以将屈光不正分为近视、散光和远视这三大类。

1. 远视　对于远视眼，平行光束进入眼内后，聚焦于视网膜后方，在视网膜上为一模糊斑，远方物体在视网膜所成像模糊不清，为"朦像"，因此远视眼其眼球总屈光力较正视眼弱或小。这可能是由于眼球前后径太短所致，也可能是眼屈光系统屈光力不够强之故。产生这种光学现象的眼称为远视眼。

2. 近视　对于近视眼，平行光束进入眼内后，聚焦于视网膜前方，视网膜上为一经聚焦后再分散所形成的模糊斑，故所见远方物体亦为"朦像"。因此近视眼其眼球总屈光力较正视眼强或大。这可能是由于眼球前后径太长所致，亦可能是眼屈光系统屈光力太强之故。产生这种光学情况的眼称为近视眼。

3. 散光　散光是由于眼球各屈光介质的不同径线上的屈光力不同所致，现实生活中也很难找到完全无散光的眼。轻微的散光不会影响视力，一般无须矫正。散光主要来源于角膜，亦可能来源于晶体。通常没有特殊说明，我们所说的散光是人眼的总散光，是角膜散光和晶体散光叠加之后的综合散光。

二、按眼屈光系统各结构因子的改变分类

眼轴的前、后径长度和眼屈光系统的屈光力是造成屈光不正的主要原因。人眼屈光系统包括角膜、房水、晶状体和玻璃体，其中角膜和晶状体是最主要的两个屈光介质。

根据眼屈光系统各结构因子的不同，又可以对屈光不正进行以下的细化分类。

1. 眼轴长度异常和晶状体前后位置异常　①眼球前后径太短，形成轴性远视。②眼球前后径太长，形成轴性近视。③晶状体向前移位，形成近视。④晶状体向后移位，形成远视。

2. 眼屈光系统各折射面异常　①角膜前面或晶状体面曲度太平（曲率半径太长），引起弯曲性远视（或称曲率性远视）。②角膜前面或晶状体面曲度太陡（曲率半径太短），引起弯曲性近视（或称曲率性近视）。③角膜或晶状体面各径向曲度不等，形成散光。两主径向曲度不等但皆太平坦，形成远视散光。两主径向曲度不等但皆太陡，形成近视散光。两主径向之一曲度太平而另一曲度太陡，形成混合散光。凡两主径向互相垂直的散光，称为规则散光，两主径向不互相垂直的散光，则称为不规则散光，如角膜面凹凸不平

或白内障混浊不均匀等。具有各种散光情况的眼，称为散光眼。

3. 眼屈光系统各组成因子不同轴

(1)晶状体倾斜：晶状体半脱位或人工晶状体位置倾斜，形成散光。

(2)视网膜倾斜：黄斑附近隆起或凹陷时，视网膜倾斜，形成散光。

4. 眼屈光媒质折射率异常

(1)房水折射率太低或玻璃体折射率太高，形成折射率性远视（或称屈光指数性远视）。

(2)房水折射率太高或玻璃体折射率太低，形成折射率性近视（或称屈光指数性近视）。

(3)整个晶状体折射率太低，引起折射率性远视；整个晶状体折射率太高，引起折射率性近视。

(4)晶状体皮质折射率增高而接近其核的折射率时，晶状体屈光力减弱，形成远视。

(5)单纯晶状体核折射率增高，形成近视。因而，偶尔可见瞳孔中央部为近视而周边部为远视者。

(6)晶状体各部分折射率不等（如初期白内障时），可致不规则散光。

5. 某一屈光因子缺如　如晶状体缺如时，形成高度远视，称为无晶状体眼。

由于有些屈光因子测定困难，上述细化分类难以实际应用，故临床上通常将屈光不正归纳为两大类。①轴性屈光不正：指以眼球前后径长度改变为主的屈光不正。②屈光性屈光不正：指以眼各屈光介质界面曲度或介质折射率改变为主的屈光不正。

（陆　川）

第三节　屈光不正的流行病学

人眼屈光状态的整体分布情况和种族、地区、职业、年龄等许多因素有关，除遗传因素外，环境因素对人眼屈光状态会产生显著的影响。

一、眼屈光不正发生率和地区、种族的关系

屈光不正发生率在种族和地区之间存在明显的差异。以人类种族而言，一般认为黑种人远视更多，发生近视的较少，白种人近视者也不多，而犹太人和黄种人则近视发生率较高。但仍需作周密观察，结合各族人的文化背景、生活习惯等进行综合分析才能确定是否单纯是种族差异还是综合因素所导致的结果。从地区来看，屈光不正不仅存在发达国家和发展中国家之间的差异，欧美地区和亚洲地区的差异，也存在城乡差异、区域教育水平差异等。现有数据显示的普遍现象是亚洲人群的近视发病率高于欧洲人群，城市人群近视发病率高于农村人群。全球范围内，中国人的近视患病率位居首位。从年龄来看，年长人群的远视和散光比例更高，年轻人近视比率更高。尽管由于各学者所选群体对象不同，正视的标准范围不一，检测方法各异，因而所得资料并不具备严格的可比性，

但我们还是能从统计数字上看出一些变化趋势。

根据我国徐宝萃1983年发表的7 000多名7～13岁儿童和青少年的数据，远视、近视和正视的比率分别为25.21%，15.07%和59.56%。而2004年He等发表的4 000多名5～15岁儿童和青少年的数据显示远视、近视和散光的比率分别为4.6%、38.1%和26.3%。从数据上看，经历20年时间，同年龄段儿童的患病率增加了约1.5倍。

成人的屈光不正随时间变化没有儿童差异那么明显，但地区间的差异较大。2002年Saw等人报道的印度尼西亚城乡地区21岁以上居民的屈光不正患病率为远视9.2%，近视26.1%，散光18.5%；2008年报道的美国20岁以上成年人的屈光不正患病率分别为远视3.6%，近视33.1%，散光36.2%。Sawada等人报道的日本某市3 000多名40岁以上居民的检查结果显示近视、远视、散光的患病率分别为41.8%、27.9%和54.0%；2014年针对德国15 000多名35～74岁居民的研究结果显示近视、远视、散光的患病率分别为35.1%、31.8%和32.3%。这些数字反映出城乡和教育程度的差异对近视患病率的影响不容忽视。例如2012年报道的中国西部某县3 000多名5～15岁儿童的屈光不正患病率为20.69%，甚至低于2000年和2004年北京和广州的数据。

远视和散光的患病率受遗传因素影响更为显著，而近视的患病率除遗传因素外，很大一部分受环境因素影响。因此近几十年来的流行病学研究多针对近视患病率展开调查。

二、眼屈光状态与年龄的关系

人眼的屈光情况会随年龄增长而不断改变。在成年期前变化比较迅速，青壮年期相对比较稳定，进入老年期后变化又开始增大。

（一）初生儿

对于初生儿屈光情况的报道不是很多。1974年Zonie等检测降生48～72 h初生儿300例的眼屈光情况，发现73.8%为远视，14.5%为近视，11.7%为正视。Saw等人对527名幼儿园孩子的检查结果显示出生时早产或低体重的儿童并未显示出近视和散光发生率与正常儿童有差异。但2005年Varughese等人对1 200多名刚出生的婴儿进行睫状肌麻痹后屈光检查并根据胎龄分组，发现足月儿的平均屈光度约为+2.4 D，出生胎龄越小，屈光度越向近视方向变化。具有1.0 D以上散光量的孩子中，顺规散光占85%，逆规散光占15%。2011年，陈洁等检测降生1～6 d的初生儿在睫状肌麻痹（81例）或非睫状肌麻痹（185例）下的眼屈光状态，发现其等效球镜度分别为+3.55 D±2.39 D和+0.58 D±2.32 D。这些数据均表明初生儿大多为远视眼，其平均屈光不正度为+2～+3 D，散光也多呈现为顺规散光。

（二）婴儿期及学龄前儿童期

自出生至7岁间这一时期内，人类眼球发育最为迅速，眼屈光度向近视方向移动，故远视程度下降。1997年Zadnik等的调查和统计发现，婴幼儿屈光不正范围逐渐变窄，在婴儿和幼儿间的屈光分布峰值接近正视。到学龄前有一部分儿童已经成为近视状态，其近视发生率在不同区域的同年龄段儿童中存在较大的差异。2009年Dirani等人对新加坡约3 000名6个月～6岁的儿童检查分析数据显示近视、远视和散光的比率分别为11.0%、1.4%和8.6%，其中6岁儿童的近视患病率为15.8%。来自香港的数据也显示6岁儿童近视患病率达到18.3%。而同期Logan等人报道的英国6～7岁儿童的近视患病率为9.4%，以及O'Donoghue等人报道北爱尔兰6～7岁儿童的近视患病率为2.8%。

（三）成年期

成人眼的屈光情况，虽各人种各地区分布不一，但随年龄增长而改变的倾向甚微。2008年Vitale等人发表的数据显示美国20～39岁成人的近视患病率为女性39.9%，男性32.6%。

一般而言，单纯性近视患者在30岁以前屈光度基本恒定，30岁以后至45岁，则有轻微地向远视方向移动。

（四）老年期

通常45～60岁时，随年龄增大而远视增多，61～66岁则远视比例又趋减少，而近视所占比例有所增加。据2004年统计资料显示，美国、西欧及澳大利亚40岁以上人群的近视患病率分别为25.4%、26.6%及16.4%。同年徐亮等人报道的针对40岁以上北京城乡居民的流行病学资料显示近视患病率为22.9%。Saw等人的数据则显示40岁以上新加坡华人的近视患病率为38.7%，高于当地马来和印度人。我国1989年报道的45岁以上人群有22.25%的近视患病率，相对还比较稳定，并不像青少年群体的近视患病率那样呈现大幅的增长。大样本检查常常采取电脑验光结合裸眼视力进行屈光度的筛查，因此结果可能会略有高估实际近视患病率。

（陆　川）

第五章　近视

近视定义为:在不使用调节功能的状态下,远处来的平行光线在视网膜感光层前方聚焦,或简言之眼在休息状态下,平行光线在视网膜前方聚焦。目前国际上对如何从临床上定位近视眼尚没有严格的统一标准,临床上比较认可裸眼视力小于5.0(20/20或6/6),屈光度-0.50 D以上者为近视。但这并非唯一标准,在普查、临床诊断和科研等不同情况下,可根据所使用的检查方法或实际情况选择相近似的较合适的标准。主觉验光或睫状肌麻痹验光后电脑验光显示等效球镜度-0.50 D及以上或者-0.75 D及以上是文献中定义近视最常用的两个标准。

近视的症状早在公元前就曾被希腊的亚里士多德(Aristotle,公元前384—公元前322)所描述。盖伦(Galen,131-201)将眯眼(myein)与眼(ops)这两个词合并成Myopia一词。但是当时他们对视觉的产生并没有形成正确的认识,因此对近视的成因也缺乏正确的认识。此后在漫长的中世纪,对近视和视觉生理学的知识进展很少。直到文艺复兴后,对近视和眼生理光学的认识随着光学的发展才有了重大进展。开普勒首先指出近视是由于远处光线成像在视网膜前所致(16U),成为正确解释近视光学原理的第一人。近视者的远视力下降;但从近处目标发出的分散光线进入眼内,可聚焦于视网膜上,因此多数人的近视力仍保持正常。

本章将从近视的屈光性质、发病机制、临床表现和诊断、矫治和预防等方面对近视进行比较全面的阐述。

第一节　近视的屈光原理

眼球屈光状态主要由3个屈光参数(眼轴长度、角膜屈光力和晶状体屈光力)决定。这3个屈光参数同样也是决定一个眼球是否为近视眼及其屈光度数的要素。

眼球前后径(眼轴)过长,角膜屈光力过强或晶状体屈光力过强都可造成近视眼,均可使来自远处的平行光线在视网膜前聚焦。因此,视网膜上的物像形成一模糊不清的弥散斑。近视眼的屈光系统发射出来的光线是聚合光线,焦点位于眼球与无限远之间,该点即为近视眼的远点。外界物体如离眼较近,位于近视眼的远点上,则可在视网膜上形成清晰的影像。眼前加负球镜片,使远处的平行光线通过镜片发散后进入眼内,聚焦于视网膜上,从而看清远方目标。

近视屈光度往往需要通过验光来加以确认。临床上常用的验光方法有主觉验光、检影验光和睫状肌麻痹电脑验光。主觉验光指通过雾视使眼在放松调节状态下获得远用屈光度的检查,是国际上针对大龄儿童和成人公认最准确的一种临床方法。检影验光是检查者对检影镜照射人眼眼底的反射光采用一定屈光度实现影动中和的过程，其结果相对客观，尤其适合婴幼儿或聋哑人等无法进行主观配合者。睫状肌麻痹电脑验光是使用各种睫状肌麻痹剂（如阿托品、乙酰环戊苯、托吡卡胺等）之后采用自动电脑验光仪进行眼屈光状态检查，其结果也比较准确，往往较常应用于大样本的流行病学研究。对于成人，通常使用常规验光获得的结果就能比较准确地反映其实际屈光度，但对于小部分调节无法放松的患者，尤其是年龄较小患者，通常需要使用睫状肌麻痹剂来获得较准确的屈光度，最后给予处方时需要结合两种屈光度检查来获得更加准确的判断。

矫正近视通常采用凹透镜。平行光经凹透镜被分散入眼，焦点后移到视网膜上。此时，负镜片的像方焦点应该与近视眼的远点相一致，这样远处物体成像于视网膜上，此时与正视眼一样，近视眼的视网膜与无穷远处互为共轭关系。

矫正近视通常所用凹透镜片的焦距等于该眼远点距离减去镜片至眼主点的距离。由于镜片的焦距小于眼的远点距离，镜片所测出的度数，要比该近视眼的实际度数大。镜片度数小时，此差量可以不计，但若镜片度数大，则此差量不容忽视。

根据近年研究和临床经验总结，原发性近视眼，包括病理性和单纯性近视眼，不论其屈光度数的高低，基本上都是由眼轴长度主导决定的，与角膜和晶状体屈光度的改变没有明显关系。由于近视眼的眼轴长度与正视眼眼轴长度范围有一定的交叉重叠，因此有些低度近视眼的眼轴长度仍在“正常范围”内；而中高度近视眼，则其眼轴长度大多已超出“正常范围”。继发性近视则指由于角膜屈光力过强（如圆锥角膜）或晶状体屈光力过强（如小球状晶状体）等原因导致的近视。

（陆　川）

第二节　近视的发病机制

近视的发病机制包括病因与发生机制，下面就单纯性近视眼与病理性近视眼分别进行讨论。

一、单纯性近视

（一）病因

单纯性近视的病因假说很多，主要可归纳为遗传和环境两大类。

1. 遗传假说　单纯性近视有明显家族聚集现象。双亲均为近视者，子代近视眼发生率明显高于双亲仅一人为近视者，后者又远高于双亲均无近视者，说明遗传是近视发生的重要原因之一。本篇第一章中的数据显示，不同种族的近视发生率有很大差异，黄种人发生率最高，白种人次之，棕种人较白种人稍低，黑种人最低。即使在同一环境条件下，不同种族的近视发生率仍有明显差异，表明遗传因素是种族差异的主要原因。

单纯性近视眼属于多因子遗传性状的学说近年已得到公认。现正在研究找寻与近视相关联的基因。全基因组关联分析法研究已找出一些可能的易感位点，分别位于染色体 15q14 与 15q25 等部位。

2. 环境假说 认为单纯性近视是环境因素决定的，主要是基于近距工作和户外活动对近视发生率的影响。论据是流行病学调查与动物实验。

早期流行病学调查发现单纯性近视发生率与近距离工作量有关。胡诞宁等调查中小学生，每天课余读写时间为 1 ~2 h、3 h、4 h 者，近视眼发生率分别为 27.8%、39.2% 与 55.2%。前瞻性调查亦显示近距离工作量由低到高的正视眼学生在 2 年随访后，近视眼发生率分别为 8%、17% 与 26%。说明较多量的近距离工作更容易导致近视眼的发生。国外研究者通过对大学生的 3 年随访研究也得出相同结论，大量近距离工作会导致近视的发生和发展。

近距离工作影响近视发生发展的机制中，比较认可的解释是“为对焦而生长”的理论。人眼的实际调节反应通常小于调节刺激，具有一定量的调节滞后，使得像聚焦在视网膜后，造成远视性离焦，从而在视网膜上成一个模糊斑。视网膜为了减少模糊斑的大小，会朝着像聚焦的位置生长，于是眼轴逐渐延长，形成了轴性近视（多数近视在儿童期和年轻成人期发生，主要是玻璃体腔延长而导致眼轴延长），这一理论通过一些动物实验得到了证实。

也有研究发现连续近距离工作一段时间后会发生短暂的低度近视（平均-0.5 D，持续 1 ~2 min），这种现象是由于调节张力所致，称为近距离工作诱导的暂时性近视（NITM）。对眼轴长度精密测量发现调节时睫状体、前端脉络膜及巩膜向内牵拉，巩膜后段被迫延伸，能引起暂时性眼轴延长（50 ~100 μm），且看近时双眼会聚，内直肌的收缩压力也可能导致眼球后壁扩张，后极部巩膜伸展日久后可能损害巩膜弹性，造成永久性眼轴延长。

近年流行病学调查则发现户外活动与单纯性近视眼发生率的关系非常密切，较少的户外活动是近视发生的原因之一，并且一些研究结果显示户外活动时间与近视发生率显著相关，而近距离工作时间却与其并无显著相关。增加户外活动时间为什么能够降低近视发生率？是否因为光照导致维生素 D 和视网膜多巴胺含量增加呢？有研究发现维生素 D 的水平虽然与户外时间正相关，但与近视发生率并无关联。而多巴胺作为视网膜上光调节释放的神经递质，有可能对近视进展起到一定的延缓作用，具体机制尚未完全明确。此外，营养、照明等其他因素是否与近视发生有关，还有待更多的研究证据来支持。

如上所述，单纯性近视眼的发生与遗传和环境均有关系，两者的比重，可用双生子研究量化。胡诞宁等调查了 82 对有单纯性近视眼的双生子，发现近视眼一致率在同卵双生子为 82%，异卵为 68%，差别显著。同卵与异卵的差别说明近视眼与遗传密切有关，但一致率低于 1.0，又说明环境因素也起一定作用。据此算出近视眼的遗传指数为 61%，并认为用多因子遗传解释单纯性近视眼的发生比较合理。即遗传为内因，环境为外因，两者相加超过一定的阈值即会发病。因此，每个个体发生近视眼与否，都是遗传和环境因素共同作用的结果，遗传易感性是由多对基因决定的，每对基因只起到较小的作用。

（二）发生机制

这里是指引起近视眼发生的生化、病理、光学、细胞生物学和分子生物学改变。决定眼屈光力的主要因素为角膜曲率半径、晶状体屈光力与眼轴长度。三项中如有一项异常即可造成近视眼；三者均在正常范围内，如果组合不当，也可造成近视眼。

在近视眼形成过程中，视网膜首先接受外界导致近视的视觉信息，如离焦、形觉剥夺、模糊等，产生异常的视觉信息处理，通过信号级联以及传递可调节巩膜生长从而调控眼球发育。但具体是哪些信号参与，如何产生信号级联和传递机制尚未明确。目前发现与近视形成相关的信号主要有多巴胺（DA）、毒蕈碱乙酰胆碱、胰高血糖素、维甲酸、一氧化氮（NO）、转化生长因子 P 及纤维母细胞生长因子等。

DA 为儿茶酚胺类物质，主要在视网膜水平细胞、无长突细胞和网状层间细胞中合成和代谢。DA 的合成和代谢具有光依赖性，受周围环境亮度、时间和空间的影响。Weiss 和 Schaeffel 发现视网膜 DA 的含量有昼夜节律性，即日间 DA 浓度较高，夜间降低。DA 作为视网膜上光调节释放的神经递质，可提高日间视网膜功能，提示高浓度 DA 可能是户外活动对近视保护作用的机制之一。大量的实验证明户外活动能预防儿童的近视，同时提高光的亮度能延缓近视进展。

然而，按照国内的教育形势增加户外时间直接导致学生读书时间减少，因此很难进行大面积的推广和应用。多巴胺可能是户外活动对近视起延缓作用的因素之一。因此，多巴胺及其信号通路成为近视机制研究的热点。DA 在形觉剥夺性近视和透镜诱导性近视形成过程中起重要作用，表现为视网膜 DA 含量、酪氨酸羟化酶（TH）的活性以及玻璃体腔内二羟苯乙酸（DOPAC）的含量均明显下降。应用非选择性 DA 受体激动剂——阿扑吗啡可在一定程度上抑制形觉剥夺性近视（FDM）和镜片诱导性近视（LIM）的发生，且呈剂量依赖性，说明 DA 介导眼球发育及生长的调控。

大量的实验证明毒蕈碱乙酰胆碱受体参与眼球屈光发展。毒蕈碱非选择性拮抗剂（如阿托品）和部分选择性拮抗剂（如哌仑西平）已经被证明能抑制鸡和哺乳动物实验性近视。并经临床验证应用于临床，阿托品和哌仑西平能有效减缓青少年的近视进展。然而阿托品的瞳孔扩大、畏光、调节力降低等不良反应一定程度上限制其临床推广和应用。

另一个可能信号通路是腺苷，哺乳动物的视网膜、脉络膜和巩膜都有表达腺苷受体，并被证明在哺乳动物和人眼球的发育中起重要作用。Zhou 等人发现 A2AR 敲除的小鼠与野生型小鼠相比屈光向近视方向发展，眼轴相对延长。Cui 等人报道豚鼠经过 FDM 后，视网膜上腺苷 A2A 受体的表达明显升高，给予形觉剥夺的豚鼠和兔子每天腹腔注射 7-甲基黄嘌呤（7-MX）连续 3 周后发现，7-MX 能明显抑制形觉剥夺性近视。Trier 等人的研究表明 MX 腺苷非选择性拮抗剂 7-MX 可在临床上延缓近视进展。

一氧化氮是近年来发现的视网膜神经递质。一氧化氮合酶（NOS）是合成一氧化氮的关键酶，在视网膜分布广泛。一氧化氮参与了视觉信息的形成、整合和传导，具有重要的生理功能。目前的研究表明，形觉剥夺能使新生鸡视网膜 NOS 的 mRNA 及 iNOS 蛋白质表达水平下降；玻璃体腔注射 NOS 抑制剂 N-硝基-L-精氨酸甲酯（L-NAME）能抑制 FDM 的形成，而球结膜下注射 L-NAME 则无效，说明视网膜产生的内源性 NO 参与了 FDM 的形成过程，作用机制尚不清楚。可能与一氧化氮抑制细胞增殖、调节巩膜基质中金属蛋白酶的活性、影响视网膜中其他生物活性物质的合成和释放密切相关。

脉络膜作为血管层，位于巩膜和视网膜之间，已有研究证明脉络膜参与眼球的调节及生长发育的调控。Wallman 等和 Liang 等研究者发现当鸡处于近视性离焦，脉络膜会迅速增加厚度使视网膜处于焦平面；相反，如果处于远视性离焦时，脉络膜会迅速变薄，使视网膜拉回焦平面。在其他动物模型中，脉络膜也有类似的反应，包括豚鼠、狨猴、猕猴，尽管变化不如鸡明显。这种脉络膜厚度的改变可能是由于脉络膜的血流和血管通透性的改变等所导致。同时，也有研究表明脉络膜厚度在形觉剥夺性近视形成时减少，而在恢复时增加，表明脉络膜在调控眼球的生长过程中起着重要的作用。此外，脉络膜可能参与巩膜的生长和重塑。脉络膜表达和参与合成大量与巩膜重塑和眼球发育相关的生长因子和酶，包括 bFGF，TGF-β，tissue plasminogen activator（t-PA），RA 和 MMPs。

临床和实验研究的大量证据表明，巩膜的生化和生物力学特性决定了眼球的形状和大小，因此在影响眼球的屈光状态上发挥了重要作用。人类近视眼时，眼轴延长的发生机制，与巩膜，尤其是后极部巩膜的薄弱有关。巩膜结构主要包括细胞（成纤维细胞）和细胞外基质（胶原纤维、弹性纤维、蛋白聚糖、糖蛋白等），两者的削弱都可引起眼轴延长。哺乳类动物实验中证实近视眼有巩膜薄弱，胶原纤维和蛋白聚糖的减少以及基质金属蛋白酶的增加。人类近视的病理学与超微结构研究也显示有巩膜胶原纤维束变细和正常的胶质减少。鸡的巩膜结构不同，除纤维层外还有软骨层。由于鸡经近视诱导时软骨层增厚，巩膜的增厚加强，因此眼轴延长伴随巩膜组织增多、伸长的结果，正与哺乳类动物相反，因此鸡的研究结果不能随意搬用于人类。做近视眼实验时，哺乳类动物的研究结果可能与人类更接近。

在哺乳动物中，胶原蛋白占巩膜细胞外基质大约 90% 的重量，主要分为 Ⅰ、Ⅲ、Ⅳ、Ⅴ型，其中 Ⅰ 型胶原蛋白分布在眼球赤道和后极部之间，占巩膜总胶原的绝大部分。在近视形成过程中，各种胶原蛋白的亚型变化并不是一致的。大量的实验证明 Ⅰ 型胶原合成和降解的失衡是近视形成的关键。调控 Ⅰ 型胶原的基因主要是 *COL1A1* 基因，Inamori 等通过单核苷酸的多态性分析（SNP）发现日本人群中 *COL1A1* 基因是近视的易感基因。同时，大量的动物实验证明近视眼的巩膜 Ⅰ 型胶原 mRNA 水平明显减低，而在近视恢复后 Ⅰ 型胶原 mRNA 水平明显升高。另外在近视眼的巩膜中发现基质金属蛋白酶-2（MMP-2）胶原和蛋白聚糖分解的相关酶表达上调，基质金属蛋白酶抑制物-1（TIMP-1）表达下调，TGF-β 调节 Ⅰ 型胶原表达最主要的细胞因子在近视的过程中持续减少，导致胶原、蛋白聚糖等细胞外基质交接加速，从而导致巩膜变薄。但巩膜细胞外基质合成和降解的调控机制还有待研究。

除眼轴延长外，调节在人类单纯性近视眼的发生中也起一定的作用。常态下，人类睫状肌经常维持于低度收缩状态，即维持一定的调节张力，使屈光状态趋于近视。使用调节麻痹药能消除调节张力，使屈光状态向非近视眼方向转化。调节张力与年龄和近视眼的病程有关。年龄小，病程短和近视度数低的，调节张力较大，一般青少年近视的调节张力为 0.25～1.00 D。

上面曾经提到关于近视的诊断中是否采用睫状肌麻痹剂对检查结果的影响。对于一些早期低度近视者，调节张力较大，有可能使用调节麻痹药后呈现为正视状态。而绝大多数病程较长的近视眼，调节张力很小，使用睫状肌麻痹剂后，屈光度改变不明显，提示调节因素作用很少或无。

调节引起近视眼的机制主要有以下两方面：一是调节紧张学说，长期使用调节可造成调节紧张，视远时调节仍不能充分放松。在20世纪60年代，国内学者观察到青少年近视眼在较长时间视近后会出现暂时性近视，并认为有可能根据调节负荷试验找出前期近视眼患者。20世纪末期，国际上对此现象做了较多研究，证实了调节负荷会引起NITM。例如，青少年近视眼在使用5.00 D调节5 min后，近视眼会增加-0.52 D，可维持至3 min以上。有研究指出，此现象在近视眼中较正视眼明显；在近视眼中，进行性近视眼又比稳定性近视眼明显。二是调节的作用可能有机械性与生化性两种机制。视近调节时可引起暂时性眼轴延长（0.05～0.09 mm）。Mallen认为调节时睫状肌的收缩将脉络膜向前向内牵拉，导致巩膜周径缩短，引起巩膜前后向的延伸及眼轴延长，日久后会损害巩膜的弹性，使巩膜在延伸后不易恢复，造成永久性的眼轴延长并发生近视眼。此外，调节时可能会产生某些生化物质，例如调节时副交感神经兴奋，有关的神经传导介质会引起cAMP升高。动物实验中cAMP可抑制巩膜胶原合成，引起眼轴延长与近视眼。

在视觉发育的敏感期内，眼球的屈光状态及生长发育过程受视觉环境的调控，色觉作为视觉信息的重要输入内容之一，其对眼球屈光发育的作用近年来得到重视，并得到动物实验的支持。在人眼实验研究中，很早就发现了色差和调节反射之间的重要关系，研究认为，亮度通道（L+M）和色觉通道（L/M和L+M/S）共同引起调节反应并与屈光不正相关。在最近一项大规模的流行病学调查中，钱宜珊等对16 539名国内高中生的屈光状态和色觉情况进行研究发现，色觉异常患者的近视发生率（45.6%）要显著低于色觉正常人群（65.8%），红色盲组人群的眼轴长度也较对照组短。这一研究结果再次验证了色觉通道在眼球屈光发育中的作用。

目前认为色觉主要通过以下几方面来影响眼球的正视化过程。

（1）纵向色差：不同波长光聚焦于视网膜前后不同平面引起的离焦信号，使得眼球的正视化过程向近视或远视方向发展。

（2）调节反应：视网膜上的S视锥细胞对近视离焦信号更为敏感，而L或M视锥细胞对远视离焦信号更敏感。因此，在短波长光中，眼球发生过度调节，而在长波长光中调节不足，这一调节的变化可以进一步增加LCA引起的离焦，调控眼球屈光发育。

（3）色觉拮抗通路：单色光照或异常色觉可引起L/M或（L+M）/S色觉拮抗通路的改变，以此影响眼球的正视化过程。

（4）负反馈调节：和广谱白光相比，不同单色光环境中，由于负反馈调节机制受到影响，眼球的生长发育“失控”，引起屈光发育异常。

总之，大量研究已经证实色觉可以引起眼球调节反应发生改变，从而导致眼球屈光状态及眼轴的变化。色觉领域的相关研究为今后屈光不正的防治提供了新的思考。近年来有作者建议用吸收长波长光的纸张，来减少近距离工作对近视眼的影响，但是目前大多数实验尚停留在动物实验以及机制研究上，尚需更多后续研究加以证实。

二、病理性近视

病理性近视的发生通常与遗传有关，其遗传方式也比较复杂。

（一）遗传方式

病理性近视的遗传方式主要为单基因遗传，具有遗传异质性，有常染色体隐性遗传、常染色体显性遗传、性连锁隐性遗传等各种遗传方式。

1. 常染色体隐性遗传 根据我国较大规模的家系调查和流行病学研究，病理性近视眼最常见的遗传方式为常染色体隐性遗传。根据如下。

（1）家系分析：根据我国七大组病理性近视眼共507个家系的调查分析，双亲均为病理性近视眼者，子代接近全部发病（93%）；病理性近视眼患者的双亲均未发病（即均为杂合子），其同代矫正发病率为22.3%（Lentz 矫正法）；如双亲之一发病（另一方应为杂合子），同代发病率为45.6%，基本符合常染色体隐性遗传规律。

（2）流行病学调查：李镜海等对山东某地区进行了病理性近视眼的流行病学调查，发现各种表型通婚时子代发病率与常染色体隐性遗传假设的预期值相符。

（3）聚集分析研究：褚仁远等对62个病理性近视眼家系作了聚集分析研究，指出病理性近视眼属于单基因遗传，符合常染色体隐性遗传规律，基因频率为14.7%。有少数散发，也不能排除常染色体显性遗传的存在。

2. 常染色体显性遗传 病理性近视眼中有些家系有多代连续的垂直传代，每代多个个体的子代发病率均接近半数，为常染色体显性遗传的可能性较大。由于常染色体隐性遗传型的病理性近视眼基因频率较高（10%～15%），人群中杂合子频率约18%～24%，意味着患者与表型正常者通婚时，每4～5次婚姻中即有一次会遇上杂合子，造成子代发病（假显性现象）。因此不能见到垂直传代即认为是常染色体显性遗传。

3. 性连锁隐性遗传 有极少数病理性近视眼家系仅男性发病，且有女性携带者传代等现象，较可能为性连锁隐性遗传。

（二）基因定位

病理性近视眼已作出基因定位在常染色体显性遗传病例中的有9个，常染色体隐性遗传病例只有1个 MYP18，14q22.1-q24.2。性连锁隐性遗传的有2个：MYP1，Xq28，和 MYP13，Xq23-q25。由此可见病理性近视眼具有遗传异质性，目前已定位的可能只代表少数的个别病例。显性遗传作出定位的相对较多是因为此类家系更容易收集与分析定位，而为数较多的常染色体隐性遗传病例，由于家系较难收集与定位，定位率明显偏低。目前已作定位的除外，只是将突变基因的位置定位到某一染色体的特定片段，每个片段内常有数十至数百个基因，要确切地找出突变基因，还需继续努力。

三、用于近视发病机制研究的动物模型

目前近视发生发展的机制尚不明了，尚无法从根本上阻止近视及其并发症的发生发展，因此进行近视的基础研究对于探索近视的预防和治疗方案具有重大的意义。目前国内外已对近视的成因做了大量的研究，其中近视动物模型的建立可以说是上个世纪近视基础研究的一大突破。

如今已经成功建立了鸡、树鼠、猴子、豚鼠、小鼠等多种近视动物模型，并发挥了它们各自的优势，对近视发生发展过程中多个相关部位如脑、视网膜、脉络膜以及巩膜等进行

了细致广泛的研究，同时结合了各种各样的实验方法，从器官及其物理性指标，如屈光度和眼轴长度等，逐步向组织、细胞、亚细胞和分子水平等层次纵深发展。

（一）近视动物模型常用方法

目前最常用的两种近视诱导方法为形觉剥夺和镜片诱导。形觉剥夺性近视（FDM）指用缝合眼睑、戴弥散镜片或头套法来破坏动物的单眼形觉引起的近视；镜片诱导性近视（LIM）指强迫动物配戴负球镜片使物体的像聚焦于视网膜后方，从而引起眼轴延长所造成的近视。

影响形觉剥夺性近视形成的因素有以下几方面。①形觉剥夺性近视形成的量与视网膜图像模糊的程度有关。模糊的程度越大，形成的近视越深。②形觉剥夺性近视的形成还与接受形觉剥夺的时间有关，只有长期持续性的形觉剥夺才能形成近视。③虽然形觉剥夺性近视能在一系列年龄中发生，但年龄越小，形觉剥夺性近视发生越容易，近视形成效果随着年龄呈指数下降。

影响镜片诱导性近视的主要因素有以下几方面。①镜片诱导性近视形成的量与配戴的镜片的度数有关，度数过大和过小都不容易诱导出近视，不同物种适宜的度数也有所不同。②和形觉剥夺性近视一样，镜片诱导性近视也需要一定的时间，但是所需的时间通常要短于形觉剥夺性近视。③镜片诱导性近视也有敏感期。

形觉剥夺性近视和镜片诱导性近视均是可逆的，在去除动物模型的近视诱导因素（形觉剥夺和镜片诱导）后，近视度数逐渐逆转，同时形态学上也逐渐恢复正常，该过程被称为实验性近视的恢复。实验性近视的恢复和诱导一样，均具有敏感期，但是敏感期并不完全重合。

早期的镜片离焦主要通过使视网膜黄斑中心凹的像呈远视性离焦从而诱导出近视。而周边视网膜神经细胞数量明显大于中央黄斑区，周边视网膜的细胞的信息总和远远大于中心视网膜的信息总和，因此，周边视网膜可能足够调控正视化甚至起主导作用。这个假设在动物实验研究中得到了证实。Smith 等用经典的猴子实验证明，周边视网膜会影响小猴子的屈光状态发展，周边视网膜在哺乳动物屈光发展中起主要作用，而黄斑中心在正视化过程中并未扮演必要的角色。

虽然形觉剥夺和镜片诱导性近视在形态学上的改变非常相似，但是目前的研究已经明确了 FDM 与 LIM 在机制上具有很大的差别。形觉剥夺性近视和视网膜的局部变化关系更大，在切断视网膜和视皮层的联系后，形觉剥夺性近视仍然能够形成，但是由于切断视神经后，所形成的近视变异增大，因此不能完全排除视皮层在其中所起的作用。而镜片诱导性近视则可以被视神经切断所抑制，而且两者对药物以及光照的反应也有很大的不同。比如形觉剥夺可以被持续光照和多巴胺类药物所抑制，而镜片诱导不能为持续光照所抑制，而多巴胺类药物对其的作用在不同的物种中有所不同。此外，在镜片诱导的过程中，动物可以正确识别离焦像的焦点是在视网膜前还是后，并不是单纯根据像的模糊程度来判断眼球生长的方向。此外两种近视动物模型在时程上也有很大的不同。LIM 发生明显较快。破坏昼夜节律能抑制 LIM 的发生，却不影响 FDM；促进昼夜节律的措施则产生相反的结果。因此要进一步了解近视的机制，就需要对两种近视进行更为基础深入的研究。这两类实验性近视眼的发病机制不同，形觉剥夺性近视在正常生活状态下的人类中较为罕见,仅有极少数幼年高度上睑下垂或严重屈光介质混浊者发生类似近视。将形觉剥夺性近视的动物实验结果应用于人类近视眼时应谨慎小心,以免误导。

(二)近视模型常用动物

目前常用的近视动物包括鸡、树鼠、猕猴、短尾猴、豚鼠、小鼠等动物。

1. 鸡近视动物模型　鸡是最常用的近视动物模型,属于鸟纲,生长周期短,易于饲养而且出生即开眼,对近视干预反应迅速,实验周期短,因此在近视动物实验的研究中应用较多。早在20世纪70年代的时候,Wallman等就将鸡用于近视研究。鸡出生时屈光度多偏向远视,在6~7周时完成正视化过程,玻璃体腔的发育在整个正视化过程中起主要作用。但鸡的眼球结构和哺乳类动物相比存在着很大的差别。在解剖上最主要的差别主要体现在巩膜结构上,鸡的巩膜有两层,除纤维层外尚有软骨层,在鸡近视动物模型中,发现在近视的发生过程中,软骨层蛋白多糖的合成增加,巩膜软骨层组织增多,眼轴延长;而哺乳类动物近视的形成和进展过程中巩膜则是变薄,两者在巩膜上的改变完全相反。此外鸡的调节机制和神经支配与哺乳类也有所差异,其参与调节的肌肉不是平滑肌而是横纹肌,不存在毒蕈碱受体(M受体),却有烟碱受体(N受体)。由于鸡在解剖和调节机制上和人类相差甚远,因此不能将鸡的研究结果机械搬用于人类。

2. 树鼠(鼬)近视动物模型　树鼠属于哺乳类、攀缘目动物。树鼠在种系上较鸟类、啮齿类动物与人类更为接近,而且具有与人相似的脑神经和视觉神经,视觉系统和色觉发育良好。至1977年以来,树鼠逐渐成为重要的近视模式动物。

由于巩膜结构与人类较接近,树鼠常用于研究近视的巩膜机制。通过对树鼠近视模型的研究,发现在近视的过程中,出现了巩膜厚度变薄、纤维直径变细、巩膜干重变小、巩膜弹性和蠕变性增大。巩膜的这种形态和性质上的改变被称为巩膜的重塑。

3. 猴子近视动物模型　灵长类动物在亲缘关系上和人类最接近,因此在眼球发育、眼部解剖乃至神经控制方面都与人类视觉系统相似。目前最常用于近视研究的灵长类动物包括猕猴、短尾猴和狨猴。

猴子和大部分近视动物模型一样,具有一个正视化过程,在出生时屈光度表现为轻度远视,随后逐渐向正视方向偏移。猴子屈光状态相对较稳定,而狨猴的屈光状态变化较快。猴子对形觉剥夺以及镜片诱导等近视诱导方法的反应较为缓慢,常需要数月乃至一年以上时间以诱导出具有统计学差异的近视。

猴子虽然具有众多优点,而且在研究人类近视中有着不可替代的作用,但是由于价格昂贵、饲养困难、饲养成本高、操作困难等原因,使用也受到限制。

4. 小鼠近视动物模型　小鼠属于脊椎动物门,哺乳纲,啮齿目。小鼠用于近视研究的历史并不长,最早始于1985年。小鼠用于近视研究最大的优点在于遗传背景统一,染色体序列已破译,遗传操作方法完备,大量的基因敲除和转基因小鼠已齐备,非常有利于机制的研究。因此以小鼠作为动物模型来研究近视发生发展中的遗传因素及分子机制的优势是无与伦比的。但是小鼠在优点突出的同时,缺点也非常突出。首先,小鼠的视网膜是视杆细胞占优势的,且没有黄斑,视力较差;其次,小鼠的睫状肌缺失,故晶状体调节功能几乎没有,再者小鼠的眼球非常小,对于活体检测眼部屈光参数以及提取眼内组织进行分子和遗传学研究都非常困难。

由于小鼠眼球小、检测困难等客观因素，小鼠形觉剥夺性近视动物模型直到2003年才首次建立，而镜片诱导性近视动物模型目前尚未见任何报道。小鼠眼球的检测则直到2004年，Schaeffel等初次采用了自行搭建的红外偏心验光仪检查屈光；2008年，周翔天等发明了步进电机式相干光测量仪，不仅可精确测量小鼠眼轴总长，还可测量前房、晶状体厚度、玻璃体腔长度等。同时研究了小鼠屈光及相关结构的发育，发现和其他动物比较，小鼠的屈光发育可能和玻璃体腔长度及晶状体厚度等相关，完善了其作为近视眼动物模型的基础数据。

各种基因敲除小鼠有助于研究不同基因对眼球发育的作用。比如内腔蛋白(lumican)和纤维调节素双基因敲除的小鼠发生了眼轴延长、巩膜变薄、视网膜脱离等高度近视特征性的病理改变，提示这两个基因可能在病理性近视的发生发展中起了一定的作用。此外，基因敲除的小鼠也发现出现了轴性近视改变，结合鸡近视动物模型中该基因的改变，提示该基因在近视的发生发展以及决定眼球的发育方向中起了重要的作用。2008年，周翔天等发现4~8周龄A2AR基因敲除小鼠与野生型小鼠相比，发生了明显的相对近视，并呈现出眼轴延长、玻璃体腔延长、巩膜胶原直径变细等近视的特征性改变，和人类的近视比较接近。

豚鼠近视动物模型：豚鼠作为一种哺乳动物，是一种新型的近视动物模型。温州医学院周翔天等及澳大利亚的McFadden发现三色豚鼠眼球发育与人类接近，出生即开眼，屈光度开始多为远视，之后进入视觉发育敏感期，开始正视化过程。豚鼠对形觉剥夺和镜片诱导均很敏感，2~4周即可诱导出具有统计学意义的近视。最近发现了白化豚鼠出现明显的自发高度近视，并对形觉剥夺更加敏感。

其他实验动物：其他应用相对较少的近视动物模型还包括兔、猫、隼、松鼠、鱼等。

（三）近视模型应用中的主要问题

由于大多数近视动物模型眼球都比较小，眼球壁特别是角膜比较薄而软，因此进行近视诱导以及检测相关参数时要特别注意不要压迫眼球。比如在进行形觉剥夺时，采用眼罩法要优于眼睑缝合，因为眼睑缝合不仅容易压迫眼球，同时也很容易引起炎症，影响屈光参数的检测。在检测眼球参数时，采用OCT等非侵犯性的方法要胜过A超等需要接触眼球的方法，因为除了不易影响动物眼表条件，有利于反复检测以外，数据可重复性也会更高。

此外在检测时，还需要考虑外部光照条件以及环境对检测的影响。比如光照不同会改变瞳孔的大小，对屈光度检测就会造成影响，因此在检测时需要保持外部光照一致。此外还需要考虑调节的变化，因此在传统的带状光检影时需要进行睫状肌麻痹，而在进行红外线视网膜照相法时，由于周围环境很暗，不容易引起调节，可以不需进行睫状肌麻痹。

在进行A超检测眼轴及各屈光组件的长度时，由于超声的分辨率和超声的频率成正比，因此频率越高所得数据越精确，但同时频率越高则超声的穿透能力越弱，因此需要根据动物眼球的大小选择不同的超声频率。

实验动物的饲养环境并无特殊，只要满足其生活照度即可。但是对于不同的实验设计，要求会有所不同。例如，对于近视模型，其环境照度需要在500 lx左右。笼具的大小会限制实验动物的视野，可能会产生一定的近视诱导作用。需要注意，在近视模型建立的过程中，需要采用统一的笼具，利用实验设计的对照方法使得其所产生的作用基本上没有统计学差异。

（四）近视模型研究的意义及局限性

利用近视动物模型研究近视的机制并从中探讨近视预防及治疗的方案已经成为近视研究的主流方式。但是考虑到物种的差异，在将近视动物实验结果应用于人类和临床时，必须进行全面而谨慎的分析。只有充分考虑到动物和人类之间的差异，才能对动物实验的成果进行客观全面的分析，从而推动临床防治工作的发展。动物实验结果与人类的差异主要表现在以下几方面。

（1）物种的差异带来的眼球发育及结构上的一系列不同。如前所说，最常见的近视动物模型，鸡的眼球解剖生理和哺乳类就有根本的区别，鸡的视网膜血供主要来自脉络膜，而不像人类具有视网膜血管网，因此鸡的脉络膜厚且随着血流灌注的不同很容易发生大幅度的变化。鸡对形觉剥夺和镜片诱导等试验方法反应非常迅速，数个小时即可发生显著性的改变，其中一个原因就在于鸡脉络膜厚度的变化对于其屈光度的改变作用很大，脉络膜厚度的变化对于玻璃体腔长度的改变也起了很大的作用，在这一点上，可以说鸡和哺乳类动物是截然不同的。此外鸡的巩膜结构和调节机制也和人类相差甚大。鸡的巩膜同时具有软骨层和纤维层，而哺乳类动物与人类则只具有纤维层。在近视的发生发展过程中，哺乳类和人类只出现了纤维层的变薄，但是鸡同时出现了软骨层的增生。在调节机制上，鸡的睫状肌是横纹肌，而哺乳类与人类是平滑肌，且鸡在调节的过程中，除了晶状体出现改变外，同时还伴有角膜的变化。而其他哺乳类动物，虽然与鸡相比和人类在解剖等方面更为接近，但我们必须注意到，它们仍然和人类有极大的不同，比如大部分动物并不具备色觉，啮齿类动物多为夜视动物，大部分动物的立体视觉和人类相比都非常弱等。

（2）我们还应当注意到，除了物种的差异，近视动物模型和人类在近视的诱因上也存在着很大的不同。人类近视是在遗传和环境的共同参与下形成的，而目前常用的近视动物模型多是从环境方面入手。但就环境因素而言，人类所能看到的视觉因素无疑要比大多数动物更为丰富而且精细，因此单纯的动物模型也只能模拟一部分视觉因素对屈光发育的影响。而且就形觉剥夺和镜片诱导两种近视动物模型来说，两者从诱发因素、诱导所需的时间、眼内特别是视网膜和巩膜的生化改变，乃至其对药物、光照、视神经切断的反应均有极大的不同。对于人类而言，由于白内障、上睑下垂、角膜瘢痕等病因引起的近视更接近于形觉剥夺性近视，而对于由于过度视近引起的近视可能更接近于镜片诱导性近视，因此从两种不同的近视动物模型上得出的结论也必须要考虑其中的不同，特别是在开发近视治疗药物时，必须要注意到两者的不同，以免出现事与愿违的不良后果。

（3）在近视动物模型的建立中，为了能诱导出更大度数的近视，通常采用幼年的动物进行诱导。但是对于人类来说，由于社会因素，近视的发生常常发生于学龄期，和动物模型的诱导时间有所不同。而研究的发育阶段不同，从解剖乃至生化都有明显的差别，对近视的恢复能力也有很大的不同，因此在分析近视动物实验的结果时，必须考虑年龄因素带来的差异。

综上所述，近视动物模型虽然是研究近视机制的重要手段，但是我们必须要意识到动物实验的局限性，取其长，去其短，才能真正地从中提炼出可以在临床试验中加以借鉴的精华。如果对动物实验的结果进行毫无保留的照搬全用，只能带来迷失和混乱。

（陆　川）

第三节　近视的分类

关于近视的分类方法很多，这里就其中主要者分述如下。

一、单纯性近视与病理性近视

根据近视病因分类，可分为原发性（指近视并非由已知的眼病或全身性疾病所致）与继发性（指近视继发于已知的眼病或全身性疾病）两大类。原发性近视眼通常又可分为病理性与单纯性两大类。

（一）单纯性近视

多起自儿童及青少年期，进行至一定程度后会保持相对稳定，最终近视屈光在-6.00 D以下，矫正视力正常，眼底一般正常，至多有窄弧形斑及豹纹眼底，眼轴延长。发病原因与遗传及环境因素（长时间近距离用眼及缺少户外活动等）均有关，属于多因子遗传。

（二）病理性近视

多起自儿童期，持续地进行性加深，发展快，至成年后稳定或继续进展；最终近视屈光度多在-6.00 D以上；眼轴明显延长；有后巩膜葡萄肿和明显眼底变性，包括环形及大弧形斑、漆裂纹、黄斑区视网膜劈裂、黄斑出血、Fuchs斑及脉络膜视网膜变性；可发生视网膜脱离、青光眼、白内障等并发症。视功能明显受损，矫正视力可低于正常。视野、对比敏感度等功能多出现异常。病因主要与遗传有关，如前面所述，已发现有常染色体显性、隐性与性连锁隐性等多种单基因遗传方式。

以往在白种人为主的国家，通常用-6.00 D作为病理性近视眼的分类标准，发生率一般为总人口1%左右。但近年黄种人为主体的国家（中国、日本、新加坡等）近视眼与高度近视眼的发生率急剧上升，-6.00 D以上的高度近视眼发生率估计可达总人口的5%～10%，其中很多人并不属于病理性近视，其高度近视发生主要与过度近距离工作有关。出现这么多的高度近视眼，很难仅用遗传因素来解释，其中一部分可能为遗传与环境共同决定的多因子遗传（通常为-6.00～9.00 D）。此类患者日后是否会发生眼底病理变化，而成为病理性近视眼，还有待长期的随访研究。故病理性近视的病因应改为病理性近视者可有两类，即基本由遗传决定的单基因遗传者，与由遗传和环境因素共同决定的近视眼中屈光度最高的一部分患者。至于-9.00 D以上的超高度近视，则可能仍以单基因遗传为主。Vongphanit等人的流行病学研究结果显示，从低度近视到-9.00 D以上高度近视,研究对象的眼底病变患病率从1%增加至50%以上。早期研究结果亦显示即使是低度近视眼,其发生视网膜脱离的相对频度(0.83)也明显较正视眼(0.22)高。可见近视性眼底病变并不只局限于高度近视患者,当然高度近视眼出现眼底病变的概率远高于中、低度近视者。

二、近视的屈光度

根据近视的屈光度分类法,将近视分为低度近视(-0.25～-3.00 D)、中度近视(-3.25～-6.00 D)与高度近视(-6.00 D以上),也有将-9.00 D以上的另分一类,称为超高度近视。一般而言,近视终止于低中度者多为单纯性近视,超高度近视多为病理性近视,而-6.00 D以上、-9.00 D以下的高度近视在我国可能包括了较轻度的病理性近视与较重的由遗传及环境因素共同决定的单纯性近视。根据屈光度的分类法,界线清晰,易于掌握,因此应用更为广泛。

三、轴性近视与屈光性近视

根据屈光要素改变分类:眼的屈光要素包括眼轴长度、角膜曲率、晶状体曲率及各屈光介质的折射率,各个要素的改变均可引起近视。

1. 轴性近视　由于眼轴延长所致,主要见于原发性近视眼及部分继发性近视眼。

2. 曲率性近视　指由于角膜或晶状体的曲率半径缩短导致屈光力增加所致。主要见于角膜疾病(先天性小角膜、圆锥角膜等)和晶状体疾病(小球状晶状体、圆锥状晶状体等)。

3. 屈光指数性近视　指由于眼屈光介质的折射率增加导致的近视眼,最常见的是年老后晶状体核硬化及发展至核性白内障引起晶状体屈光力增加所造成的近视眼。

四、其他类型近视

人眼在多种内外因素作用下,常可引起远视力下降、近视力正常及屈光为近视的现象。或为一时性,或为永久性,多数近视屈光不正度数不高,主要类型有以下几方面。

1. 外伤性近视　眼外伤(主要是钝伤)可诱发近视,一般历时1～2周,多在1个月内恢复,个别持续1～2年,甚有永久性者。屈光度多小于-6.00 D。可能由于睫状体水肿、调节痉挛、晶状体悬韧带断裂、前脱位或角膜曲率增加等所致。

2. 中毒性近视　有毒物质,如有机磷农药等急慢性中毒,可引起一种近视化反应,称为中毒性近视。

3. 药物性近视　多种药物,如磺胺类、利尿剂、四环素、ACTH及避孕药等可诱发近视。局部用药如毛果芸香碱等引起调节痉挛,亦可表现近视。

4. 夜间近视　人眼在光线减弱时,处于暗适应情况下,由于调节刺激缺乏或降低,所出现的一种近视状态,这是一种向暗焦点靠拢的调节现象,可能与像差、晶状体位移及瞳孔散大等有关。

(陆　川)

第四节 近视的临床表现和诊断

一、近视眼的症状与体征

(一)单纯性近视

轻度近视者因视近清晰,平时生活、学习及工作多能适应,并不感到有所限制。仅当有视远需要,或当与正常视力者比较,或当体格检查时,方被察觉。一般主诉视力模糊或直接诉说“近视”,如看不清黑板、分不明路标等。除视远不清外,基本无其他症状,仅在较高度者偶有飞蚊症。如有散光或屈光参差,可能易有眼疲劳症状。为了减少弥散光圈所形成的朦胧像,不少近视者通过缩小睑裂、增加景深来提高视力,故可表现为习惯性眯眼。检查时主要表现为远视力低于正常,降低程度与屈光度相关,即屈光度愈高、视力愈差。近视力正常或下降。通过合适的光学矫正,可获得良好的矫正远视力。眼底正常,也可能呈豹纹状眼底。无弧形斑或仅有较窄的颞侧弧形斑,一般不会超过1/2视盘直径。眼轴延长较轻。

(二)病理性近视

除明显的视远不清外,还常有飞蚊症,这是由于玻璃体液化、混浊所形成的细微飘浮物投影在视网膜上,而引起眼前黑影飘动现象。飞蚊症通常不影响视力,但有些患者对此十分敏感,常为此而烦恼不安。如黑影突然增多,或固定于一处,并有闪光感等其他异常感觉,伴视力明显下降,视野缺损,则应立即作进一步检查。

1. 视力　除远视力明显低于正常外,近视力与矫正视力亦可低于正常。

2. 其他视功能　病理性近视眼往往有脉络膜萎缩、后巩膜葡萄肿、漆裂纹等眼底病变。根据眼底改变的有无与轻重,视野表现可有周边视野缩小、环形暗点、中心暗点或旁中心暗点。近视眼光觉敏感性多见降低,暗适应功能亦可能异常,甚至表现不同程度的夜盲。可有不同程度的蓝色觉及黄色觉异常。当有黄斑变性时,红色觉亦可障碍。视网膜电图(ERG)可有b波降低及潜时延长,眼底变化严重者b波可降低至消失。ERG变化显示锥细胞损害发生较早,然后累及杆细胞。多焦视网膜电流图呈现视网膜锥体细胞功能下降。

3. 眼轴　通过A超或IOL-master等仪器可确定眼轴长度。病理性近视眼有明显的眼轴延长,与屈光度密切相关,眼轴每延长1 mm,相应增加约3D的近视。

4. 眼底征象　病理性近视眼最多见的临床表现是眼底改变。

(1)玻璃体病变:近视眼有特征性的玻璃体变化。由于眼轴延长,玻璃体腔增大,促使玻璃体发生液化、混浊及后脱离等。胶状玻璃体液化,使正常网架结构破坏,原有薄纱样的纤维支架组织已不完整,时有条块状或膜状混浊漂浮物。眼球运动时,漂浮物飘动更为明显,因而导致眼前似有蚊蝇飞动的感觉。随着眼轴不断伸长,玻璃体与视网膜之间可出现空隙,空隙为液体填充,从而形成玻璃体后脱离。病理性近视眼在液化腔后常留下很薄的后皮质层，可称为玻璃体劈裂，后皮质层与后部视网膜仍有粘连。玻璃体脱离与劈裂，加上变性和收缩的玻璃体对视网膜的牵引，易引发视网膜脱离。

(2)豹纹状眼底：豹纹状眼底是近视眼的一大特征。由于眼球向后伸长，色素上皮层变薄，色素减淡，暴露出下面的脉络膜，橘红色的血管与深色背景构成豹纹状眼底。

(3)视盘：病理性近视眼的视神经轴多斜向视盘颞侧，偏斜进入球内。近视眼的视盘较大，呈椭圆形，色泽较淡。视盘的鼻侧，由于巩膜延伸的牵扯，使视网膜组织向后极处移动。视盘鼻侧的视网膜被扯到视盘上，掩盖鼻侧的视盘时称为鼻侧牵引。病理性近视眼筛状板的位置较偏前，因此发生青光眼时视盘杯状凹陷不明显，这是病理性近视者青光眼漏诊的原因之一。

(4)弧形斑：是近视眼特征性表现之一。由于眼球向后伸长，视盘周围的脉络膜受到牵引，从视盘旁脱开，暴露出相应处巩膜，而形成特有的白色弧形斑。如脉络膜尚未脱开，仅有色素上皮层脱开，则呈现豹纹状弧形斑。弧形斑随屈光度的加深而增大，多位于颞侧(约占80%)。若眼轴继续向后延长，则可扩展到视盘四周，成为环形弧形斑。大小不一，大者可超过一个视盘径，延及黄斑区，并与后极部萎缩区连成一片。

(5)后巩膜葡萄肿：病理性近视眼眼球自赤道部向后过度延伸，后极部巩膜明显变薄，在眼内压的作用下，发生巩膜局限性膨出，而形成大小不等的后巩膜葡萄肿。其发生与屈光度、眼轴和患者年龄明显相关。葡萄肿的范围通常包括视盘、黄斑及其邻近区，少数仅累及视盘周围。眼底检查可见后极部出现异常的后凹，经过葡萄肿边缘的视网膜血管呈屈膝状走行。葡萄肿区内视网膜脉络膜变薄、萎缩，透光性强，色素游离。B超检查可以清晰地显示后葡萄肿的形态与位置。

(6)漆裂纹样病变：是Bruch膜的破裂纹。表现为眼底不规则的黄白色条纹，如同旧漆器上的裂纹。主要见于眼球后极部及黄斑区，数量(2~10条)不等，平均长约为视盘直径的80%。漆裂纹样病变细小、不规则，有时呈断续的浅黄色线条或粒点状，有时呈分支状，位于视网膜最深部。其底部常有中等或大的脉络膜血管横跨而过。血管造影早期可透见荧光，晚期可见漆裂纹处组织着色，并有较强荧光，但无渗漏。漆裂纹样病变很少直接损害视功能，但可造成下面脉络膜毛细管破裂与视网膜出血，这种出血通常较少，吸收后视力能恢复。

(7)Fuchs斑：亦为病理近视眼特征性表现，是由于黄斑区出血后视网膜色素上皮细胞局部增殖所造成，检查可见黄斑区轻微隆起的圆形棕黑色斑。位于中心凹或其附近，1/3~3/4视盘大小。可引起视物变形、视力下降及中心暗点。

(8)黄斑部视网膜劈裂：在病理性近视眼可见黄斑部特征性的视网膜劈裂，主要由两个方向相反的力作用于视网膜所致。一个力是视网膜前膜及玻璃体与黄斑粘连收缩造成的向内牵拉的力，另一个是巩膜延伸造成的向外牵拉的力。两个力作用于视网膜，将视网膜层间劈裂为内外两层，造成视网膜劈裂。症状为近期内明显视力下降、视物变形，或视近物困难。眼底检查：后极部轻度视网膜脱离及黄斑区呈水肿状。OCT检查可见黄斑区视网膜外丛状层裂开，分劈为内外两层，伴黄斑中心凹不同程度脱离，进一步发展可引起黄斑全层裂孔和后极部视网膜脱离。

(9)黄斑出血：病理性近视眼常见黄斑出血，好发年龄为20~30岁及60岁以上。屈光度多>-8.0 D。出血日久或反复出血者，可引起增殖性变化及色素病变，预后较差，严重影响视功能。黄斑出血可分为两种。①单纯性黄斑出血。多见，约占出血患者的62%，发病年龄较轻。出血范围可达0.25～1.00个视盘大小，多居色素上皮层下，出血多时可达视网膜深层，为眼球向后极伸长，对脉络膜毛细血管过度牵引所致。通常吸收需2～3个月，不留痕迹，少数因色素上皮萎缩而留下点、线状缺损。②血管新生型黄斑出血。由脉络膜新生血管引起，约占出血患者的32%。据统计，病理性近视眼者中约5%～10%有脉络膜新生血管，多见于中年的极高度近视眼，女性多见。脉络膜新生血管可通过Bruch膜破裂处侵入视网膜下，多集中在黄斑中心凹及周围，形成视网膜下新生血管网，并可发生浅而局限的视网膜脱离，导致中心视力下降与视物变形。新生血管很容易破裂，导致黄斑出血及萎缩变性。出血范围为1/2～2/3视盘大小，伴有黄白色渗出斑及灰白色结构。出血通常在1～15个月后吸收（平均7.6月）。文献报道有脉络膜新生血管者在5年后90%的视力已低于0.1，10年96%低于0.1。因此脉络膜新生血管是造成病理性近视眼视力严重减退的重要原因。

（10）黄斑变性：病理近视眼并发黄斑变性多见于60岁以后。由于营养黄斑的脉络膜毛细血管层消失，或因黄斑区发生脉络膜血管闭塞，引起黄斑区神经上皮细胞的萎缩而终致变性，或是脉络膜新生血管及出血的后果。表现为白色的萎缩病灶与簇状色素堆积。有明显视力下降与中心盲点。

（11）周边视网膜脉络膜病变：病理性近视眼除黄斑区外，眼底病变的另一好发部位为周边部，发生率高，一般报道为>50%，甚至高达70%，亦可见于中、低度近视眼；病变范围多数较大，至少累及1～2个象限，可同时存在多种病变。由于早期不直接影响中心视力，不易被发现，周边视网膜脉络膜病变亦有很大危害性，可明显影响周边视野，变性还常导致视网膜裂孔和脱离。

二、近视的诊断

近视眼的主要症状为远视力降低而近视力仍正常，可以通过以下检查来明确是否近视及近视的严重程度。

（一）远、近视力检查

远视力降低是近视眼主要的，也常是唯一的症状。远视力是一个连续的数量性状，一般以5.0/1.0（对数/小数视力）为正常标准。但实际上有些人眼的正常远视力高于1.0，达到1.5～2.0的也不在少数。这些眼即使有-0.25 D或-0.50 D的近视，也仍有1.0及以上的视力。由于近视眼的远点就在眼前一定距离，并可使用调节进行代偿，因此可能表现出近视力正常或优于远视力。远视、散光等情况亦会影响视力。因此仅以视力检查诊断近视，并不全面。验光才是诊断近视的重要方法。

（二）验光诊断

近视眼的验光包括测定未用睫状肌麻痹药的屈光状态与使用睫状肌麻痹药后屈光状态。青少年儿童即使主观上不使用调节，但可能存在调节张力，使用睫状肌麻痹剂可迫使调节放松。因此完整的屈光检查常包括两者。

小瞳验光在临床上是指不用睫状肌麻痹药时验光的结果。对青少年或儿童，应让受检者放松调节，并将负球镜值降至能维持最佳远视力时的最低值。

睫状肌麻痹验光在临床上常被称为扩瞳验光，但实际上瞳孔扩大只是睫状肌麻痹剂的一个不良反应，因此扩瞳验光的名称不如睫状肌麻痹验光正确。睫状肌麻痹剂的种类、浓度和时间，都会影响其效果。目前常用方法如下。①硫酸环戊通眼药液（1%）滴3次（每次间隔5分钟），半小时后验光。②阿托品眼膏（0.5%～1.0%），1天2次，连续3天，其作用比硫酸环戊通更强。

验光方法包括主观验光、客观验光（检影法，电脑验光仪）等，详见本书第五章。

（三）其他检查

其他检查包括角膜曲率，眼轴长度测定等。更完整的检查还包括调节功能、集合功能、隐斜等测定。病理性近视眼易有多种严重并发症，如合并青光眼、视网膜脱离等。应提高警惕，全面仔细检查，并应用各种有针对性的特殊检查方法，以求确诊。

三、近视的并发症

近视的危害主要在于并发症。近视眼的并发症表现多种多样，主要见于病理性近视眼，通常随屈光度的加深及年龄增长而逐渐加重，从而导致视觉功能的进行性损害，严重的且可致盲，成为我国低视力与盲的重要原因之一。

（一）黄斑裂孔及其引起的视网膜脱离

本类并发症在我国较西方常见。据统计，占原发性视网膜脱离的11%。黄斑区的视网膜变性，玻璃体后皮质牵引及视网膜劈裂加重均可引起裂孔，并由此引发局部视网膜脱离，甚至形成全脱离。女性及老年人较多，一般近视>-10.0 D，多见于已有后巩膜葡萄肿者。症状为视力明显下降，视物变形及相应视野缺损。眼底检查可见裂孔，圆形或椭圆形；玻璃体后皮质牵引造成的撕裂孔为裂隙形或新月形；伴有视网膜脱离。B超与OCT检查对确定裂孔、玻璃体牵引与脱离范围很有帮助。少数病例可伴有脉络膜脱离，有眼痛及炎症表现，眼压极度降低，预后较差。

（二）周边裂孔及其引起的视网膜脱离

视网膜脱离是近视眼常见并发症，其发生率8～10倍于非近视人群。原发性或孔源性视网膜脱离者中，近视眼所占比例可高达70%以上。多见于中、高度近视者。已知引起视网膜脱离的病理基础是视网膜周边裂孔的形成。由于变性的玻璃体与格子样变性的视网膜粘连，在玻璃体长期不断牵引下，包括外力作用下，一些部位的变性视网膜被拉出裂孔或撕裂。液化的玻璃体可从此裂口处流到视网膜下，从而使视网膜隆起而脱离。患者早期症状为闪光感（玻璃体对视网膜牵引所引起的刺激征象），继之出现大片黑影，视力下降及大面积视野缺损。裂孔多见于赤道部及周边部，尤以颞上象限为多。裂孔以马蹄形（其上可有玻璃体盖）为主，亦有呈圆形或椭圆形。

（三）青光眼

在近视患者中，开角型青光眼患病率为正常人的6～8倍。在开角型青光眼患者中，近视眼占46.9%;在青年人青光眼中高度近视眼者比例更高。开角型青光眼患病率随着近视眼眼轴的增长而增加。患者可较早出现盲点,生理盲点亦较正常眼为大。眼压多为轻度升高,平均5.02 kPa(37.74 mmHg),房水流畅系数(C值)较低,压畅比(Po/C)较高,角膜曲率较大,巩膜硬度系数(E值)偏低,前房较深。视盘边界模糊,色泽对比不明显,凹陷多不典型,但杯盘比多高于正常人。皮质类固醇诱发试验的阳性率较高。由于病程缓慢,青光眼早期的异常又多被近视眼的表现所混淆或掩盖(如把青光眼视盘凹陷看成近视眼的表现;病理性近视眼视盘色泽较苍白,使青光眼性视神经萎缩不易觉察),故病理性近视眼伴发的青光眼常被漏诊。对于度数较高的近视眼,若出现难以解释的视力下降及屈光度短期内迅速加深情况,即应注意青光眼的可能。青光眼可使近视眼的病理过程加快、加重,从而引发更多的器质性与功能性损害。而眼压升高,促使眼轴延长;而由于眼轴延长,脉络膜视网膜更趋变薄,微循环及血供均进一步受到影响,从而视功能更易受到高眼压的损害。眼压作用应理解为既包括升高的眼压作用,亦包括眼压虽属正常,但承受眼压的组织薄弱、抗力低下,同样能引发病理改变,故亦可以看作为眼压的作用。

(四)白内障

病理性近视眼者常有白内障,主要为核性白内障(58%),也可为后囊下白内障(23%),或两型并存(19%)。核性白内障的晶状体核呈棕黄色,因晶状体屈光力增加,可使近视程度加深。白内障病程进展较慢。晶状体手术术中及术后并发症,近视眼较非近视眼者为多。

(五)弱视

由于近视眼的近视力一般正常,故发生弱视者较少。可能发生弱视的因素主要有近视性屈光参差量较大、明显斜视及幼年开始的高度近视眼。

(六)斜视

近视眼由于调节与集合功能异常及相互关系失调,常伴有外隐斜或显性外斜,可见于各种程度的近视眼。外隐斜进行性发展后可变为外显斜。外显斜多数经过间歇性阶段,即注视远处物体时眼位正,视近时眼位明显外斜。好发于面型宽、眶距大及双眼屈光不等者。集合功能受到影响,常可引发视疲劳,特别是近距离工作者。而当斜角过大时,可诱发废用性弱视及立体视觉功能丧失。有些近视眼由于眼肌平衡功能失调等原因,也有可能发生内斜视。早产儿高度近视者,时有伴随内斜视。此外,在近视性内斜视中,有一种特殊类型:近视程度较深(-15.0~-20.0 D),多逐渐发展,不断加重。被动牵引试验各方向均见受限,最终可出现固定性内斜视。

四、高度近视的眼球病理

近视典型的病理改变主要见于高度近视眼,故发生者称为病理性近视。但低度近视眼偶亦可见有类似病理改变。病理性近视眼的大体形态,前段与正常眼相差无几,但后段明显延长。因此眼球形态从正常的球形变为椭圆形。同时有后段巩膜变薄,严重时可有局限性向后膨隆,形成巩膜后葡萄肿。

（一）眼前段

变化较轻，角膜可略扁平及变薄，因此作激光手术时需注意，以免引起膨隆。前房往往较正常深。睫状肌可有萎缩。

（二）巩膜

主要为巩膜变薄及削弱，尤其是后极部更为明显，其厚度可由正常的0.7～1.1 mm变薄至0.2 mm。变薄是巩膜病理改变的后果，而不是单纯延伸造成的后果。巩膜的病理组织学改变主要为胶原纤维变细，排列疏松，纤维间出现间隙。环形和子午线胶原纤维的纤维束都变细，重者环形纤维消失，仅留下子午线纤维，形成类似角膜的板层状结构。更重者子午线纤维也消失不见，巩膜呈均质组织。电镜检查可见胶原纤丝明显变细，交织结构的胶原束消失，胶原纤丝表面不规则及裂开，呈星状。

（三）玻璃体

病理性近视眼时可发生玻璃体液化、混浊及玻璃体后脱离。玻璃体内可有膜形成，前端附着于视网膜周边部，后端附着于后部视网膜的内界膜。部分病例的玻璃体与视网膜有粘连，收缩时可引起视网膜劈裂、视网膜裂孔及视网膜脱离等病变。

（四）脉络膜

病理性近视眼时脉络膜常有明显的病理变化。脉络膜血管闭塞，始于毛细管层，此后累及小血管层，最后为大血管层。脉络膜变薄萎缩，后极部与赤道脉络膜的厚度可减少至正视眼的10%。血管间的结缔组织和黑色素细胞也减少。最后视网膜色素上皮细胞与Bruch膜消失，脉络膜与视网膜的外层合成一片，形成眼底镜下白色的脉络膜视网膜萎缩病灶。脉络膜另一重要变化为上文中所述漆裂纹与新生血管。

（五）视网膜

主要表现为退行性变化，包括萎缩及变性。最先累及视网膜色素上皮细胞，变得稀疏，细胞变大而扁平，色素减少或释出至细胞外，也可能有些区域发生增殖。视网膜外层有明显改变，表现为感光细胞变性与减少。视网膜内层一般不发生明显病变，黄斑区可出现视网膜劈裂、出血。视网膜周边部变化有囊样变性、铺路石状变性和格状变性，破裂后可形成裂孔，发生孔源性视网膜脱离。

（陆　川）

第五节　近视的矫治和预防

一、近视的光学矫正

长期以来，人们进行了大量的近视矫治探索，但对一些方法的有效性，一直存在有很多争议。一般认为配戴眼镜的光学矫正是较基本的矫正方法。近30年来，各种矫正近视眼的屈光手术已在临床上广泛使用。确切有效的药物治疗方法也正在积极探索中。

（一）框架眼镜和接触镜矫正

框架眼镜和接触镜的光学矫正是目前最主流的近视矫正方法。矫正近视时镜片度数的选择原则是，以获得最佳矫正视力时最低的近视屈光度作为该眼的矫正度数。必要时应通过睫状肌麻痹剂验光来确定最小的屈光不正量，指导配镜处方。

低度近视者是否需要戴镜是儿童和家长比较纠结的问题。医生往往需要综合屈光度、裸眼视力、日常需求及眼位状况等给出建议，如果未发现眼位异常、不影响日常学习和生活，短期内不戴眼镜也不至于造成不良影响。但如果发现儿童有通过移近距离和眯眼、歪头等来补偿视力的不足，或发现有较明显的外隐斜，即使近视度数不是很高，也应建议患儿配镜。

配镜时足矫与否也是一个有争议的问题。Chung 和 Adler 等人曾先后对近视欠矫是否会影响近视屈光度进展进行了随访观察，均发现与全矫相比，欠矫并不能减缓近视的发展，甚至还可能加速近视的进展。而 Phillips 等人的研究却表明单眼不同程度的近视欠矫对该眼的近视进展有延缓作用。但这种单眼视的矫正方式一定程度上牺牲了双眼视功能，也可能造成主观不适，似乎并不是一个适合推广的矫正方式。到目前为止，多数眼科医师和眼视光医师还是认同最小负度数达到最好矫正视力的验光标准，以及以此为基准的配镜原则。框架眼镜矫正对近视进展的影响仍有待大样本长期的纵向研究来加以探讨。

使用适当度数的负球镜片矫正近视，除提高视力外，还可恢复调节与集合的平衡，缓解视疲劳，预防或矫正斜视或弱视，减低屈光参差，有利建立与发展双眼同时视功能，因此，一般情况下建议配镜，要求准确合适，不可马虎选购。凡有屈光参差、弱视、明显散光及视疲劳症状者，最好经常戴镜。近视矫正镜片的种类有以下几种。

1. 框架眼镜　由于安全价廉，使用及保存方便，加上近年在镜片设计、材料研制和镀膜工艺上的进展，因此仍是矫正近视最常用的工具。但框架眼镜对外观有一定影响，镜片不能随眼球转动，视野受到一定限制，不适于某些职业。镜片与眼球表面有一定距离，因此矫正的光学质量略差。尤其是屈光度较高的镜片可造成视物变小及变形，高度近视眼的矫正视力较差，屈光参差较重者不易接受。

通常所称的框架眼镜如果不作特殊说明，即指单光眼镜。双焦点眼镜是框架眼镜的一种特殊类型。视远时的镜片为一般的凹透镜，视近的镜片则较视远的减少 2～3 D。有人认为用双焦点镜可减轻视近时调节负荷，因此能防止近视进展。Oakley 和 Young 报告一组使用双焦点镜的对照观察，发现用该镜者每年近视增加度数（0.02 D）远低于用一般眼镜者（0.52 D）。但也有学者认为双焦点眼镜对于近距内隐斜或正位的受试者近视控制效果并不优于单光框架眼镜。近期 Cheng 等人报道的一个为期三年的纵向研究结果显示双焦点眼镜和底朝内（BI）棱镜附加的双焦点眼镜控制近视进展的效果明显优于单光眼镜，对于调节滞后量低的儿童，BI 棱镜附加的双焦点眼镜比双焦点眼镜效果更佳。

也有不少研究者尝试用渐进多焦点眼镜来防止或减慢近视进展。经临床观察，稍能减慢近视眼的进展，但差别较小，在内隐斜或明显调节滞后者中效果相对较好，虽有统计学意义然而临床价值不大。也有其他纵向研究结果表明渐变多焦点眼镜并无近视控制效果。为什么渐进多焦点镜片的近视控制效果不如双焦点镜片那么明显呢？有学者分析镜片配戴的前倾角对其近视控制效果会产生显著影响，即不少受试者没有通过近用区视近已达到矫正效果。

2. 接触镜　目前接触镜已普遍用于近视眼的屈光矫正。接触镜的优点为镜片贴于角膜表面，可随眼球转动，免除了视物变形和棱镜效应，视物变小程度较轻，较适用于高度近视眼及较大的屈光参差。缺点是配戴程序较框架眼镜烦琐，取戴、消毒和保存都需一定练习，戴用者需有一定文化水平与卫生习惯。接触镜的质量监控和护理规范颇为重要，如不注意可发生角膜损伤、角膜溃疡、巨乳头性结膜炎等并发症。

接触镜除可矫正屈光不正外，文献上曾有报告戴透气性硬镜（RGP）的青少年近视眼者，近视进展可以减慢，但也有两项随机临床研究报道其并无控制近视进展的效果。尚有待新的研究来印证其效果及其作用机制。

近年来另一种特殊设计的透气性硬镜在临床的应用越来越广泛。配戴者在晚间戴用反几何设计的硬性接触镜，可暂时性使中央角膜变平坦，使得白天不戴镜时能有较好远视力，因此这种镜片被称为角膜塑形镜，能降低近视屈光度 0.50 ~ 5.00 D，甚至更高，80% 以上的屈光降低量发生于开始后的 2 周之内。中、低度近视眼常能恢复白天裸眼视力，但停用后其效果很快消失，因此是可逆的。其夜戴型特点和特殊设计使得并发症和副作用相对一般的日戴型硬镜要高，其中最常见的并发症是角膜染色，如果镜片配适不良及护理不当，可能会引发角膜感染等严重并发症。因此对镜片生产和验配工作者应有严格的质量监督和管理，对配戴者应加强随访观察。由于产品、验配和随访的不规范，该产品曾在 2001 年左右造成严重并发症而落入低谷，近几年又因其比较明确的延缓近视进展的作用。而在临床上应用越来越广泛。尽管研究表明只要规范应用该镜片，其安全性是可控的，由于其配戴的主体人群是儿童和青少年，镜片固有的安全隐患仍然存在。近期毛欣杰和吕帆就角膜塑形镜的安全问题提出了警示，以防患于未然。

（二）手术治疗

近视眼的手术治疗近年来已在国内外较普遍应用，近视屈光手术种类主要可分为以下两种。

1. 角膜手术　此类手术一般用于 18 岁以上，近视已停止进展者。手术通过改变角膜曲率，矫正近视性屈光不正，但对病理性近视眼的眼底变化及各种并发症并无作用。包括放射性角膜切开术、准分子激光原位角膜磨镶术（LASIK）、准分子激光角膜切削术（PRK）、乙醇法准分子激光上皮瓣下角膜磨镶术（LASEK）、微型角膜刀法准分子激光上皮下角膜磨镶术（Epi-LASIK）、飞秒激光及个体化切削法等手术，以及较少用的自动板层成形术、角膜环放置术、表面角膜移植术、角膜镜片术等。

2. 晶状体及人工晶状体手术　对高度近视眼作透明晶状体摘除术以矫正屈光不正已有较久历史，近年应用飞秒激光联合超声乳化术，并结合一些特殊设计的人工晶状体植入术，效果较以前大为改善。对于希望保留自身透明晶状体的高度近视眼者，可在晶状体前放置前房型、虹膜挟持型或后房型的人工晶状体以矫正屈光不正，其中，后房型人工晶状体的并发症相对更小。该方法矫正屈光不正的能力较强，对于 12 D 以上的高度近视，角膜较薄，对采用角膜屈光手术不易矫正者更为适用。此类手术可能造成角膜内皮细胞损害等并发症，对其确切效果和评价还有待长期观察，对适应证也应严格掌握。

二、近视的预防或控制

(一)药物与近视控制

1. 阿托品 曾用于近视眼的药物种类繁多,阿托品滴眼液是目前报道的用于近视控制效果最好的药物之一,由于它是非选择性胆碱能受体阻滞剂,也会引起较多的不良反应。我国过去用阿托品治疗近视眼多为短期治疗,作用为解除调节痉挛,消除或减低由此引起的近视,但停药后疗效不易巩固。国外的方法与此有两点不同,一是长期滴眼治疗(每晚滴眼一次),二是主要目的为防止近视进展。本法为美国 Bedrossian 最早报道,对近视眼患者单眼滴用阿托品,可使治疗眼的近视进展停止或减缓。此后屡有较大样本量长期治疗,并有对照观察,如国内胡诞宁等单眼治疗 536 例,观察 1 年;施永丰等双眼治疗137 例,观察 20 个月;Kennedy 等双眼治疗 214 例,治疗 3.5 年,随访 12 年等。他们的治疗对象均为青少年的单纯性近视眼,所得疗效相似。治疗眼多数停止进展,或进展缓慢,对照眼则有明显加重,每年平均增加 0.36～1.06 D。治疗中未发现眼压改变或青光眼。缺点是不良反应较大,如扩瞳、畏光、调节力降低及过敏性结膜炎等,因此不易推广。近年在新加坡和中国台湾又屡有报告,证实了本法疗效。据报告,停止治疗后可恢复调节功能,但近视又会继续进展。阿托品疗效与药物浓度有关,浓度高的(0.5%～1%)控制效果最好,但不良反应也最大。近期 Chia 等人研究显示低浓度阿托品的控制疗效与高浓度相比并没有临床显著差异,而不良反应却明显更少,而且停止用药后不容易反弹。Huang 等人的 Meta 分析也得到相同的结论。综上所述,临床上应用低浓度阿托品来控制青少年近视进展似乎是一种值得考虑的选择。

2. 哌仑西平 阿托品是非特异性毒蕈碱受体(M 受体)拮抗剂,而哌仑西平是选择性 M1 受体拮抗剂。眼内的毒蕈碱受体已知的有 5 种(M1、M2、M3、M4、M5),其中仅 M3 受体的抑制有扩瞳及睫状肌麻痹作用。如有选择性毒蕈碱受体拮抗剂能防止近视眼进展无明显不良反应,则可能较易推广。动物试验中哌仑西平,对近视眼有一定疗效。近年该药已在临床试验,用 2% 滴眼液长期滴眼的确能减慢近视眼的进展,但仍有扩瞳及调节抑制作用,效果与低浓度阿托品相似,因此疗效可能仍是对 M3 受体的抑制。

除阿托品和哌仑西平外,曾用于治疗近视眼的药物种类繁多,如新交感酚、夏天无、新斯的明、托品酰胺等,这些药物各家报告的疗效不一,也缺少严格对照的长期观察研究,因此很难确定其效果。

(二)光学矫正与近视控制

上面已经提到,无论是框架眼镜还是角膜接触镜,均有一些特殊设计的镜片用于控制近视进展。比如框架眼镜中的渐变多焦点眼镜、双光镜和周边离焦镜片,如角膜接触镜中的逆几何设计硬镜(角膜塑形镜)、周边离焦软镜等。表 5-2 中列出了一些特殊设计的光学矫正方式与单光框架镜相比较在近视控制效果方面的临床研究。

表 5-2 基于 meta 分析与单光镜比较的近视控制效果

	屈光度变化 D/年	眼轴变化 mm/年
	均值差(95% *CI*)	均值差(95% *CI*)
角膜塑形镜	—	-0.15(-0.22～-0.08)
周边离焦接触镜	0.21(-0.07～0.48)	-0.11(-0.20～-0.03)
硬性透氧性角膜接触镜	0.04(-0.21～0.29)	0.02(-0.05～0.10)
软性角膜接触镜	-0.09C-0.29～0.10)	0.01(-0.06～0.07)
双光框架镜	0.09(-0.07-0.25)	-0.06(-0.12～0.00)
渐进多焦点镜	0.14(0.02～0.26)	-0.04(-0.09～-0.01)
棱镜双光镜	0.25(-0.03～0.54)	-0.08(-0.16～0.00)
	0.33(-0.02～0.67)	—
周边离焦镜	0.12C-0.24～0.47)	-0.05(-0.15～0.05)
欠矫单光镜	-0.11(-0.35～0.13)	0.03(-0.06～0.11)

(三)其他控制方法

其他凡无害于眼而有一定理论依据的治疗方法,如雾视法(戴用+2～+3 D 球镜片视远半小时)、远眺法、睫状肌锻炼法等均可试用。

多年来曾有各种中医中药疗法,包括针刺、气功、推拿等用于近视眼防治,或基于中医理论设计的"眼保仪"等。但迄今尚未有确凿的科学依据证明其有效性。这些方法有待严格的对照研究和纵向研究结果证实。

由于社会上对近视眼治疗的迫切需求,形形色色的近视眼治疗方法层出不穷,除了上述的药物与手术治疗外,种种物理疗法,如电流、磁场、红外线等也都曾有人用于近视眼的治疗,但此类疗法常无严格的疗效观察,或根本无学术报告,或仅以裸眼远视力的改变作为疗效指标,因此对其疗效很难作出评价。今后对近视眼的治疗方法评价,应严肃认真,实事求是,采用各种主客观指标,设立对照组,并用合适的统计学方法处理数据,方能作出正确的评价。

(陆 川)

第六章　口腔黏膜疾病

第一节　口腔念珠菌病

念珠菌病是由念珠菌属一些致病菌种引起的原发或继发感染，可以侵犯皮肤、黏膜和内脏，表现急性、亚急性和慢性炎症。该病是一种古老的疾病，公元610年我国的《诸病源候论》最早对新生儿口腔念珠菌病就有认识，当时取名“鹅口疮”。在很长一段时间里，国外曾将鹅口疮（thrush）与阿弗他溃疡（aphtha）相互混淆，直到18世纪才将鹅口疮从阿弗他溃疡中区分出来。1839年由于显微镜的发明，雷文虎克首次将鹅口疮与真菌感染联系起来。19世纪末，由于某些从腐烂的蔬菜中分离出来的真菌与鹅口疮的病原体相关，因此，念珠菌曾用过Monilia（串珠菌）以及由此派生的moniliasis（串珠菌病）这两个术语。自1923年学者建议用念珠菌（Candida）代替串珠菌，以区分医学和植物感染，并一直沿用至今。

口腔念珠菌病是由念珠菌属感染所引起的口腔黏膜疾病，是人类最常见的口腔真菌感染。由于20世纪40年代以来抗生素、糖皮质激素及免疫抑制剂等药物的广泛应用及器官移植、糖尿病患者和艾滋病患者的增加，口腔念珠菌病日益常见，其危害性逐渐引起人们重视。其临床表现、病程及所感染念珠菌的种类也有一定的变化，临床上对其分类日趋完善。除引起多种多样的口腔黏膜感染外，念珠菌与口腔黏膜癌变的关系也备受关注。

一、病因

念珠菌是一种常见的条件致病菌，属于酵母样真菌，有学者译之为假丝酵母菌。迄今为止已发现200余种念珠菌，但条件致病性主要有以下几种：白念珠菌、热带念珠菌、类星形念珠菌、克柔念珠菌、近平滑念珠菌、高里念珠菌、季也蒙念珠菌、乳酒念珠菌和1995年新发现的都柏林念珠菌等。其中白念珠菌和热带念珠菌致病力最强，引起人类念珠菌病的主要是白念珠菌、热带念珠菌和高里念珠菌，占60%～80%。近年来报道，念珠菌感染菌种存在变迁趋势，引起念珠菌感染中非白念珠菌增多，且在病灶中可存在多种致病性念珠菌的混合感染现象。

白念珠菌又称白假丝酵母菌，为单细胞酵母样真菌，菌体呈圆形或卵圆形，革兰氏染色阳性。在沙氏培养基上生长良好，室温或37 ℃孵育1～3 d长出菌落，菌落呈奶油色，表面光滑。不耐热，喜酸恶碱，生长最适宜的pH值为4～6。可发酵葡萄糖、麦芽糖而产生酸和气体，发酵蔗糖产酸，不发酵乳糖。白念珠菌由完整的胞壁、细胞膜、胞质及胞核组成。其胞壁与其致病性之间的关系较为密切。胞壁主要由多聚糖组成，如 α-甘露聚糖和 β-葡聚糖等。外层的蛋白质和甘露聚糖形成复合物在表面形成网状结构，有助于表面抗原的表达并与黏附作用有关。白念珠菌在血清中 37 ℃孵育 3 h 后可见芽管形成，有助于白念珠菌的鉴定。1995 年新命名的都柏林念珠菌也可产生芽管。简易的区别办法是白念珠菌在 42 ℃生长良好，而都柏林念珠菌生长差或不生长。念珠菌有芽生孢子和假菌丝两种存在形式，一般认为假菌丝是孢子大量繁殖的致病形式。

二、发病机制和易感因素

虽然健康人可带有念珠菌，但并不发病，据报道健康成人 3% ~48% 带菌。当宿主防御功能降低以后，这种非致病性念珠菌转化为致病性念珠菌，故念珠菌为条件致病菌。念珠菌引起的感染又称为机会性感染或条件感染。病原体侵入机体后能否致病，取决于其毒力、数量、入侵途径与机体的适应性、机体的抵抗能力及其他相关因素。

（一）病原菌的毒性

主要在于侵袭力，其中黏附力和细胞外酶作用较肯定，而菌丝形成、抗吞噬作用等因素也可能增强其侵袭力。毒力大小与念珠菌对宿主黏膜及树脂塑料表面的黏附力、疏水性、芽管形成的能力、菌落的转化现象、产生蛋白酶和磷酸酶这两种水解酶的能力有关。

（二）宿主的防御能力和易感因素

宿主因素在念珠菌病发病中起着重要作用，以往也曾称念珠菌病是“有病者病”。各种原因导致的皮肤黏膜屏障作用降低，原发和继发免疫功能下降，长期、滥用广谱抗生素造成体内菌群失调以及内分泌紊乱等均可成为宿主发病的易感因素。据国内学者研究，成年人口腔念珠菌感染的易感因素中影响最大的是患者所伴有的全身疾病及其他口腔黏膜病，其中又以大手术后、放疗后、干燥综合征等的可能性最大。

（三）念珠菌感染与口腔白斑病的关系

有关白念珠菌感染与口腔白斑病的因果关系目前尚存在争议，但多数学者认为白念珠菌感染在形成口腔白斑病中起着原发性的作用，相关证据如下。①白念珠菌性白斑病对抗真菌治疗反应迅速。②白念珠菌性白斑病理变化恒定，且与鹅口疮类似。③白念珠菌性白斑中可以有白念珠菌抗原或菌体的存在。④白念珠菌病的患者可能伴有复合性免疫缺陷，对白念珠菌的免疫反应力降低。⑤实验室可以在大鼠及鸡胚上利用白念珠菌诱发出与口腔念珠菌性白斑病理改变相类似的病损。

有关白念珠菌性白斑形成及其癌变的机制，目前比较一致的意见是：由于白念珠菌的感染，其内毒素或代谢产物，使口腔黏膜上皮细胞中抑制细胞增殖的物质（如第二信使 cAMP）等受到影响，从而导致口腔黏膜上皮过度角化，细胞异常增生，甚至趋向癌变。

三、组织病理

口腔念珠菌病的病理特征是增厚的不全角化上皮，其中有白念珠菌菌丝侵入，称为上皮斑：用 PAS 染色可见菌丝垂直地侵入角化层，其基底处有大量炎症细胞聚集，并能形成微脓肿上述病损都在棘细胞层的上方，接近上皮表面，而棘层则常有增生。

四、临床表现

随着医学科学的发展，对口腔念珠菌病的认识的提高，对口腔念珠菌病的临床表现和分型已经从20世纪80年代国内认为的仅急性鹅口疮一型，发展为多型。如根据发病急缓和病程分为急性(30 d)、亚急性(1～3个月)和慢性(3个月以上)；根据临床表现分为口腔黏膜颜色的变化(红斑或萎缩)、增生性变化(如上腭黏膜乳头状增生)、念珠菌白斑和增生性正中菱形舌；根据发病部位的变化分为正中菱形舌炎、义齿性口炎、多灶性念珠菌病、口角炎和念珠菌性唇炎；是否存在皮肤病损分为黏膜皮肤念珠菌病；是否为免疫缺陷宿主的感染如HIV相关念珠菌病。

有关念珠菌病的分型方法较多，国际上过去公认Lehner 1966年的经典分型，最新做了修改如下。①伪(假)膜型念珠菌病，可表现为急性或慢性。②急性红斑型(萎缩型)念珠菌病。③慢性红斑型(萎缩型)念珠菌病。④慢性增殖性念珠菌病。

临床上相对常见的是前三型。总体上讲，口腔念珠菌病的临床症状主要为口干、发黏、口腔黏膜烧灼感、疼痛、味觉减退等，主要体征为舌背乳头萎缩、口腔黏膜任何部位的白色凝乳状斑膜、口腔黏膜发红、口角湿白潮红、白色不规则增厚、斑块及结节状增生等。糜烂较少见，仅见于口角及极少数唇红部，在红斑的基础上发生皲裂及糜烂。发病的主要部位是舌背、口角，约占80%。

以下将按其主要病变部位分别叙述口腔念珠菌病的临床表现。

(一)念珠菌性口炎

1.急性假膜型念珠菌口炎　可发生于任何年龄，多见于长期使用激素、HIV感染者、免疫缺陷者、婴幼儿及衰弱者。但以新生儿最多见，发生率为4%，又称新生儿鹅口疮或雪口病。

新生儿鹅口疮多在出生后2～8 d内发生，好发部位为颊、舌、软腭及唇，损害区黏膜充血，有散在的色白如雪的柔软小斑点，如帽针头大小；不久即相互融合为白色或蓝白色丝绒状斑片，并可继续扩大蔓延，严重者波及扁桃体、咽部。早期黏膜充血较明显，故呈鲜红色与雪白的对比。而陈旧的病损黏膜充血减退，白色斑片带淡黄色。斑片附着不十分紧密，稍用力可擦掉，暴露红的黏膜糜烂面及轻度出血。患儿烦躁不安、啼哭、哺乳困难，有时有轻度发热，全身反应一般较轻；但少数病例可能蔓延到食管和支气管，引起念珠菌食管炎或肺念珠菌病。少数患者还可并发幼儿泛发性皮肤念珠菌病、慢性黏膜皮肤念珠菌病。小儿的假膜型念珠菌性口炎有些可为短暂、一过性的，病情轻，易治愈。

成人发生的假膜型念珠菌病多有易感因素存在，特别是艾滋病患者等，易复发。病程为急性、亚急性或慢性。病损可发生在口腔黏膜任何部位，表现乳白色绒状假膜，为念珠菌的菌丝、孢子及坏死脱落的上皮汇集而成。病情轻时病变周围黏膜无明显变化，重则周围黏膜充血发红。这些假膜大多紧贴在黏膜上不易剥离，如强行剥离有时可发生渗血且不久又有新的绒状假膜形成。自觉症状为口干、烧灼不适，轻微疼痛。

2.急性红斑型念珠菌口炎　可原发或继发于假膜型。又称抗生素口炎、抗生素舌炎。多见于长期使用抗生素、激素后及HIV感染者，且大多数患者原患有消耗性疾病，如白血病、营养不良、内分泌紊乱、肿瘤化疗后等。某些皮肤病如系统性红斑狼疮、银屑病、天疱疮等，在大量应用青霉素、链霉素的过程中出现口腔急性红斑型念珠菌口炎。临床表现为黏膜上出现外形弥散的红斑，以舌黏膜多见，严重时舌背黏膜呈鲜红色并有舌乳头萎缩，双颊、上腭及口角也可有红色斑块。黏膜红斑是由于上皮萎缩加上黏膜充血所致，因此，近年来有学者认为该型以红斑型取代以前命名的萎缩型较为合理。若继发于假膜型，则可见假膜自觉症状为口干、味觉异常、疼痛及烧灼感。

3. 慢性红斑型（萎缩型）念珠菌病　本型又称为义齿性口炎，损害部位常在上颌义齿腭侧面接触之腭、龈黏膜，多见于女性患者。黏膜呈亮红色水肿，或有黄白色的条索状或斑点状假膜，可查见白念珠菌菌丝和孢子。念珠菌唇炎或口角炎的患者中80%有义齿性口炎，反之，本型病变常可单独发生，不一定都并发唇和口角的损害。义齿性口炎还常与腭部的乳突增生同时发生，在考虑手术切除前，应先进行抗真菌治疗，可以明显地减轻增生的程度，缩小需要手术的范围。

义齿上附着的真菌是主要的致病原因，如常用2%氯己定或制霉菌素清洗，可抑制真菌。用硅橡胶制的弹性义齿基底更容易滞留和吸附真菌，因而易发生义齿性口炎在临床上使用软衬材料的目的是恢复受伤的黏膜，如果不正确地使用软衬材料，反而会加重黏膜的炎症，进而导致义齿性口炎。下颌义齿引起的真菌性口炎甚少见，而上颌义齿承托区黏膜易发生义齿性口炎，这可能是由于上颌义齿的负压吸附力大，唾液中的抗体从这个部位被排开，而基底面与黏膜接触既宽又紧密，大量的致病真菌得以滞留的缘故。

4. 慢性增殖性念珠菌病　又称慢性肥厚型念珠菌口炎、念珠菌性白斑。多见于颊黏膜、舌背及腭部：由于菌丝深入到黏膜内，引起角化不全、棘层增厚、上皮增生、微脓肿形成以及固有层乳头的炎症细胞浸润，而表层的假膜与上皮层附着紧密，不易脱落组织学检查，可见到轻度到中度的上皮不典型增生，有人认为念珠菌性白斑病有高于4%的恶变率，特别是高龄患者应提高警惕，争取早期活检，以明确诊断本型的颊黏膜病损，常对称地位于口角内侧三角区，呈结节状或颗粒状增生，或为同着紧密的白色角质斑块，类似一般黏膜白斑腭部损害可由义齿性口炎发展而来，黏膜呈乳头状增生。肥厚型念珠菌口炎，可作为慢性黏膜皮肤念珠菌病症状的一个组成部分，也可见于免疫不全综合征和内分泌功能低下的患者。

（二）念珠菌性唇炎

本病为念珠菌感染引起的慢性唇炎，多发于高龄（50岁以上）患者。一般发生于下唇，可同时有念珠菌口炎或口角炎。

Gansen将本病分为两型：糜烂型者在下唇红唇中份长期存在鲜红色的糜烂面，周围有过角化现象，表面脱屑，因此极易与盘状红斑狼疮损害相混淆，亦类似光照性唇炎。颗粒型者表现为下唇肿胀、唇红皮肤交界处常有散在突出的小颗粒，极类似腺性唇炎。因此，念珠菌唇炎应刮取糜烂部位边缘的鳞屑和小颗粒状组织，镜检真菌，如多次发现芽生孢子和假菌丝，并经培养证明为白念珠菌时，才能确诊。

（三）念珠菌口角炎

本病的特征是常为两侧罹患，口角区的皮肤与黏膜发生皲裂，邻近的皮肤与黏膜充血，皲裂处常有糜烂和渗出物，或结有薄痂，张口时疼痛或溢血。此种以湿白糜烂为特征的真菌性口角炎，应与维生素 B_2 缺乏症或细菌性口角炎区别，前者同时并发舌炎、唇炎、阴囊炎或外阴炎，后者多单发于一侧口角，细菌培养阳性（以链球菌为主）；而念珠菌口角炎多发生于儿童、身体衰弱患者和血液病患者。

年长患者的口角炎多与咬合垂直距离缩短有关，口角区皮肤发生塌陷呈沟槽状，导致唾液由口角溢入沟内，故常呈潮湿状态，有利于真菌生长繁殖：有报道 150 例戴义齿者，75 例有口角炎，其发生原因除垂直距离缩短和某些全身因素外，与义齿的局部刺激、义齿性溃疡的感染也有密切关系，儿童在寒冷干燥的冬季，因口唇干裂继发的念珠菌感染的口角炎也较常见。儿童的念珠菌唇炎或口角炎还有一个共同的特点，即唇周皮肤呈干燥状并附有细的鳞屑，伴有不同程度的瘙痒感。

（四）慢性黏膜皮肤念珠菌病

这是一组特殊类型的念珠菌感染，目前已证实是一种与自身免疫调节基因缺陷相关的疾病，病变范围涉及口腔黏膜、皮肤及甲床。特点多从幼年时发病，病程数年至数十年，易于复发。常伴有内分泌或免疫功能异常、细胞免疫功能低下，因此本组疾病实际上是一种综合征的表现。慢性黏膜皮肤念珠菌病（CMCC）至少可分为 4 种类型，目前临床采用较多的是 Wells（1972）分类。即早发型、弥散型、内分泌型和迟发型。但并不包括儿童原发性免疫缺陷病。

1. 家族性早发型 CMCC　以常染色体隐性遗传有关，早发于新生儿或婴儿阶段，早期极类似雪口病，但持久不愈，逐渐变成质地较硬类似白斑的表现。主要损及口内黏膜，皮肤损害轻微。

2. 弥漫性 CMCC　在儿童时期就可发生口腔内广泛的念珠菌性白斑病损，并扩展到咽喉、胃肠道、面部皮肤、指甲、头皮、睑缘等部位，时间稍久可出现肥厚增殖性病损。

3. 多发性内分泌病型　常在青春期前后发病，初期表现多有甲状旁腺功能减退或肾上腺皮质功能减退及慢性结膜炎，但念珠菌性口炎可能为本病最早的表征。

4. 迟发性 CMCC　多发于 35 岁以后的中老年女性，常与铁吸收、代谢异常有关。

各类慢性黏膜皮肤念珠菌病，首先表现的症状，往往都是长期不愈或反复发作的口腔真菌感染。皮损特点初期为红斑、疣状增殖，表面结痂，后形成结节，高出皮面 1 ~ 3 cm，类似皮角样损害。

（五）艾滋病相关性口腔念珠菌病

艾滋病患者的口腔念珠菌感染甚为常见，多表现为假膜性和红斑型，可急性或慢性，且具有重要的诊断意义。

五、诊断

主要依靠病史、临床特点并结合真菌学检查由于健康人有带菌状态，因此综合考虑十分重要。念珠菌实验室检测方法包括涂片法、分离培养、组织病理学检查、免疫学和基因诊断等一般来说，临床上常用的方法是前 3 种。

（一）涂片法

涂片法只能发现真菌而不能确定菌种，对于口腔黏膜干燥的患者阳性率也较低。

1. 直接镜检　取口腔黏膜区假膜、脱落上皮等标本，涂一薄层于载玻片上，加入10% KOH溶液，微加热以溶解角质后在显微镜下直接观察，可见折光性强的芽生孢子和假菌丝，如查到大量的假菌丝，说明念珠菌处于致病状态。该方法对于确定念珠菌致病性有意义，该方法在临床上最常用。

2. 革兰氏染色　用棉签或竹片刮取损害组织后趁湿润时固定，常规革兰氏染色呈阳性。

3. PAS 染色　标本干燥后用 PAS 染色，芽孢呈红色，假菌丝较蓝，较便于观察。

（二）培养法

将标本接种沙保弱氏培养基，经 3～4 日后，形成乳白色圆形突起的菌落。若接种在玉米琼脂培养基上，则菌落发育更旺盛，中心隆起。镜检若查见厚壁孢子，可确诊为白念珠菌。

1. 棉拭子法　用棉拭子在病损区取材，特别适用于病损局限的检查，但该方法阳性率低。

2. 唾液培养法　收集非刺激性唾液 1～2 mL 接种；分离培养可得阳性结果，此方法可计数、定量培养。

3. 含漱液浓缩法　取 10 mL 灭菌磷酸盐缓冲液充分含漱 1 min，离心后弃上清液，取 1 mL 接种；该方法对口干者更为适用。

4. 纸片法　应用选择性培养基与化学指示剂吸附于混合纤维素酯微孔滤膜印制的圆片，取刮片标本接种其上，37 ℃培养 24 h，可出现棕黑色菌落。

5. 印迹培养和印膜培养　这两种方法可较客观地了解白念珠菌在口腔的分布部位及计数，但操作步骤较烦琐。

病原菌鉴定的方法很多，如芽管试验、厚壁孢子试验、生化检测、商品化的微生物鉴定系统（如 API20C）等。

（三）免疫法

用间接免疫荧光法测定血清和非刺激性混合唾液的抗念珠菌荧光抗体。因存在较强的免疫交叉反应性，故假阳性率（误检率）较高。

（四）活检法

对于慢性或肥厚性损害可进行活检，将组织切片用 PAS 染色，镜下可见增生的口腔黏膜上皮细胞间有芽生孢子和菌丝。

（五）分子生物学方法

应用基因分型方法对念珠菌进行种间鉴别和种内分型，为临床诊断和流行病学研究提供了更能反映物种本质的工具。

六、鉴别诊断

口腔念珠菌病应与另一种以假膜病损为特征的球菌性口炎（膜性口炎）鉴别。后者黏膜充血、水肿明显，有成片的灰黄色假膜，表面光滑致密，且易被拭去，遗留糜烂面而有渗血。区域淋巴结肿大，可伴有全身反应。至于过角化性的白色病变，如白斑、扁平苔藓等，多为慢性病程，且白色损害不能拭去。

七、治疗

治疗原则为去除诱发因素，积极治疗基础病，必要时辅以支持治疗。分为局部治疗及全身治疗。

（一）局部药物治疗

1. 2%～4.0%碳酸氢钠（小苏打）溶液　由于念珠菌不适合在碱性环境中生长繁殖，用该溶液漱口，可以起到抑制念珠菌生长繁殖的作用。本药系治疗婴幼儿鹅口疮的常用药物。用于哺乳前后洗涤口腔，以消除能分解产酸的残留凝乳或糖类，使口腔成为碱性环境，可阻止念珠菌的生长和繁殖。轻症患儿不用其他药物，病变在2～3 d内即可消失，但仍需继续用药数日，以预防复发。也可用本药在哺乳前后洗净乳头，以免交叉感染或重复感染。

2. 氯己定　氯己定有抗真菌作用，可选用0.2%溶液或1%凝胶局部涂布，冲洗或含漱，也可与制霉菌素配伍成软膏或霜剂，其中亦可加入少量曲安奈德，以治疗口角炎、义齿性口炎等（可将霜剂涂于基托组织面戴入口中）。以氯己定液与碳酸氢钠液交替漱洗，可消除白念珠菌的协同致病菌如某些革兰氏阴性菌。

3. 西地碘　是一种具有高效、低毒和广谱杀菌活性的分子态碘制剂，商品名为华素片。抗炎杀菌能力强而且适合于混合感染，口感好。每日3～4次，每次一片含化后吞服。禁用于碘过敏者。

4. 制霉菌素　本药属多稀类抗生素，1 mg相当于2 000单位，宜于低温存放。不易被肠道吸收，故多用于治疗皮肤、黏膜以及消化道的白念珠菌感染。局部可用5万～10万单位/mL的水混悬液涂布，每2～3 h 1次，涂布后可咽下。也可用含漱剂漱口，或制成含片、乳剂等。本药的抑菌作用，可能是通过破坏真菌细胞膜释放钾，从而引起细胞内糖原分解终止而失去活力。本品也可口服，不良反应小，偶尔有引起恶心、腹泻或食欲减退者。局部应用口感较差，有的患者难以耐受。

5. 咪康唑　本药为人工合成的广谱抗真菌药，局部使用如硝酸咪康唑贴片、凝胶或霜剂。除抗真菌外，本药尚具有抗革兰氏阳性细菌的作用。贴片可用于口腔黏膜，霜剂适用于舌炎及口角炎治疗。另据报道用咪康唑凝胶涂口腔患处与义齿组织面，每天4次，治疗义齿性口炎（慢性红斑型口腔念珠菌病）疗效显著。因为咪康唑能直接损害真菌细胞膜，使麦角固醇合成发生障碍达到抗真菌的目的。

此外，克霉唑霜、酮康唑溶液均可局部应用治疗口腔念珠菌感染。

（二）全身抗真菌药物治疗

1. 氟康唑　为一种双三唑类衍生物，能抑制真菌细胞膜的主要成分麦角固醇的合成。该药极易溶于水，口服吸收完全，生物利用度高。此药在肾小管重吸收，半衰期30 h，故每日口服1次即可。本品在组织内具有持久的抗真菌作用，氟康唑是目前临床应用最广的抗真菌药物，抗菌谱广，为治疗白念珠菌的首选药物，但对光滑念珠菌效果较差，克柔念珠菌几乎是完全耐药，近年来耐氟康唑的白念珠菌在临床有逐年增高趋势。治疗口腔念珠菌病剂量：首次一天 200 mg，以后每天 100 mg，连续 7 ~ 14 d。本品无严重不良反应，以恶心（1%）较为常见，其次为皮疹，停药后症状消失。

2. 伊曲康唑　是一种三唑类抗真菌药，包括口服、静脉制剂。口服制剂主要用于治疗浅表真菌感染，它可治愈 80% 以上的浅部皮肤黏膜真菌或酵母菌感染，其作用强于酮康唑。抗菌谱广，对白念珠菌、其他念珠菌均有效，尤其对耐氟康唑的克柔念珠菌、光滑念珠菌可考虑使用此药。口服后在 1.5 ~ 4.0 小时达血浆峰浓度，在进餐时服用可改善吸收，给药 14 d 以后达到血浆稳定浓度。剂量：每日口服 100 mg。不良反应有轻度头痛、胃肠道症状、脱发等。

3. 酮康唑　为 20 世纪 70 年代后推荐使用的抗念珠菌新药，能抑制真菌细胞膜 DMA 和 RNA，疗效快，口服吸收 2 h 后达到峰值，通过血液循环达到病变区。可用于慢性皮肤黏膜念珠菌病等治疗，有较严重的肝脏毒性，目前在临床上已较少应用。

（三）支持治疗

加强营养，增强机体免疫力。对于身体衰弱、有免疫缺陷或与之有关的全身性疾病，长期使用免疫抑制剂的念珠菌感染患者及慢性念珠菌感染者，需辅以增强免疫力的治疗措施，如注射胸腺肽、转移因子等。

（四）手术治疗

对于念珠菌白斑中伴上皮异常增生者，应定期严格观察白斑的变化，定期复查，若治疗效果不明显或为中度以上上皮异常增生者，应考虑手术切除。

八、预防

（1）避免产房交叉感染，分娩时应注意会阴、产道、接生人员双手及所有接生用具的消毒。

（2）经常用温开水拭洗婴儿口腔，哺乳用具煮沸消毒，并应保持干燥，产妇乳头在哺乳前，最好用 1∶5 000 盐酸氯己定溶液清洗，再用冷开水拭净。

（3）儿童在冬季宜防护口唇干裂，改正舔唇吮舌的不良习惯。

（4）长期使用抗生素和免疫抑制剂的患者，或患慢性消耗性疾病的患者，均应警惕念珠菌感染的发生，特别要注意容易被忽略的深部（内脏）白念珠菌并发症的发生。

（黄瑞江）

第二节　深部真菌病

深部真菌病，深部真菌感染指致病性真菌侵犯皮下组织、黏膜和内脏，感染器官所引起的真菌感染性疾病。常见深部真菌病主要包括念珠菌病、隐球菌病、曲霉病、毛霉病、孢子丝菌病、马内菲青霉病、组织胞质菌病、副球孢子菌病和皮炎芽生菌病等。而医院深部真菌感染是指入院时不存在,也不处于潜伏期,而发生在入院 48 h 后的深部真菌感染。医院深部真菌感染又称终末感染或临终前感染,往往危及生命,病死率高。

据报道,近 20 余年来深部真菌感染呈持续增多趋势,医院深部真菌感染的发病率仅次于革兰氏阴性杆菌感染而列居第二位。国内有资料显示,一组 3 447 例尸检中,20 世纪50 年代至 70 年代深部真菌感染占 1.5%,20 世纪 70 年代至 90 年代为 5.6%,后 20 年是前 20 年的 3.7 倍。

一、病因

深部真菌感染中念珠菌占 80% 以上,其中白念珠菌在以往的医院感染中占重要地位。近年临床分离的念珠菌属中非白念珠菌增多(如热带念珠菌、光滑念珠菌等),其耐药程度亦较高。除念珠菌外,酵母菌、曲霉菌及主要侵犯中枢神经系统的新型隐球菌在深部真菌病中也占一定比例。

二、发病机制

深部真菌感染增多的主要原因为发生严重真菌感染的高危人群增加。深部真菌病的主要易感因素有以下几个方面:大量、长期或联合使用多种广谱和高效抗生素;使用激素或免疫抑制剂;老年患者;严重的基础疾病,如白血病、肺癌和肝癌等恶性肿瘤、慢性肾炎、尿毒症、肾移植术后、慢性阻塞性肺疾病、天疱疮、脑出血、糖尿病和 AIDS 等;器官移植;器官插管和导尿管等各种导管介入治疗;放疗、化疗^感染途径通常是血行播散和上行感染。

三、临床表现

深部真菌病常侵犯的系统依次为呼吸、泌尿、消化、血液等,其原因可能是呼吸道、泌尿道和消化道与外界直接相通,增加了易感染机会,而且与真菌在呼吸道、消化道黏膜易于定植,微生态环境被菌群失调扰乱而造成内源性感染有关。值得指出的是,有报道表明,两个或两个以上脏器受累患者,其肺部无一例外均受到累及。

深部真菌病的基本临床表现:精神状态改变,如昏睡、淡漠或谵语、一过性意识障碍;体温呈稽留热或不规则热,有的高达 40 ℃,也有的因同时使用激素及免疫抑制剂而体温不高;呼吸道感染者表现为胶冻样痰,黏稠,可抽出长丝,晚期呼吸浅快、困难,肺部可有啰音,有的表现为哮喘样发作,肺曲菌病咯血常见,占 50% ~85%;尿混浊,呈“啤酒样”,多泡沫,存放后尿表面有膜状物;腹泻、肛周白斑等。

深部真菌病的口腔临床表现:口腔溃疡、白色假膜、黑毛舌,口臭、口腔疼痛,影响进食,恶心、食欲减退等。

X 射线检查:由于肺部感染居多,故 X 射线胸片检查十分重要。真菌性肺炎两肺可见散在或棉团样密度增高边缘不清的阴影,病灶以两肺中、下叶居多,重症有融合现象。早期不典型,应注意与支气管肺炎、血行播散型肺结核、肺部转移癌相鉴别。

四、诊断

深部真菌病对人类的健康影响较大，诊断目前是一个很大的难题，深部真菌感染无特异性的临床表现是其误诊率较高的主要原因，另外也缺乏充分可靠、特异、敏感的实验室诊断指标。临床表现、显微镜检查、血清学检查、CT 检查、真菌培养等这些手段都不能够单独诊断，需要综合考虑早期诊断、及时治疗对病情预后至关重要。

临床出现以下几种情况应考虑深部真菌病的可能：伴有各种诱发真菌感染的易感因素；存在呼吸道、消化道、泌尿道临床症状；患者出现新的发热（原体温正常或已经下降）或持续性的发热伴血中白细胞上升；使用多种抗生素治疗效果不佳；高危患者痰液、尿液中发现真菌菌丝；高危患者采取同一标本，如血、尿、痰、分泌物或引流物等，经连续 2 次以上培养出同一种真菌，或多次涂片查出大量真菌孢子或菌丝。

目前深部真菌感染的实验室诊断有直接镜检、真菌培养、微生物学菌种鉴别、特异性抗原抗体检测、真菌代谢产物的检测和受累部位的组织病理学检查。然而，这些方法都存在一些不足。获得标准和经济适用的单克隆抗体可使免疫组化技术得到广泛的应用，可成为继培养法这一金标准后较特异的诊断方法。原位杂交技术在真菌感染中的研究才刚起步，希望进一步探索该技术的特异性和敏感性，并设计出更多真菌的属特性和种特性的探针，协助临床作出快速准确的诊断。

快速、敏感、特异性高和非侵袭性检测技术为近年研究的目标。近年来，一些替代指标主要用于检测真菌的抗原、细胞壁成分和特异性核酸，对深部真菌感染的诊断有一定辅助作用。血清学诊断方法应用免疫和生化的方法检测血清和其他体液中的真菌细胞壁和胞质抗原，如检测新型隐球菌和荚膜组织胞浆菌的多糖抗原，用于隐球菌脑膜炎和播散性组织胞浆菌病的快速诊断。特异性抗体检测可用于诊断地方性真菌病，例如芽生菌病、球孢子菌病、组织胞浆菌病、副球孢子菌病和青霉病。最有价值者为半乳甘露聚糖（GM）和（1,3）β-D_2葡聚糖的检测。

迅速发展的分子生物学技术如 PCR、DNA 分子探针杂交、随机扩增多态 DNA、限制性长度多态性分析、限制性酶分析、序列分析等，在深部真菌病的诊断方面不断取得进展，已经成为传统诊断方法的重要补充。

五、治疗

1. 深部真菌感染患者的治疗策略：根据不同情况可分为预防性治疗、经验治疗、先发治疗和目标治疗。

（1）预防性治疗：即对尚未发生真菌感染的高危患者给予抗真菌药，可减少侵袭性真菌感染并减少抗真菌药的全身应用，降低与真菌感染相关的病死率。用于预防性应用的药物有氟康唑、伊曲康唑、两性霉素 B、泊沙康唑。

（2）经验治疗：中性粒细胞减少症发热患者经恰当抗菌药物治疗 4 ~6 d 后仍持续发热，原因不明者可予以经验性抗真菌治疗。经验治疗可选用两性霉素 B、两性霉素 B 脂质体、氟康唑、伊曲康唑、伏立康唑和卡泊芬净。

(3)先发治疗:是对高危患者已有真菌感染迹象但尚无临床表现的患者进行抗真菌治疗。

(4)目标治疗:对已明确病原真菌的深部真菌感染患者,采用针对病原真菌抗真菌药治疗。

2. 目前仅有3类药物可用于深部真菌感染的治疗,包括多烯类如传统两性霉素B(C-AmB),脂质体两性霉素B(L-AmB)等),唑类(氟康唑、伊曲康唑、伏立康唑、泊沙康唑、氟康唑等)及棘球白素类卡泊芬净、阿尼芬净、米卡芬净等。除氟康唑和伊曲康唑外,临床常用的抗深部真菌感染的药物还包括如下。

(1)两性霉素B:为应用较早的抗真菌药物,其特点为:抗菌谱广,几乎对所有的真菌都有较强的抗菌作用,对曲霉菌和毛霉菌效差。临床上可适用于各种深部真菌感染。药物常见的不良反应包括寒战、高热、恶心、低钾、血栓性静脉炎等。

(2)5-氟胞嘧啶:因单独用药易产生耐药性,故主要与两性霉素B联合应用治疗念珠菌和隐球菌感染。不良反应包括消化道症状、一过性GPT升高,偶有发生肝坏死和骨髓抑制。

(3)伏立康唑:对酵母菌和真菌效果好,临床用于治疗侵袭性曲霉菌、波伊德假霉样真菌、足放线病菌及镰刀菌属感染。对耐氟康唑的白念珠菌和近平滑念珠菌以及对氟康唑先天耐药的克柔念珠菌,耐两性霉素B的曲霉菌、隐球菌等伏立康唑亦有良好疗效。

(4)卡泊芬净:属于一类新型抗真菌药物一葡聚糖合成酶抑制剂,也被称为棘白菌素。具有广谱抗真菌活性,对耐氟康唑的念珠菌、曲霉菌、孢子菌等真菌均有较好的活性和耐受性,毒性作用小。

此外,两性霉素B脂质体、阿尼芬净、米卡芬净也常用于深部真菌感染治疗,不论采用何种药物,患者均应住院观察。

六、预防

深部真菌感染一旦发生,往往病情重、疗程长、费用高、预后差。因此,早预防、早发现、早期诊断、早期有效治疗是降低发病率、控制恶化、减少病死伤残率的根本。合理使用抗生素及糖皮质激素、免疫抑制剂,加强对基础疾病的治疗,提高机体的免疫功能无疑是预防真菌感染的重要方法之一。

(黄瑞江)

第三节　复发性阿弗他溃疡

复发性阿弗他溃疡(RAU)又称复发性阿弗他性口炎(RAS)、复发性口腔溃疡(ROU)。是最常见的口腔黏膜溃疡类疾病,调查发现至少人群的10% ~25%患有该病,在特定人群中,RAU的患病率可高达50%,女性的患病率一般高于男性,好发于10 ~30岁。本病具有周期性、复发性、自限性特征,溃疡灼痛明显,故病名被冠以希腊文"阿弗他”(灼痛)。目前病因及致病机制仍不明,无确切的实验室指标可作为诊断依据。

一、病因

病因不明,但存在明显的个体差异。有人提出 RAU 发病的遗传、环境和免疫“三联因素论”,即遗传背景加上适当的环境因素(包括精神神经体质、心理行为状态、生活工作和社会环境等)引发异常的免疫反应而出现 RAU 特征性病损。也有人提出“二联因素论”,即外源性感染因素(病毒和细菌)和内源性诱导因素(激素的变化、精神心理因素、营养缺乏、系统性疾病及免疫功能紊乱)相互作用而致病。总之,学界的趋同看法是 RAU 的发生是多种因素综合作用的结果。近年来,大量研究提示免疫因素是 RAU 最重要的发病机制,尤其是细胞免疫应答,与 RAU 的发生有关。

(一)免疫因素

RAU 免疫学病因的研究以细胞免疫为主。患者存在细胞免疫功能的下降和 T 淋巴细胞亚群失衡。RAU 患者的免疫球蛋白、补体成分可正常。γ 球蛋白可不足、外周血中出现循环免疫复合物(CIC)、抗体依赖性杀伤细胞有增加。免疫荧光法研究显示 RAU 切片标本的棘细胞胞质中可能存在自身抗原、有基底膜荧光效应或血液循环中存在抗口腔黏膜抗体。但作为自身免疫性疾病普遍存在的抗核抗体却未能找到。说明体液免疫和自身免疫反应只是 RAU 发病的可能因素之一。

(二)遗传因素

对 RAU 的单基因遗传、多基因遗传、遗传标记物和遗传物质的研究表明,RAU 的发病有遗传倾向。例如采用家族系谱分析法已经发现家族性发病证据,但没有找到性连锁遗传等单基因遗传的证据。又如有人对 RAU 患者血液中的 HLA 基因产物——HLA 抗原的研究表明,溃疡前期 HLA-Ⅰ、Ⅱ类抗原只存在于基底细胞层,溃疡期大量出现于整个上皮层,愈合后 HLA 大大减少,其规律与 T 淋巴细胞亚群 $CD8^{+}Tc$ 的变化完全吻合,说明 $CD8^{+}Tc$ 对上皮的破坏与遗传标记物 HLA 基因产生的调控有极其密切的关系。

微核是染色体断片在细胞分裂过程中形成的一种核外遗传物质。研究发现 RAU 患者微核率较正常人高,且与溃疡数目有一定关系,说明染色体不稳定性结构和 DNA 修复缺损可能是遗传获得方式,对 RAU 发病有影响。

(三)系统性疾病因素

临床实践经验和流行病学调查均发现 RAU 与胃溃疡、十二指肠溃疡、溃疡性结肠炎、局限性肠炎、肝胆疾病及由寄生虫引起的各种消化道疾病或功能紊乱密切相关。

(四)感染因素

尽管在 RAU 患者的病损部位发现了一些感染证据,例如 L 型链球菌、幽门螺杆菌、腺病毒、巨细胞病毒、单纯疱疹病毒、乳头状病毒等,但大多数学者认为,这些感染是原发病因还是继发现象值得进一步探讨,因此感染是否作为 RAU 的发病因素或 RAU 是否属于感染性疾病目前仍有争议。

(五)环境因素

随着医学模式转化,对 RAU 患者的心理环境、生活工作环境和社会环境等的研究逐渐重视。相应的研究结果表明RAU患者的行为类型、生活事件和工作环境引起的心理反应、食品添加剂和营养失衡以及生活节奏和生活习惯等环境和社会因素均与RAU的发生有一定的关系。

（六）其他因素

事实上有关RAU发病因素的研究范围远远不止上述5个方面。大量的临床实践和动物实验证实，尚有许多其他因素值得探讨。如氧自由基、微循环状态异常等。

二、病理

RAU病损的早期，黏膜上皮细胞内及细胞间水肿，可形成上皮内疱。上皮内及血管周围有密集的淋巴细胞、单核细胞浸润；随后有多形核白细胞、浆细胞浸润，上皮溶解破溃脱落，形成溃疡。RAU病损的溃疡期表现为溃疡表面有纤维素性渗出物形成假膜或坏死组织覆盖；固有层内胶原纤维水肿变性、均质化或弯曲断裂，甚至破坏消失；炎症细胞大量浸润；毛细血管充血扩张，血管内皮细胞肿胀，管腔狭窄甚至闭塞，有小的局限性坏死区，或见血管内玻璃样血栓。重型RAU病损可深及黏膜下层，除炎症表现外，还有小唾液腺腺泡破坏、腺管扩张、腺管上皮增生，直至腺小叶结构消失，由密集的淋巴细胞替代，呈淋巴滤泡样结构。

三、临床表现

一般表现为反复发作的圆形或椭圆形溃疡，具有“黄、红、凹、痛”的临床特征，即溃疡表面覆盖黄色假膜、周围有红晕带、中央凹陷、疼痛明显。溃疡的发作周期长短不一，可分为发作期（前驱期-溃疡期）、愈合期、间歇期，且具有不治自愈的自限性。根据临床特征，按Lehner’s分类，RAU可分为3种类型。

1.轻型复发性阿弗他溃病（MiRAU） 患者初发时多数为此型。溃疡好发于唇、舌、颊、软腭等无角化或角化较差的黏膜，附着龈及硬腭等角化黏膜很少发病。初起为局灶性黏膜充血水肿，呈粟粒状红点，灼痛明显，继而形成浅表溃疡，圆形或椭圆形，直径5～10 mm。约5 d左右溃疡开始愈合，此时溃疡面有肉芽组织形成、创面缩小、红肿消退、疼痛减轻。10～14 d溃疡愈合，不留瘢痕。溃疡数一般3～5个，最多不超过10个。散在分布。溃疡复发的间隙期从半月至数月不等，有的患者会出现此起彼伏、迁延不断的情况。一般无明显全身症状与体征。

2.重型复发性阿弗他溃疡（MaRAU） 亦称复发性坏死性黏膜腺周围炎或腺周口疮。溃疡大而深，愈合后可形成瘢痕或组织缺损，故也称复发性瘢痕性口疮。

此型好发于青春期。溃疡大而深，似“弹坑”，可深达黏膜下层腺体及腺周组织，直径可大于10 mm，周围组织红肿微隆起，基底微硬，表面有灰黄色假膜或灰白色坏死组织。溃疡期持续时间较长，可达1～2个月或更长。通常是1～2个溃疡，但在愈合过程中又可出现1个或数个小溃疡。疼痛剧烈，愈后可留瘢痕。初始好发于口角，其后有向口腔后部移行的发病趋势，发生于舌腭弓、软硬腭交界处等口腔后部时可造成组织缺损，影响言语及吞咽。常伴低热乏力等全身不适症状和MiRAU病损局部区域的淋巴结肿痛。溃疡也可在先前愈合处再次复发,导致更大的瘢痕和组织缺损。

3. 疱疹型复发性阿弗他溃疡(HU) 亦称口炎型口疮。多发于成年女性,好发部位及病程与轻型相似。但溃疡直径较小,约2 mm,不超过5 mm。溃疡数目多,可达10个以上,甚至几十个,散在分布如“满天星”。相邻的溃疡可融合成片,黏膜充血发红,疼痛最重,唾液分泌增加。可伴有头痛、低热等全身不适、病损局部的淋巴结肿痛等症状。

四、诊断

由于RAU没有特异性的实验室检测指标,因此RAU的诊断主要以病史特点(复发性、周期性、自限性)及临床特征(黄、红、凹、痛)为依据,一般不需要作特别的实验室检查以及活检。但作血常规检查,对及时发现与RAU关联的患者营养不良、血液疾病或潜在的消化道疾病有积极意义。对大而深、病程长的溃疡,应警惕癌性溃疡的可能,必要时可以作活检明确诊断。

五、鉴别诊断

MaRAU应与创伤性溃疡、癌性溃疡、结核性溃疡、坏死性唾液腺化生鉴别(表6-1)。HU应与急性疱疹性龈口炎鉴别(表6-2)。

表6-1 MaRAU与其他溃疡的鉴别

类别	MaRAU	创伤性溃疡	癌性溃疡	结核性溃疡	坏死性唾液腺化生
好发人群	多见中青年	不限	多见老年	多见中青年	多见男性
好发部位	口腔后部	唇、颊、舌磨牙后区	舌腹舌缘、口底、软腭复合体	唇、前庭沟、舌	硬腭、硬软腭交界
溃疡特征	深在,形状规则,边缘齐,无浸润性	深浅不一,形状不规则,与损伤因素契合	深浅不一,边缘不齐,周围有浸润,质硬,底部菜花状	深在,形状不规则,周围轻度浸润,呈鼠噬状,底部肉芽组织	深及骨面,边缘可隆起,底部肉芽组织
周期性复发	有	无	无	无	无
自限性	有	无	无	无	有
全身情况	较好	好	弱或恶病质	肺结核体征	弱或较好
病理	慢性炎症	慢性炎症	细胞癌变	朗汉斯巨细胞	小唾液腺坏死

表6-2 疱疹型 RAU 与急性疱疹性龈口炎的鉴别

类别	疱疹型 RAU	急性疱疹性龈口炎
好发人群	中青年	婴幼儿
发作情况	反复发作	急性发作
病损特点	1. 密集小溃疡,散在不融合,无发疱期 2. 损害一般限于口腔的非角化黏膜 3. 无皮肤损害	1. 成簇小水疱,水疱破裂后融合成大片浅表溃疡 2. 损害可发生于口腔黏膜各处,包括牙龈、硬腭、舌、颊、唇 3. 可伴皮肤损害
全身反应	较轻	较重

六、治疗

(一)治疗目的

由于 RAU 的病因及发病机制尚未完全明确,目前国内外还没有根治 RAU 的特效方法,因此 RAU 的治疗以对症治疗为主,并将减轻疼痛、促进溃疡愈合、延长复发间歇期作为治疗的目的。

(二)治疗原则

(1)积极寻找 RAU 发生的相关诱因并加以控制。

(2)优先选择局部治疗,其中局部应用糖皮质激素已成为治疗 RAU 的一线药物。对于症状较重及复发频繁的患者,采用局部和全身联合用药。

(3)加强心理疏导,缓解紧张情绪。

(三)治疗方法

1. 药物治疗

(1)局部用药:目的是消炎、止痛、防止继发感染、促进愈合。是改善 RAU 症状有效方法,也是研究报道最多的。常用的药物如下。

1)消炎类药物:①膜剂,用羧甲基纤维素钠、山梨醇为基质,加入金霉素、氯己定以及表面麻醉剂、糖皮质激素等制成药膜,贴于患处;也可用羧丙基甲基纤维素(HPC)和鞣酸、水杨酸、硼酸制成霜剂,涂布于溃疡表面,通过脂化作用形成具有吸附作用的难溶性薄膜,起到保护溃疡表面作用。②软膏或凝胶,用 0.1% 曲安西龙(去炎松、醋酸氟羟泼尼松)软膏等涂于溃疡面。③含漱剂,用 0.1% 高锰酸钾液,0.1% 依沙吖啶液(利凡诺),0.02% 呋喃西林液,3% 复方硼砂溶液,0.02% 盐酸双氯苯双胍乙烷(氯己定)液以及聚维酮碘溶液,三氯生含漱液等含漱,每天 4~5 次,每次 10 mL,含于口中 5~10 min 后唾弃。但应注意,长期使用氯己定漱口有舌苔变黑、牙齿染色等副作用,停药后会自行消除。④含片,含服西地碘片,每日 3 次,每次 1 片,具有广谱杀菌、收敛作用;含服溶菌酶片,每日 3~5 次,每次 1 片,有抗菌、抗病毒作用和消肿止血作用。⑤散剂,用复方皮质散、中药锡类散、珠黄散、青黛散、冰硼散、养阴生肌散、西瓜霜等散剂，少量局部涂布于溃疡病损区，每日 3～4 次。⑥超声雾化剂，将庆大霉素注射液 8 万单位、地塞米松注射液 5 mL、2% 利多卡因或 1% 丁卡因 20 mL 加入生理盐水到 200 mL，制成合剂用雾化，每日 1 次，每次15～20 min，3 d 为 1 个疗程。

2）止痛类药物：包括利多卡因凝胶、喷剂，苯佐卡因凝胶，苄达明喷雾剂、含漱液等。仅限在疼痛难忍严重影响进食和生活质量时使用，以防成瘾。擦干溃疡面后可用棉签蘸取少量止痛药液涂布于溃疡处，有迅速麻醉止痛效果。

3）促进愈合类药物：重组人表皮生长因子凝胶、外用溶液，重组牛碱性成纤维细胞生长因子凝胶、外用溶液。

4）糖皮质激素类药物：曲安奈德口腔糊剂，地塞米松软膏、喷雾剂、含漱液，泼尼松龙软膏，倍他米松含漱液，氢化可的松黏附片，氟轻松乳膏，丙酸倍氯米松喷雾剂、乳膏等。

5）局部封闭：对经久不愈或疼痛明显的 MaRAU，可做溃疡黏膜下封闭注射，每个封闭点局部浸润注射 5～10 mL。有止痛和促进愈合作用。常用曲安奈德混悬液加等量的 2% 利多卡因液，每 1～2 周局部封闭 1 次；或醋酸泼尼松龙混悬液加等量的 2% 利多卡因液，每周局部封闭 1～2 次。

6）其他局部制剂：氨来呫诺糊剂或口腔贴片，甘珀酸钠含漱液，环孢素含漱液，5-氨基水杨酸乳膏，双氯芬透明质酸酯凝胶，硫糖铝混悬液。

（2）全身用药：目的是对因治疗、减少复发、争取缓解全身治疗有望在消除致病因素、纠正诱发因子的基础上，改变 RAU 患者的发作规律，延长间歇期，缩短溃疡期，使病程得到缓解。常用的药物和方法有：

1）糖皮质激素：包括泼尼松，地塞米松，泼尼松龙等，该类药物有抗炎、抗过敏、降低毛细血管通透性、减少炎性渗出、抑制组胺释放等多重作用，但长期大剂量使用可出现类似肾上腺皮质功能亢进症、向心性肥胖、痤疮、多毛、闭经、乏力、低钾血症、血压升高、血糖尿糖升高、骨质疏松、胃肠道反应、失眠、血栓症等不良反应。已有感染者或胃溃疡者可能加重。长期使用后骤然停药可能引起撤药反应。例如泼尼松片，每片 5 mg，开始时每日 10～30 mg，每日 3 次等量服用；或采取“晨高暮低法”，即早晨服用全日总剂量的3/4或 2/3，午后服用 1/4 或 1/3；或采用“隔日疗法”，即将 2 d 的总剂量在隔日早晨机体肾上腺皮质激素分泌高峰时一次顿服，可能提高药效：待溃疡控制后逐渐减量，每 3～5 d 减量 1 次，每次按 20% 左右递减，维持量为每日 5～10 mg。当维持量已减至其正常基础需要量（每天 5.0～7.5 mg）以下，视病情稳定即可停药。

2）免疫抑制剂：包括沙利度胺、硫唑嘌呤、环磷酰胺、秋水仙碱、甲氨蝶呤、环孢素、己酮可可碱等。这类药物有非特异性地杀伤抗原敏感性小淋巴细胞，抑制其转化为淋巴母细胞，抑制细胞 DNA 合成、抑制细胞增殖等作用，但长期大量使用有骨髓抑制、粒细胞减少乃至全血降低、肾功能损伤等不良反应，可见恶心、呕吐、皮疹、皮炎、色素沉着、脱发、黄疸、腹水等不良反应，故使用前必须了解肝肾功能和血常规。例如沙利度胺片，原是抗晕药和抗麻风反应药，后发现有免疫抑制作用，临床应用于 MaRAU 等顽固性溃疡有较好疗效。每片 25 mg，开始剂量为每日 100 mg，分 2 次服用，1 周后减为 50 mg/d，连续 1～2 个月。该药的严重不良反应为致畸胎（“海豹婴儿”），故生育期的 RAU 患者慎用，孕妇禁用。其他不良反应有过敏性皮炎、干燥、头晕、嗜睡、恶心、下肢水肿、腹痛等，停药后一般均能消失。硫唑嘌呤片，每片 50 mg，每日 2 次，每次 25 mg，口服，一般疗程应控制在 2 周之内，最长不超过 4 ~6 周。

3）免疫增强剂：包括转移因子，胸腺素，丙种球蛋白等。其中主动免疫制剂有激发机体免疫系统产生免疫应答的作用。例如转移因子（TF）注射液注射于上臂内侧或大腿内侧皮下淋巴组织较丰富部位，每周 1 ~2 次，每次 1 mL/支。胸腺素每支 2 mg 或 5 mg，每日或隔日肌内注射 1 次，每次 1 支。卡介苗（BCG），每支 0.5 mg，每周 2 ~3 次，每次 1 支，肌内注射，20 d 为 1 个疗程。被动免疫制剂丙种球蛋白等，对免疫功能降低者有效。肌内注射，每隔 1 ~2 周注射 1 次，每次 3 ~6 mL。

4）生物治疗：干扰素-α-2a、粒细胞-巨噬细胞集落刺激因子、前列腺素 E_2、阿达木、依那西普，英夫利昔单抗。

5）其他治疗药物：包括针对系统性疾病、精神神经症状、营养状态等的内科用药。以及民间不少有效的单方验方值得研究。

（3）中医病机与中医中药：可根据中医病机采用辨证施治的方剂，或昆明山海棠片、冰硼散等中成药

1）中医病机：RAU 在中医学里属于“口疮”“口疡”“口疳”“口破”等范围。从最早的春秋战国《黄帝内经》到隋《诸病源候论》、唐《外台秘要》、宋《圣济总录》、元《丹溪心法》、明《景岳全书》、清《医宗金鉴》《疡医大全》，历代中医名家对于此病有不少描述和病因所见，大致可以归纳为以下六方面的病因：①外感六淫；②饮食不节；③情志太过；④素体阴亏；⑤劳倦内伤或久病伤脾；⑥先天禀赋不足，或久用寒凉，伤及脾肾致口舌生疮。总之中医认为外感六淫燥火、内伤脏腑热盛是 RAU 主要致病因素，心和脾胃是 RAU 患者的主病之脏。

2）中医药治疗：①成药，昆明山海棠片内服，有良好的抗炎和抑制增生作用，抑制毛细血管通透性，减少炎性渗出。毒副作用较小，但长期使用应注意血象改变和类似肾上腺皮质激素的副作用。每片 0.25 g，每日 3 次，每次 0.5 g，口服。局部可用锡类散、珠黄散、冰硼散、西瓜霜、青吹口散、青黛散、养阴生肌散、双料喉风散等。②辨证施治，根据四诊八纲进行辨证。脾胃伏火型宜清热泻火、凉血通便，方用凉膈散、清胃散、玉女煎等加减。主药为：生石膏，知母，黄芩及黄连等；心火上炎型宜清心降火、凉血利尿，方用导赤散、泻心汤、小蓟子饮等加减，主药为：生地黄，竹叶，蒲黄，滑石及木通等；肝郁蕴热型宜清肝泻火、理气凉血，方用龙胆泻肝汤、小柴胡汤等加减，主药为：柴胡，龙胆草，栀子，香附，枳壳及芍药等；阴虚火旺型宜滋阴清热，方用六味地黄汤、杞菊地黄汤、甘露饮等加减，主药为：生地，枸杞子，玄参，山萸肉等；脾虚湿困型宜健脾化湿，方用健脾胜湿汤、五苓散、平胃散等加减，主药为：生黄芪，茯苓，白术等；气血两虚型宜气血双补，方用补中益气汤、参苓白术散等加减，主药为：黄芪，党参，山药，茯苓等。③针灸，可视溃疡部位不同而选用人中、地仓、承浆、颊车、廉泉等头面部的穴位，辅以手三里、足三里等穴位。

2. 物理治疗　可用 Ga、Al、As、He-Ne 等激光疗法，超声波雾化疗法，微波疗法，毫米波疗法，紫外线疗法，达松伐尔电疗法，冷冻疗法。

3. 心理治疗　由于 RAU 的患者多数有恐癌等心理问题，所以适当的心理治疗十分

必要。

七、治疗方案选择

依据 RAU 的疼痛程度、溃疡的复发频率、临床分型，可将 RAU 分为轻度、中度、重度，选择以下治疗方案。

（一）轻度 RAU

若溃疡复发次数少，疼痛可耐受，不需要药物治疗。或者以局部药物治疗为主。

（二）中度 RAU

1. 在溃疡的前驱期（出现刺痛、肿胀）时，及时应用糖皮质激素终止其发展。

2. 优先选择局部治疗。①局部应用糖皮质激素。②局部止痛制剂。③局部抗炎制剂。④对重型 RAU，可行糖皮质激素病损局部黏膜下注射。

3. 对于较顽固的病例，可全身短期应用糖皮质激素。

（三）重度 RAU

1. 局部治疗同上。

2. 全身应用糖皮质激素、硫唑嘌呤或其他免疫抑制剂如沙利度胺等。

3. 对免疫功能低下者（结合患者全身情况及免疫学检查结果综合判断），可选用免疫增强剂。

八、预防

1. 避免粗糙、硬性食物（膨化、油炸食品）和过烫食物对黏膜的创伤。营养均衡，饮食清淡，少食烧烤、腌制、辛辣食物，保持有规律的进餐习惯。

2. 保证充足睡眠时间，提高睡眠质量。保持乐观精神，避免焦虑情绪。

3. 养成每日定时排便习惯。若有便秘，可多食含纤维丰富的食物，适当活动，必要时可使用通便药物。

4. 去除口腔局部刺激因素，避免口腔黏膜创伤。保持口腔环境卫生。

由于 RAU 的治疗方法很多，为了统一各种治疗方法临床效果的评价，我国口腔黏膜病专业委员会经过反复的科学论证和酝酿讨论，于 2000 年 12 月在中华口腔医学会口腔黏膜病专业委员会第一届第三次全体会议上讨论通过了《复发性阿弗他溃疡疗效评价试行标准》并公布实施。

（黄瑞江）

第四节　口角炎

口角炎是发生于上下唇两侧联合处口角区的炎症总称，以皲裂、口角糜烂和结痂为主要症状，故又称口角唇炎、口角糜烂。根据发病原因可分为感染性口角炎、创伤性口角炎、接触性口角炎和营养不良性口角炎。

一、感染性口角炎

（一）病因

由真菌、细菌、病毒等病原微生物引起。白念珠菌、链球菌和金黄色葡萄球菌是最常见的感染病原微生物。在牙齿缺失过多或因全口牙重度磨耗所造成颌间垂直距离缩短、口角区皱褶加深的情况下，唾液易浸渍口角，给白念珠菌、链球菌或葡萄球菌感染提供了有利条件；患长期慢性病，或放疗、化疗后体质衰弱的患者，其口角区易感染念珠菌；小儿患猩红热时口角区易感染链球菌；此外还有疱疹病毒感染；梅毒螺旋体感染、HIV 感染等，分别引起念珠菌性口角炎、球菌性口角炎、疱疹性口角炎、艾滋病非特异性口角炎等。

（二）临床表现

感染性口角炎急性期呈现口角区充血、红肿、有血性或脓性分泌物渗出、层层叠起呈污秽状的血痂或脓痂，疼痛明显。慢性期口角区皮肤黏膜增厚呈灰白色，伴细小横纹或放射状裂纹，唇红干裂，但痛不明显。此外，尚有猩红热、疱疹、梅毒、艾滋病等原发病的其他相应症状。

（三）诊断

根据口角区炎症的临床表现和细菌培养、念珠菌直接镜检等微生物学检查结果可以明确诊断。真菌性口角炎常同时发生真菌性唇炎。

（四）治疗

针对引起感染性口角炎的不同病原微生物，局部或全身使用不同的药物。例如：对真菌感染性口角炎可用氟康唑，每片 100 mg，首剂 200 mg，第 2 日起每日 100 mg，口服；或用酮康唑，每片 200 mg，每日 1 片，含服，连服 2 ~ 3 周。口角区渗出结痂可用 2% 碳酸氢钠溶液和 0.02% ~0.20% 的氯己定液湿敷，无渗出时用咪康唑霜、多黏菌素软膏或克霉唑软膏涂布。对细菌感染性口角炎可用氯己定液湿敷，或涂布 0.5% 氯霉素或金霉素软膏；或口服头孢克洛，每粒 0.25 g，每日 3 次，每次 1 粒；红霉素，每粒 0.25 g，每日 3 次，每次2 粒；林可霉素，每粒 0.5 g，每日 3 次，每次 1 粒；诺氟沙星每片 100 mg，每日 2 次，每次 2 片；对疱疹性口角炎局部可用氯己定液或 α-干扰素 10 万单位加入 5 mL 生理盐水中湿敷；或涂布 0.5% 碘苷眼膏或 3% 阿昔洛韦软膏。

针对引起感染性口角炎的不良环境，应采取措施加以消除。例如：纠正过短的颌间距离，修改不良修复体，增加垫，制作符合生理颌间距离的义齿，减少口角区皱褶，保持口角区干燥等。

二、创伤性口角炎

（一）病因

由口角区医源性创伤、严重的物理刺激或某些不良习惯引起。例如：口腔治疗时使用粗糙的一次性口镜，口角牵拉时间过长造成口角破损；用手机制备牙体时不慎碰伤口角等；或由于搏击、运动、工作时不慎撞击口角区引起创伤，处理不当则在创伤区继发感染造成创伤性口角炎；或用舌舔口角，或用手指、铅笔等异物摩擦口角等不良习惯引起口角炎。

（二）临床表现

创伤性口角炎临床并不多见。常常为单侧性口角区损害，为长短不一的新鲜创口，裂口常有渗血、血痂。陈旧创口则有痂皮、水肿、糜烂。外伤引起者可伴局部组织水肿、皮下淤血。

（三）诊断

可依据明确的外伤史或不规范的口腔治疗经历、发病突然、常单侧发生而作出诊断。

（四）治疗

以局部处理为主。可用复方硼酸液、过氧化氢溶液、生理盐水、依沙吖啶溶液、氯己定液等消炎溶液局部冲洗或湿敷，冲洗湿敷后，局部涂布聚维酮碘因外伤而致创口过大过深不易愈合者，可于清创后行手术缝合。有继发感染者可参照感染性口角炎给予广谱抗生素内服。

三、接触性口角炎

（一）病因

患者常有过敏体质，一旦接触变应原或毒性物质即可引起发病，故又称变应性或毒物性口角炎，常与变态反应性唇炎相伴发生。如某些唇膏、油膏、脸霜等化妆品及可能引起Ⅰ型或Ⅳ型变态反应的某些食物药品等。

（二）临床表现

接触变应原或毒物后迅速发作口角区局部充血、水肿、糜烂、皲裂、渗出液明显增多、疼痛剧烈往往伴有唇红部水肿、糜烂、皲裂和口腔黏膜广泛性糜烂等其他黏膜过敏反应症状。变态反应严重者，尚有皮疹、荨麻疹等皮肤表现，还可有流涕、喷嚏、哮喘、呼吸困难、恶心、呕吐、腹痛、腹泻、发热、进食困难以及电解质紊乱、虚脱等全身症状。

（三）诊断

根据变态反应的临床特征以及明确的既往过敏史和本次发病有可疑化妆品接触或食物药品内服史，可以作出临床诊断。血常规检测见有白细胞数增高和嗜酸性粒细胞增高，免疫球蛋白检测 IgE、IgG 增高有助于确诊。

（四）治疗

首要措施是去除变应原，停止服用可疑药物。其次应合理使用抗过敏药物，例如 H_1 受体拮抗剂：氯苯那敏（扑尔敏）、特非那定（得敏力）、阿司咪唑（息斯敏）、氯雷他定（克敏能）等。

（五）预防

尽量不使用可能引起变态反应的唇膏等化妆品；避免滥用药物和食用可能引起过敏

反应的食物,必须使用时,应先小范围试用,观察有无不良反应后再用;更换时要注意品牌批号。

四、营养不良性口角炎

(一)病因

由营养不良、维生素缺乏引起,或继发于糖尿病、贫血、免疫功能异常等全身疾病引起的营养不良,尤其是维生素 B_2(核黄素)缺乏达 1 年之久者,可因体内生物氧化过程长期不正常或脂肪代谢障碍发生口角炎、眼部球结膜炎、阴囊对称性红斑。铁、蛋白质供给不足也可出现口角炎、脱发等症状。

(二)临床表现

可单侧或双侧同时发病。表现为口角处水平状浅表皲裂,常呈底在外,尖在内的楔形损害:裂口由黏膜连至皮肤,大小、深浅、长短不等,多数为单条,亦可有 2 条或以上。稍大的皲裂区可有渗出和渗血,结有黄色痂皮或血痂口角区皮肤受长期溢出的唾液浸渍而发白,伴有糜烂。无继发感染时疼痛不明显,但张口稍大时皲裂受牵拉而疼痛加重。因维生素 B_2 缺乏引起的口角炎还伴发唇炎、舌炎和内外眦、鼻翼、鼻唇沟等处的脂溢性皮炎等。随病情发展,可先后发生球结膜炎、角膜睫状充血,视力减退等眼部症状和阴囊对称性红斑等生殖器症状。由糖尿病、贫血、免疫功能低下等全身因素引起口角炎者,除口角症状外还会有相应的全身症状。

(三)诊断

根据口角区非特异性炎症的临床表现结合其他症状如舌部、唇部损害和全身症状可以作出临床诊断但确诊需有对维生素水平的实验室检查依据。

(四)治疗

局部治疗:口角区病损用 0.1% 依沙吖啶(利凡诺)溶液或 0.02% ~0.20% 的氯己定液湿敷,去除痂皮后,涂布聚维酮碘,保持清洁干燥在渗出不多无结痂时,可用抗生素软膏局部涂布,但勿入口内。

全身治疗:补充维生素,叶酸等。可用维生素 B_2,该药不宜与甲氧氯普胺合用,每片 5 mg,每日 3 次,每次 1 ~2 片,口服,或每支 5 mg,每日 1 支,肌内注射。维生素 B_1,每片 50 mg,每日 3 次,每次 1 片,口服烟酰胺,每片 50 mg,每日 3 次,每次 1 ~2 片,口服,或每支 50 mg,每日 1 支,肌内注射。该药不良反应有肌内注射处疼痛、头昏、恶心、厌食等,有糖尿病、动脉出血、青光眼、痛风、肝病和溃疡病患者慎用维生素 B_{12},每支 0.25 mg,每日 1 支,肌内注射。或用复合维生素 B 片,每次 1 ~2 片,每日 3 次,口服;叶酸,每片 5 mg,每日 3 次,每次 1 片,口服,有助于纠正贫血。

对于由糖尿病、贫血、免疫功能异常等全身疾病引起的营养不良性口角炎,应强调治疗全身性疾病,以纠正病因为主。

(黄瑞江)

第五节 唇炎

唇炎是发生于唇部的炎症性疾病的总称唇是口腔的门户,唇红是黏膜与皮肤的移行部分,独特的生理环境决定了唇部是口腔最易受到伤害的部位,也是皮肤和黏膜疾病最易出现病损的部位。其临床表现多种多样。除了某些全身性疾病和其他口腔黏膜病在唇部的表现外,唇炎是特发于唇部的疾病中发病率最高的疾病。目前对唇炎的分类尚不统一,根据病程分为急性唇炎和慢性唇炎;根据临床症状特征分为糜烂性唇炎、湿疹性唇炎、脱屑性唇炎;根据病因病理分为慢性非特异性唇炎、腺性唇炎、良性淋巴增生性唇炎、肉芽肿性唇炎、梅-罗综合征、光化性唇炎和变态反应性唇炎等。

一、慢性非特异性唇炎

慢性非特异性唇炎又称慢性唇炎,是不能归入后述各种有特殊病理变化或病因的唇炎,病程迁延,反复发作。

(一)病因

病因不明。可能与温度、化学、机械性因素的长期持续性刺激有关,例如气候干燥、风吹、身处高原寒冷地区、烟酒和烫食的刺激、舔唇咬唇的不良习惯等。也可能与精神因素有关,例如郁闷、烦躁、愤怒、多虑等。患者一般无全身性疾病。

(二)病理

为非特异性炎症表现,上皮内细胞排列正常或有水肿,固有层淋巴细胞、浆细胞等浸润,血管扩张充血,黏膜上皮可有角化不全或过角化,也可有剥脱性缺损。

(三)临床表现

按临床表现特点可分为以脱屑为主的慢性脱屑性唇炎和以渗出糜烂为主的慢性糜烂性唇炎。

1. 慢性脱屑性唇炎 多见于小于30岁的女性,常累及上下唇红部,但以下唇为重。唇红部干燥、开裂,有黄白色或褐色脱屑。轻者有单层散在性脱屑,重者鳞屑重重叠叠、密集成片,可无痛地轻易撕下皮屑,暴露鳞屑下方鲜红的“无皮”样组织。邻近的皮肤及颊黏膜常不累及。有继发感染时呈轻度水肿充血,局部干胀、发痒、刺痛或灼痛。病情反反复复,可持续数月甚至数年不愈。

2. 慢性糜烂性唇炎 上下唇红部反复糜烂,渗出明显,结痂剥脱。有炎性渗出物时会形成黄色薄痂,有出血时会凝结血痂,有继发感染时会结为脓痂。痂皮脱落后形成出血性创面,灼热疼痛,或发胀发痒,患者常不自觉咬唇、舔舌或用手揉擦,以致病损部位皲裂、疼痛加重,渗出愈加明显,继之又结痂,造成痂上叠痂,唇红部肿胀或慢性轻度增生,下颌下淋巴结肿大。患部可有暂时愈合,但常复发。

(四)诊断

根据病程反复,时轻时重,寒冷干燥季节好发,唇红反复干燥、脱屑、痛胀痒、渗出结痂等临床特点，并排除后述各种特异性唇炎后，可以做出诊断。

（五）鉴别诊断

慢性脱屑性唇炎应与干燥综合征、糖尿病引起的唇炎、慢性光化性唇炎、念珠菌感染性唇炎相鉴别。干燥综合征患者也可出现唇红干燥、皲裂及不同程度脱屑、唇红部呈暗红色等症状，但有口干、眼干、合并结缔组织病等其他干燥综合征典型症状。部分糖尿病患者也发生口燥、唇红干燥、开裂、脱屑等症状，但有血糖升高和“三多一少”等糖尿病典型症状。慢性光化性唇炎好发于日照强烈的夏季，与曝晒程度有关，脱屑呈秕糠状，痒感不明显。念珠菌感染性唇炎有时表现为唇部干燥脱屑，而不出现假膜红斑糜烂等特征性表现，但常伴有念珠菌口炎和口角炎，实验室检查可发现白念珠菌。

慢性糜烂性唇炎应与盘状红斑狼疮、扁平苔藓、多形性红斑等鉴别，后三者除了易出现唇红部糜烂性损害外，同时能见到相应的特征性口腔内及皮肤损害。

（六）治疗

1. 西医治疗　避免刺激因素是首要的治疗措施，例如改变咬唇、舔唇等不良习惯，戒除烟酒，忌食辛辣食物，避免风吹、寒冷刺激，保持唇部湿润等。

慢性脱屑性唇炎可用抗生素软膏或激素类软膏，如金霉素眼膏、氟轻松软膏、曲安奈德乳膏等局部涂布，但每日只需涂布 6～8 h 即可。进食前应用温水将残留的软膏洗净，然后涂布医用甘油。

慢性糜烂性唇炎应以唇部湿敷为主要治疗手段。用消毒抗炎液体（如浸有 0.1% 依沙吖啶溶液、3% 硼酸溶液、5% 生理盐水等）或有清热解毒功效的中药药液（例如五白液、双花液等）的消毒纱布湿敷于患处，每日 1～2 次，每次 15～20 min，待痂皮脱落后撒布皮质散、珍珠粉等。坚持湿敷，直至结痂消除，渗出停止，皲裂愈合，然后才能涂布软膏类药物。

唇部湿敷联合微波治疗适合慢性糜烂性唇炎。微波治疗是一种物理疗法，其原理是微波能使固体物质内部的分子产生正负电荷的极性排列，由此产生热量，利用这种“内在”的热量，发挥治疗作用，在唇部湿敷的基础上，用特制的微波治疗仪对患者的唇部湿敷部位进行微波照射，能增强局部的血液运行、加快药物的吸收、提高疗效。唇部湿敷剂可根据病情选用五白液、双花液等中药药液，或者 0.1% 依沙吖啶溶液、3% 硼酸溶液、5% 生理盐水等。但需注意微波治疗时必须严格掌握技术参数，以免误伤其他组织；微波治疗仪的工作头不得对准眼睛等富含水分的器官或组织，因微波对这些组织有破坏作用。

局部注射曲安奈德（确炎舒松）液，泼尼松龙混悬液等有助于促进愈合，减少渗出，但反复频繁注射可能引起唇部硬结，故以每周 1 次，每次 0.5 mL 为宜，一旦病情好转，即应停止。此外，维生素 A 每片 2.5 万单位，每日口服 1 片，可改善上皮代谢，减少鳞屑。病症较轻者，可仅以医用甘油或用金霉素甘油局部涂布治疗。

2. 中医中药治疗　中医将唇炎归于“唇风”范畴，认为与风火外邪或血虚生燥、湿热内蕴有关。治疗强调祛风清热、补血润燥、淡渗利湿的原则。

（1）脾胃湿热型证：见口唇皲裂、糜烂、口渴不欲饮，舌质红苔黄厚腻，脉滑数。治宜淡渗利湿，清利胃火。方用五苓散、三仁汤、清胃散或清脾除湿饮随证加减，主药为：茯苓，猪苓，白术，泽泻，生薏苡仁，白蔻仁，杏仁，滑石，厚朴，青果，黄芩等。

(2)风火上乘型证：见唇红肿发痒，兼有口干、口苦、便秘诸证，舌苔黄，脉洪数。治宜祛风清热。方用双解通圣散，或紫正散，或四物消风饮，或薏苡仁汤加减，主药为：荆芥，防风，蝉蜕，薄荷，柴胡，细辛，薏苡仁等。

(3)血虚化燥型证：见口唇皲裂、燥痒、脱屑，面白无华，纳呆，舌质淡，脉细无力。治宜补血润燥。方用养荣汤或生血润肤饮或四物汤加味，主药为：熟地黄，生地黄，当归，川芎，五加皮，牡丹皮，天冬，麦冬，升麻，桃仁，红花等。

二、腺性唇炎

腺性唇炎是以唇腺增生肥大、下唇肿胀或偶见上下唇同时肿胀为特征的唇炎，病损主要累及唇口缘及唇部内侧的小唾液腺，是唇炎中较少见的一种疾病。

(一)病因

病因不明。先天性因素可能与常染色体显性遗传有关。后天性因素包括使用具有致敏物质的牙膏或漱口水、外伤、吸烟、口腔卫生不良、不良情绪、根尖病灶、紫外线过度照射等，还报道吹奏乐器者较多见。有报道指出在白化病患者病情更为严重，也有人认为此病为克罗恩病的一种表现。

(二)病理

以小腺体明显增生为特征。镜下可见到唇腺腺管肥厚扩张，导管内有嗜酸性物质，腺体及小叶内导管周围炎细胞浸润。黏膜上皮细胞有轻度胞内水肿，黏膜下层可见异位黏液腺。脓性腺性唇炎可见到上皮下结缔组织内小脓肿形成。

(三)临床表现

好发于中年。可分为单纯型、浅表化脓型、深部化脓型3种。

1. 单纯型腺性唇炎　是腺性唇炎中最常见的一型。唇部浸润性肥厚，可较正常人增厚数倍，有明显的肿胀感，并可扪及大小不等的小结节。唇部黏膜面可见针头大小如筛孔样排列的小唾液腺导管口，中央凹陷，中心扩张，有透明的黏液自导管口排出，挤压唇部则见更多黏液如露珠状。睡眠时因唾液分泌减少和黏稠度增加而致上下唇红粘连，清醒时又因干燥而黏结成浅白色薄痂。

2. 浅表化脓型腺性唇炎　又称Baelz病，由单纯型继发感染所致。唇部有浅表溃疡、结痂，痂皮下集聚脓性分泌物，去痂后露出红色潮湿基底部，挤压可见腺口处排出脓性液体。在慢性缓解期，唇黏膜失去正常红润，呈白斑样变化。

3. 深部化脓型腺性唇炎　此型为单纯型或浅表化脓型反复脓肿引起深部感染而致，深部黏液腺化脓并发生瘘管，长期不愈可发生癌变，是严重的腺性唇炎。唇红表面糜烂、结痂、瘢痕形成，呈慢性病程，此起彼伏，唇部逐渐弥漫性肥厚增大。

(四)诊断

依据唇部腺体肿大硬韧，病损累及多个小腺体，唇部黏膜面可见针头大紫红色中央凹陷的导管开口，有黏液性或脓性分泌物溢出，扪诊有粟粒样结节等临床表现可诊断单纯型腺性唇炎。浅表化脓型还可见到表浅溃疡及痂皮;深部化脓型可见到唇部慢性肥厚增大及深部脓肿、瘘管形成与瘢痕,必要时应做病理检查以明确深部化脓型腺性唇炎是否癌变。

(五)鉴别诊断

唇部肿胀、有结节状突起物应与肉芽肿性唇炎和良性淋巴组织增生性唇炎鉴别:后两者均可出现肿胀、颗粒状结节和继发感染时渗出结痂,但肉芽肿性唇炎常自唇的一侧发病后向另一侧进展,形成巨唇,且不易消退。良性淋巴组织增生性唇炎则以干燥出血、糜烂脱皮为主,且可同时发生于颊、腭等部位,又称"良性淋巴组织增生病"。可依靠切片作出鉴别。腺性唇炎结节状损害较大且数目较少时应与唇部黏液腺囊肿鉴别:后者常单发,肿块呈淡蓝色、柔软、周界清晰、基底部活动,有时突出于黏膜表面呈疱状,直径可达0.5~1.0 cm,进食后肿胀明显增加,能自行破裂后消失,但易复发。

(六)治疗

局部治疗可注射泼尼松龙混悬液、曲安奈德注射液等皮质激素制剂,或用放射性核素^{32}P贴敷内服可用10%碘化钾溶液,每次10 mL,每日2次,应注意碘过敏者禁用。碘化钾的作用机制不明,有人认为有抑制组织增生的作用。有继发感染可用抗生素控制,感染控制后局部可用金霉素甘油、氟轻松软膏等局部涂布。对于唇肿胀明显,分泌物黏性较强者,在小心切除下唇增生的小唾液腺后,行红唇切除术及美容修复。对唇肿明显外翻,疑有癌变者,尽早活检明确诊断。

单纯型或化脓型腺性唇炎属于中医的"唇生核"或"唇生疔"范畴。由脾虚湿盛、气滞血瘀、脾胃蕴热所致。治宜健脾化痰、活血化瘀、清理胃热。方用健脾除湿汤、活血逐瘀汤合五味消毒饮,主药有苍术、厚朴、猪苓、茯苓、陈皮、赤芍、川芎、当归、紫苏梗、皂角刺、红花、石膏、茵陈、枳壳等。

三、良性淋巴组织增生性唇炎

良性淋巴组织增生性唇炎是多见于下唇的良性黏膜淋巴组织增生病,又名淋巴滤泡性唇炎。以淡黄色痂皮覆盖的局限性损害伴阵发性剧烈瘙痒为特征。其表现易与慢性糜烂性唇炎、腺性唇炎等相混淆。

(一)病因

病因不明。可能与胚胎发育过程中残留的原始淋巴组织在光辐射下增生有关。良性黏膜淋巴组织增生病好发于头面部,常表现为单个或多个局限性结节状损害,唇部是其好发部位。

(二)病理

可分为滤泡型和弥漫型两型,滤泡型在上皮下结缔组织中有特征性的淋巴滤泡样结构,滤泡中央为组织细胞,周围为淋巴细胞,但少数病例可相反排列,并发现浆细胞和嗜酸性粒细胞;弥漫型淋巴滤泡不明显,可见大量淋巴细胞呈灶性聚集。故本病又称为淋巴滤泡性唇炎。本病可伴有上皮异常增生,并有恶变倾向。

（三）临床表现

多见于下唇唇红部，尤以下唇正中部为好发区，多局限于1 cm以内。损害与慢性糜烂性唇炎、腺性唇炎等相似：唇部损害初为干燥、脱屑或无皮，继之产生糜烂，以淡黄色痂皮覆盖，局限性肿胀，周围无明显充血现象，局部有阵发性剧烈瘙痒感，患者常用手揉搓或用牙咬唇部患处，随即有淡黄色渗出性分泌物自痂皮下溢出，约经数分钟后，瘙痒暂缓，液体停止流出，复结黄痂。如此反复，每日1～2次，损害长期反复发作后，会造成下唇唇红部组织增生，良性淋巴组织增生性唇炎以青壮年女性较多见。

（四）诊断

依据局限性损害，反复发作的剧烈瘙痒，淡黄色黏液流出和结痂等临床特征，不难作出诊断，病理切片见到淋巴滤泡样结构有助于确诊。

（五）鉴别诊断

该病下唇唇红部糜烂、红肿、结痂等损害应与慢性糜烂性唇炎、盘状红斑狼疮、唇部扁平苔藓等相鉴别。慢性糜烂性唇炎可有糜烂和渗出，但常常以黄白色的炎性假膜覆盖为主；盘状红斑狼疮好发于下唇唇红部，可有结痂，但多为血痂，并在痂皮周围有放射状白纹组成的弧线性损害；唇部扁平苔藓常见颊黏膜有斑纹损害，且唇部病变一般不超过唇红缘。

该病的淡黄色液体流出应与腺性唇炎鉴别。后者常呈多发性散在小结节，位于下唇黏膜下，只有在翻转下唇并挤压时才见溢出，黄色痂皮常见于早晨起身时。

（六）治疗

避免日光曝晒。由于本病对放射性敏感，可用核素32P贴敷治疗，每次放射剂量为(516～1 032)$\times10^{-4}$ C/kg(200～400 R)，每周1～2次，2～3周为1个疗程痂皮可用0.1%依沙吖啶（利凡诺）溶液湿敷去除，局部涂布抗炎抗渗出软膏。

四、浆细胞性唇炎

浆细胞性唇炎是发生在唇部的以浆细胞浸润为特征的慢性炎症性疾病。浆细胞增生症是在口、眼、外阴、肛门等处均出现以浆细胞增生为特征的一种反应性炎症，如口腔部位有同样的临床病理表现，则称为口部浆细胞症。

（一）病因

病因不明。可能与局部末梢循环障碍、内分泌失调、糖尿病、高血压等病有关；局部的长期机械刺激（如义齿刺激、光线刺激）也可能是本病的诱因。

（二）病理

黏膜上皮轻度增生，上皮钉突狭长。从黏膜固有层到黏膜下层，有弥漫性密集成团的浆细胞，形状多样，有的浆细胞体积巨大，核在细胞中央，在细胞内外有许多罗梭小体，在浆细胞团之间可见到弹力纤维消失，但有细小的嗜银纤维交织成网状除浆细胞外，还有极少数多核白细胞、组织细胞、淋巴细胞等，有时可见到淋巴滤泡样结构。

（三）临床表现

主要累及下唇，亦可侵犯上唇。多见于中老年人。开始在唇黏膜出现小水疱，很快破溃。黏膜潮红，糜烂肿胀，可见细小的出血点，部分唇黏膜表面形成明显的痂皮。若表面不糜烂，则可见境界清楚的局限性暗红色水肿性斑块，表面有涂漆样光泽。病程缓慢，有时可自然缓解，但易反复发作。长期反复发作可在黏膜损害基础上发生局灶性上皮萎缩及肥厚性改变，使唇黏膜形成高低不平的表面。除唇炎外口腔其他黏膜也同时受累者，称为浆细胞性口炎。

病变也可发生于眼、外阴、肛门等处黏膜，男性生殖器龟头处发生的浆细胞炎称为“zoon's 龟头包皮炎”，女性生殖器也可受损。

（四）诊断

因缺乏临床的特征性表现，故单单依据临床表现很容易与其他唇部疾病相混淆。因此该病必须通过组织病理学检查才能确诊。

（五）鉴别诊断

该病应与下列疾病相鉴别：浆细胞瘤，为少见病，但口、咽为常见部位，浸润的浆细胞有较为明显的异形性；良性黏膜淋巴组织增生病，组织病理学上可见淋巴滤泡，其中心为网织细胞，周围为密集的淋巴细胞；唇扁平苔藓也可有较多的浆细胞浸润，但扁平苔藓常见于颊黏膜，组织病理有胶样小体和表皮萎缩，真皮浅层常以淋巴细胞浸润为主；天疱疮除唇部损害外，其他部位可见典型棘层松解的大疱皮损，一般不难区别。

（六）治疗

有糜烂、痂皮者可参照慢性糜烂性唇炎的唇部湿敷或联合微波治疗，表面不糜烂者可局部外用抗生素软膏（如金霉素软膏）、免疫抑制性大环内酯类抗生素软膏（如他克莫司软膏）、糖皮质激素软膏（如曲安奈德软膏）。上述治疗无效使用糖皮质激素（如曲安奈德混悬液）病损下局部注射。

因该病对放射治疗比较敏感，严重者可参照良性淋巴增生性唇炎的治疗方法，用 X 射线治疗或用放射性核素局部贴敷治疗。

五、肉芽肿性唇炎

肉芽肿性唇炎，有人认为是梅-罗综合征的单症状型，或口面部肉芽肿病的亚型。又称米舍尔肉芽肿性唇炎，以唇肥厚肿胀为主要特点。

（一）病因

病因不明。因病理有结核样或结节样改变，曾被认为可能是结核病或结节病；也有人提出与长期使用含矽的牙膏或创口被含矽的泥土污染有关，但都缺乏实验证据。目前一般认为该病与链球菌、分歧杆菌、单纯疱疹病毒等细菌或病毒感染，对钴、桂皮、可可、香旱芹油精等的过敏反应，自主神经系统调节的血管舒缩紊乱，遗传因素等有关。亦有文献报道可能与感染性病灶如慢性根尖周病、鼻咽部炎症等有关，或对皮下脂肪变性的异物反应。女性患者可能与月经周期有关。

(二)病理

以非干酪化类上皮细胞肉芽肿为特征,多位于固有层和黏膜下,有时可见于腺体及肌层内。此外还有淋巴细胞、浆细胞等慢性炎细胞浸润至肌层黏膜腺、血管、淋巴管周围;胶原肿胀,基质水肿,血管扩张增厚等镜下表现。但有的标本可无特征性肉芽肿,而仅有间质和血管改变。

(三)临床表现

无明显性别差异,多在青壮年发病。起病隐匿,进程缓慢,一般无唇部创伤或感染史。上下唇均可发病,但上唇较多,亦可同时发病。肿胀一般先从唇的一侧开始,逐步向唇的另侧蔓延。肿胀区以唇红黏膜颜色正常,局部柔软,无痛,无瘙痒,有垫褥感,压之无凹陷性水肿为特征。病初肿胀可能完全消退,但多次复发后则消退不完全或不消退。随病程发展唇肿可至正常的2~3倍,形成巨唇,出现左右对称的瓦楞状纵行裂沟,有渗出液,唇红区呈紫红色,肿胀并可波及邻近皮肤区,初发时皮肤呈淡红色,复发后转为暗红色。该病累及唇部以外的部位,如颊、龈、鼻、颌、眶周组织等,则称局限性口面部肉芽肿病。

(四)诊断

依据口唇弥漫性反复肿胀,扪诊有垫褥感,反复发作的病史和肿胀病损不能恢复等典型症状,可以作出临床诊断,但确诊需要组织病理学依据。

(五)鉴别诊断

该病应与牙源性感染引起的唇部肿胀、唇血管神经性水肿、克罗恩病、Ascher 综合征等相鉴别。牙源性感染常有明显的病灶牙感染史;唇血管神经性水肿属超敏反应,发病迅速,唇红黏膜色正常或微红,有发热感,消除变应原后唇部肿胀可完全消退;克罗恩病可发生弥漫性唇部肿胀,但伴有结节,并非柔软垫褥感,其主要症状为节段性局限性肠炎、肠梗阻及瘘管形成、消化道功能紊乱、关节炎、脊椎炎、眼色素层炎、结节性红斑等口腔外其他表现;Ascher 综合征以眼睑松弛和上唇进行性肥厚为特点,婴儿或儿童期发病,不少患者合并甲状腺肿大,但无甲亢症状,多发生于青春期。

(六)治疗

本病主要采用病变部位皮质类激素局部封闭,并加上抗炎、抗过敏等全身处理,肿胀明显者,必要时采用手术治疗,恢复唇部外形。

1. 局部治疗　唇部肿胀区可采用肾上腺皮质激素类药物局部注射,其作用机制主要是抗炎、免疫抑制以及抑制成纤维细胞增殖,从而控制肉芽组织形成目前临床应用的主要药物有:醋酸氢化可的松、泼尼松龙、曲安奈德等注射液,每次5~10 mL分别注射于左右唇部黏膜深层,每周1~2次。或用微波治疗唇部肿胀区。有控制肿胀作用。

2. 全身治疗

(1)口服肾上腺皮质激素类药物具有众多不良反应,因而不用作治疗本病的首选方案,但局部应用效果不佳者,可服用泼尼松,采用小剂量、短疗程方案,10 mg,每日3次,1~3周。

(2)对糖皮质激素疗效不佳或为避免长期应用糖皮质激素引起的不良反应,可选用抗生素类药物。

1)氯法齐明,是一种抗麻风病药。具有抗微生物和抗炎的双重作用,用于治疗麻风、结核、盘状红斑狼疮、坏疽性脓皮病以及合并分歧杆菌感染的HIV患者。每丸50 mg,每日1次,每次2丸口服,10 d后减量为每周100～200 mg,持续2个月后停药。该药可能发生轻度胃肠道反应如恶心、呕吐、腹泻、皮肤瘙痒等不良反应。约20%的患者治疗后皮肤有红铜样色素沉着,通常治疗结束后,此症状逐渐消失,为预防此不良反应,治疗期间应避免日光曝晒。

2)甲硝唑,又名灭滴灵,是治疗阿米巴病首选药物。有报道使用该药治愈的病例。每片200 mg,每日3次口服,每次2片,连服5～7 d。不良反应有厌食、恶心、呕吐。偶见头痛、失眠、白细胞下降、排尿困难等。服药期间应禁酒。

3)米诺环素,又名二甲胺四环素。每片100 mg,口服首次剂量200 mg,以后每次100 mg,每日1～2次。不良反应主要为胃肠道不适,长期服用可导致菌群失调。

(3)抗组胺药,主要控制速发超敏反应,减少毛细血管扩张引起的局部肿胀,常用的药物为特非那定、氯苯那敏、氯雷他定等。该类药物都有一定的中枢镇静作用,适用于有自主神经系统调节紊乱的患者,服用后可有乏力、嗜睡等不良反应。

(4)其他药物,如沙利度胺(反应停),有中枢镇静、免疫调节、激素样作用,能稳定溶酶体膜,减弱中性多型核细胞趋化,特异性抑制TNF-α。国外有报道,连续用药6个月后唇部肿胀消失,继续使用两个月能减少复发。该药严最严重的不良反应为致畸性,因此禁用于有生育可能的妇女。累计用量达到40～50 g可能导致不可逆的多发性神经炎,因而不宜长期服用。

(5)中医中药治疗,中医认为唇部肿胀与湿阻、血瘀、风邪、痰结有关,因此以健脾化湿、活血化瘀、软坚散结、清热解毒为治则,可服有此类功效的中药。例如:山茱萸,白术,茯苓,穿山甲,防风,荆芥,半夏,牛蒡子,蒲公英等。

手术治疗:反复发作形成巨唇后,患者有强烈的美观要求时,可考虑唇部整形术修复外形,但不能去除病因,因而唇部肿胀复发率较高,术后仍须采用其他治疗措施防止复发。

对因治疗:虽然该病的确切病因尚不明确,但去除牙源性感染及与牙有关的病灶还是非常必要的。有文献报道有些患者在去除牙源性感染及与牙有关的病灶后,唇肿消退或消失。尽量避免再次接触可疑的过敏物,可减少因自主神经系统调节的血管舒缩紊乱引起的唇部肿胀。

六、梅-罗综合征

梅-罗综合征(MRS)因最早由瑞士Melkersson(1928)和德国Rosentlml(1931)报告而命名。以复发性口面部肿胀、复发性面瘫、裂舌三联症为临床特征,肉芽肿性唇炎是其表现之一。

(一)病因

病因不明,可能与遗传、感染、免疫变态反应和局部循环障碍有关。临床上有时可发现牙源性感染性病灶等诱发因素，也有文献报道机体与对桂醛、乙醇、钴、可可、谷氨酸钠、桂皮过敏有关，也有人认为是结节病（类肉瘤病）的变异型。

（二）病理

除唇部标本可见肉芽肿性唇炎的病理表现外，其他特征性临床症状都不能找到病理依据。唇部肿胀区的组织标本有典型的上皮样细胞肉芽肿表现，为慢性肉芽性炎症组织中由上皮样细胞形成的结节和朗格汉斯细胞，并可见到间质水肿和血管炎。

（三）临床表现

梅－罗综合征的复发性口面部肿胀、复发性周围性面瘫、裂舌三联症可能同时发生或数月至数年中先后发生。

1. 复发性口面部肿胀　为最常见的临床表现，可表现为唇、颊、牙龈、舌、鼻部、眼睑等部位的肿胀，但以唇肿为主，且上下唇均可受累。

2. 复发性周围性面瘫　以突然发病为特征，与贝尔氏面瘫不易区分，面瘫通常为单侧的，也可双侧受累，可自发地消失，有间歇性，继而成永久性，部分或全部面神经支配区域有麻痹症状。若单侧性唇肿时，面瘫可以与唇肿不在同侧。有的病例还出现嗅神经、舌咽神经和舌下神经麻痹症状，而有嗅觉异常

3. 裂舌三联症　裂舌只在部分患者中出现，被认为有遗传倾向，为不全显性遗传，舌背面出现深沟，沿主线向周围任何方向放射状排列。舌体可肿大，可由深沟中的细菌、真菌引发的慢性感染引起，舌部可出现味觉异常或味觉减退。

典型的梅－罗综合征的三联症同时发生并不常见，多数表现为不完全的单症状型和不全型。单症状型最多见唇部肿胀，其基本表现与肉芽肿性唇炎相同，不全型包括经典三联症中的任何两种患者多在青年时发病，男女比例接近或男性稍多。

除三联症外，梅－罗综合征还可出现复发性颅面自主神经系的症状，包括：偏头痛、听觉过敏、唾液分泌过多或过少、面部感觉迟钝等。梅－罗综合征在口内的表现还有口腔黏膜肿胀，感觉异常等。

（四）诊断

依靠梅－罗综合征的三联典型症状，可以作出临床诊断。出现两项主症即可诊断为不全型梅－罗综合征，三项主症俱全可诊断为完全型梅－罗综合征。唇部肿胀应结合组织学检查，以排除肉芽肿性唇炎以外的其他唇部疾病。

（五）鉴别诊断

该病面瘫应与贝尔面瘫鉴别，舌裂应与沟纹舌鉴别，唇部肿胀应与慢性糜烂性唇炎、腺性唇炎等其他唇部疾病鉴别。典型的梅－罗综合征往往有同时或先后发作的三联症，而后者常为单发症状。但早期不全型梅－罗综合征较难鉴别。

（六）治疗

由于本病病因尚未明确，治疗主要采取对症支持疗法。早期面瘫可用糖皮质激素，尤其是面瘫出现后的前两周对无激素禁忌证者应抓紧足量使用，可用地塞米松针剂 5 mg 肌内注射，隔日晨间注射。或口服地塞米松，每片 0.75 mg，每日 3 次，每次 4 片。或口服

泼尼松，每片 5 mg，每日 2 次，每次 4～6 片，使用 2 周后，若症状好转或稳定可逐步减量，每周减量 20%。服用激素剂量较大时，应注意用氯化钾片等补钾，以免因使用大剂量激素引起低钾，但补钾过量会产生高钾血症症状，所以要以血钾化验指标为依据。

唇部肿胀区可局部注射泼尼松龙注射液。每 3 d 1 次，每次 0.5 mL，但注射疗程不宜超过 1 个月。全身药物治疗可参照肉芽肿性唇炎。对长期唇肿形成巨舌者，可考虑手术、激光、放疗等治疗措施，以改善外形和功能。

裂纹舌可用 2% 碳酸氢钠液、氯己定液、3% 复方硼酸液等于进食后含漱。含漱时务必将舌背拱起，充分暴露沟裂，冲洗清除食物残渣，防止继发感染。此外，还应注意纠正可疑诱发因素。

七、光化性唇炎

光化性唇炎又称日光性唇炎，是过度日光照射引起的唇炎，分急性和慢性两种。急性光化性唇炎以水肿、水疱、糜烂、结痂和剧烈瘙痒为主要临床特征；慢性光化性唇炎以黏膜增厚、干燥、秕糠样白色鳞屑为主要临床特征。

（一）病因

该病为日光中紫外线过敏所致。症状轻重与个体对光线的敏感程度以及日光光线强弱、照射时间长短、光照范围大小有关。正常人体经日晒后会产生黑色素沉积反应，出现的皮肤变黑能自行消退。而日光敏感者，在超过一定剂量的日光照射后，除黑色素生成外还会发生细胞内和细胞外水肿、胶原纤维变性、细胞增殖活跃等变化，从而引发该病。研究表明卟啉对紫外线具有高度的敏感性，肝疾病能引起体内卟啉代谢障碍；某些药物如磺胺、四环素、金霉素、灰黄霉素、氯丙嗪、异烟肼、甲苯磺丁脲（D860）、依沙吖啶（利凡诺）、当归、荆芥、仙鹤草、补骨脂以及某些植物如青菜、芥菜、芹菜、胡萝卜、无花果、橙、茴香等也可影响卟啉代谢而诱发该病。此外，吸烟、唇部慢性刺激因素对该病亦有诱发作用。有些患者可有家族史。

（二）病理

黏膜上皮角化层增厚，表层角化不全，细胞内与细胞间水肿和水疱形成，棘层增厚，基底细胞空泡变性，血管周围及黏膜下层有炎症细胞浸润。上皮下胶原纤维嗜碱性变，地衣红染色呈弹性纤维状结构，称日光变性。少数慢性光化性唇炎标本可出现上皮异常增生的癌前病变构象。

（三）临床表现

该病有明显的季节性，往往春末起病，夏季加重，秋季减轻或消退。多见于农民、渔民及户外工作者。以 50 岁以上男性多发。根据起病的快慢及临床症状的轻重，临床上分为急性和慢性两类。

1. 急性光化性唇炎　此型起病急，发作前常有曝晒史。表现为唇红区广泛水肿、充血、糜烂，表面覆以黄棕色血痂或形成溃疡，灼热感明显，伴有剧烈的瘙痒。往往累及整个下唇，影响进食和说话，如有继发感染则可出现脓性分泌物，结成脓痂，疼痛加重，较深的病损愈后留有瘢痕。一般全身症状较轻，2～4 周内可能自愈，也可转成亚急性或慢性。

2. 慢性光化性唇炎　又称脱屑性唇炎。隐匿发病或由急性演变而来。早期下唇干燥无分泌物，不断出现白色细小秕糠样鳞屑，厚薄不等，易剥去，鳞肩脱落后又生新屑，病程迁延日久可至唇部组织失去弹性，形成皱褶和皲裂。长期不愈者，可出现局限性唇红黏膜增厚，角化过度，继而发生浸润性乳白斑片，称为光化性白斑病，最终发展成疣状结节，易演变成鳞癌，因而该病被视为癌前状态。患者瘙痒感不明显，但常因干燥不适而用舌舔唇，引起口周 1 ~2 cm 宽的口周带状皮炎，致使口周皮肤脱色变浅，伴灰白色角化条纹和肿胀。此外，尚可并发皮肤的日光性湿疹。

（四）诊断

依据明确的光照史和湿疹糜烂样或干燥脱屑样临床表现可作出临床诊断。根据病程再进一步诊断为急性或慢性光化性唇炎。组织学检查有助于明确病变的程度。

（五）鉴别诊断

该病湿疹糜烂样病损应与盘状红斑狼疮、扁平苔藓、唇疱疹等鉴别。前两者在继发感染时除糜烂结痂外，尚能见到白色放射状条纹形成的围线或口腔黏膜的珠光白色条纹。唇疱疹则常有病毒感染史，水疱成簇，易破，有自愈倾向。该病干燥脱屑样病损应与非特异性慢性唇炎鉴别，后者无日光曝晒史，好发于寒冷大风季节，有瘙痒。该病急性期瘙痒明显，应与良性淋巴增生性唇炎鉴别，后者病损局限、很少超过 1 cm，以黄色痂皮为主。

（六）治疗

因该病可能发生癌变，故应尽早期诊断和治疗。一旦诊断明确，应立即减少紫外线照射，停用可疑的药物及食物，治疗影响卟啉代谢的其他疾病。

1. 局部治疗　可用具有吸收、反射和遮蔽光线作用的防晒剂，例如 3% 氯喹软膏、5% 二氧化钛软膏等，减少紫外线对唇部黏膜皮肤的损伤。唇部有渗出糜烂结痂时用抗感染溶液或漱口液湿敷，去除痂膜，保持干燥清洁。干燥脱屑型可局部涂布维 A 酸、激素类或抗生素类软膏。

2. 全身治疗　硫酸羟氯喹，口服，成人每日 0.2 ~0.4 g，分 1 ~2 次服用，根据患者的反应，持续数周后可用较小的剂量，每日 0.1 ~0.2 g 即可。能增强机体对紫外线的耐受性，有抗炎、抗组胺、抑制变态反应等作用，常见不良反应有消化道症状、中枢神经系统症状、皮肤黏膜色素变化和视网膜病变。肝肾功能不全、心脏病、银屑病及精神病患者慎用。长期用药应注意复查眼底和血象。烟酰胺，有扩张毛细血管的作用，可改善末梢血液循环障碍。每次 50 ~ 100 mg，每日 3 次，口服。对氨基苯甲酸，有防光作用，每次 0.3 g，每日 3 次，口服。复合维生素 B，参与体内代谢，能减轻皮肤炎症，促进皮肤黏膜生长。每次 1 ~3 片，每日 3 次。

3. 物理疗法　可使用二氧化碳激光照射、冷冻疗法、光动力疗法等。

4. 手术治疗　对怀疑癌变或已经癌变的患者应抓紧手术，但应注意对唇红切除缘的修补。

（七）预防

尽可能避免日光曝晒。户外活动时要采取防护措施，例如戴遮光帽或戴口罩，唇部涂布5%奎宁避光软膏等。

八、超敏反应性唇炎

超敏反应性唇炎是因接触变应原后引起的唇炎。包括唇血管神经性水肿和接触性唇炎等。

（黄瑞江）

第七章 牙周炎

定植在龈牙结合部的牙菌斑所引起的慢性牙龈炎，若不及时得到治疗，则有一部分人的牙龈炎病变可向牙周深部组织发展，导致牙齿支持组织（牙龈、牙周膜、牙槽骨和牙骨质）的破坏——牙周袋形成并有炎症，附着丧失和牙槽骨吸收。随着病变逐渐向根方发展加重，出现牙松动移位、牙龈退缩、咀嚼困难、急性肿胀疼痛等，最后可导致牙齿丧失的严重后果。牙周炎是成人牙齿丧失的首位原因。

牙周炎和牙龈炎都是由菌斑生物膜所引起的感染性牙周疾病，中度以上的牙周炎诊断并不困难，但早期牙周炎与牙龈炎的区别不甚明显，在临床上常易被忽略，须通过仔细检查而及时诊断，以免贻误治疗（表 7-1）。

表 7-1 牙龈炎和早期牙周炎的区别

类别	牙龈炎	早期牙周炎
牙龈炎症	有	有
牙周袋	假性牙周袋	真性牙周袋
附着丧失	无	有，能探到釉牙骨质界
牙槽骨吸收	无	骨嵴顶吸收，或硬骨板消失
治疗结果	病变可逆，组织恢复正常	炎症消退，病变静止，但已破坏的支持组织难以完全恢复正常

注：1999 年分类法对牙龈炎的定义为：在一定条件下可以有附着丧失。

牙龈炎和牙周炎的主要区别在于牙龈炎不侵犯支持组织（没有附着丧失和牙槽骨吸收），经过常规治疗后，牙周组织可完全恢复正常，是可逆性病变。但是，若维护不良，较易复发。而牙周炎则有牙周支持组织的破坏（附着丧失、牙周袋形成和牙槽骨吸收），若不及时治疗，病变一般呈缓慢加重，直至牙松动而脱落。牙周炎经过规范的治疗可以控制病情，但已破坏的软、硬组织难以恢复到正常状态。因此，有人把牙周炎冠名破坏性牙周病。预防和治疗牙龈炎，对于牙周炎的预防有着重要意义。因为有不少研究结果表明牙龈炎是牙周炎的前驱和危险因素，长期存在牙龈炎的牙日后发生牙周附着丧失的机会远高于无炎症的牙，最后失牙的机会也高数十倍。然而，也不是所有牙龈炎患者都会发展成牙周炎。Loe 等对无口腔保健措施的人群进行的纵向观察中发现，81% 的个体的牙周病情缓慢加重，8% 有快速加重，而 11% 的人则病情静止，不发展为牙周炎。目前的共识是：由于机体本身的先天和后天免疫机制以及遗传背景的差异，对菌斑微生物的挑战可呈现不同方式和不同程度的反应，对牙周组织所造成的作用也不同。一些环境因素

（如吸烟、心理压力等）也对牙周炎的发生和发展起着一定作用。

牙周炎的基本病理变化和主要表征基本一致，但也可以看到有不同类型的临床表现、转归、对治疗的不同反应以及有不同的全身背景等。因此，1999 年在美国召开的牙周病分类临床研讨会上，学者们将牙周炎分为慢性牙周炎（CP）、侵袭性牙周炎（AgP）、反映全身疾病的牙周炎、坏死溃疡性牙周炎等类型。本章主要讲述前 2 种。

第一节　慢性牙周炎

慢性牙周炎是最为常见的一类牙周炎，约占牙周炎患者的 95%。1999 年以前称此类牙周炎为成人牙周炎，实际上，它也偶可发生于青少年和儿童，且病情进展较平缓，因此学者们主张将其更名为慢性牙周炎。从我国人口的流行病学调查结果来看，轻、中度牙周炎较普遍存在，而重度牙周炎则主要集中在少数人和少数牙，因此早期诊断和早期治疗牙周炎就显得特别重要和有意义。

一、临床表现

（一）年龄和性别

本病可发生于任何年龄，但大多患者为成年人，35 岁以后患病率明显增高，男女性别患病率无差异。慢性牙周炎的起病和发展非常缓慢，加之其是由慢性牙龈炎发展而来，患者往往不能明确说出它的起病时间，其早期症状也常被忽视，多在中、晚期症状明显时才就诊。随着年龄增长，患病率和疾病的严重程度也增加，这也可能是由于多年病情积累加重或新增加了患牙。

（二）牙龈的炎症和附着丧失

患者可有刷牙或进食时的牙龈出血或口内异味，牙龈的炎症可表现为鲜红或暗红色，水肿松软，并可有不同程度的肿大甚至增生，探诊后有出血，甚至流脓。炎症程度一般与菌斑牙石的量及局部刺激因素相一致。少数患者病程较长或曾经接受过不彻底的治疗（例如只做龈上洁治，未除去龈下牙石），其牙龈可能相对致密，颜色较浅，但用探针可探到袋内有龈下牙石，并可引发出血，这是因为受龈下菌斑和牙石的刺激，牙周袋内壁常有上皮溃疡和结缔组织的炎症。严重的炎症导致牙龈结缔组织中的胶原纤维水解，结合上皮向根方增生和牙槽骨吸收，造成附着丧失。严重的附着丧失可使牙松动和病理性移位，多根牙发生根分叉病变。

（三）分型和分度

根据附着丧失和牙槽骨吸收波及的范围（患牙数）可将慢性牙周炎分为局限型和广泛型。全口牙中有附着丧失和骨吸收的位点数≤30% 者为局限型，若>30% 的位点受累，则为广泛型。也可根据牙周袋深度、结缔组织附着丧失和骨吸收的程度来分为轻、中和重度。上述指标中以附着丧失为重点，因为附着丧失较为准确地反映了牙周组织的破坏程度。附着丧失与炎症的程度大多一致，但也可不完全一致。

1. 轻度　牙龈有炎症和探诊出血，牙周袋≤4 mm，附着丧失 1 ~ 2 mm，X 射线片显示牙槽骨吸收不超过根长的 1/3。可有或无口臭。

2. 中度　牙周袋≤6 mm，附着丧失 3 ~ 4 mm，X 射线片显示牙槽骨水平型或角型吸收超过根长的 1/3，但不超过根长的 1/2。牙齿可能有轻度松动，多根牙的根分叉区可能有轻度病变，牙龈有炎症和探诊出血，也可有溢脓

3. 重度　牙周袋>6 mm，附着丧失≥5 mm，X 射线片显示牙槽骨吸收超过根长的 1/2 甚至根长的 2/3，多根牙有根分叉病变，牙多有松动。炎症较明显或可发生牙周脓肿。

慢性牙周炎患者除有上述主要特征（牙周袋形成、牙龈炎症、牙周附着丧失、牙槽骨吸收）外，晚期常可出现其他伴发病变和症状，如：①牙齿移位、倾斜。②由于牙松动、移位和龈乳头退缩，造成食物嵌塞。③由于牙周支持组织减少，造成继发性𬌗创伤。④牙龈退缩使牙根暴露，对温度刺激敏感，还可发生根面龋。⑤深牙周袋内脓液引流不畅或身体抵抗力降低时，可发生急性牙周脓肿。⑥深牙周袋接近根尖时，可引起逆行性牙髓炎。⑦牙周袋溢脓和牙间隙内食物嵌塞，可引起口臭等（表 7-2）。

牙周炎一般同时侵犯口腔内多个牙，且有一定的对称性。各部位的牙齿患病机会和进展速度也不一致。磨牙和下前牙以及牙齿邻面因为菌斑牙石易堆积，较易发病，且病情较重。因此说牙周炎具有牙位特异性和位点特异性。

表 7-2　慢性牙周炎的临床表征

临床表现	
牙周袋>3 mm，并有炎症，多有牙龈	伴发病变
出血	根分叉病变
邻面临床附着丧失>1 mm	牙周脓肿
牙周袋探诊后有出血	牙龈退缩、牙根敏感、根面龋
牙槽骨有水平型或垂直型吸收	食物嵌塞
晚期牙松动或移位	逆行性牙髓炎
	继发性咬合创伤
	口臭

（四）病程进展

顾名思义，慢性牙周炎的病程是个缓慢过程。常常起始于菌斑性牙龈炎缓慢隐匿地发展而来，患者就诊时多已在 30 岁以后，且不能明确叙述起病时间。若不治疗，本病可以延续十多年甚至数十年，病变持续加重，直至失牙。在疾病过程中，有些个体的有些牙齿或牙位（例如邻面、根分叉处、不良修复体、错𬌗等菌斑滞留区）可能发生不规则、间断性加快的附着丧失，使疾病在短时间内进入活动期，随后又回归静止或缓慢进展的状态。

二、诊断

慢性牙周炎多见于成人，一般有较明显的菌斑牙石和牙龈炎症。有无牙周附着丧失和牙槽骨吸收是其区别于牙龈炎的重要标志。根据罹患牙数(范围)和牙周支持组织破坏的程度可以确定病变的轻、中、重。还应寻找局部和全身的危险因素，例如牙解剖异常、吸烟、精神因素、系统性疾病等，以便在治疗计划中加以调整和控制。

三、治疗原则

在确诊为慢性牙周炎后，还应根据病情确定其全口和每个患牙的严重程度、目前是否为活动期等;还要通过问诊、仔细地口腔和全身检查等，尽量找出与牙周病或全身病有关的易感因素，如吸烟、不良生活习惯、解剖因素、全身健康状况等，以利于判断预后和制订治疗计划。

慢性牙周炎的治疗目标应是彻底清除菌斑、牙石等病原刺激物，消除牙龈的炎症，使牙周袋变浅和改善牙周附着水平，并争取适当的牙周组织再生。应把消除易感因素列入治疗计划中，而且要取得患者的合作以及定期复查，使这些疗效能长期稳定地保持。由于口腔内各个牙的患病程度、解剖条件、局部刺激因子的多少各异，因此还须针对各个患牙的具体情况，制订适合于总体病情及个别牙的治疗计划。而且，在治疗过程中，应根据患者的反应及时对治疗计划进行调整和补充。

(一)清除菌斑生物膜，控制感染

牙菌斑和其矿化后形成的牙石是导致牙周感染的根本原因，因此清除牙面的细菌生物膜和牙石是控制牙周感染的第一步，也是最基础的治疗。用机械方法清除牙石和菌斑仍是目前最有效的基础治疗手段。

除了清除龈上牙石外，最重要的是通过深部刮治术清除龈下牙石和菌斑，同时将暴露在牙周袋内的含有细菌内毒素的病变牙骨质刮除，使根面符合生物学要求，有利于牙周支持组织重新附着于根面，亦称为根面平整术。近年来的研究结果强调了龈下深部刮治的主要目的应是尽量清除牙石、减少细菌数量和搅乱菌斑生物膜，以利于机体的免疫防御系统来消灭残余细菌，并防止或延缓龈下菌斑的重新形成，而清除内毒素则是相对容易的因此，在深部刮治时不可过度刮削根面牙骨质，也不过分强调根面的光洁平整，以免发生牙齿敏感。为此将龈下刮治称为龈下清创术比较恰当。

经过彻底的龈下清创术后，临床上可见牙龈的炎症和肿胀消退，出血和溢脓停止，牙周袋变浅、变紧，这是由于牙龈退缩以及袋壁结缔组织中胶原纤维的新生使牙龈变得致密，探针不再穿透结合上皮进入结缔组织内，也可能有新的结缔组织或长结合上皮附着于根面。洁治术和刮治术是牙周病的基础治疗，任何其他治疗手段只能作为基础治疗的补充手段而不能替代之。

此外，凡是能促进菌斑堆积的因素，例如粗糙的牙石或修复体表面、不合理的修复体、牙齿解剖异常、未充填的龋齿等，均是牙周炎发生和复发的危险因素，在治疗过程中也应尽量消除或纠正这些因素。

大量研究表明,菌斑在牙面上不断快速地形成着,在刚清洁过的牙面上数秒钟内即可有新的细菌黏附,若停止刷牙 8 h 后细菌数即可达到 10^3 ~ 10^4/m^2,24 h 后可增加 100 ~1 000 倍。因此,不能单靠医师的治疗,必须向患者仔细讲明菌斑的危害,如何发现和清除之,使患者充分理解坚持不懈地清除菌斑的重要性。此种健康教育应贯穿于治疗的全过程。患者每次就诊时,医师应检查和记录其菌斑控制的程度,并反馈给患者。尽量使有菌斑的牙面只占全部牙面的 20% 以下。只有患者的积极配合才能使治疗效果长久保持。

(二)牙周手术

基础治疗后 6 ~8 周时,应复查疗效,若仍有 5 mm 以上的牙周袋,且探诊仍有出血,或有些部位的牙石难以彻底清除,则可视情况决定再次刮治,或需进行牙周翻瓣手术。手术可在直视下彻底刮除根面或根分叉处的牙石及不健康的肉芽组织,还可修整牙龈和牙槽骨的外形、植骨或截除病情严重的患根等,通过手术改正牙周软硬组织的外形,形成一种有利于患者控制菌斑的生理外形。近年来,通过牙周组织引导性再生手术能使病变区的牙根面形成新的牙骨质、牙周膜和牙槽骨的正常附着。利用组织工程学原理,进行了大量研究来促进牙周组织的再生,使牙周炎的治疗达到了一个更高的层次。

(三)建立平衡的𬌗关系

可通过松动牙的结扎或粘接固定、各种夹板、调𬌗等治疗使患牙消除继发性或原发性咬合创伤而减轻动度,改善咀嚼功能并有利于组织修复:但夹板的设计和制作必须不妨碍菌斑控制。在有缺失牙需要修复的患者,可利用固定式或可摘式修复体上的附加装置,使松动牙得到固定。有些患者还可通过正畸治疗来矫正错𬌗或病理移位的牙齿,以建立合理的咬合关系。咬合创伤曾被认为是牙周炎的致病原因或协同破坏因素,但20 世纪后期以来调𬌗在牙周炎的预防和治疗中的意义不被重视。

近年来,有学者报告表明,在基线时无咬合创伤或虽有咬合创伤但已经调𬌗治疗的牙周炎患者,在牙周治疗后的远期发生病情加重的机会仅为有创伤而未加调𬌗者的60%。因此,在治疗计划中似应考虑对咬合创伤的干预。

(四)全身治疗

大多数患者在龈下清创术后,牙周组织能顺利恢复健康状态,无须使用抗菌药物。少数患者对基础治疗反应不佳,或有个别深牙周袋以及器械不易到达的解剖部位,刮治难以彻底,残留的炎症得不到控制,或有急性发作等,则可适当地局部或全身应用抗菌药物。但药物治疗只能作为机械清除菌斑、牙石的辅助治疗,一般只在龈下刮治后视需要才用药,抗菌药物绝不能取代除石治疗,因为只有刮治后,龈下生物膜被搅乱,细菌量大大减少的状态下,药物才得以接触微生物并杀灭之。

对于一些有全身疾病的牙周炎患者,如某些心血管疾病、未控制的糖尿病等,在牙周治疗过程中也需要给予特殊处理。如在进行牙周全面检查和治疗(尤其是手术)前后需给予抗生素,以预防和控制全身和局部的感染,一般使用全身给药。同时应积极治疗并控制全身病,以利牙周组织愈合。

吸烟者对牙周治疗的反应较差,应劝患者戒烟。在戒烟的初期,牙龈的炎症可能有一过性的“加重”,探诊后出血有所增加。这是由于烟草使小血管收缩、使牙龈角化加重的作用被消除的结果。经过戒烟和彻底的牙周治疗后,将出现良好的疗效。

(五)拔除患牙

对于有深牙周袋、过于松动的严重患牙,如确已无保留价值者,应尽早拔除,这样可以:①消除微生物聚集部位;②有利于邻牙的彻底治疗;③避免牙槽骨的继续吸收,保留牙槽脊的高度和宽度,以利义齿或种植义齿修复;④避免反复发作牙周脓肿;⑤避免因患牙松动而使患者只用另一侧咀嚼。拔牙后,最好在第一阶段治疗结束、第三阶段永久修复之前,制作暂时性修复体,以达到改善咀嚼功能、松牙固定和美观的要求。

(六)疗效维护和防止复发

大多数慢性牙周炎在经过恰当的治疗后,炎症消退,病情得到控制。为了防止病情复发,应在基础治疗结束时即进入维护期。维护期的监测内容包括口腔卫生情况、牙周袋探诊深度、牙龈炎症及探诊后出血、根分叉病变、牙槽骨情况、修复体情况等,并对新发现的病情进行相应的、必要的治疗。复查的间隔期可根据病情和患者控制菌斑的程度来裁定。鼓励和动员患者坚持维护期治疗是使牙周炎疗效长期保持的关键条件之一。

(黄瑞江)

第二节　侵袭性牙周炎

牙周炎被认为是一组有不同临床表现、对治疗反应有差异、进展速度不同、实验室所见不尽相同的牙周破坏性疾病。临床上可见一类牙周炎,发生在全身健康的年轻人,疾病进展快速,有家族聚集性。在1999年的国际分类研讨会上,学者们提出将其命名为侵袭性牙周炎(AgP),它包含了1989年旧分类中称为早发性牙周炎(EOP)的3个类型,即青少年牙周炎(IP)、快速进展性牙周炎(RPP)和青春前期牙周炎(PPP)。新分类将侵袭性牙周炎分为局限型和广泛型两种。

一、局限型侵袭性牙周炎

(一)历史背景

Gottlieb于1923年首次报告一例死于流感的年轻男性,其牙周组织有严重的变性和牙槽骨吸收。他认为这是不同于单纯性牙周炎的一种疾病,将其命名为弥散性牙槽萎缩。1928年,他又提出牙骨质的先天发育不良可能为本病的病因。Wannenmacher于1938年描述本病的特点为切牙和第一磨牙受累。Orban和Weinmann于1942年提出牙周变性的命名,并根据一例尸体解剖的结果,提出该病首先发生于牙周膜主纤维的变性,导致牙骨质停止新生和牙槽骨吸收,然后才是结合上皮增生和炎症的发生。此后一段时期内普遍认为本病是由于某种全身因素引起的牙周组织变性,而炎症是继发的。但大量的临床观察和动物实验未能找到变性的证据。1966年世界牙周病专题讨论会提出摒弃牙周变性的名词，但同时也指出在青少年中的确存在着一种与成人型不同的牙周炎。1969 年，Butler 引用 Chaput 等在 1967 年提出的法文名称，将本病命名为青少年牙周炎。Baer 在 1971 年仍坚持牙周变性的名称，并提出本病的定义为“发生于全身健康的青少年，有一个以上恒牙的牙槽骨快速破坏。牙周破坏的程度与局部刺激物的量不一致”，并提出 7 条诊断标准，至今仍适用 1970 年代后期，普遍认为该病是由微生物感染所致，清除菌斑能获良好疗效。1989 年世界牙周病研讨会将其定名为局限型青少年牙周炎（LJP），并归入早发性牙周炎。1999 年的国际新分类则进一步明确了局限型侵袭性牙周炎的定义，“牙周病变局限于切牙和第一恒磨牙，至少 2 颗恒牙有邻面附着丧失，其中 1 颗是第一磨牙，非第一磨牙和切牙不超过 2 个”。

（二）流行情况

关于侵袭性牙周炎的流调资料大多来自于早发性牙周炎的调查。由于诊断标准不统一和不完善、调查对象的不同，各项调查的结果差异很大，资料可比性差。在 10 ~ 19 岁青少年中，患病率约为 0.1% ~3.4%。本病患病率似有较明显的种族差异。Saxby（1987）报告 7 266 名 15 ~19 岁英国学生中患病率为 0.1%，但不同种族之间有区别：白种人为 0.02%，非洲人为 0.8%，亚裔人为 0.2%。国内资料较少，局部地区的 3 项调查报告显示，在 11 ~20 岁的青少年中，青少年牙周炎的患病率为 0.12% ~0.47%，能够按照严格定义诊断的局限型侵袭性牙周炎（LAgP）患者在我国很少见。近年来，北京大学口腔医学院牙周科收集了来自全国各地近 300 例侵袭性牙周炎患者的临床资料，其中仅有数例被诊断为典型的局限型侵袭性牙周炎，但病变以切牙和第一磨牙为重的广泛型侵袭性牙周炎（GAgP）则相对较多见，约占总 AgP 患者的 25%。

（三）病因

侵袭性牙周炎的病因虽未完全明了，但某些高毒力的特定微生物的感染及机体防御能力的缺陷可能是引起本病的两个主要因素。

1. 微生物　国外大量的研究表明，伴放线聚集杆菌[旧称伴放线放线杆菌（Aa）]是侵袭性牙周炎的主要致病菌，其主要依据如下。

（1）从侵袭性牙周炎患者的龈下菌斑中伴放线聚集杆菌的检出率明显高于慢性牙周炎和健康牙。经过有效的牙周治疗后，该菌消失或极度减少；当病变复发时，该菌又复出现。伴放线聚集杆菌能产生可杀伤白细胞的外毒素及其他毒性产物，造成牙周组织的损伤。但是，亚洲地区（包括中国）的许多研究表明，Aa 在中国、日本和韩国 Agp 患者中的检出率明显低于欧美国家，且检出的 Aa 多为低毒性的血清株 c，而 Pg 在这些患者中则相对较多见。因而 1999 年新分类明确提出 AgP 在一些人群（亚洲）中表现为 Pg 比例升高。AgP 的龈下优势菌有牙龈卟啉单胞菌（Pg）、福赛坦氏菌（Tf）、齿垢密螺旋体（Td）等其他微生物，即所谓的红色复合体成分。

（2）引发宿主的免疫反应：LAgP 患者的血清中有明显升高的抗 Aa 抗体，牙龈局部也产生大量的特异抗体，并进入牙周袋内，使龈沟液内抗体水平高于血清的水平。研究还表明，对 Aa 的糖类抗原发生反应的主要是 IgG_2 亚类，起保护作用。近年，还有学者报告中性粒细胞和单核-吞噬细胞对细菌的过度反应，产生过量的细胞因子、炎症递质，可能导致严重的牙周炎症和破坏。

2. 全身背景　有一些早期研究表明本病患者有周缘血的中性粒细胞和(或)单核细胞的趋化功能降低,有的学者报告吞噬功能也有障碍,这种缺陷带有家族性,患者的同胞中有的也可患 LAgP,或虽未患牙周炎,却也有白细胞功能缺陷。这些异常主要集中在美国的黑人 UP 患者。英国学者对欧洲白种人患者的研究未发现白细胞趋化异常。我国较大样本的研究亦未发现外周血的中性粒细胞和单核细胞趋化功能的异常。

AgP 存在家族聚集性,有家系研究显示,AgP 先证者的家属中患 AgP 的概率明显增高,可能和遗传基因有关。近年来,对 LAgP 患者的基因多态性有大量研究报告,但尚缺乏一致的科学结果。AgP 是多因素的复杂疾病,不可能用某一项危险因素概括所有 AgP 的病例,而每一个病例可能是不同的危险因素共同作用的结果。宿主自身的易感因素可降低宿主对致病菌的防御力和组织修复力,也可加重牙周组织的炎症反应和破坏。

Gottlieb 曾提出本病的原因是牙骨质的不断形成受到抑制,妨碍了牙周膜纤维附着于牙体。此后有少量报道发现局限型青少年牙周炎患者的牙根尖而细,牙骨质发育不良,甚至无牙骨质,不仅已暴露于牙周袋内的牙根如此,在其根方尚有牙周膜附着的未患病牙根也有牙骨质发育不良,说明这种缺陷不是疾病的结果,而是发育中的问题。国内最近有研究显示,AgP 患者有较多的牙根形态异常(如锥形根、弯曲根、冠根比过大和融合根),且牙根形态异常的牙齿牙槽骨吸收程度重,根形态异常牙数与重度骨吸收牙数成正相关。

(四)病理

局限型侵袭性牙周炎的组织学变化与慢性牙周炎无明显区别,均以慢性炎症为主。免疫组织化学研究发现本病牙龈结缔组织内仍以浆细胞浸润为主,但其中产生 IgA 的细胞少于慢性牙周炎者,游走到袋上皮内的中性粒细胞数目也较少,这两种现象可能是细菌易于入侵的原因之一。电镜观察到在袋壁上皮、牙龈结缔组织甚至牙槽骨的表面可有细菌入侵,主要为革兰氏阴性菌及螺旋体。

(五)临床特点

1. 年龄和性别　发病一般开始于青春期前后(有文献报告 11~13 岁),因早期无明显症状,患者就诊时常已 20 岁左右。女性多于男性,但也有人报告性别无差异。本病也可发生在青春期前的乳牙列。

2. 牙周组织破坏程度与局部刺激物的量不成比例　这是本病一个突出的表现。患者的菌斑、牙石量很少,牙龈表面的炎症轻微,但却已有深牙周袋和牙槽骨破坏。牙周袋内有菌斑牙石,而且有探诊后出血,晚期还可以发生牙周脓肿。

3. 好发牙位　1999 年新分类法规定,LAgP 的特征是"局限于第一恒磨牙或切牙的邻面有附着丧失,至少波及 2 个恒牙,其中一个为第一磨牙。其他患牙(非第一磨牙和切牙)不超过 2 个"。简言之,典型的患牙局限于第一恒磨牙和上下切牙,多为左右对称。但早期的患者不一定波及所有的切牙和第一磨牙。

4. X 射线片的典型表现　牙槽骨吸收局限于第一恒磨牙和切牙。第一磨牙的邻面有垂直型骨吸收,若近远中均有垂直型骨吸收则形成"弧形吸收"在切牙区,由于牙槽间隔窄,一般表现为水平型骨吸收。

5. 病程进展快 本病发展很快,Baer 估计本型患者的牙周破坏速度比慢性牙周炎快 3~4 倍,在 4~5 年内,牙周附着破坏可达 50%~70%,患者常在 20 岁左右即已需拔牙或牙自行脱落。但真正确定病变是否快速进展,需要根据患者不同时期连续的检查记录才能确定。一部分患者牙周破坏的进展可自限。

6. 早期出现牙齿松动和移位 在炎症不明显的情况下,患牙可出现松动,咀嚼无力。切牙可向唇侧远中移位,呈扇形散开排列,出现牙间隙,多见于上切牙。后牙可出现不同程度的食物嵌塞。

7. 家族聚集性 家族中常有多代、多人患本病,患者的同胞有 50% 的患病机会,说明有较强的遗传背景。有人认为是 X 连锁性遗传或常染色体显性遗传/隐性遗传等。但也有一些学者认为可能是由于牙周致病菌在家庭成员中的传播所致。符合上述标准的典型的局限型侵袭性牙周炎诊断不难,但临床上此型很少见。

二、广泛型侵袭性牙周炎

广泛型侵袭性牙周炎(GAgP)主要发生于 30 岁以下的年轻人,但也可见于 30 岁以上者。其受累的患牙广泛,1999 年分类法规定其特征为“广泛的邻面附着丧失,侵犯第一磨牙和切牙以外的牙数在三颗以上”。广泛型和局限型究竟是两个独立的类型,抑或前者是局限型发展和加重的结果,尚不肯定。但有一些研究结果支持两者为同一疾病不同阶段的观点。例如以下几种。

(1)局限型以年幼围青春期者较多,而广泛型多为 30 岁左右的青年人,患牙数目增多而呈广泛型。

(2)局限型患者血清中的抗 Aa 特异抗体水平明显地高于广泛型患者,起保护作用的 IgG_2 亚类水平也高于广泛型。可能机体对致病菌所产生的免疫反应使 LAgP 的感染局限,而 GAgP 患者的特异抗体反应较弱,使病变扩大。

(3)有些广泛型侵袭性牙周炎患者的第一磨牙和切牙病情较其他患牙为重,且有典型的“弧形吸收”表现,提示这些患者可能由局限型病变发展而来。然而,1999 年分类法提出的“对病原菌的血清抗体反应较弱是 GAgP 的特异性表现”在国内的数项研究中并未得到证实。国内近期的研究显示,切牙-磨牙型 AgP 患者抗 Aa 血清 c 型抗体滴度与非切-磨牙型 AgP 患者无显著性差异。这可能与 Aa 不是国人的主要致病菌有关。近年来有学者提出局限型和广泛型可能是同一疾病的不同表型,或者说不同类型的 AgP 具有共同的临床表征。

(一)临床特点

(1)GAgP 通常发生于 30 岁以下者,但也可见于年龄更大者。

(2)1999 年分类法的定义为“广泛的邻面附着丧失,累及除切牙和第一磨牙以外的恒牙≥3 颗”,实际上 GAgP 通常累及全口大多数牙。

(3)有严重而快速的附着丧失和牙槽骨破坏,牙龈有明显的炎症,呈鲜红色,并可伴有龈缘区肉芽性增生,易出血,可有溢脓。但某些病例可有阵发的静止期。

(4)多数患者有菌斑和牙石,也可较少。

(5)一般患者对常规治疗(如刮治)和全身药物治疗有疗效,但也有少数患者经任何治疗都效果不佳,病情迅速加重直至牙齿丧失。

临床上常以年龄(35 岁以下)和全口大多数牙的重度牙周破坏,作为诊断广泛型侵袭性牙周炎的标准,也就是说,牙周破坏程度与年龄不相称。但必须明确的是,并非所有年轻患者的重度牙周炎均可诊断为本病,应先排除一些明显的局部和全身因素。如:①是否有严重的错殆导致咬合创伤,加速了牙周炎的病程;②是否曾接受过不正规的正畸治疗,或在正畸治治疗前未认真治疗已存在的牙周病;③有无食物嵌塞、邻面龋、牙髓及根不良修复体等局部促进因素,加重了菌斑堆积和牙龈的炎症;④有无伴随的全身疾病,如糖尿病、白细胞功能缺陷、HIV 感染等。上述①~③的存在可以加速和加重慢性牙周炎的牙槽骨吸收和附着丧失;如有④则应列入反映全身疾病的牙周炎中,其治疗也不仅限于口腔科。如有条件检测患者周缘血的中性粒细胞和单核细胞的趋化、吞噬功能,血清特异 IgG_2 水平,或微生物学检测,则有助于诊断。阳性家族聚集史也有助于诊断本病。

(二)诊断

牙周炎是一组病理变化相似、临床表现有别的疾病:各类型之间的共同点是,它们都是由牙菌斑生物膜(虽然构成和致病机制很不同)激惹起那些易感的个体(虽然易感的因素不尽相同)的免疫炎症反应,导致牙周软硬组织的破坏(机制和背景不同)所形成的复杂疾病。至今对各型牙周炎的发生和发展的机制仍不完全清楚,现有的分类标准又有相当部分的重叠和自相矛盾处,因此临床上分型诊断在很大程度上还有赖于对患者病史的了解以及各种常规检查和特异检查的综合分析和判断。

典型的局限型侵袭性牙周炎虽然罕见,但相对容易诊断。广泛型侵袭性牙周炎则临床表现多变,有时难以和广泛型慢性牙周炎鉴别。应根据具体患者的综合情况来分析如下。

(1)青少年诊断为侵袭性牙周炎时,应排除明显的局部或全身因素的影响。

(2)我国的独生子女家庭中,判断家族聚集性的难度增加。

(3)有些广泛的重度牙周病变,虽然年龄超过 30 岁,但若伴有切牙-磨牙区加重的表现,则也支持 GAgP 的诊断,因为它可能由 LAgP 发展而来有学者主张,在做出广泛型浸袭性牙周炎的诊断前,应先排除重症广泛型慢性牙周炎。实际上,两者的治疗都相差不多,主要应针对该患者的病情来制订个性化的治疗计划。

侵袭性牙周炎应抓住早期诊断这一环,因初起时无明显症状,待就诊时多为晚期(如果年轻患者的牙石等刺激物不多,炎症不明显,但发现有少数牙松动、移位或邻面深袋,局部刺激因子与病变程度不一致等,则应引起高度重视重点检查其切牙及第一磨牙邻面,并拍摄 X 射线片,殆翼片有助于发现早期病变:有条件时,可做微生物学检查发现牙周致病变,或检查中性粒细胞有无趋化和吞噬功能的异常,有助于本病的诊断早期诊断及治疗对保留患牙极为重要对于侵袭性牙周炎患者的同胞进行牙周筛查,也有助于早期发现其他病例。

（三）治疗原则

1. 首要的治疗是彻底消除感染　洁治、刮治和龈下清创等基础治疗是必不可少的。多数患者在规范的基础治疗后有较好的疗效，Aa、作等主要致病菌明显减少，病变可转入静止期。但有些深袋不易清除菌斑，加上伴放线聚集杆菌可入侵牙周组织，在基础治疗结束后 4 ~ 8 周复查时，根据检查所见和需要，可以再次龈下清创或翻瓣手术清除入侵组织的微生物。

2. 抗菌药物的应用　AgP 的病原微生物的控制，不只是减少菌斑的数量，更重要的是改变龈下菌群的组成：一些学者报告，刮治术不易彻底消除入侵牙龈中的细菌，残存的微生物容易重新在牙面定植，使病变复发：在洁治和刮治后辅助服用抗菌药物能取得优于单纯刮治的效果。Guerrero 等报告 AgP 患者在全口龈下清创后即刻口服甲硝唑和阿莫西林 7 d，与只接受龈下清创者对照 36 个月后服药组的深袋效果好于不服药的对照组，而对浅袋的效果不明显。2008 年第 6 次欧洲牙周研讨会共识报告表明单独服用抗菌药的效果不如龈下刮治。考虑到菌斑生物膜对细菌有保护作用，在需要辅助用药时，建议在机械治疗或手术治疗后立即口服甲硝唑和阿莫西林，此时龈下菌斑的数量最少且生物膜也被破坏，能发挥药物的最大疗效理想的情况下，应先检查龈下菌斑中的微生物，有针对性地选用药物，在治疗后 1 ~ 3 个月时再复查龈下微生物，以判断疗效，有文献报道在龈下清创术后的深牙周袋内放置缓释的抗菌制剂也可减少龈下菌斑的重新定植，减少病变的复发。

3. 调整机体防御功能　宿主对细菌感染的防御反应在侵袭性牙周炎的发生、发展方面起着重要的作用。近年来，人们试图通过调节机体的免疫和炎症反应过程来减轻或治疗牙周炎。例如，小剂量多西环素可抑制胶原酶，非甾体抗炎药可抑制花生四烯酸产生前列腺素，抑制骨吸收，这些均有良好的前景祖国医学强调全身调理，国内有些学者报告用六味地黄丸为基础的补肾固齿丸（膏），在牙周基础治疗后服用数月，可明显减少复发率。服药后，患者的白细胞趋化和吞噬功能以及免疫功能也有所改善，吸烟是牙周炎的危险因素，应劝患者戒烟还应努力发现有无其他全身因素及宿主防御反应方面的缺陷

4. 正畸治疗　病情不太重而有牙移位、倾斜的患者，可在炎症控制后，用正畸方法将患牙复位排齐。但正畸过程中务必加强菌斑控制和牙周病情的监控，加力也宜轻缓。

5. 定期维护，防止复发　GAgP 治疗后较易复发（国外报告复发率约为 1/4），疗效能否长期保持取决于患者自我控制菌斑的依从性和维护治疗的措施，也就是说，定期的监测和必要的后续治疗是保持长期疗效的关键。根据每位患者菌斑和炎症的控制情况，确定个体化的复查间隔期。开始时为每 1 ~ 2 个月 1 次，6 个月后若病情稳定可逐渐延长。复查时若发现有复发或加重的牙位，应重新全面评价局部和全身的危险因素和促进因子，并制定相应的治疗措施，如必要的再刮治、手术或用药等。

（黄瑞江）

第八章 儿童龋病

在口腔医学领域,龋病仍然是一个主要问题。虽然在一些发达国家儿童龋病的患病率处于较低的水平,但在发展中国家,儿童龋病的患病率较高,且呈急剧上升的趋势,可见龋病仍是影响人类健康最广泛的口腔疾病。因此对于儿童,无论从修复治疗方面,还是从减少这一疾病的预防实践方面,都应引起广泛的关注。

第一节 儿童龋病的患病率及在不同牙列阶段的患病特点

一、儿童龋病的患病率

(一)学龄前儿童

乳牙在萌出后不久即可患龋,临床上最早可见6个月的儿童,上乳中切牙刚萌出不久,就已经患龋。关于学龄前儿童,尤其是婴幼儿龋病的患病率和分布状况及龋病的治疗状况研究很少。主要是因为婴幼儿多为散居,进行研究十分困难。在美国推测平均龋齿数从2岁的0.60个到5岁的4.75个,而对这些年龄儿童治疗率的范围是3%~39%。Weddel 和 Klein 调查氟化水源地区441名3岁以下儿童,发现在24~35个月的儿童中平均乳牙龋补牙面数(dfs)为1.15。2005年,我国第三次全国口腔健康流行病学调查显示:5岁儿童乳牙龋病患病率为66.00%,龋失补牙数为3.50,在患龋的牙齿中只有2.8%的牙齿得到了充填,可见乳牙患龋状况十分严重,且治疗率极低。而且,由于饮食结构的改变,尤其是糖的摄入量增加,加上口腔保健的不完善,低龄儿童的患龋情况有越来越严重的趋势。加强低龄儿童龋病的预防工作,已迫在眉睫。

(二)学龄儿童

随着氟化物及其他一些预防措施的应用,在一些发达国家,学龄儿童中恒牙的龋失补牙面数(dmfs)明显降低。美国国立牙科研究所(NIDR)于1986—1987学年,在全美进行了学龄儿童龋齿患病率的调查,发现恒牙dmfs为3.07,龋失补牙数(DMFT,即龋均)为1.97,较1979—1980学年的4.77和2.91明显降低,5~9岁儿童乳牙列,dfs为3.91,较1979—1980学年的5.32明显下降。而在我国,2005年进行的第三次全国口腔健康流行病学调查得出:全国12岁年龄组恒牙龋均为0.54,患龋率为28.9%,虽然与发达国家相比处于较低水平,但随着饮食结构的改变,糖摄入量的增加,口腔卫生自我保健的不足,学龄儿童恒牙龋的发病趋势也不容乐观。在2005年第三次全国口腔健康流行病学调查中,12岁年龄组窝沟封闭率只有1.5%,处于一个非常低的水平,其实在儿童恒牙龋中,最为常见的是窝沟龋，窝沟封闭是预防窝沟龋最有效的方法，这就提示，积极采取窝沟封闭预防窝沟龋是十分必要的。但关键要严格掌握窝沟封闭的适应证和规范的操作。可见学龄儿童的龋病预防任重而道远。

二、儿童龋病在不同牙列阶段的患病特点

（一）乳牙列龋

在乳牙列龋病好发牙位顺序为：下磨牙、上磨牙、上前牙。除非在猖獗龋或低龄儿童龋（ECC），否则乳前牙的唇舌面或下前牙很少患龋。虽然上下颌第一乳磨牙较第二乳磨牙较早萌出，但其𬌗面却不如第二乳磨牙易患龋，这主要与两者𬌗面形态学的差异有关，第二乳磨牙的𬌗面窝沟较深且常常不完全融合。

在乳牙列，龋病好发的牙面在上下颌有所不同。在上颌乳牙为：乳中切牙最好发的为近中面，其次是远中面和唇面，乳侧切牙以近中面、唇面多见；乳尖牙则多见于唇面，其次为远中面；第一乳磨牙多见于𬌗面，其次为远中面；第二乳磨牙则多发于𬌗面和近中面。在下颌乳牙为：乳中切牙和乳侧切牙较少患龋，患龋多出现于近中面；乳尖牙多见于唇面，其次是远中面和近中面；第一乳磨牙多见于𬌗面，其次是远中面；第二乳磨牙多见于𬌗面，其次为近中面。

各年龄阶段乳牙龋病的发生部位有明显的特点。1～2 岁时，主要发生于上颌乳前牙的唇面和邻面；3～4 岁时，多发的是乳磨牙𬌗面的窝沟；4～5 岁时，好发于乳磨牙的邻面。

由于左右侧同名乳牙的形成期、萌出期、解剖形态及所处位置等相似，又处于同一口腔环境内，加上乳牙龋病有多发、易发的特点，故在乳牙中，左右侧同名牙同时患龋的现象较为突出。

乳前牙和乳后牙邻面龋的早期，通过视诊和探诊很难发现，往往波及邻面接触点时，通过视诊可见边缘嵴下的墨浸状改变才能发现。此外，邻面龋的进展较𬌗面龋更快，且常常引起牙髓感染。但咬合翼片对早期诊断很有帮助，因此，最好定期对乳磨牙邻面进行 X 射线检查。

Greenwell 等对 317 名儿童进行 7～8 年患龋状况的纵向研究，发现：①84% 乳牙列无龋的儿童在混合牙列仍然无龋。②在乳牙列有窝沟龋的儿童较无窝沟龋的儿童更容易发展为乳牙的平滑面龋。③57% 的在乳牙列阶段有乳磨牙邻面龋的儿童，在混合牙列阶段其他乳磨牙出现新的邻面龋。④具有唇舌面龋（低龄儿童龋）的儿童，最易同时发生其他牙齿的龋患。⑤不同类型儿童龋齿（光滑面龋、窝沟龋、磨牙邻面龋）的易感水平不同，可能的解释是窝沟龋和光滑面龋微生物致病的阈值不同。

（二）混合牙列龋

随着第一恒磨牙的萌出，需定期对其进行窝沟及其他一些形态缺陷的检查，如：上下第一恒磨牙的𬌗面窝沟、下颌第一恒磨牙颊面沟、上颌第一恒磨牙的腭侧沟，对较深的沟窝及时进行封闭，以预防龋损的发生。下颌第一恒磨牙较上颌第一恒磨牙更易患龋。一些学者通过对儿童龋病进行纵向研究发现，如果儿童在 5 岁前有 3 个或更多的乳磨牙龋

病,则7岁时第一恒磨牙就有患龋的可能。

上颌恒中、侧切牙并不易患龋,除非猖獗龋的儿童。然而,上颌侧切牙常常在舌侧出现发育缺陷,如:畸形舌侧窝等;如果这些部位患龋,往往在成洞之前,就已进展迅速且很快波及牙髓。如果舌侧窝能够被尖锐的探针探入,则需作窝沟封闭或预防性树脂充填。下切牙龋极少见,除非猖獗龋,如果这些牙齿患龋,则提示为特发的非控制性的龋病。

(三)年轻恒牙列龋

随着第二恒磨牙及双尖牙的萌出,龋病患病率持续上升。下颌第二恒磨牙,同第一恒磨牙一样,较上颌第二恒磨牙更易患殆面龋,这些牙齿应注意预防龋病的发生。一般提倡窝沟封闭和使用氟化物,防止龋病迅速发展穿透牙本质层,引起牙髓感染。除第一、二恒磨牙外,对于窝沟较深的前磨牙,也不能忽视龋齿的预防。

(姚　雪)

第二节　乳牙龋病的特点及易患龋的因素

一、乳牙龋病的特点

与恒牙龋相比,乳牙龋病的临床表现有其自身特点。

1.患龋率高、发病早　乳牙的患龋率高,7岁左右达高峰;乳牙萌出不久即可患龋,发病时间早。

2.龋病多发、龋蚀范围广　在同一个口腔内的多数乳牙常同时患龋,也常在1个牙的多个牙面同时患龋。恒牙龋蚀主要发生于殆面和邻面,乳牙龋蚀除发生于殆面、邻面外,还常发生于唇面、舌面等光滑面和牙颈部。

3.龋病进展速度快　乳牙因硬组织较恒牙矿化程度低,龋蚀进展快,在短期内易转变为牙髓和根尖周的炎症,甚至形成残根和残冠等。

4.自觉症状不明显　乳牙龋蚀发展快,但自觉症状不如恒牙明显,故临床上常见因家长忽视,在发展成有牙髓炎和根尖周炎的症状时才来就诊。

5.修复性牙本质的形成活跃　龋蚀促使乳牙修复性牙本质的形成活跃,此防御功能有利于龋病的防治。修复性牙本质能避免露髓,防御细菌感染牙髓,保护牙髓。

二、乳牙易患龋的因素

乳牙较恒牙易患龋,这与乳牙的解剖形态、组织结构、矿化程度及所处环境等因素有关。乳牙易患龋的因素有如下几点。

1.乳牙解剖形态的特点　乳牙牙颈部明显缩窄,牙冠近颈部的1/3处隆起,邻牙之间为面与面的接触,殆面的点隙裂沟以及牙列中的生理间隙等均易致食物滞留,且易成为不洁区。

2. 乳牙组织结构特点　乳牙的釉质、牙本质薄，矿化程度低，抗酸力弱，抵御龋蚀侵蚀的能力较恒牙弱。

3. 食物　儿童的饮食多为软质食物，黏稠性强，含糖量高，易发酵产酸。

4. 口腔的自洁和清洁作用比较差　由于儿童的睡眠时间长，口腔又处于静止状态，唾液分泌减少，故自洁作用差，有利于细菌增生，增加患龋机会。又因年龄幼小，不能很好地清洁口腔，食物、软垢易滞留在牙面上，成为龋病发生的重要因素之一。

5. 早发现、早治疗困难　乳牙龋病多自觉症状不明显，往往出现明显的症状后才来就诊。因此，提倡定期检查，早发现，早治疗。

（姚　雪）

第三节　乳牙龋病的危害

乳牙龋病的危害包括两方面，一方面是对局部的影响，另一方面为对全身的影响。许多口腔科医生忽视对乳牙龋病的治疗，通过其不良影响，便可发现这一错误观念所造成危害的严重性。

一、局部影响

1. 影响咀嚼功能　乳牙因龋病导致牙体缺损，当涉及大部分乳磨牙时，咀嚼功能显著降低。

2. 对恒牙及恒牙列的影响　乳牙的龋洞、牙体的缺损和崩解，使食物残渣、软垢等易停滞在口腔内，口腔卫生状况不好，使新萌出的年轻恒牙容易发生龋病，尤其对相邻的恒牙影响更大。

乳牙龋病进一步发展，当波及根尖周围的组织后，一方面会影响继承恒牙牙胚的发育，可使其出现釉质发育不全，导致特纳牙的发生；另一方面会导致局部牙槽骨的破坏、乳牙牙根吸收异常、残根滞留等使继承恒牙萌出过早或过迟，或萌出方向异常，影响恒牙萌出的正常顺序和正常位置，最后导致牙列的发育异常。

牙冠因龋缺损，近远中径减少，或因龋早失，导致间隙丧失。继承恒牙萌出时因间隙不足而发生位置异常，导致错殆畸形。

3. 损伤口腔黏膜及软组织　破损的牙冠可刺激局部舌、唇颊的黏膜。患有慢性根尖周炎的乳牙，有时其根尖会穿透龈黏膜外暴露于口腔内，使局部接触的软组织形成慢性创伤性溃疡。

二、全身影响

多数乳牙患龋导致牙体的缺损和崩解，咀嚼功能必然降低，影响儿童的营养摄入。儿童又正处于生长发育的旺盛时期，故颌面部和全身的生长发育会受到影响（例如偏侧咀嚼导致的颜面不对称),机体的抵抗力也可降低。

由龋病转成的慢性根尖周炎,可作为病灶牙使机体的其他组织发生病灶感染。在儿童阶段与病灶牙有关的疾病有低热、风湿性关节炎、蛛网膜炎、肾炎等。有报告在治疗上述疾病的同时,治疗或拔除病灶牙,能治愈或减轻疾病。

幼儿期是儿童学习语言的时期,乳牙的崩坏和早失会影响正确发音。龋齿,尤其是前牙区的龋齿,会影响美观,给儿童正常心理的发育造成一定的影响。

(姚　雪)

第四节　儿童龋病的病因学

关于龋病的致病机制有3个学说,分别是蛋白水解学说,蛋白水解-螯合学说和化学寄生学说或产酸学说,其中化学寄生学说或产酸学说在上世纪晚期由Miller提出,当今已成为最为广泛接受的学说。大家普遍认为龋病就是微生物作用于二氧化碳产酸所引起的。其特征为牙齿无机部分的脱矿伴随或随后出现的牙齿有机部分的分解。当1890年Miller提出他的致龋理论时,他设想没有一个微生物与龋病直接相关,但是在牙齿表面的每一个产酸微生物都参与了导致釉质表面脱矿酵解过程。许多学者研究证实,没有微生物龋病将不会发生。近年来,变形链球菌已成为致龋微生物中最主要和最具毒性的细菌。耐酸性是变形链球菌最稳定的特性,且这一特性与它的致龋性密切相关。有趣的是,变形链球菌在刚出生的婴儿口腔中并不存在,只有乳牙开始萌出后才能检测到。许多学者研究证实,变形链球菌主要从母亲的口腔传入婴儿,且母亲口腔变形链球菌的状况和婴儿口腔变形链球菌的数目密切相关,减少母亲口腔中变形链球菌的数目可以延迟她们的孩子口腔中变形链球菌的植入。据报道52%携带变形链球菌的儿童在3岁时就发生了龋病,孩子口腔中变形链球菌植入越早,在4岁时,患龋率就越高。

最初使釉质脱矿的酸的pH值为5.5~5.2或更低,由紧紧贴在牙面的菌斑所形成。无论对龋病易感或不易感,菌斑存在于所有的牙齿,这一主要存在于牙齿易感区域的细菌薄膜,因为龋的化学寄生学说而备受关注。

当前大量的研究所针对的仍是菌斑与其他口腔疾病的关系,许多研究是关于控制菌斑的化学方法。其中,一个新的观点就是在牙齿表面使用单分子层物质阻止微生物的附着。因此,将来可通过使釉质抵抗细菌植入来抑制菌斑形成,从而减少龋病和牙龈疾病的发生。

龋病形成过程中,最初的酸是细菌代谢二氧化碳的正常代谢的副产品。因为外层釉质较深层釉质矿化程度高,因此,大量的脱矿发生于釉质表面以下的10~15 μm。这一过程继续发展,导致早期的表层下釉质脱矿,即临床所观察到的"白斑",除非脱矿被抑制或再矿化,否则表层下脱矿继续扩大,最终薄薄的表层崩塌,形成明显的龋损。

只要釉质表层仍完整,那么表层下早期脱矿就可以发生再矿化。唾液,尤其是钙、磷过饱和且有酸性缓冲剂(如重碳酸盐、磷酸盐等)的唾液,扩散进入菌斑,中和微生物产生的酸来修复脱矿的釉质,这一过程称为再矿化。修复脱矿过程中损失的羟磷灰石所需再矿化的时间，取决于菌斑的年龄、所消耗二氧化碳的性质、氟的存在与否。举个例子，菌斑为 12 h 内的菌斑，釉质脱矿是因为仅仅暴露于蔗糖，将被唾液在 10 min 内再矿化。相比之下，如果菌斑为 48 h 以上的菌斑，消耗的二氧化碳也是蔗糖，而釉质脱矿被唾液再矿化至少需 4h。氟的存在将对再矿化起显著作用，不仅是氟大大加快了唾液对釉质再矿化的速度，而且氟也增强了釉质的抗酸性。

因此，龋病的发生是一个连续的动力学过程，既有微生物产生的弱有机酸(如乳酸、乙酸及丙酮酸)导致的脱矿，也有随后的唾液再矿化，几个因素影响了牙齿受侵蚀的程度。

除了致龋微生物及饮食这两方面的因素外，在宿主方面，以下的一些危险因素也容易导致龋病的发生。

一、牙齿的解剖特点

不仅仅是乳牙，包括恒牙，一萌出，龋病的发生和发展即开始了。因为牙齿刚萌出，釉质矿化尚不完全，需萌出暴露于唾液两年后才能进一步矿化完成，所以在牙齿开始萌出的两年内易患龋。第一恒磨牙的窝沟常常融合不完全，菌斑往往容易沉留在缺陷的底部，与暴露的牙本质相接触。当干燥情况下，用探针将食物残渣及菌斑去除，这些缺陷及解剖薄弱部位便被发现。上颌第一恒磨牙的腭侧沟、下颌第一恒磨牙的颊侧沟、上切牙的舌侧窝都是龋病易发生且迅速发展的部位。

二、牙齿在牙弓中的排列

拥挤和不规则排列的牙齿在自然咀嚼过程中不易自洁，而且一般情况下很难用牙刷来清洁，这样就增加了患龋的机会。

三、口腔内矫治器的存在

局部义齿、间隙保持器、正畸矫治器等易使食物残渣和菌斑附着，增加了口腔内细菌的数量。只有极少数患者能够仔细清洁他们的口腔。对龋易感的患者如果不能保持良好的口腔卫生，那么戴矫治器后龋患可能性增加。

Rosenbloom 和 Tinanoff 评价矫治前、矫治期间和矫治后患者的变形链球菌水平。变形链球菌水平在治疗活动期明显提高。然而，当经过 6 ~ 15 周的治疗进入治疗稳定期后，微生物水平明显降低到与未经治疗的儿童一致的水平。

四、遗传因素

虽然多发龋及猖獗龋被认为有遗传因素或遗传倾向，但尚没有科学的证据支持这一观点。实际上，孩子从父母那里获得的是饮食习惯、口腔卫生习惯、口腔微生物，因此，对龋病的发生作用更多的是环境因素，而不是遗传因素。虽然有一些可遗传的牙齿发育缺陷，对龋病易感，但遗传只起了一个间接的作用，而不是主要的作用。

(姚　雪)

第五节　乳牙龋病的特殊类型

乳牙龋病在临床上可表现为急性龋与慢性龋，湿性龋与干性龋。由于乳牙牙体硬组织矿化程度低，又易脱钙，常见龋蚀进展快，呈急性龋、湿性龋。在牙冠广泛地崩坏时，牙髓仍可正常，龋蚀可以停止进展，表面硬化、光洁，呈暗褐色，称静止龋。与恒牙相比，乳牙龋病的临床表现较为复杂，有其独特的临床表现。除了临床上常用的按龋蚀波及的深度分为浅、中、深龋外，由于儿童牙齿的解剖和组织结构特点以及特殊的饮食习惯等，乳牙龋病还有一些特殊类型，分别阐述如下。

一、低龄儿童龋

（一）定义

低龄儿童龋（ECC）是指小于6岁的儿童，只要在任何一颗乳牙上出现1个或1个以上的龋（无论是否成为龋洞）、失（因龋所致）、补牙面，即为低龄儿童龋。

重度低龄儿童龋（S-ECC），指小于6岁的儿童所患的严重龋病，应满足以下条件：3周岁或者更小年龄的儿童出现光滑面龋；或患儿口内dmfs≥4（3岁），dmfs≥5（4岁），dmfs≥6（5岁）。

（二）病因

主要是由于不良的喂养习惯和（或）延长的母乳或奶瓶喂养，加上不良的口腔卫生保健习惯，以及乳牙的解剖和组织结构的特点，往往可导致较早而严重的龋病。

（三）表现

临床上低龄儿童龋具有典型的特征。较早的龋病首先涉及上前牙，以后逐渐波及上下第一乳磨牙、下尖牙，而下切牙常常不受影响（猖獗龋常受影响）。最早在1994年美国的疾病控制中心（USDHHS，Atlanta）将在6个月内发生的具有此种临床特征的龋病命名为低龄儿童龋，它的定义不是依据受累牙的个数，而是患者的年龄和对应此年龄的有特点的患牙位置。

（四）特殊类型

1. 喂养龋　喂养龋是低龄儿童龋的一种，主要由于不良的喂养习惯所导致。不良的喂养习惯包括含奶瓶入睡、牙齿萌出后喂夜奶、延长母乳或奶瓶喂养时间、过多饮用含糖饮料等。有关喂养龋的报道较多，使用的名词也较多，曾经用过的名词除喂养龋外，主要还有奶瓶龋、奶瓶综合征等。

2. 喂养龋在临床上常表现为环状龋　即乳前牙唇面、邻面龋较快发展成围绕牙冠的广泛性的环形龋，呈卷状，多见于冠中1/3至颈1/3处。有时切缘残留少许正常的釉质、牙本质。环状龋主要根据龋临床表现为环绕牙齿的环状这一特点而命名。环状龋最早由Neuman于1987年报导，在恒牙很少见，多见于乳牙，其原因为：①乳牙新生线矿化薄弱,延伸到牙齿表面的颈部牙釉质部位,往往形成低矿化的区域,易受龋的侵蚀。②乳牙牙颈部釉质,尤其是出生后形成的釉质矿化程度低,也易受龋的侵蚀。③在乳牙的牙颈部,局部食物易滞留及自洁作用差,容易导致菌斑的聚集,易受龋的侵蚀。

二、猖獗龋

关于猖獗龋的定义和临床表现的观点尚未一致,被广泛接受的是由 Massler 定义的猖獗龋:突然发生,涉及牙位广泛,迅速形成龋洞,早期波及牙髓,且常常发生在不易患龋的牙位和牙面上,如下颌前牙的唇面、近切端部位,这点可与普通低龄儿童龋相鉴别。猖獗龋多发生于喜好食用含糖量高的糖果、糕点或饮料而又不注意口腔卫生的幼儿,严重的乳牙釉质发育不全也是导致猖獗龋的重要病因;也可见于因头颈部肿瘤放疗或其他疾病导致唾液腺破坏,唾液分泌下降的患者。

总之,乳牙龋主要由于不良的饮食喂养习惯、不良的口腔卫生习惯、乳牙的特殊解剖及组织结构特点,在致龋菌的作用下所致。在上述常见的患龋类型中,低龄儿童龋含义最广,它包括乳牙的猖獗龋、喂养龋及环状龋,只是猖獗龋更强调龋损破坏的速度和严重程度,喂养龋更多的是强调不良的喂养习惯这一病因,而环状龋强调的是其临床表现特点,但所有 6 岁以内的儿童发生的龋都称为低龄儿童龋。

（姚　雪）

第六节　龋病的控制

既然我们已经知道龋病发生的病因,那么龋病就不是不可避免的。我们可以预防龋病的发生,阻止龋病的发展,促进龋病的修复。控制龋病有 4 个关键的方面,那就是:合理饮食、氟化物应用、控制菌斑和窝沟封闭。虽然从理论上,控制龋病很容易,但实际操作起来却比较困难,这是因为合理饮食和菌斑控制涉及生活行为的改变。在这 4 个控制途径中,合理饮食和氟化物的应用最为重要。

一、营养和饮食在拉制龋病方而的作用

(一)饮食对牙齿萌出前阶段的影响

许多研究证实,氟、钙、磷等是能够在牙齿萌出前阶段对牙齿今后的龋易感性产生影响的营养成分。因此,在牙齿的发育阶段,均衡饮食和营养是十分重要的。同时也有报道,严重的营养不良不仅可以导致唾液腺发育不良,使唾液分泌量减少,也使唾液质量下降,而且导致釉质发育缺陷,二者均降低了牙齿对龋侵蚀的抵抗力。也有研究报道,釉质发育缺陷与龋病的发生显著相关。

(二)糖的致龋性和含糖食品

蔗糖是致龋性最强的糖,但饮食中的葡萄糖、果糖、麦芽糖等也具有一定的致龋性。

而乳糖的致龋性较弱。每日我们从饮食中获取的糖，除了牛奶中的乳糖、水果及蔬菜中的糖(内源糖)外，还有一些外来糖即游离糖。这种区别在饮食建议中十分重要，因为乳糖和内源糖对牙齿健康的危害非常小，而游离糖才是使龋病发生的主要致病因素。以淀粉为主要成分的食物(如马铃薯、馒头、米饭等)不容易致龋，但精制面粉经过加热处理与糖混合制成的食物(如饼干等)则像糖本身一样具有致龋性。

(三)进食频率

摄取糖的频率对龋病的发生十分重要，因此要宣传减少摄糖频率，但也不能忽视摄糖量。一些研究证实，每天食糖量的大小与龋病的发生成正相关，因为，在人群中尤其在散居人群中每天食糖量与摄糖频率是密切相关的。因此，我们应建议减少食糖量和摄糖频率，尤其是控制摄糖频率。

(四)饮食中糖的来源

据报道英国学龄儿童中2/3的游离糖来源于零食、软饮料和甜点。虽然我国没有具体的数字，但情况可能在有些地区会更为严重。因此，这是口腔健康教育的重点。在年幼的儿童当中，水果味的含糖饮料是牙齿健康的最大危害，常常也是猖獗龋的致病因素。一些研究指出，这些饮料，尤其是将它们装入奶瓶或重量轻的易于携带的饮料包装中，孩子饮用往往对牙齿有巨大的破坏作用。另外，在奶制品中加入额外的糖也是导致幼儿牙齿患龋的原因。

(五)不含糖的甜味剂

在甜味剂当中，强化甜味剂和木糖醇是不致龋的，而其他膨化甜味剂能被菌斑中的细菌代谢，但代谢率非常低，因而可以认为对牙齿是安全的。非糖甜味剂的运用，尤其是在糖果、软饮料中的使用，对预防龋病起了积极的作用。另外，无糖口香糖不仅不致龋，而且还可以通过刺激唾液分泌起到抗龋效果。值得注意的是膨化甜食易导致腹泻，低于3岁的儿童不能食用。

(六)在预防龋病方面的饮食建议

最主要的建议就是减少摄取游离糖的量和频率。那些有利于牙齿健康的建议也同时有利于全身健康，这一点十分重要。这里提供一个许多国家对饮食结构所制定的目标:低脂肪，特别是饱和脂肪酸，低游离糖和乙醇，高淀粉类食品，多食新鲜水果和蔬菜。许多国家政府制定的最普遍的标准就是:脂肪摄取量不超过摄取食物能量的35%，游离糖在0~10%。而在以前，许多国家青少年脂肪摄取量占40%，游离糖占17%。对于5岁以下的儿童，饮食建议中应该注意，不能过度限止脂肪的摄取;但这些儿童游离糖的摄取量太高了，正是因此才导致了这些儿童乳牙患龋率居高不下。但有些患全身疾病的患儿则需要特殊的饮食，摄取大量的糖以提供足够的能量，尤其是那些蛋白质和脂肪代谢紊乱的患儿，对这些特殊儿童，儿童口腔医生要与营养学家协调合作，以保证这些患儿的饮食结构对全身及牙齿健康均有益处。

合理的饮食建议对于那些年幼儿童的家长尤其重要，他们需要得到与儿童年龄相应的饮食建议，要经常鼓励他们抵制购买一些含游离糖和脂肪的产品。正确的饮食习惯非常重要，饮食建议要灵活，如采取通过替换糖来提供能量的手段。随着食物品种的大量增加,我们必须利用这种选择方式的增加来指导患者选择更好的食物,总体上讲,那就是多食淀粉类食物、新鲜水果及蔬菜。必须看到,饮食结构的改变十分困难,但是良好的饮食结构对健康的作用是显而易见的。良好的饮食习惯对患儿的全身及口腔健康,甚至是家庭其他成员的健康都有积极的意义。因此,饮食建议在儿童龋病的治疗中占有重要的地位,是不容忽视的。

二、氟与龋病的控制

氟在预防龋病方面有重要的作用,包括促进釉质的再矿化、增强釉质抗脱矿的能力、降低菌斑中的酸性产物。在氟的早期研究中,人们认为氟在加强釉质抗酸能力中的作用最为重要,因此,在牙齿形成期摄入氟很有必要。这种萌出前作用虽然很重要,但目前看来,牙齿萌出后氟在局部的作用似乎更为重要。将牙齿萌出前效果和萌出后作用分开就导致了全身用氟和局部用氟两大方法。这两种方法在作用上有交叉。全身性氟制剂在口腔中有重要的局部作用,而作为局部使用的氟被吞食后,又会起到全身作用。

(一)水、盐和牛奶的氟化

半个世纪前,美国大瀑布地区将自来水中的氟浓度调整到 1.00 ppm(1.0 mg/L),现在全世界约有 20 个国家约 2 亿 3 千万人口使用氟化水源,许多研究表明氟化水源能减少一半的龋病发生,它的最大优势在于可以覆盖全部人口,尤其是那些不能够利用其他防龋措施的贫困人口受益最大。

盐可以代替水作为氟的载体。瑞士、法国、德国及一些中南美洲的国家都制定了相应的氟化食盐计划。食盐中的氟浓度通常为 250 mg/kg。虽然食盐氟化是有效的,但与氟化水源比较,它的有效性到底有多少还没有具体的资料来阐明。

牛奶是另一种氟的载体。氟化牛奶在防龋方面是有效的。目前在一些国家正在实施这项计划,通常牛奶中的氟浓度是 5 mg/L。

(二)氟化辅食

当氟化水源的有效性明显显示出来后,口腔专业人员试图寻求其他的供氟途径,尤其对于那些饮用低氟浓度水的儿童就显得更为重要了。氟片是一种选择,一般假设儿童每天消耗 1 L 自来水,1 天使用 1 片,1 片氟片中含 1 mg 氟;年龄更小的儿童可使用半片。另一种选择是氟滴剂,尤其对幼儿使用更为方便。

虽然作为氟辅食的氟滴剂和片剂曾作为氟化水源的替代途径广泛应用于一些国家,但如今它们的用途已有变化,不再普遍地在儿童中应用了。如今,氟片中的氟剂量已降低,这主要有两个原因。

(1)对于儿童来说原来的剂量有些大,因为儿童每天喝的水远少于 1 L。

(2)幼儿可以从其他途径摄入氟,尤其是含氟牙膏或氟化水源地区生产的饮料和辅食。所以在使用氟片以前,必须检查患儿饮用水中的氟水平,选择适宜的氟片剂量,并向家长清楚地说明氟化辅食的使用,鼓励患儿和家长坚持科学地使用氟片。

(三)氟化牙膏

在世界范围内,氟化牙膏目前为最重要的氟的载体。在许多发达国家,氟化牙膏成为龋病预防的转折点。20世纪70年代,牙膏中的氟浓度普遍为1 000 ppm(1 mg/g),到20世纪80年代,人们认识到当氟浓度由1 000 ppm提高到1 500 ppm时防龋效果更好,因此许多牙膏都含有1 500 ppm的氟。因为儿童口腔医生考虑幼儿存在对含氟牙膏吞咽的问题,因此市场上出现了含氟量为500 ppm的儿童牙膏。研究表明含氟量为500 ppm的牙膏其防龋作用仅稍稍低于含氟量1 000 ppm或1 500 ppm的牙膏。对于幼儿是否有必要使用含氟500 ppm而不是1 000 ppm的牙膏,以及什么年龄的儿童可以开始使用含氟1 500 ppm的牙膏,有很多不同的观点。但从目前来看,一个比较合理的建议是:1~5岁,用含氟量500 ppm的牙膏(注意3岁以前没有完全具备含漱能力的儿童应防止误吞,避免过多吞咽);6~11岁,用含氟1 000 ppm的牙膏;大于11岁用含氟1 500 ppm的牙膏。

(四)氟水漱口

大量的实验证明氟水漱口能有效地防龋。漱口的频率十分重要。因此,每天漱口比每周或两周一次漱口效果更好。每天漱口通常用0.05%的氟化钠溶液(约225 ppm氟),每周一次漱口用0.2%氟化钠溶液(约900 ppm氟)。氟水漱口对于那些需要采取特殊防龋措施的龋易感患者十分有效,这些患者包括:①有许多釉质脱矿(白垩斑)牙齿的患者。②正在接受活动或固定矫治器正畸治疗的患者。因为幼儿常常容易吞咽漱口水,因而通常推荐6岁以上的儿童使用氟水漱口。

(五)临床用氟溶液、氟凝胶、氟泡沫和氟涂料

最开始应用的氟溶液为1%,仅用于临床,而不能在家庭中使用。随后有2%的中性氟化钠溶液(9 000 ppm氟),接着又出现了氟化亚锡溶液以及置于托盘中使用的酸性氟磷酸凝胶(APF),还有后来出现的氟化泡沫均广泛应用于临床。这几种氟制剂均对防龋十分有效,一般每半年使用一次,如果增加使用频率,效果会更好。

已开始应用的氟涂料有许多优点。氟涂料操作时间短,涂在牙面上后不用隔湿,而氟溶液和凝胶则需要4 min的涂布时间;另外氟涂料味道好,易于被儿童接受,因此对儿童非常适用。

在临床应用过程中,人们很关注从凝胶和氟涂料中可吞咽的氟的量。尤其是凝胶,置于托盘中很容易过多,而这些过多的酸味凝胶刺激唾液的大量分泌,很容易产生吞咽。因此操作过程中应注意:①患者直立。②在托盘中放适量凝胶,不能超过一半。③使用吸唾器。④取出托盘后擦拭口腔,嘱患者吐出分泌物,但不漱口。⑤不适用于5岁以下儿童。

(六)综合用氟的治疗计划

虽然每种用氟方法都是有效的,但两种或更多种方法的综合使用会有更好的效果。综合用氟的准则是:只用一种全身用氟方法(氟化水源、食盐、牛奶或氟片、滴剂)结合几种局部用氟方法。

三、窝沟封闭

随着20世纪50年代酸蚀技术的发展,人们才对窝沟封闭重视起来,这也与早期的氟

研究结果密切相关。早期的氟研究指出，氟对防止邻面及光滑面龋很有效，但对窝沟点隙区域没有保护作用。由于氟的广泛使用，龋病主要发生于窝沟点隙。因此，氟与窝沟封闭的联合运用对防龋是十分有效的。窝沟封闭技术并不复杂，但对唾液污染十分敏感，这应引起操作者的注意。

许多材料都被用于窝沟封闭，但最成功、运用最广泛的还是bisGMA树脂。玻璃离子水门汀虽然固位力好，但性能不如bisGMA，保留时间短，但因含有较高的氟，所以有一定的防龋作用。无填料和有填料的树脂都被成功地用于窝沟封闭。有些医生喜欢无色封闭剂，因为它流动性好、美观，并且易于观察封闭剂以下的釉质；有些医生则喜欢白色或彩色封闭剂，因为它们易于检查。

1. 进行窝沟封闭时的注意事项　①酸蚀前清洁牙面虽然不会增加封闭剂的固位力，但当牙面上有大量菌斑和软垢堆积时则是十分必要的。②目前酸蚀标准为30%～40%磷酸酸蚀20～30 s。③冲洗，重新隔湿、干燥都是十分重要的步骤，必须防止唾液的污染，利用橡皮障能较好地做到这一点。④未被封闭剂覆盖的酸蚀釉质表面会在24 h内再矿化。

人们对树脂封闭剂进行了大量的临床研究，最长的研究持续了15年。普遍的结果是50%的封闭剂可持续保持完好至少5年。儿童越小，口腔中越靠后的牙齿，封闭剂的固位效果越差。大部分研究中，没有研究针对封闭剂脱落的牙重新封闭的效果，但重新封闭还是很必要的。下面是关于窝沟封闭适应证的选择，从患者和医生两方面来进行阐述。

2. 患者方面　①有特殊需要的儿童。对于那些身体或精神上有残疾，学习有障碍或社会生活经济条件极差的儿童，应该考虑对其所有恒牙的𬌗面进行窝沟封闭。②乳牙有严重龋病的儿童，在其恒牙萌出后，尽快地进行窝沟封闭。③乳牙无龋的儿童，一般无须对其第一恒磨牙进行封闭，应定期检查这些牙齿。

3. 医生方面　①窝沟封闭对恒磨牙的𬌗面效果最佳，其他牙面也不能忽视，特别是上切牙的舌侧窝，有条件的话可以对乳磨牙的深窝沟进行封闭。②当选择的牙齿萌出到能进行有效隔湿的状况时，就应尽快做窝沟封闭。③对于第一恒磨牙𬌗面有龋坏的病例，其他健康的恒磨牙要进行窝沟封闭。④如果𬌗面龋波及一个或更多的第一恒磨牙，提示需要尽快对第二恒磨牙进行窝沟封闭。

四、刷牙及其他去除菌斑的方法

龋病是由于菌斑中的细菌发酵食物中的糖产酸使釉质脱矿溶解而形成的。因此，去除菌斑对预防龋病十分重要。通常我们采用刷牙的方法去除菌斑。这里特别要强调：①刷牙能够有效地控制牙龈炎和牙周疾病。②用牙膏刷牙是向牙齿提供氟的有效途径。

其他去除菌斑的方法还有使用牙线和预防性洁治，使用牙线主要是清除牙齿邻面菌斑，而预防性洁治，主要是清除儿童牙齿表面的软垢和色素。另外，每天用氯己定（洗必泰）漱口两次可以抑制菌斑生长，但由于洗必泰有一些不良反应，如：改变味觉、牙齿着色等，因此常作为辅助牙周治疗的短期用药，对于一般人群不建议常规每天使用。因此，去除菌斑的自我保健的基本措施是刷牙和使用牙线。

五、控制龋病的综合原则

以上是对各种预防龋病方法的介绍，分别阐述了 4 种最基本的途径：合理饮食、使用氟化物、窝沟封闭和控制菌斑。每一种方法都能防龋，但试图将每种方法用到最大效果是不现实的。防龋需要一个整体的设计，每个人都应得到一些控制龋病的建议，而龋易感人群则应得到更全面的预防计划。龋病控制过程的成功，很大程度上取决于患者的合作和兴趣。比如看似“束手无策”的猖獗龋，通过进行诊断、治疗和采取预防措施是可以对其进行控制的。首先要寻找病因，需患者合作，改正坏的习惯和去除可能的致病因素；其次是修复治疗；最后使用预防和控制措施。

对于儿童，预防龋病的最基本建议是：让婴幼儿的父母了解关于形成良好饮食习惯的重要意义。如果儿童过多地饮用含糖的水果味饮料，吃大量甜食，就要减少含糖零食的量。另外，刷牙要经过医生的指导，使用合适的牙刷和牙膏，并有家长的参与，如监督、帮助刷牙等。

有些患者比其他人更易患龋，这些患者需要更积极的预防建议和措施。使用含适量氟的牙膏有效地刷牙是第一个目标；同时还要考虑其他形式的用氟途径：氟片剂/滴剂（如果饮用水含氟低），氟水漱口，局部涂氟溶液，使用氟凝胶或氟涂料；应针对个人进行实际有效的、正面的饮食建议；由于刷牙、漱口及限制摄糖量都需要改变生活方式，因此不断地给予鼓励也很重要，除此之外，窝沟封闭也是很重要的措施。

综合预防计划应考虑所施对象的年龄、龋易感性、水氟浓度及合作程度。通过目前的诊断技术，完善的修复治疗，综合的预防步骤，以及患者的定期复查、合作是能够成功地控制龋病的。

（姚　雪）

第七节　儿童龋病的治疗

虽然解决龋病最有效的办法是建立一个有效的预防性计划，但许多儿童已患有龋病及继发的病变，因此，需要采取一些牙体治疗手段来防止牙齿的继续破坏。本节主要介绍一些治疗的基本原理，对治疗方法的合理选择，并介绍一些常用的治疗方法。

一、修复体的寿命

近年来，用于牙齿修复的生物材料发展突飞猛进。这一现实使得口腔医生面临着牙科技术不断发展的挑战。儿童口腔医学专业最常用的修复材料是复合树脂和其他树脂体系、玻璃离子水门汀、银汞合金、不锈钢合金。虽然陶瓷及铸造合金也在使用，但与前面的那些材料相比，使用率很低。

在儿童龋病的治疗中，使用复合树脂、玻璃离子水门汀或二者的复合物逐渐增多，而银汞合金则逐渐减少,甚至被全部替代。水门汀等材料具有黏接性,玻璃离子水门汀因为可以长时间释放氟,所以具有药物疗效,并且具有凝固后收缩最小的特点。复合树脂则比较耐用、美观且修复效果好。如果操作规范,复合树脂和玻璃离子水门汀都能在牙齿与修复材料界面形成良好的边缘封闭。Berg 曾设想,如果将这些材料作一个连续带状分布,左边是玻璃离子,右边是复合树脂,中间区域是以二者不同比例混合的化合物。这一区域中有两种被称为"树脂改良玻璃离子"(或"光固化玻璃离子")及"玻璃离子改良树脂"(或"复合体")的材料,在这一区间最右边可加入流动树脂,其为第五种材料。因此,熟知连续带内各种材料的优缺点将有助于临床医师根据患儿不同的情况作出最佳选择。

尽管银汞合金的使用逐渐减少,但它仍是最耐用、便宜的材料之一。银汞充填的成功依赖于特定的窝洞预备而形成的良好固位,而玻璃离子水门汀-复合树脂这一条带内的材料则不需要这样。随着"黏接银汞"的出现,银汞合金又逐渐引起人们的关注。"黏接银汞"是指酸蚀预备好的窝洞,先用牙本质黏接剂处理,再用玻璃离子-复合树脂区间中的某种材料进行洞衬,最后进行银汞充填。与传统银汞充填相比,"黏接银汞"充填需要更多的时间和费用,似乎很难适应乳牙常规的充填。

不锈钢合金是儿童口腔医学专业的另一种常用材料,专用于乳牙的全冠修复,即预成冠。毫无疑问,在其他修复方法不能解决的情况下,预成冠在很大程度上保留了乳牙的功能。在前牙可用树脂或瓷贴面加强美观性。下面就几种主要的充填和修复材料做一简单的介绍。

(一)传统的修复材料

1. 银汞合金　其应用于牙齿充填已经有 150 年历史了。尽管它不是牙色材料,并且常有安全性方面的质疑(大多数没有可靠证据),但仍广泛用于临床。这可能是因为它应用简单,技术要求不高,作为后牙充填材料很经济。现代无 γ-2 相合金充填材料使用寿命延长,且技术要求较牙色材料要低得多。临床试验和回顾性研究表明,至今为止,没有哪一种冠内充填材料的性能优于银汞合金。

2. 预成金属冠　开始于 20 世纪 50 年代,在北美地区已得到广泛应用。所有发表的研究结果表明,预成金属冠在乳牙修复方面比其他修复材料成功率要高,尤其在波及两个牙面以上的龋病及需要进行牙髓治疗的龋病。对于第一、二乳磨牙,除了很小的龋损修复外,预成金属冠都是修复的最佳选择。

当第一恒磨牙因龋病或发育缺陷涉及邻面时,预成冠也是很好的修复手段。它可以作为一种暂时性修复,用于 9 ~ 12 岁治疗性拔除以前或以后、铸造冠修复以前的阶段。

3. 复合树脂　复合树脂在 20 世纪 70 年代早期进入市场,从那时起,人们就不停地对复合树脂进行改进以提高材料的性能。目前复合树脂广泛用于前牙及后牙的修复。酸蚀技术的发展使这些材料在边缘密合方面有较好的效果。复合树脂对技术要求高,操作时间较银汞合金长,而且要严格隔湿。由于树脂在水中不稳定,所以修复的长期效果不佳。虽然最好的复合树脂材料有最高性能的无机填料和较低的吸水性,但随时间发展也会发生老化。

4. 玻璃离子水门汀　玻璃离子水门汀于 20 世纪 70 年代末期进入市场,人们也一直不断地改进，使其性能不断提高。目前其性能已得到了较大的提高，并且有些地方优于复合树脂。因含有高浓度的氟，能在长时间内缓慢释放氟，可保护邻面不再继发龋病。玻璃离子水门汀与牙釉质和牙本质黏接而不需要酸蚀，不产生聚合收缩，一旦固化，在口腔这样一个高湿度环境中也能保持稳定。但使用玻璃离子操作时，隔湿是非常重要的。

（二）新型修复材料

近年出现了许多新型材料，以期兼有复合树脂和玻璃离子水门汀的最佳性能。有些材料很有发展前途，可以考虑用来进行儿童乳牙的修复。这些材料可以根据是否保留了玻璃离子水门汀的酸基反应而分类。

1. 树脂改良的玻璃离子　这种材料主要成分是玻璃离子水门汀，在其中加入一种树脂系统，这样可使材料通过光固化或化学催化剂固化加速材料固化过程。同时保留了玻璃离子的羧基反应，这样就算没有树脂系统，材料也能固化，只是相对慢些，并且玻璃离子的主要性能得以保留。

2. 多聚酸改良的复合树脂　与以上相反，这种材料含大量的树脂成分，而不产生玻璃离子的羧基反应。因此，尽管它们易于操作，但长期性能是否优于树脂还难以肯定。

二、龋病治疗过程中清晰术野的维持

在备洞充填时，保持清晰的术野将便于操作、增强治疗效果。使用橡皮障可以维持清洁的术野。橡皮障有以下优点。

（一）节省时间

在熟练护士的配合下，使用橡皮障应是口腔治疗的常规。Heise 通过 302 例病例的研究报道，用橡皮障平均 1 min 48 s 隔离出 2.8 个牙；放置橡皮障的最短纪录是 15 s（单个牙隔离），最长纪录是 6 min，多在 25 ~ 50 s；去掉橡皮障需 10 s。虽然安放橡皮障需要时间，但减少了患儿漱口的过程，所以实际上减少了操作时间。

（二）帮助管理

有创意的说法是：将橡皮障叫做牙齿的“雨衣”。使用橡皮障可以很好地减轻患儿的焦虑。据临床经验分析，橡皮障安放适宜，不安的或不合作的患儿会容易控制一些，因为橡皮障可有效控制唇和舌，医师可有更大的自由完成操作。

（三）利于隔湿

在乳牙上完成窝洞制备后，隔湿就显得格外重要。使用橡皮障，对髓腔宽大、龋坏广泛的乳牙备洞时，可减少边缘的误差。当牙齿被橡皮障隔离开来后，更易发现小的露髓孔，可以仔细观察牙髓暴露的程度、牙髓的出血程度。因此，橡皮障可以帮助医师对活髓牙进行牙髓状况的评价。

（四）提供保护

用橡皮障可防止异物进入口腔；当充填材料、牙齿碎肩、药物掉入口中时，会增加唾液的分泌，而影响操作。橡皮障可阻止患儿误吞和误吸这些异物。

（五）帮助医师指导家长

家长们对于给患儿做的治疗往往很感兴趣，当使用橡皮障时，医师能很好地向家长展示治疗后的效果。橡皮障使得医师有总领全局的感觉，因而更能提供高质量的服务。具体的橡皮障使用技术这里就不作详细介绍，如果有条件，建议尽量使用。

三、乳牙的形态学特点及窝洞的制备

（一）形态学因素

与对应的恒牙相比，乳牙牙冠小且更接近球形，磨牙呈钟形，颈部有明显的缩窄。乳磨牙颊面颈1/3处有显著的隆起。因为乳磨牙颈部的缩窄明显，所以在备Ⅱ类洞的龈壁和髓壁时一定要注意。颊舌面在𬌗面汇聚成一个窄的𬌗面，这在第一乳磨牙中尤为明显。乳牙的髓角高而尖，牙本质也较薄，所以其髓腔相对较恒牙的髓腔要大。乳牙的釉质很薄，但厚度一致，釉质表面与釉牙本质界趋于平行。

（二）乳牙窝洞预备的基本原则

传统的Ⅰ类和Ⅱ类洞的预备应包括龋损部位、易于滞留食物和菌斑的潜在龋损区域，需要髓壁平整，但轴壁和髓壁的线角应避免尖锐。线角圆钝可减少应力集中，会使充填材料更好地适应备好的窝洞。

尽管传统的Ⅰ类洞的预备和充填在某些情况下是最有效的治疗方法，但最近这种方法却越来越少被应用。因黏接修复和封闭材料的采用，传统的治疗方法在很大程度上被保守的窝洞充填取代。

尽管传统的Ⅱ类洞的备洞充填没有明显减少的趋势，但随着具有治疗及黏接性能的修复材料的发展，其应用也将逐渐减少。传统的用于银汞充填的Ⅱ类洞，颊舌侧要扩展到自洁区。窝洞的设计应在颈部有较大的颊、舌侧扩展以保证与邻牙接触区的清洁。在邻面这一向颊舌扩展、散开的窝洞形状，对乳磨牙是必需的，因为乳磨牙邻面接触为面与面的接触，且接触区平而宽大，而且颊侧龈1/3处隆起明显，理论上，鸠尾峡部的宽度应为两牙尖之间距离的1/3。轴髓线角应是圆钝的，以减少应力集中，这样，也可保证在这个易于折断的地方多放些材料。

银汞充填后，许多充填体在𬌗面折断是因为对𬌗的尖锐牙尖，所以最好在备洞前用咬合纸确定这些有潜在危害的牙尖。轻微降低对尖锐牙尖的高度或将牙尖磨圆钝均可减少充填体的折断。

（三）乳牙的备洞

乳牙的备洞并不难，但需要术者精确控制。对制备窝洞的轮廓和进行窝洞的大体预备时，建议高速手机所使用的钻针应该是小的、圆头的钢钻针或金刚砂钻针。通常情况下，考虑方便及效率，备洞整个过程的操作仅用同一根钻针即可完成。除了使用钻针，还可使用一些新的技术来进行窝洞预备，如氧化铝-空气磨除系统或激光系统，但这些技术还需不断改进。

1. 低龄儿童龋的Ⅰ类洞　在2岁以下儿童的常规检查中，医师偶尔会发现一颗或多颗第一乳磨牙𬌗面中央窝的早期龋,但很轻微。因为儿童的心理不成熟,也不可能与之进行有效的交流,可采取父母在牙椅上用自己的双手和双腿交叉将患儿固定在自己身上的方式进行治疗。这样不仅可让患儿觉得放心,还可防止操作过程中患儿的意外运动。较小的窝洞预备可不用橡皮障,也不需要局部麻醉,用钻针打开龋洞,只在龋损范围内预备好窝洞即可,往往窝洞预备能在几秒之内完成。用银汞合金、树脂、树脂改良的玻璃离子水门汀或玻璃离子水门汀充填窝洞,可阻止龋病进一步发展或暂时抑制牙齿的进一步损坏。如果患儿比较合作,应进行预防性树脂充填。

2. 窝沟点隙处的Ⅰ类洞　预备窝洞及充填见下面的预防性树脂充填。

3. 深的Ⅰ类洞　如果计划用银采充填,预备Ⅰ类洞时的第一步就是去除无基悬釉。而后,窝洞应扩展至龋损窝沟或𬌗面的解剖缺陷处(预防性扩展)。龋损牙本质应用大号球钻或挖匙去除。如果去腐干净且不露髓,洞壁应平行,按之前所述制备。深窝洞中应放置生物相容性好的垫底材料,避免对牙髓的刺激。

如果计划用复合树脂或玻璃离子水门汀充填,未病变的窝沟点隙也应作为黏接修复的一部分进行封闭。另外,充填时避免对牙髓的刺激。

4. Ⅱ类洞　学龄前儿童中邻面龋很多,发现后应立即采取预防及修复措施。

(1)小的病损:非常小的早期邻面龋应由口腔医师对其进行局部涂氟,同时配合家庭局部用氟。通过这一治疗配合饮食习惯及口腔卫生的改善,一些早期邻面龋会再矿化或处于静止状态。但是一定要让家长知道采取这些措施的重要意义,并能做到定期复查。如果家长和患儿未能很好地配合上述治疗,则通过咬合翼片检查会发现病变出现扩大,这时,应采取充填治疗,以防止其进一步发展成为广泛的龋损。

随着黏接修复技术的进步,特别是那些释氟的修复材料的出现,越来越提倡保守的窝洞预备。小的Ⅱ类洞龋病,并未波及牙髓,这时仅打开边缘嵴或其唇面,去净腐质,不去除过多的牙体组织,进行窝洞预备,已成为一种流行的微创技术。对于龋损的入口,其大小能够进行去腐即可,不必过大,以保留更多正常的牙体组织。

通过为期3年的临床研究发现,保守的窝洞预备后,用玻璃离子充填后的成功率较高。此外,新型的树脂改良的玻璃离子材料具有易掌握、固化时间短、成功率高等特点。

许多学者主张用释氟材料进行保守的备洞和充填。操作时,不是一定要使用局部麻醉。如果患儿合作,建议最好能用橡皮障,尤其对于上牙的治疗操作。树脂改良的玻璃离子材料在保守的备洞和充填修复中可获得满意的效果。

(2)较大的牙本质龋损病变:P无论是银汞还是复合树脂充填修复,乳牙传统的Ⅱ类洞预备的第一步是打开边缘嵴。但当打开边缘嵴时,一定要加倍注意,防止对相邻牙邻面的损害。

窝洞的龈壁及邻面壁应解除与邻牙的接触。轴壁和颊、舌壁形成的角度应接近直角。颊、舌壁应依照牙齿外形向颈部发散,在𬌗面汇聚。轴壁(髓壁)的预备要避免意外露髓,对于龋损组织一定要去尽,当波及牙本质深层时,应注意对牙髓的保护,充填之前应进行洞衬或垫底。医师的专业判断是选择最适宜修复方法的关键。

5. Ⅲ类洞　乳前牙邻面的龋损会发生在牙齿接触紧密或牙列拥挤的儿童中。乳前牙的龋损在一定程度上可作为患儿易患龋的证据,对这些患儿应采取综合的防治计划。

如果龋损未进展到牙本质，去净腐质不累及或削弱切角，则可预备小的常规的Ⅲ类洞，用黏接材料充填。

6. 改良的Ⅲ类洞预备　如果乳尖牙与第一乳磨牙相接触，那么在易患龋的儿童中，乳尖牙的远中面是常患龋的部位。乳尖牙因其在牙弓中特殊的位置、其远中面与第一乳磨牙近中面有较宽的接触区、位置较高的牙龈组织，使得预备典型的Ⅲ类洞并正确地进行充填变得比较困难。改良的Ⅲ类洞的预备是在舌侧或偶尔在唇侧备鸠尾。上颌尖牙多备舌侧鸠尾，而下颌尖牙多备唇侧鸠尾。这种备洞方法可获得额外的固位及使放置充填材料的操作变得容易。

四、乳前牙邻面-切角处龋的修复

（一）预成的不锈钢带环

对于乳前牙近中或远中累及切角的深龋损，较早的方法是推荐使用预成的不锈钢带环。在去腐前要放入合适的不锈钢带环，去腐后，用玻璃离子水门汀充填窝洞，同时黏接不锈钢带环到位。水门汀硬化后，去除多余的水门汀。

尽管这种技术在牙色修复材料出现前就已经被应用，虽然存在美观问题，但是，当家长不愿意花更多的时间及经济负担进行修复时，对于治疗患病年龄非常小的低龄儿童龋，这也是一种选择。如果患牙的牙髓是健康的，则水门汀-带环修复将优于拔牙。如果可以采取一定的方法安抚并固定住患儿，这一操作过程将会很快完成，且会有满意的长期修复效果。等患儿再长大一些，变得合作后，如果需要，可将带环去掉，换用美观效果好的修复方法。

如果前牙龋损非常近髓，水门汀-带环修复非常适于在间接牙髓治疗术（或二次去腐治疗术）中用于固定盖髓材料。第一次就诊，仅需去除肉眼可见的龋损组织即可，留下软化的牙本质。用水门汀将试好的带环黏接固定，封闭窝洞并抑制龋损进展，之后，至少等10～12周，当修复性牙本质形成后，将带环去掉并进一步去腐，如果没露髓，就可进行最终的修复治疗。

（二）美容树脂修复

图8-1列出了乳切牙龋接近或累及切缘时，进行美容修复的一种窝洞预备类型。除了窝洞制备，对患儿还需进行其他操作，因此，使用橡皮障十分必要，因为橡皮障可以使术野干燥、视野清晰，并有效地控制唇舌。

牙体预备包括通过切角的邻面预备、去腐、修整颈部肩台。然后在牙冠颈1/3唇舌两侧制备改良鸠尾（以利于固位），去尽残余腐质之后，酸蚀，黏接充填。

将成型片通过楔子紧密地置于牙颈部的肩台处，这有助于操作者在治疗过程中向窝洞内放置充填材料、进行塑形及固化过程中对复合树脂的固定。好的成形片可简化和加速这些操作过程。

McEvoy曾描述过一种相似的乳切牙的备洞和修复方法，但是其固位鸠尾不是放在唇面的龈1/3。固位鸠尾可稍扩延至唇面的2/3，甚至远达整个牙颈部的脱矿釉质。然后制备釉质斜面，以改善修复体的边缘黏接。

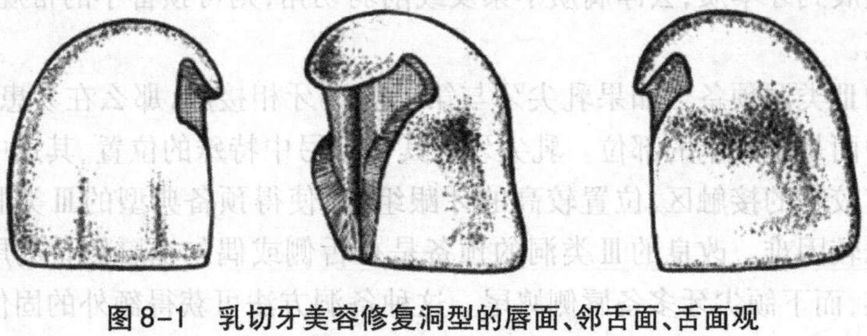

图 8-1　乳切牙美容修复洞型的唇面、邻舌面、舌面观

充填体最初的修整,应该用火焰状磨光钻针去掉多余的树脂,建立修复体的外形。龈缘用尖的刃状的钻针磨光。最后抛光用橡皮杯及细的潮湿的磨光材料或复合树脂磨光系统来进行。

(三)不锈钢全冠

龋损广泛累及切缘及邻面的乳切牙及乳尖牙,可用不锈钢全冠修复。先选择尺寸合适的不锈钢全冠,修整颈部的边缘外形,抛光,用水门汀黏接固位。有关全冠修复的技术将在本书其他章节中具体介绍。尽管全冠有很好的同位,但是却不能满足一些患儿的美观要求。应该将大部分唇面的金属磨去,即唇侧"开窗",然后用复合树脂修复。这种修复叫做"开面不锈钢冠"。

一些唇面有美容贴面的不锈钢全冠也可用来修复乳前牙,这些全冠可以很好地在预备过的牙齿上就位。或者就诊两次,第一次就诊后,去技工室将裸露的金属冠做贴面,第二次就诊时再最后黏着。Croll(1998)推荐在修复治疗之前,应取一前牙藻酸盐印模,可先在石膏模型上模拟进行全冠预备,这样事先就可取得全冠的良好就位,这样就可以在进行牙体预备的首次完成黏冠(而不是等一段时间去技工室在已试好的裸冠上加贴面)。

(四)直接树脂冠

Doyle 介绍了一种乳切牙甲冠的预备设计,是利用牙冠颈缘处的倒凹区,尽可能多地保留釉质来酸蚀及保存天然牙切缘的中央部分以增加固位。去除腐质后,保护暴露的牙本质,酸蚀釉质,用预成的丙烯酸树脂甲冠衬以自凝的修复树脂修复预备好的切牙。

Webber 等曾描述过一种和 Doyle 方法非常相似的树脂冠技术,不同的是,牙齿要通过赛璐珞冠成形进行复合树脂修复。他们不提倡保留天然牙部分的切缘,而且随着赛璐珞冠就位,内部的充填树脂成型并完全固化后,就可以去除赛璐珞冠,再经过简单的调磨,修复过程就完成了。赛璐珞冠成型的方法同样适用于乳后牙。冠成型对一些后牙黏接修复起到很好的成型片作用。使用这种冠成型的一个成功的指征是:通过这些修复,可以暂时地恢复牙列的完整和恢复下沉乳牙的咬合。

Doyle 的尽可能保留天然牙部分切缘的操作可增加固位效果,因为保存切缘区意味着可提供更多的釉质酸蚀面积及更多的牙冠长度,这两者都可以提高修复体的固位。

五、年轻恒牙龋病的特点及治疗要点

（一）年轻恒牙龋病特点

1. 发病早　第一恒磨牙（俗称“六龄齿”）萌出早，龋病发生早，患龋率高。在混合牙列期，第一恒磨牙易被误认为乳磨牙而延误治疗。

2. 耐酸性差易患龋　年轻恒牙牙体硬组织矿化程度比成熟恒牙釉质差，萌出约两年才能完成进一步矿化，所以在牙齿新萌出的两年内易患龋。随着饮料消耗的增加，由此而导致的牙齿酸蚀症，尤其在儿童和青少年的年轻恒牙中有逐渐增长的趋势。应加强这方面的口腔健康教育。

3. 龋坏进展快　易形成牙髓炎和根尖周炎年轻恒牙的髓腔大，髓角尖高，牙本质小管粗大，髓腔又近牙齿表面，所以龋病进展速度快，加上年轻恒牙矿化程度差，龋病往往很快波及牙髓。

4. 受乳牙患龋状态的影响　临床上常见因第二乳磨牙远中面龋未经过及时治疗，导致远中的第一恒磨牙的近中面脱矿和龋洞形成。乳牙龋多发还可使口腔处于龋的高危环境中，对于刚萌出的年轻恒牙存在较大的患龋隐患。

5. 第一恒磨牙常出现潜行性龋（隐匿性龋）　因为釉板结构的存在，致龋细菌可直接在牙体内部形成龋洞，而牙齿表面完好无损。

（二）患病状况

在混合牙列期，随着恒牙逐渐萌出，恒牙的患龋率开始升高。而混合牙列期第一恒磨牙常被家长误认为乳牙，不予重视，因此，治疗乳牙的同时，应常规检查年轻恒牙有无患龋，一旦发现有龋，应及时治疗。

年轻恒牙龋病好发部位：第一、二恒磨牙殆面、邻面（上颌舌面和下颌颊面）；上颌中切牙邻面。

第一恒磨牙的窝沟常常不完全融合，菌斑往往容易沉留在缺陷的底部，与暴露的牙本质相接触。上颌第一恒磨牙的腭侧沟，下颌第一恒磨牙的颊侧沟，上颌切牙的舌侧窝都是龋易发生且迅速发展的部位。有时前磨牙的殆面窝沟也较深，往往也是龋的好发部位，也应引起重视。

（三）修复治疗的特点

年轻恒牙龋病的治疗有特点如下。

（1）牙体硬组织硬度比成熟恒牙差，弹性、抗压力等较低，备洞时应减速切削，减少釉质裂纹。

（2）髓腔大，髓角尖高，龋病多为急性，备洞时应避免意外露髓（去腐多采用慢速球钻和挖匙）。

（3）牙本质小管粗大，牙本质小管内液体成分多，髓腔又近牙齿表面，牙髓易受外来刺激，在去腐备洞过程中及充填修复时都要注意保护牙髓，注意无痛操作。波及牙本质中层以下深度时应间接盖髓，同时选择合适的垫底材料。

（4）当年轻恒磨牙萌出不全，远中尚有龈瓣覆盖部分牙冠时发生龋病。①如果龋病波及龈瓣下,需推开或去除龈瓣,去腐备洞,进行充填。②如果龋病边缘与龈瓣边缘平齐,可以去腐备洞后进行玻璃离子水门汀暂时充填,待完全萌出后,进一步进行永久充填修复。

(5)年轻恒牙自洁作用差,进行龋病充填时,还应注意与龋病相邻窝沟点隙的防龋处理。在年轻恒牙窝洞制备时不应采用预防性扩展,提倡采用微创的预防性树脂充填术(PRR)进行治疗。即在窝沟点隙鋪仅局限于釉质或牙本质表层(牙本质只有少量龋坏)时,去净腐质后,用复合树脂充填窝洞,然后其余相邻的深窝沟用封闭剂封闭,这种修复技术称为预防性树脂充填术。当窝沟龋较深、波及牙本质中层甚至深层,面积较大,但相邻的窝沟正常时,去净腐质后,窝洞经护髓垫底充填后,充填材料可选用符合磨牙𬌗面要求的材料如树脂、银汞合金等,随后再对相邻窝沟进行窝沟封闭。

如果去除窝沟点隙龋的腐质后,洞宽不超过 1 mm,可以用流动树脂充填窝洞的同时封闭牙面其余窝沟。这是改良的预防性树脂充填术。但要注意,由于流动树脂中填料成分少,固化后聚合收缩明显且不耐磨,不适用洞宽超过 1 mm 的窝沟龋,以避免微渗漏。

在进行窝沟点隙龋的去腐治疗时,具体治疗过程是:首先用小球钻(常常是半号球钻)钻到龋病的窝沟底部,然后沿点隙周围进行提拉,去除窝沟壁上脱矿的釉质及釉牙本质界处的腐质。如果釉牙本质界处的龋损已经扩散,用器械或钻针无法去除,则应扩大开口,注意不要过多去除釉质、牙本质。备洞后,牙本质用氢氧化钙制剂或玻璃离子水门汀垫底,然后用复合树脂充填并用窝沟封闭剂封闭其余相邻窝沟。

较制备传统的银汞合金洞型时进行预防性扩展相比,预防性树脂充填术保留了更多的健康牙体组织,是一种在年轻恒牙值得推广的微创技术。

(6)因为年轻恒牙的修复能力强,其深龋治疗过程中必要时可考虑二次去腐修复。早在 18 世纪中叶,就有学者提出对接近露髓的龋齿,有意地留下部分软化牙本质,充填患牙。近 30 年来北美儿童口腔医师对较大的深龋多采用氢氧化钙的再矿化法治疗。由于氢氧化钙的 pH 值在 11 以上,有一定的杀菌作用,可以抑制龋损的进展,且其刺激作用促使牙髓形成修复性本质,并使大量的钙和磷自牙髓进入脱矿牙本质。覆盖氢氧化钙后 10~12 周,窝洞底脱矿牙本质可再矿化。因此,年轻恒牙的深龋,若全部去除龋损牙本质估计会露髓的病例,用再矿化法可避免露髓。

治疗分两次完成。首次在去除腐质时,近髓处的软化牙本质不一定去除。窝洞洗净干燥后,于洞底覆盖氢氧化钙制剂,之后垫底,并用封闭性能好的充填材料充填。10~12 周后再次治疗,去除全部充填物,常见首次淡褐色湿润的牙本质已变为灰色或黑褐色的干燥牙本质。用挖匙去除所残留的软化牙本质,确定未露髓,再作间接盖髓、垫底及永久性修复。前后两次 X 射线片对比,亦可见软化牙本质的再矿化。

(7)年轻恒牙存在垂直向和水平向的移动,所以其修复治疗以恢复解剖形态为主,不强调邻面接触点的恢复。

六、后牙的修复:复合树脂或玻璃离子水门汀修复

随着复合树脂性能的改进,临床上已将其常规用于后牙的修复。最近,越来越主张用玻璃离子水门汀(或玻璃离子-复合树脂材料条带内的其他材料)进行修复。损坏严重

的牙齿在进行预成不锈钢冠或铸造金属全冠修复的牙体预备之前，也可用复合树脂进行充填。

（一）乳磨牙的修复

随着复合树脂和玻璃离子水门汀等修复体的不断改进，其在临床上的应用也越来越广泛，但这些修复材料的持久性还有待进一步的研究。

到目前为止，对于乳磨牙传统Ⅱ类洞的修复，还没有对比性强的、长期的临床研究来阐明这些材料的黏接修复在功能及持久性方面好于高铜银汞合金。除了明显的美观上的欠缺外，银汞合金充填Ⅱ类洞的整体表现比起新的技术及材料也并不逊色。

（二）发育不全的恒磨牙的过渡修复

临床上往往会碰到严重的釉质发育不全的第一恒磨牙充填修复的难题，这些牙齿损坏得非常严重，需要在萌出的早期进行修复；这些牙常用预成不锈钢冠进行过渡修复而得以保留。但是，完成这一操作需要去除一些健康的牙体组织，为预成冠提供足够的空间，即使这样，有时这种全冠修复也存在很难就位适宜的问题。

复合树脂是更好的过渡性修复材料。这种黏接复合树脂修复方法可以尽可能保留所有牙体结构，依靠一些釉质表面为修复体提供固位及边缘封闭。腐质应去除干净，通常几乎不需要额外的牙体预备。有时，脱矿的釉质表面也要保留下来增加固位，为修复材料提供支持。在一些病例中，为了获得去腐时的足够术野，应首先进行牙龈切除术。在玻璃离子-复合树脂这一连续条带上的一些更新的充填材料也可用于釉质发育不全牙齿的过渡修复。

在用预成不锈钢全冠修复年轻恒牙的过程中，保守性牙体预备是非常重要的，因为它为将来的永久修复提供更好的选择。

七、不锈钢全冠

临床上 Humphrey 介绍的铬金属冠是一种耐用的修复体，它也叫作不锈钢全冠。

（一）适应证

（1）大面积龋损的乳牙或年轻恒牙的修复。

（2）不能用复合树脂修复的乳恒牙发育不全的修复。

（3）遗传性牙齿畸形的修复，如牙本质发育缺陷及牙釉质发育缺陷。

（4）牙髓切断术和牙髓摘除术（或根管治疗术）后，面临冠折危险的乳恒牙的修复。

（5）不良习惯阻断器的固位体。

（6）冠折牙齿的修复。

（7）第一乳磨牙用做远中扩展矫治器的固位体。

（8）各种固定保持器的固位体。

当然，预成不锈钢全冠最常用于大面积龋损的乳磨牙的修复。

（二）牙体预备

修复时，应局部麻醉并使用橡皮障。近中邻面用高速的邻面粗金刚砂钻针预备。

邻面预备时要注意不要损伤邻牙。可以在要预备的邻面和其邻牙的邻面之间插入木楔子，将两牙分开，便于操作。几乎垂直预备邻面，至近颈部时，打开该牙与邻牙的接触，以探针可顺利通过两牙之间为标准。邻面龈缘处的预备应是光滑的羽状边缘，不能有突出或肩台。用高速的粗金刚砂球状钻针预备牙尖和𬌗面。𬌗面预备要依照原𬌗面的形态，磨除约1 mm。

高速的粗金刚砂球状钻针还可用来去除尖锐的点线角。一般不需要预备颊舌面，这些面上的倒凹反而有助于全冠的固位。然而，在一些特殊的病例中，还是要预备颊面近颈部的明显突起，尤其对于第一乳磨牙。

如果完成牙齿预备后，还有残留的龋损牙本质，应继续去掉。如果去腐未尽而露髓，就要进行相应的牙髓治疗。

（三）全冠大小的选择

应该选择可完全覆盖预备体的最小的全冠。为得到更为合适的不锈钢全冠，需注意以下两点：第一，术者必须确定正确的牙冠的𬌗龈向高度。第二，全冠边缘的形态应和天然牙的龈缘形态相一致。降低全冠的高度，如必要，应使其无咬合，全冠边缘放在游离龈下0.5～1.0 mm。让患者咬压舌板将全冠压到预备体上，在牙冠上划出游离龈边缘后，取下全冠，用弯剪或旋转石将多余的金属边缘去除。

用收颈钳收紧全冠颈缘，将其重新就位。患者咬压舌板，迫使全冠就位后，检查全冠龈边缘的位置。合适的病例中预成冠几乎完全不用改动。

（四）修整全冠外形

在颊舌面的颈1/3（如果全冠很松，从中1/3开始）用相应的修整钳来修整全冠，这样，可使全冠颈部更好地和天然牙相匹配。修整时，用钳子牵拉金属冠向内卷曲，用力时需保持钳子的柄向全冠的中心倾斜。修整钳可用来修改颊舌面的外形。修整钳也可用来修整邻面的外形，以使全冠与邻牙获得满意的邻面接触。如果有必要，邻面可加焊以改善其外形及与邻牙的接触关系。修整全冠直至它与预备体完全密合，龈边缘延伸至游离龈下的正确位置。

修整好全冠外形后，将全冠在预备体上就位，检查咬合，确保没有打开咬合或引起下颌位置改变，影响与对𬌗牙的咬合关系。黏接前的最后一步是要将边缘磨圆钝、抛光，使其与牙龈组织更密合，使用橡皮轮是一个抛光的好办法。

颈部边缘及全冠外形都非常适合预备体的情况很少，为此，Mink和Hill提供了一个修整乳恒牙预成金属全冠的方法。可将过大的全冠剪开，将剪开的边缘重叠。全冠在预备体上就位，调整颈部边缘合适后，在重叠的部位画出痕迹。取下全冠，沿痕迹将重叠部位摆好焊接，在外缘处加焊金，以使表面光滑。依照前面讲的将全冠修整好后，将其黏接到预备好的牙齿上。

如果，天然牙牙冠太大，连最大号的全冠都不能用，可用相似的方法进行处理。将全冠的颊面或舌面剪开，全冠就位后，把一厚0.1 mm（0.004英寸）的不锈钢片焊接到适当的位置。在边缘的外表面应加少量的焊金，以使表面光滑。用常规方法修整全冠外形，抛光黏接。

八、重度低龄儿童龋和猖獗龋的治疗

对这些患儿的治疗取决于患儿和家长对口腔治疗的积极性、龋损程度、患儿年龄和患儿的合作情况。治疗的开始包括暂时性修复、饮食评估、口腔卫生指导。在任何综合修复治疗开始前首先进行家庭和诊室用氟。但一些患者由于出现了急性或严重的症状和体征,如大面积龋损、疼痛、脓肿或面部肿胀等,马上就要开始治疗。一旦龋损得以控制,就可以开始进行综合性修复治疗。下面列出对这些龋的综合防治措施。

(一)乳牙期(0~6岁)

1. 饮食建议　向家长提出合理的饮食建议,教会家长口腔护理技术。

2. 用氟　含氟牙膏(建议患儿具有正常的漱口能力时才使用);滴剂/片剂(该地区水源未氟化),每6个月一次局部涂氟。

3. 控制菌斑　指导家长进行口腔清洁,家长督促或帮助患儿刷牙。

4. 就医指导　在孩子满12个月时就应接受口腔的第一次检查,之后每3~6个月检查1次。

(二)混合牙列期(6~12岁)

1. 饮食建议　同患儿及家长共同讨论饮食结构,养成良好的饮食习惯。

2. 用氟　含氟牙膏;在没有氟化水源地区用片剂,氟水漱口;每6个月1次局部使用氟凝胶/氟涂料。

3. 控制菌斑　指导患儿进行口腔清洁,在家长的监督下刷牙,采用菌斑染色。

4. 窝沟封闭

5. 复查　每间隔3~6个月复诊。

(三)恒牙列期(12岁以上)

1. 饮食建议　与患儿和家长讨论饮食结构,养成良好的饮食习惯。

2. 用氟　含氟牙膏;氟水漱口;每6个月1次局部使用氟凝胶/氟涂料处理。

3. 控制菌斑　指导患儿进行口腔清洁,刷牙,菌斑染色,用牙线或牙签。

4. 窝沟封闭

5. 复查　每间隔3~6个月复诊。

(姚　雪)

第八节　儿童龋病的临床预防

随着人们保健意识的提高,建立和维持有效的预防习惯是十分重要的。无论牙科技术和设备变得多么先进,预防仍是所有口腔卫生保健的基础。预防的主要目的:①将患者看作一个整体。②尽可能保持一个健康的口腔。③终止疾病的进展和提供合适的修复。④提供给患者必备的知识、技能和动力。

恰当和有效的家庭口腔保健措施在整个孩童时期是不断变化的。与年龄相关的特殊的家庭口腔保健描述如下。针对每个年龄段,采取相应的口腔保健措施是十分必要的。

(一)胎儿期

建议父母此时开始制订未来孩子的口腔保健计划,实际上孩子出生之前是最好的时机。对于即将为人父母的一对夫妇,尤其是即将出生的孩子是他们第一个孩子的这些夫妇,在他们的一生中,这一时间是他们最愿意接受预防保健建议的时间。而且他们有一个强烈的愿望,那就是给孩子提供他们所能提供的最好条件。因此,给予他们良好的口腔保健习惯建议及未来对孩子的示范方式,将有助于促进父母和孩子的口腔健康。与孕期的母亲讨论孕期龈炎、口腔保健及新生儿口腔保健对于准父母是非常有益的。

(二)婴儿期(0~1岁)

在孩子出生后的第一年开始为孩子提供一些基本的口腔保健措施是非常重要的。大家公认清除菌斑应从第一颗乳牙萌出开始。有些专家建议在乳牙萌出之前清洁和按摩牙龈将有助于建立一个健康的口腔生态环境且有助于牙齿萌出。上面提到的早期的清洁工作完全靠孩子的父母来完成。即父母手指缠上湿润的纱布轻轻清洁孩子的牙齿和轻轻按摩牙龈组织。父母可通过多种方式来固定孩子完成这一过程,但下面这种方式最简洁且给孩子强烈的安全感。父母可半抱孩子于胸前,一只手固定孩子,同时用另一只手清洁牙齿和按摩牙龈,这一过程应每日一次。除此之外,不再需要其他的菌斑控制方法。需说明的是,只要父母感觉使用牙刷安全,那么选择一个软毛且适宜孩子大小尺寸的牙刷经湿润后使用也是可以的。不过不必使用牙膏,也不提倡使用,因为牙膏的泡沫会引起孩子反感,另外,还有潜在的氟化物吞咽的可能性,但也可以使用新型的、不含氟的牙齿和牙龈清洁剂。

孩子第一次进行口腔检查最好在这段时间。美国儿童牙科学会建议孩子第一次口腔检查时间应在第一颗牙齿萌出的时间或最迟在孩子满12个月之前。不过,万一孩子有特殊的牙科需要,例如创伤等,应立即就诊。这次检查主要有以下几个目的:首先,通知父母使用上述口腔保健措施是必要的;此外,孩子的口腔检查、氟状况评估、与喂养和低龄儿童龋有关的饮食建议及其他的健康状况咨询也应完成。第一次口腔检查也是孩子开始熟悉口腔治疗环境、口腔科工作人员的时间,这样可以避免或减少将来的牙科治疗恐惧。

(三)幼儿期(1~3岁)

这段时间,如果以前孩子没进行刷牙,则提倡开始刷牙去除菌斑。约在3岁左右(年龄不是绝对的,关键是孩子具有了正常的含漱能力),才可以开始使用含氟儿童牙膏。因为存在潜在的氟化物吞咽,所以每次刷牙只用小豌豆大小的牙膏就足够了。大部分孩子喜欢模仿他们的父母,然后自己刷牙。需提醒家长的是,单靠孩子自己是不能清除菌斑的。当孩子受到鼓励能进行简单的刷牙时,刷牙这一过程主要还是靠父母来完成。虽然通常不需要使用其他的措施控制菌斑,但当牙齿邻面有接触时,建议可以使用牙线,不过使用牙线需在专业人员的指导下进行。

孩子及父母所采取的姿势是非常重要的。虽然有几个姿势可供父母选择,但膝对膝的姿势是非常有效的,即一个家长固定住孩子的身体,另一个家长相对而坐进行刷牙。注意为防止孩子身体活动需用手和肘来固定孩子的胳膊和腿。建议父母最好确定在一个专门时间一起进行这项工作,且在刷牙过程中尽可能地赞扬孩子。对于单亲家庭,可以采取一个成人的固定姿势。即家长坐在地板上,两腿伸向前,孩子被固定在两腿之间,孩子的头放在家长的大腿之间,孩子的胳膊和腿被家长的腿固定。

(四)学龄前期(3~6岁)

孩子在这个年龄正处于刷牙能力显著提高的阶段,但父母仍是口腔卫生保健的主要提供者。几乎所有父母都觉得孩子已有足够能力自己刷牙,但这里需提醒,他们必须继续给孩子刷牙。虽然这个年龄的大多数孩子都有足够的能力咳出、吐出牙膏,但在孩子具有这个能力以前,给孩子每次刷牙用豌豆大小的含氟儿童牙膏是非常重要的,因为氟化物的吞咽仍是这个年龄组值得注意的问题。此外,这个年龄的孩子,建议可以开始使用牙线。正如前面所提到的,如果牙邻面出现接触,则家长必须开始使用牙线来清除此处的菌斑。在乳牙列,后牙邻面接触为面与面的接触,使用牙线清洁接触区域的菌斑是十分有效的。

在这个年龄组,采取适当的姿势固定孩子,对进行孩子的口腔卫生保健仍是十分有效的。一种方法是:家长站在孩子的身后,使家长和孩子朝向同一方向,孩子的头向后靠在家长的非优势胳膊上,家长用另一只手给孩子刷牙。使用牙线的姿势也大致这样。许多家长喜欢站在孩子面前给孩子刷牙,而这样给孩子头部的支持很少,因此这一操作方式应该禁止。

这一时期,虽然在家庭中可以指导性地使用氟凝胶和含氟漱口水,但是由于吞咽的危险,所以氟凝胶及漱口水的使用应少量且仅局限于那些中、高度龋病的孩子。总体来说,在这一时期不主张使用其他的化学菌斑控制剂。

(五)学龄期(6~12岁)

这一时期的显著标志是孩子的责任心增强。这一年龄段的孩子大多已具备承担家庭作业及部分家务工作的能力。此外,孩子有较强的责任心自己进行口腔保健,但父母的参与仍是必需的。不过,父母的职能应该由帮助清洁转变为积极的监督。在这一阶段的前半期,大多数孩子能够自己提供基本的口腔卫生保健(刷牙和使用牙线),父母可能发现仅仅需他们用牙刷或牙线清洁一些孩子自己刷牙时难以到达的区域。父母需要定期仔细检查孩子的牙齿是否清洁干净。对父母来说一种有用的辅助剂为菌斑染色剂,孩子刷完牙,使用完牙线,对牙齿进行菌斑染色,父母可容易看到一些尚未清除的菌斑,也有助于孩子自己清除它。

这一时期的孩子有很好的咳出、吐出能力,所以不必担心吞咽氟化物(如牙膏、凝胶和漱口水等)这一问题。使用含氟牙膏是必需的,但氟凝胶和漱口水仅用于那些有高危龋的孩子。此外,对于那些高危牙周及龋疾患的孩子,建议使用氯己定,但是,孩子可能不喜欢它的口感。

随着早期错䂼畸形治疗的增加,这一年龄组的孩子经历更多的口腔治疗,随之而来的是增加了龋及牙周疾病的风险。因此需特殊关注这些孩子的口腔卫生保健。建议增加刷牙和使用牙线的频率和程度。在含氟牙膏提供有效的氟化物同时，也提倡使用氟凝胶和含氟漱口水。此外，对于那些有高危龋和牙周病的孩子，建议使用化学治疗剂和一些辅助器械，如口腔冲洗器。

（六）青少年期（12～18岁）

当青少年具有足够的口腔保健能力时，是否自觉地进行口腔保健成为这一年龄段的主要问题。Griffin 和 Goepferd 指出：鼓励一个青少年承担个人口腔卫生保健的责任可能因为孩子的逆反心理和不能够意识到其长期后果而变得复杂起来。Macgregor 和 Balding 调查了 4 075 名 14 岁的孩子的口腔保健得出：自尊和刷牙的行为及动机呈正相关。孩子的自尊心在 11～14 岁呈下降趋势，而到成年后再逐渐增强。因此，不难理解为什么在这一年龄段的孩子菌斑控制水平是下降的。此外，不良的饮食习惯和青春期激素的改变增加了青少年患龋和牙龈炎症的危险。

因此，对于口腔工作人员和家长继续帮助和指导青少年通过这段困难时期是非常重要的。激励他们像成年人那样增强责任心，同时家长不要独裁专制，这将有助于孩子接受新的准则。对于家长要准备接纳孩子的个性改变，同时要继续加强对孩子口腔卫生保健的指导。增强青少年关于菌斑和预防口腔疾病的知识并要求他们积极参与，将有助于激发青少年养成良好的口腔卫生习惯。

（姚　雪）

第九章　儿童牙外伤

第一节　儿童恒牙外伤

牙外伤属于口腔科急症，应该立即给予治疗来缓解疼痛和减少牙齿移位，达到改善预后的目的。本节以 Andreasen 分类法为基础，介绍各类牙外伤的临床表现和病理变化、诊治原则和预后评估。

一、釉质裂纹和冠折

（一）临床表现

1. 釉质裂纹　牙冠仅有釉质裂纹，没有缺损。采用平行光由切缘平行牙长轴照明，或由舌侧透照，可见暗裂纹，裂纹在釉质表面的走向没有一定规律，主要与打击的方向、物体的形状和大小有关系。单纯釉质裂纹患者可没有不适症状，但常合并轻重不等的牙周和牙髓损伤，检查时应注意牙齿有无叩痛或松动。

2. 釉质折断　单纯釉质折断主要是硬物直接打击牙冠所造成的。折断多发生在切角或切缘，没有暴露牙本质。一般无自觉症状，有时粗糙断面会磨破唇舌黏膜。临床检查时应注意折断釉质周围有无裂纹，有时裂纹微细，有时断面是粉碎性裂纹，可呈水平方向或垂直方向，裂纹的排列与外伤的方向和位置有关，可借助光线强度变化来观察裂纹。

3. 釉质-牙本质折断　当釉质折断牙本质暴露或釉质、牙本质同时折断时，常出现冷热刺激痛，其疼痛程度与牙本质暴露的面积和牙齿发育程度有关。缺损大时牙髓表面牙本质较薄，可以见到牙本质下面的粉红色牙髓，此时注意探诊时不要用力，以免穿透牙本质暴露牙髓。有些患儿因缺损不大，症状不重而被忽视。需要强调的是年轻恒牙的牙本质较薄，离牙髓腔近，加之牙本质小管较粗大，外界刺激会通过牙本质小管传入牙髓。

4. 复杂冠折　冠折牙髓外露时，临床症状较明显，可有明显的触痛，不敢用舌舔牙齿，也可有冷热刺激痛，影响进食。牙髓暴露后不及时处理会感染、坏死并出现牙冠变色，亦可出现牙髓组织增生。

（二）病理所见和愈合机制

显微镜下观察牙齿磨片，釉质纹裂的牙冠可见釉质层内的裂纹或浅或深，主要沿釉柱方向，有些直达釉牙本质界。牙本质内存在大量的牙本质小管，其密度约为每平方毫米 20 000 ~45 000 个。牙本质一旦暴露，牙本质小管可成为细菌、冷热温度、化学物质等刺激牙髓的通道，引起牙髓炎症反应。因为外伤时多伴有不同程度的牙髓-牙周损伤，造成牙髓血液供应不良,牙髓液体对牙本质表面的压力减少甚至消失,使细菌侵入速度加快,所以,冠折后应及时覆盖暴露的牙本质。

冠折牙髓组织暴露后,组织学可见露髓处牙髓表层毛细血管扩张,白细胞和间叶细胞增多;随着牙髓暴露时间的延长,炎症逐渐向根尖方向扩散;冠折露髓如长期不治疗,露出部位可见广泛的肉芽组织增生。

(三)治疗原则

1. 釉质裂纹和釉质折断　一般来说,单纯的釉质裂纹和釉质折断的预后较好,常不需特殊处理。对深的釉质裂纹,为防止细菌侵入裂隙刺激牙本质,或食物和饮料中色素顺着裂纹渗透,造成不易去除的色素沉着,可涂以无刺激性的保护涂料或复合树脂黏接剂。釉质缺损不太影响牙齿的美观,可少许调磨断端至光滑无异物感即可。

当釉质裂纹和釉质折断合并牙髓-牙周组织损伤时,其出现牙髓坏死的风险性增加,要密切追踪观察。当存在正中颌咬合创伤时应进行必要的调𬌗,严重时需做全牙列𬌗垫,消除咬合创伤。

2. 釉质-牙本质折断　在年轻恒牙,由于牙本质较薄,离牙髓腔近,加之牙本质小管较粗大,外界任何刺激都会通过牙本质小管传入牙髓。虽然年轻恒牙牙髓组织具有较强的防御和修复能力,但这种能力是有限的。因此,当牙本质暴露时,无论牙本质外露面积多少,都应该封闭牙本质断面,注意保护牙髓。另外,年轻恒牙冠折造成切角缺损后,牙齿近远中径变小,如不及时修复外形,随着邻牙的萌出,外伤牙齿会丧失应有的三维间隙,导致成年后修复困难。所以,年轻恒牙的牙冠缺损后及时修复外形显得尤为重要。

3. 复杂冠折　牙髓是年轻恒牙继续发育的保障,年轻恒牙冠折露髓后应尽可能保存活髓。年轻恒牙的牙髓组织抵抗力较强,若露髓孔不大(1 mm 以内)且外伤时间短(1 ~ 2 h),可进行直接盖髓治疗。但临床经验表明,直接盖髓不易成功。有学者认为与牙齿受震荡和牙髓损伤的程度有关。

牙髓切断术或部分牙髓切断术是年轻恒牙露髓后首选的治疗方法。露髓后多长时间以上就不能保存活髓尚无定论。只要牙髓断面没有受到严重污染,对于露髓十几个小时,甚至数日的外伤牙行牙髓切断术都不乏成功的病例报道。而牙髓切断术预后的影响因素中,患者的年龄和牙根发育程度是重要的因素,对非常“年轻”的恒牙,即使长时间露髓,牙髓切断术的成功率亦很高。

如露髓时间较长,发生牙髓弥散性感染,甚至牙髓坏死时,应去除感染牙髓。治疗中应注意尽可能多地保存活的根髓和(或)根尖牙乳头,使牙根能够继续发育,可行牙髓再血管化治疗或根尖诱导形成术。

各种活髓保存治疗的外伤牙,术后有并发髓腔和根管闭锁的可能,故在日后复查中要注意髓腔钙变的现象,及时进行根管治疗,为利用根管做永久修复作准备。通常情况下,冠折露髓后牙体组织缺失较多,应及时修复牙齿外形,保持外伤牙的三维间隙。

4. 断冠树脂黏接术　断冠树脂黏接术是最简洁的断冠黏接方法,由于极少磨除牙体组织,比较适合生长发育期的儿童。从目前的黏接材料和技术来讲,断冠树脂黏接术是一种过渡性的修复方法,要嘱咐患儿不要用患牙咬太硬的东西,待患者成年后可改用其他的永久性修复方法。操作步骤如下。

(1)检测牙髓活力和松动情况,排除牙齿根折和移位后,将断冠复位并检查是否密合,确定能否将断冠复位黏接。

(2)确定可行断冠复位黏接后,将断冠保存在 4 ℃生理盐水中,每 3 天更换 1 次液体。

(3)处理牙齿松动等其他症状,如需牙髓治疗者,应先进行牙髓治疗术,待以上处理结束,急性症状缓解后,可进行牙齿断冠黏接复位。

(4)制备釉质斜面和适当的固位抗力形态,对牙髓治疗的牙齿,可根据情况加树脂核或纤维桩以增加断冠黏接的抗力和固位力。

(5)清洁打磨两侧断面,酸蚀,冲去酸蚀剂,涂黏接剂,光照,用流动树脂黏接两侧断面,釉质斜面和缺损部分用光固化树脂修复,去除多余的材料,调𬌗,抛光。

二、冠根折

(一)临床表现

1. 简单冠根折　正在萌出中的牙齿,前牙冠根折断时,多表现为简单冠根折断。一般来说,简单冠根折为牙冠向单侧斜行的釉质-牙本质-牙骨质折断,达到根部的一侧,断端常在舌侧龈下 2 ~ 3 mm,也可在近中或远中侧,唇侧少见。咀嚼时由于牙冠侧折断片活动有疼痛感觉,可伴有牙龈撕裂,龈沟溢血。

2. 复杂冠根折　这是一类严重的釉质-牙本质-牙骨质联合折断,可分为横折和纵劈两种情况。横折是近远中方向折断,临床较多见,通常牙冠唇侧龈缘上 2 ~ 3 mm 处有一近远中向横折线,有时牙冠唇侧部分已松动下垂,而舌侧仍与根面或牙龈相连。牙冠活动时,因刺激牙髓和牙龈产生疼痛和出血,有时与对颌牙发生咬合干扰。纵劈是折断线自切缘斜向根方,折断线通常只有一条,有时可有 2 条以上。由于冠根折断线多为斜线,特别是折断线为近远中向由唇侧牙冠部斜向舌侧牙根方向的冠根折断,普通的根尖片往往显示不清楚,可拍摄 CBCT 帮助诊断。

(二)病理所见和愈合机制

牙根折断典型的愈合过程是先有血液及组织液充满两断端之间隙,无论间隙大小,近根管侧有牙髓组织纤维及成纤维细胞,牙周侧有牙周组织纤维及成纤维细胞向折断间隙内增生,然后机化,各自形成牙本质、骨样牙本质或牙骨质,即骨痂,牙髓通常是活髓。这是一种较为理想的愈合方式,多发生在年轻恒牙。因为年轻恒牙根管粗大,牙髓及牙周血管均较丰富,牙髓-牙周组织修复能力较强。

有时牙本质或牙骨质向间隙中散在沉积,而结缔组织增生明显,结缔组织多来自牙周组织,临床检查牙齿叩诊反应和动度均正常,但 X 射线可见折断线仍较明显。这类愈合多发生在两断端间隙较宽的年轻恒牙。

有时根折线附近也可能有牙本质、牙骨质或骨质沉积,并沉积入髓腔。临床上 X 射线片表现为根折线变得模糊不清,甚至髓腔内出现高密度影像。

(三)诊治原则

冠根折波及牙釉质、牙本质、牙骨质和牙周组织,复杂冠根折还涉及牙髓组织。治疗方法依据损伤程度有很大差别。

1. 简单冠根折　简单冠根折的断端常在龈下 1 ~ 2 mm，可进行排龈止血，酌情护髓处理，进行光固化复合树脂修复，亦可根据断端情况施行断冠黏接术。

2. 复杂冠根折　复杂冠根折的损伤严重，治疗复杂，预后评估存在很多不确定因素，需慎重处理。通常有以下步骤。

（1）急诊应急处理。在没有条件进行详细检查前，可先将折断部分用复合树脂和邻牙一起固定，使患牙处于相对稳定状态；对于断冠已脱离口腔的病例，年轻恒牙需直接盖髓防止根髓污染，发育成熟的牙齿可直接拔髓后封闭髓腔防止污染，并尽快到有条件的医疗机构进行进一步治疗。

（2）评估残留牙根可用价值，可否行永久修复，必要时联合口腔修复、口腔正畸、牙周等相关专业的医师会诊。

（3）对需要保留的牙齿进行系列治疗，为成年后永久修复创造条件。

（4）对于不能进行永久修复的牙根，根据儿童生长发育情况、口颌情况决定是否拔除，并确定拔除时间和相应的间隙保持措施。

近年来，随着种植技术的普及，越来越多的恒牙缺失患者选择种植治疗，为减少儿童恒牙拔除后牙槽骨塌陷及其对牙槽骨发育的影响，可对不能利用的恒牙根进行根管治疗，避免感染，把根埋伏在颌骨内，上方做功能性间隙保持器，为成年后种植修复预留比较好的条件。

（四）保留复杂性冠根折牙齿的常用方法

1. 断冠黏接术　适用于折断线最低点在牙槽嵴顶之上的病例。根据是否取下牙冠又分为直接黏接法和间接黏接法。

（1）直接黏接法：当牙冠断端松动度在Ⅱ度以内并没有错位，一侧断端在龈上可见（常为唇侧）时，把龈上断端用光固化流动树脂黏接。局部麻醉下行根管治疗术或部分根髓切断术。把根管上端 1/2 ~ 2/3 部分清理干净，选择合适的纤维桩，桩的两端应分别跨越冠部和根部根折线 2 ~ 3 mm，使用黏接剂把纤维桩牢固地黏在根内，并用光固化复合树脂填充髓腔与桩头间的空隙，修复断端。再把另一侧原来用光固化流动树脂黏接的部分磨开，并制备固位槽，以光固化复合树脂修复断端。此方法的特点是：操作相对简单，术中断端出血少，易行黏接操作；但由于没有取下断端，在近远中侧和龈下断端存在未黏接育区，可能出现折裂线周围组织的慢性炎症。

（2）间接黏接法：在牙冠断端极度松动并错位，或断端在龈缘处不易直接黏接时，只能在局部麻醉下取下断冠，对牙根行根管治疗术或部分根髓切断术。把根管上端 1/2 ~ 2/3 部分清理干净，选择合适的纤维桩，最好跨越唇舌侧根折线 2 ~ 3 mm；在断冠的髓腔部制备可容纳桩头的同位型，使断冠能够复位。使用黏接剂把纤维桩牢固地黏在根内。注意黏接剂不要溢出到根部断面，以免影响断冠就位。清理根面，充分止血，必要时使用高频电刀止血和结合牙龈翻瓣术暴露根面断端，用光固化复合树脂填充髓腔与桩头间的空隙，修复断端。此方法操作难度大，术中止血是成功的关键。

2. 根管治疗-正畸联合根牵引术　适用于折断线最低点低于牙槽嵴顶，残留有效牙根可支持桩冠修复的病例。

操作方法:在局部麻醉下取下断冠,对牙根行根管治疗术。如果折断端均在龈下,需在根管治疗时在根内预埋牵引钩,为正畸牵引做好准备。一般来说,经根管治疗,无叩痛和牙根异常动度后2～3个月开始正畸根牵引。无论使用何种正畸装置进行根牵引,在牵引中都应注意牙根长轴的方向,力量要轻柔。牵引中应每1个月拍摄一次X射线片,观察有无根吸收。牵引到位后需保持3个月以上,维持牵引效果的稳定性。

年轻恒牙建议待牙根完全形成并完成根管治疗术后再进行正畸根牵引,之前需做好牙齿三维间隙的保持。另外应该注意的是,对于有隐形复杂性根折的牙齿,外伤当时的X射线片上可能看不出隐形根折线,根牵引中隐形根折线会显露出来,使治疗失败,所以,在根牵引前应向患儿及其监护人提示根牵引治疗的潜在风险。

3. 冠延长术　一般情况下,只用这种方法暴露腭侧的断面,适用于手术不影响外形美观的发育成熟恒牙。如果断端太深,可考虑配合根管治疗-正畸联合根牵引术治疗后,再行冠延长术。

操作方法:局部麻醉后去除牙冠断片,行龈切除术和去骨术,一般去骨控制在骨断面2 mm处,龈切除术和去骨术使龈下断面变为龈上断面。根据牙髓感染情况确定一次性根管充填或二次根管充填。根管治疗结束后,行桩冠修复。

年轻恒牙可待牙根发育完成并完成根管治疗术后再考虑此治疗方法。

三、根折

年轻恒牙牙根尚未发育完成,牙根相对短粗,牙槽骨也较疏松,外伤后较少发生根折;即使发生根折,也常是类似"青枝骨折"的不全根折。儿童根折多见于牙根基本发育完成的恒牙,发生率明显低于冠折。

(一)临床表现

按根折部位临床上分为根尖1/3、根中1/3和近冠1/3折断3种情况。根折的主要症状可有牙齿松动、咬合痛和叩痛,有时牙冠稍显伸长,常伴发咬合创伤。根折症状轻重与折断部位有关,越近冠方的根折,症状越明显,近根尖1/3部位的根折,症状较轻或不明显。

X射线牙片是诊断根折的主要依据。由于根折线显像变化较多,上前牙部位重叠影像亦较复杂,有时不易辨认,可能误诊或漏诊。需结合临床症状进行诊断,有可疑时,应变换投照角度再次拍摄,也可结合CBCT片辅助诊断。

根折的病理学改变和愈合机制与冠根折相似,在此不再赘述。

(二)治疗原则

根折治疗的原则:使断端复位并固定患牙,同时注意消除咬合创伤,关注牙髓状态。具体的治疗方法依根折部位不同,而有所差别。

1. 近冠1/3根折　近冠1/3根折预后较差,固定时间比较长,需要3～4个月的弹性固定。如果不能获得很好的硬组织沉积愈合,常不得不拔除冠部断端,行根管治疗-正畸根牵引术,或辅以冠延长术后进行桩冠修复。如果残留牙根长度和强度不足以支持桩冠修复,需要拔除患牙,进行义齿修复。

随着种植技术的普及和发展,越来越多的患者希望成年后进行种植修复。可对残留牙根行根管治疗,保留无感染的牙根于牙槽骨内,避免牙槽骨塌陷,待牙龈组织愈合后在其上方行覆盖义齿修复,维持牙齿三维间隙,为成年种植修复创造良好的条件。

2. 根中 1/3 根折　根中 1/3 根折的患牙需要弹性固定 4 ~ 8 周。固定后应注意检查咬合,可利用调𬌗或全牙列𬌗垫消除咬合创伤。

定期复诊拍摄 X 射线片检查断端愈合情况,并观察牙髓状态。复查时若发现牙髓坏死,应对冠侧根管进行治疗,保留血运供应良好的根尖侧断根内的牙髓,有利于断根的愈合。

当整个牙根内发生牙髓坏死时,常由于根折断端错位,无法进行完善根管治疗,造成感染不能控制,这是治疗失败的主要原因。

3. 根尖 1/3 根折　一般来说,根尖 1/3 折断的牙齿预后较好。如有明显松动并伴有咬合创伤时,应对患牙进行弹性固定 4 周;如临床上几乎不松动,又无明显咬合创伤,可以不用固定等处理,只须嘱患儿不要用受伤部位咀嚼。定期观察牙髓、牙周组织状态和断面愈合情况。如发现根尖出现病变或牙髓钙化时,可在进行根管治疗后行根尖切除术和根尖倒充填术。

根尖 1/3 折断的牙齿常见的转归是:临床检查无松动和叩痛,牙髓活力基本正常,X 射线片上根尖断端被吸收,牙根尖重新改建,改建后的根尖较圆钝,但牙周间隙均匀。

四、牙齿脱位性损伤

(一)牙齿震荡和亚脱位

1. 临床表现　牙齿震荡时患者自觉牙齿酸痛,上下牙咬合时有不适感,临床检查时牙齿无异常松动或移位,只有叩痛或不适。X 射线片显示根尖周无异常。

亚脱位时患者自觉牙齿松动,上下牙咬合时可有痛感,临床检查时牙齿有明显松动,但没有牙齿位置改变;可有叩痛,龈沟渗血。X 射线片显示根尖周无异常或牙周间隙稍增宽。

有时,牙齿震荡和亚脱位可造成牙髓充血或内出血,牙冠会出现轻重不等的粉红色改变。牙冠粉红色变可在外伤即刻出现,也可能经过几天以后才出现变色。牙髓充血或出血可造成临床上出现遇冷、热时酸痛或疼痛,通常遇冷敏感在临床较多见。

牙齿震荡和亚脱位还可造成牙髓暂时感觉丧失—牙髓休克,牙髓对电感觉测验和温度测验无反应,这种暂时的感觉消失经过一段时间以后常可恢复正常。一般来说,牙髓感觉能否恢复正常与牙髓能否保持生活状态有关。但值得注意的是,有时正常的年轻恒牙也可能出现对测试无反应的情况。对外伤牙的感觉测试可能获得不确切的结果,因此,牙髓感觉测验只能作为参考和复查时的前后比较。治疗方案不能以牙髓有无感觉为绝对指征,单纯的"牙髓无感觉"也不是进行牙髓摘除术的指征。外伤牙的牙髓状态应根据临床系统检查综合判断。如果患儿年龄小不易合作,或外伤严重有软组织损伤或骨折等,没有必要进行牙髓感觉测试。

2. 病理学所见和愈合机制　这一类损伤主要是根尖区血管有不同程度的充血或水

肿，重症者牙周或根尖区血管破裂出血。静脉由于管壁薄，容易破裂。如果血管破裂，有轻度出血，则可能引起不同程度的炎症过程。若损伤不严重，经过一定时间，损伤可能恢复正常。根尖区血管如有断裂可致牙髓坏死，如有感染可引起急性牙髓炎或牙髓坏死，也可能引起外伤性根尖周炎。年轻恒牙由于牙周间隙较宽，牙周膜纤维较疏松，纤维束相对较少，血运丰富，牙槽窝骨板较薄及骨质疏松，如损伤不严重，则牙周组织较易恢复。

牙冠变色是牙髓-牙本质复合体的变化透过牙釉质而呈现的外在表现，常提示牙髓可能出现各种病理改变。牙齿震荡和亚脱位可以造成牙髓出血，由于血液充盈或红细胞分解出血红蛋白，透过牙本质及釉质牙冠显出粉红色，这种情况可持续数日，也可持续数周或更长时间。由于血红蛋白分解产物不能由小管内移出，牙冠变色不易消退。血红蛋白渗入牙本质小管，日久牙齿可出现深浅不等的黄色或棕黄色。年轻恒牙由于血运丰富，牙髓轻度出血后恢复正常的可能性较大，严重牙髓出血也可密切观察，确诊发生牙髓炎时，再进行牙髓治疗。因此，牙髓出血并不是牙髓治疗的绝对指征。

由于牙齿震荡和亚脱位影响牙髓组织的血液循环，可能使牙髓组织发生变性。牙髓中纤维组织成分增多，牙髓细胞成分减少，甚至整个牙髓组织被纤维组织替代，导致牙髓纤维性变。牙髓组织中也可出现钙化团块，即牙髓钙变。牙髓钙变的程度不一，钙变可发生在根髓，也可发生在冠髓或全部牙髓。在髓腔完全钙化前，钙变的牙髓可仍是活髓，但感觉测验反应不一，有时会反应迟钝，有时也可能完全没有反应，这种现象可能与钙变程度和范围有关系。一般来说，牙髓钙变只能从 X 射线片中发现，但有时临床检查牙冠会出现深浅不等的变色，多呈淡黄色。牙髓钙变要经过较长时期，有时可能要经过数年。

3. 诊治原则　牙齿震荡和亚脱位预后良好，在没有咬合创伤时，可不进行特殊处理，但要嘱患者患牙免咬硬物 2 周左右，并定期复查，临床观察牙髓组织转归。当存在明显咬合创伤（特别是正中𬌗咬合创伤）时，应使用全牙列𬌗垫或少量调𬌗的方法消除创伤。

牙齿震荡和牙齿亚脱位后可出现牙髓坏死或牙髓钙化，牙髓坏死的发生率为 2% ~ 6%，牙髓钙化的发生率为 5% ~20%，这种变化常发生在外伤后 3 ~6 个月，故外伤后观察期应在 6 个月以上。在 X 射线片上观察牙周间隙变化和髓腔宽度及密度变化对判断牙髓状态可起到辅助作用。

（二）半脱出、侧方移位和挫入

1. 临床表现　半脱出时牙齿部分脱出牙槽窝，明显伸长；侧方移位时牙齿发生唇舌向或近远中向移位。上述两种脱出性损伤都常伴牙齿的明显松动和叩痛，由于存在牙周膜撕裂，有时还伴有龈沟溢血或牙龈淤血。挫入时患牙比相邻牙短，常不松动，可有叩痛，牙龈可有淤血样改变。

半脱出、侧方移位和挫入的共同特点是牙齿在牙槽窝内发生了明显位置变化，属于移位性损伤，在恒牙列上述 3 种移位性损伤均不难判断，但对于正在替牙的混合牙列儿童，有时会存在判断困难，如：外伤后只觉得牙齿稍有疼痛，但患儿和家长也不能说清该牙是萌出不全还是挫入，是侧方移位还是原本排列不齐。此时，X 射线片检查可帮助诊断。

一般来说，发生位置改变的牙齿，X 射线片上可观察到其牙周间隙不均匀。挫入时根尖区牙周间隙变小或消失；半脱出时根尖区牙周间隙增宽。侧方移位的牙齿可表现为近、远中两侧牙周间隙不对称，一侧减小，另一侧增宽。但当牙齿唇舌向移位时，普通的根尖片上可看不出变化，必要时需配合拍摄 CBCT 诊断。牙齿挫入或侧方移位时，由于牙齿在牙槽窝内部发生位置改变，常伴有牙槽窝骨折。

2. 病理所见和愈合机制　牙齿移位性损伤涉及牙周膜、根尖-牙髓血管、牙槽骨。半脱出、侧方移位和挫入可造成牙周膜断裂，牙周间隙内血管破裂出血；根尖-牙髓血管受到牵拉而变形，严重时断裂、出血，进而引起牙髓缺血性坏死。侧方移位或挫入时根部牙槽窝和侧方移位的受压侧牙槽窝可发生压缩性骨折，甚至骨板断裂。例如：在牙齿发生唇侧移位时，唇侧牙槽窝内壁不全性骨折，严重时骨板断裂；舌侧颈部牙周韧带受牵拉，严重时牙周膜断裂。

3. 治疗原则

（1）半脱出和侧方移位：半脱出和侧方移位的治疗原则是及时复位并固定牙齿，消除咬合创伤，严密观察牙髓状态的转归。对移位明显的牙齿要在局部麻醉下手法轻柔复位。复位时要注意顺序，首先应解除唇腭侧根尖锁结，然后向根方复位，避免对牙周膜和牙槽窝的二次损伤。复位后弹性固定 2～4 周，如果伴有牙槽突骨折，固定时间稍长。正中𬌗存在咬合创伤时应使用全牙列𬌗垫治疗。嘱患者维护好口腔卫生，可使用 0.1% 氯己定漱口液含漱 3 次/d。

（2）挫入：应视挫入的程度、患儿的年龄和牙齿发育的程度区别对待。

对于年轻恒牙，其根端扩张，血管神经愈合能力较强，为了避免对牙周膜和根尖-牙髓血管的再次损伤，不宜将牙拉出复位，应观察牙齿自行再萌出。一般可观察 2～3 周，挫入的牙齿应有再萌出的迹象。整个再萌出过程时间较长，一般为 6 个月，但存在很大变异，可 2～14 个月。对严重挫入的牙齿（如牙冠挫入 2/3 以上），观察 4 周左右仍没有再萌出迹象，牙齿生理动度降低，应及时采取正畸牵引的方法，用轻柔的力量拉出该牙，避免发生牙齿固连。嘱患者维护好口腔卫生，可使用 0.1% 氯己定漱口液含漱3 次/日。

对于牙根发育成熟的挫入牙齿，挫入较少时，可以观察其再萌出，如果没有再萌出迹象，应在发生牙齿固连前，采用正畸牵引的方法使该牙复位；对于挫入较多的牙（2/3 以上），可用拔牙钳即刻钳出挫入的牙齿，复位固定。

移位性损伤通常伴有根尖-牙髓血管的严重变形或断裂，牙髓组织预后较差。对于牙根尚处于开放状态的年轻恒牙，牙髓血管、神经愈合能力较强，有可能保持活髓。但牙根基本发育完成的牙齿，出现牙髓坏死的危险性明显增高，在复查中应密切观察牙髓状态的转归。对于移位严重的牙齿，复位固定治疗后，除可发生牙髓坏死外，还可能出现牙根外吸收或替代性吸收。X 射线片上出现根外吸收或替代性吸收时，可考虑摘除牙髓，用氢氧化钙类药物充填根管，治疗根吸收。需要指出的是，牙齿外伤后牙根外吸收和替代性吸收的发生和发展机制尚不清楚，治疗根外吸收和替代性吸收尚无很好的方法，目前国际上通用的氢氧化钙制剂的疗效存在不确定性，对早期轻症病例效果尚好，但个体差异大。

表 9-1　IADT 推荐挫入牙参考处理方法与牙根发育的关系

挫入程度		复位方法		
		观察再萌出	正畸牵引	外科复位
根未发育完成	<7 mm	√		
	>7 mm		√	√
根发育完成	<3 mm	√		
	3 ~7 mm		√	√
	>7 mm			√

4. 外伤固定

(1)弹性夹板固定:脱位性损伤的牙齿,常有牙周膜充血、撕裂、出血,在愈合过程中,患牙应保持一定的生理动度,否则易发生牙齿固连,所以,应采用弹性固定。常用的固定单位是 1 个外伤牙+两侧各 2 个正常邻牙构成的 5 牙固定单位。在临床实际中,根据外伤牙位和邻牙情况会有所变化,如果邻牙是刚刚萌出的年轻恒牙,或牙体较小的乳牙,需要增加支抗牙数,甚至利用磨牙固定。

弹性固定的材料有多种选择,可以是正畸托槽+弹性唇弓、预成钛链(或玻璃纤维束)+复合树脂构成的夹板。还可采用钢丝唇弓+树脂夹板固定,把 0.4 ~0.6 mm 的钢丝按照牙弓形态制成唇弓,再用全酸蚀技术+复合树脂将唇弓黏接到牙面上。制作时要求所弯制的唇弓与牙弓弧度相匹配,不对外伤牙施加额外的力量。黏接固定时,应适当离开牙龈,在牙面中 1/3,以减少对牙龈的刺激,如果牙龈撕裂严重,可考虑放置在牙齿切侧 1/3。黏接物表面应尽量光滑,便于牙齿清洁。

预成钛链(或玻璃纤维束)+复合树脂构成的夹板效果较好但价格较贵,且在急诊现场常不易获得,可使用简易的弹性固定树脂夹板替代。具体方法是采用直径为 0.25 mm 或 0.2 mm 正畸结扎丝对折 3 ~4 次扞成 1 股,再按照牙弓形态制成唇弓,代替预成钛链(或玻璃纤维束),联合应用光固化复合树脂构成的弹性固定夹板。

(2)全牙列殆垫:牙外伤时的咬合创伤,一部分是由于牙齿发生位置改变所致,但还有相当一部分是由于儿童自身咬合状态造成,如错殆畸形,发育中出现的暂时性深覆殆等。这种情况不能通过调殆解决,况且,新萌出的年轻恒牙不适合调磨,全牙列殆垫是最佳治疗方法。全牙列殆垫的主要功能是消除咬合创伤,同时,对外伤牙也有一定程度的固定作用。

儿童牙外伤治疗中常用的全牙列殆垫材料是 1.8 ~2.5 mm 厚的一面软(聚羧酸醋)、一面硬(聚丙烯酸酯)的夹层材料,在热压成形机下一次性制成。临床上制取印模时,对极度松动的牙齿,应先行固定后再取印模,避免在取下印模托盘时,由于负压吸引作用把松动的牙齿带出,造成医源性损伤。

全牙列殆垫在口腔中佩戴时间随损伤程度、类型和患者咬合情况不同存在较大差异。临床上应佩戴至外伤牙基本不松动,正中咬合时没有异常动度为止。

五、全脱出

全脱出会造成牙周膜韧带撕裂，牙髓组织丧失血供，对牙骨质和牙槽窝造成损伤，是一种最严重的牙齿损伤。恒牙全脱出常见于单个年轻恒牙，发病率为0.5% ~3.0%，上颌切牙最好发。这主要由于年轻恒牙牙根尚未发育完成，而且牙周膜具有弹性，水平方向撞击常导致牙齿完全脱出。全脱出的治疗方法是牙齿再植术。

（一）牙齿再植术

即刻再植是全脱出牙齿的最佳治疗方法。在事发现场，应迅速捡起脱落的牙齿，拿着牙冠部，用自来水简单冲掉污染物，将牙齿放入牙槽窝，嘱患者小心地合上嘴，尽快到医院就诊。临床上接诊带着脱出牙齿来就医的患者时，在询问病史的过程中应迅速把离体牙转移到合适的保存递质中，之后，再按常规进行临床检查。

1. 临床检查

（1）病史的采集：除常规采集牙齿外伤病史外，应着重询问牙齿外伤的时间、离体牙保存的情况、是否曾触及牙齿根面等。

（2）临床检查：除常规牙齿外伤临床检查外，应着重检查牙槽窝的完整性，有无牙槽窝骨壁骨折和骨壁缺损。此外，还应检查离体牙情况，包括离体牙保存状态、是否完整、污染程度、牙根发育程度等。

2. 离体牙处理　用手或上前牙钳夹住牙冠，用生理盐水冲洗牙根表面的污染物，如果污物附着在根面上不易冲洗掉，可用小棉球蘸生理盐水小心轻柔地把污物擦掉，但注意不要损伤牙周膜。把清洗干净的牙齿放在生理盐水［最好是 Hanks 平衡盐溶液（HBSS）］中待用。

3. 再植步骤

（1）局部麻醉下，用镊子小心清理牙槽窝内的血凝块，但不要搔刮牙槽窝，以免损伤牙槽窝内残存的牙周膜，并用生理盐水冲洗牙槽窝。如果存在牙槽窝骨折并移位，可轻柔手法复位。

（2）手持离体牙冠部，用最小的力把患牙放回牙槽窝，主要防止对牙髓和牙周膜造成进一步损伤。如果遇到阻力，应将牙齿放回生理盐水中，检查牙槽窝是否有骨折，牙槽窝骨折是最常见的造成再植困难的原因。对于发现的折断骨片通常可以用插入平头器械（如直牙挺）予以复位并修整牙槽窝形态，然后植入患牙。

（3）检查正中𬌗有无早接触，对于正中𬌗存在明显早接触者需使用全牙列𬌗垫。

（4）再植牙弹性固定不超过2周。急诊条件下，可用釉质黏接材料暂时固定。如外伤牙的邻牙还未萌出或松动，甚至脱落，也可在局部麻醉下用缝线从腭侧穿龈经过患牙切缘与唇侧牙龈缝合固定。转到门诊后再行其他方法固定。

（4）对严重牙龈撕裂者应采取缝合，并加牙周塞制剂保护牙龈，防止因口腔清洁不好导致的牙龈炎症。嘱患者维护好口腔卫生，可使用0.1%氯己定漱口液含漱3次/d。

4. 抗生素与破伤风抗毒素　再植后应常规全身使用抗生素。抗生素治疗可以减少感染，并且可以在一定程度上减少牙根吸收的发生。四环素是首选药物，由于存在可能引起四环素牙的风险，在12岁以下儿童避免使用。可选用阿莫西林、青霉素V(苯氧甲基青霉素)代替。使用时间为1周。

当牙齿被土壤等严重污染时，应注射破伤风抗毒素。

5. 再植牙的牙髓处理　再植牙应在牙髓坏死分解前行牙髓摘除术，一般来说，通常在拆除固定前进行牙髓摘除术。即使是牙根完全形成的再植牙，氢氧化钙制剂也是首选的根管充填材料，因为其对于预防牙根吸收有一定益处。IADT推荐使用氢氧化钙制剂于根管内放置4周，或给予含抗生素、激素类药物封药2周后，再换成常规根管充填材料。

牙根未发育完成的全脱出牙若能够迅速再植，其血管有再生的机会。一般来说，牙根宽度小于2 mm时，建议实施根尖诱导形成术，对更加“年轻”的恒牙可试保留牙髓，密切观察牙髓的活力。

6. 定期复查　对再植牙应进行长期观察，通过拍X射线牙片和临床检查，观察牙齿预后，一般第1个月内应1～2周复查1次，半年内应3个月复查，半年后应每3～6个月根据情况进行复查。

(二)再植牙的愈合方式

再植牙愈合和修复是一个复杂的过程，预后包括牙髓组织预后和牙周组织预后两方面。由于多数再植牙都不能成功保留活髓，谈到再植牙预后时更多的是考虑牙周组织预后。再植后牙周组织愈合方式分为：牙周膜愈合、表面吸收愈合、牙齿固连或称替代性吸收、炎性吸收。

1. 牙周膜愈合　牙周膜愈合是指在再植牙的牙骨质和牙槽骨间的牙周间隙内可见新生的结合上皮，结合上皮可在釉牙骨质界再附着。牙周膜愈合常发生在即刻再植之后，是最理想的愈合方式。但只有极少数的再植牙以牙周膜愈合的方式存留，因为再植后牙根和牙周膜都有损伤，多少都会有根吸收。

2. 表面吸收愈合　表面吸收是一种常见的较为成功的愈合方式，常发生在牙齿再植后3个月左右。牙根表面吸收的最大特点是这种吸收具有自限性和可修复性。牙根表面吸收的再植牙临床检查基本正常，有时会有叩诊不适感。

3. 牙齿固连或称替代性吸收　牙齿同连或称替代性吸收发生在牙根表面缺乏活的牙周膜覆盖的再植牙。病理上，牙齿同连代表牙根表面与牙槽骨融合，没有正常牙周间隙。这种替代性吸收分为暂时性替代性吸收和进行性替代性吸收。进行性替代性吸收没有自限性，直至把牙根完全吸收。从最终结果来看，进行性替代性吸收意味着治疗失败，只是此过程可持续数月到数年不等，对于替牙期儿童，如果能够维持再植牙在口腔中存留到成年，会免去牙齿早失带来的间隙管理问题。

牙齿同连临床表现为牙齿丧失正常生理动度，叩诊表现为高调音。牙根大面积固连时，牙齿会明显“缩短”，颈缘线向根尖方向移动，好像牙齿“缩到牙槽骨内”。牙齿固连可造成局部牙槽骨发育障碍，IADT建议在牙齿“缩短”1 mm以上时，应考虑“截冠术”，去牙冠即可解除对颌骨发育的影响。当替代性牙根吸收达到牙颈部时，一旦破坏到釉牙骨质界，由于细菌的侵入，牙齿可迅速从无生理动度到极度松动、脱落。

牙齿固连的临床表现常早于影像学表现。X射线片上表现为牙周间隙丧失，根吸收所产生的间隙被牙槽骨所替代。

4. 炎性吸收 延迟再植、不当的离体牙保存和不当的再植处理(如没有及时摘除坏死的牙髓等)常导致再植后牙根发生炎性吸收。炎性吸收程度严重的牙齿可在较短时间内脱落(数月),导致治疗失败。临床可表现为牙齿松动、叩痛,牙龈充血、红肿,甚至引发急性炎症。X射线片上可见牙根表面不规则的虫蚀样凹陷,周围牙槽骨存在低密度骨质破坏影像。

(三)影响再植术成功的因素

牙齿再植术成功的关键是尽可能保持离体牙牙周膜活性,故再植时间和离体牙保存是影响再植术的主要因素。

1. 再植时间 再植时间指牙齿离开牙槽窝到植入牙槽窝的时间。迅速再植是发生牙周膜愈合的最重要因素,牙齿脱出牙槽窝时间越短,成功率越高,15～30 min再植成功率较高。迅速再植是指5 min内再植,如果再植延迟8 min以上,发生牙周膜愈合的可能性会降低50%,30 min以上的延迟再植发生牙周膜愈合的机会更低。

2. 离体牙的保存 离体保存方式与再植牙牙周预后相关。目前最理想的保存递质是Hanks平衡盐溶液(HBSS)和ViaSpan溶液,但通常难以在事故地点获得。也可以用生理盐水、牛奶(最好是4 ℃左右)、蛋清及唾液来替代。在干燥环境或自来水中保存离体牙都会造成牙周膜细胞坏死,增加牙根吸收发生的机会。Andreasen研究发现离体牙保存在自来水中超过20 min,会导致再植牙牙根吸收。Kinirons研究指出干燥保存时间超过5 min,发生根吸收的危险性就会大大增加。并且每延长10 min,发生牙根吸收的危险就增加29%,如果干燥保存时间超过60 min,牙周膜细胞几乎不可能存活。IADT建议对非生理递质中保存超过60 min的牙齿,实施再植术时要去除坏死的根周膜。

牙齿是否污染也是影响再植牙成功的因素,有研究指出牙齿污染的程度与牙根吸收有关。牙根没有受到污染时,牙周膜愈合的发生率显著增高。

3. 正确的再植术操作 正确的再植术操作也是影响再植术成功的重要因素。再植术中固定方式和牙髓处理也可影响愈合方式。再植牙的固定方式应该允许牙齿有正常生理动度,即弹性固定。1ADT建议的固定时间是短于2周,这样可以减少发生替代性吸收的可能性。

对于牙根发育接近完成,或已经发育完成的牙齿,再植后出现牙髓再血管化的概率几乎为零,建议在7～14 d内进行根管治疗,用氢氧化钙类强碱性药物充填根管4周以上,可预防或减缓牙根吸收。

4. 患者的年龄和牙根发育程度 Andreasen研究发现,覆盖在年轻恒牙根表面的牙周膜细胞层数多,相对能够更好地保护内层牙周膜细胞,迅速再植后牙周膜愈合的可能性大;随着年龄增长和牙齿发育成熟,覆盖在牙根面的牙周膜逐渐变薄,牙周膜细胞层数变少,在干燥状态下,牙周膜细胞很快干燥坏死,再植后发生牙周膜愈合的机会变小。

研究发现年轻恒牙比发育成熟的恒牙虽然出现血管再生的机会更大,但其替代性吸收的发生率更高。在干燥保存时间超过1 h的情况下,青少年再植牙发生替代性吸收的比例以及吸收的速度要显著高于成人。

(四)延迟再植

延迟再植的概念与迅速再植相对应,目前为止还没有明确时间定义。IADT 牙外伤操作指南中把在非生理递质中保存超过 60 min 的情况单独列出,可被理解为延迟再植。延迟再植中牙髓组织和牙周膜细胞坏死是不可避免的。坏死的牙髓组织可以通过摘除牙髓来解决,而牙周组织坏死导致的牙根吸收是再植失败的主要原因。延迟再植前处理根面是提高延迟再植牙齿存活率的有效手段。

1. 延迟再植前根面处理和处理剂　清除牙根表面坏死的牙周膜是根面处理的第一步。去除坏死牙周膜的方法分为机械法刮除和化学法去除。目前 IATD 建议使用的方法是纱布磨除。化学方法为 5.25% ~6.00% 次氯酸钠溶液浸泡 5 min 左右,然后用大量生理盐水冲洗。

此外,也有研究表明使用一些药物,如氟化物、抗生素(如四环素)、维生素 C、皮质类固醇和阿伦膦酸钠等,对延迟再植牙齿根面进行处理后可在一定程度上抑制牙根吸收,促进牙周膜愈合。抗生素可降低再植后牙根表面以及牙槽窝内的细菌数量,预防炎性根吸收;还可直接抑制破骨细胞和胶原酶的吸收作用。四环素类药物(四环素和庆大霉素)作为局部牙根表面处理剂时常与氟化亚锡联合使用,单独使用常作为再植后的全身系统用药。

IADT 推荐延迟再植前应把牙齿浸泡在 2% 氟化钠溶液中 20 min,配合口服四环素 1 周。由于存在可能引起四环素牙的风险,在 12 岁以下儿童避免全身使用,可以用阿莫西林、苯氧甲基青霉素代替。

2. 延迟再植的牙髓处理　延迟再植术中摘除牙髓,用氢氧化钙类强碱性药物充填根管,或可减缓牙根吸收。

3. 年轻恒牙延迟再植的意义　虽然目前有关延迟再植的研究很多,但其远期效果仍不理想,延迟再植还只是一种姑息保留牙齿的方法,不能达到终身保留患牙的目的。即使如此,延迟再植对生长发育期的少年儿童还是有很大的临床意义,特别是替牙期儿童,恒前牙早失后,必然会影响局部牙槽骨的生长,不利于成人后的修复;可摘式功能间隙保持器虽可保持间隙,但戴用不舒适,且随儿童的生长发育需定期更换;另外,新萌出的恒牙突然丢失,对儿童和家长都是很大的心理打击,因此临床上在可能的情况下应尽量保留牙齿。如果延迟再植的牙齿能够保持较长时间,并与成年牙齿种植相衔接,是较为理想的结果。

六、儿童恒牙外伤预后评估

牙外伤包括:牙体硬组织损伤、牙髓组织损伤和牙周组织损伤。牙髓组织损伤存在于牙齿折断、牙齿移位和牙齿全脱出,由此可见,其几乎存在于所有类型的牙外伤中。外伤后,牙髓组织的转归可分为:牙髓存活、髓腔钙化、牙髓坏死。直接的牙髓暴露都会引起医生的重视,但在牙齿折断未露髓和牙齿移位时,牙髓组织损伤的风险会被忽略。

临床上牙齿外伤中常常是牙髓组织损伤和牙周组织损伤共同存在,评价预后时,应综合考虑。

(一)牙齿外伤后牙髓组织损伤的风险性评估

牙齿外伤后,牙髓组织的转归与以下因素有关。

(1)外伤本身的冲击力对牙髓组织的损伤,包括因牙齿折断导致的直接牙髓暴露,因牙齿震荡和移位造成的根尖血管的扭曲、伸拉或断裂。损伤程度较轻时,牙髓充血、牙髓血流减少和减速也会导致牙髓组织的坏死。牙髓坏死通常出现在牙齿外伤后3~6个月左右。牙冠折断类损伤的牙髓预后要好于脱出性损伤,由于牙冠的折断过程吸收了大部分外力,从而对牙周组织及牙髓组织造成的创伤大大减小,牙髓预后较好,而对于未发生牙冠折断的损伤,所有力量都作用于牙齿,对牙髓预后不利。

(2)外伤后外界不良刺激对牙髓组织的损伤,如长时间的牙本质外露、咬合创伤等。

(3)外伤牙的自身情况,如牙齿发育程度、个体差异等。

研究表明,外伤后牙髓组织预后与患者牙根发育情况、外伤类型、就诊时间、是否经过急诊处理等因素可能相关。其中,外伤时牙根发育情况和外伤类型与牙髓组织预后有显著相关性,牙根发育成熟的牙发生牙髓坏死的风险是牙根发育未成熟牙的2~5倍。文献报道,简单冠折牙髓坏死的发生率为6%~8%;牙齿震荡的牙髓坏死的发生率为2%~3%,髓腔钙化的发生率为5%,牙根吸收的发生率为5%;亚脱位的牙齿牙髓坏死的发生率为6%,髓腔钙化的发生率为10%~26%,牙根吸收的发生率为2%~4%。在牙震荡和亚脱位中,出现牙髓坏死的常为根尖孔闭合的牙齿。北京大学口腔医院的研究显示,脱位性损伤的牙髓坏死发生率为15.8%。牙髓坏死发生率最高的外伤类型为挫入(56.3%),其次为侧方移位(40.0%),牙齿震荡最低(5.4%)。牙根发育情况和是否发生移位与牙髓组织预后具有显著相关性,牙根发育成熟的牙齿发生牙髓坏死的可能性是牙根未发育成熟牙齿的5.1倍,存在移位的牙齿牙髓坏死率是没有移位外伤牙的5.7倍。

(二)牙齿外伤后牙周组织损伤的风险性评估

牙周组织损伤也是一种普遍存在于牙齿外伤中的损伤,其程度可从最轻的牙周膜仅受到牵拉,到严重的牙周膜撕裂,甚至完成断开(如全脱出),其预后与损伤程度高度相关,另外也与外伤后的治疗和牙齿发育程度、组织修复能力有关。

在牙周膜仅受到牵拉时(如牙齿震荡、亚脱位),如果外伤后没有严重的咬合创伤,一般预后良好,应为牙周膜愈合。在牙齿发生移位性损伤,移位不严重时,牙周膜可部分撕裂,愈合时牙根可出现表面吸收;严重的牙齿移位,特别是牙齿挫入,会引起牙根替代性吸收。Lee等曾报告半脱出牙根吸收发生率为5.5%,Andreasen研究指出侧方移位牙根吸收发生率为27%,挫入牙齿进行性牙根吸收发生率为52%。

牙外伤还可能导致创伤性根尖囊肿,易发生在年轻恒牙。这种情形常在陈旧性外伤病例中发现。一般认为创伤性囊肿不是真正的囊肿,也有学者称之为"出血性囊肿",因其骨腔内没有上皮衬里。另一种解释认为由于创伤造成根尖区骨内出血,待血块被吸收以后,骨小梁不能恢复而骨内留有空腔。创伤性囊肿由于没有上皮衬里,腔内可能残留分解的血液,也可能有疏松结缔组织。如果没有感染,经过较长时间也有可能逐渐被新生骨质填满,恢复正常。也有人认为创伤性囊肿不是囊肿而属于根尖周病,是一种损伤过程,时间较长时病变可以转化。如果囊肿有感染或病变有发展,则应及时进行根管治疗或治疗后进行根尖手术。

（荆　祥）

第二节　乳牙外伤

乳牙列期牙槽骨较疏松，乳牙外伤多造成牙齿移位或脱出，牙根或牙冠折断的相对较少。发育早期恒牙牙胚位于乳牙的腭侧，可能接近乳牙根尖部，也可能与乳牙根尖有一定的距离，严重的乳牙外伤可能影响或损伤继承恒牙牙胚。这种损伤往往在受伤以后较长的时期产生。

一、乳牙外伤的诊治原则

乳牙外伤总的治疗原则是：将外伤对继承恒牙生长发育的影响降到最低。

乳牙外伤发生在低龄儿童，其损伤和预后与患儿年龄密切相关，在处理乳牙外伤时，应考虑以下因素。

1. 乳牙根与继承恒牙胚间关系的密切程度　不同的外伤类型，乳牙根的移位方向不同，对恒牙的影响不同，但在考虑乳牙外伤对恒牙影响时不仅应考虑乳牙外伤本身对继承恒牙胚的影响，在选择不同治疗手段时，也要考虑治疗干预对恒牙胚的影响，应选择对恒牙胚影响最小的治疗手段。在急诊处理中，尽量控制一次拔牙的数量，因为一次拔除多个乳牙可能造成唇侧牙槽骨缺失，影响颌骨丰满度。在复查中如果发现牙髓或根尖周组织感染的迹象，应及时处理，避免对恒牙胚造成不良影响。乳牙牙髓坏死的危险性和恒牙萌出障碍发生的可能性都与外伤的类型有关。

2. 距替牙的时间　在处理乳牙外伤时，应考虑该牙距替换的时间，对接近替换（如距替牙 1 ~2 年）的牙齿，可采取拔除的方法。对距替换时间较长的患牙，在不影响继承恒牙胚发育且患儿和家长能够配合治疗的情况下，可尽量采取保留牙齿的治疗方法。

3. 患儿的配合程度　乳牙外伤常发生在年龄很小的孩子，如蹒跚学步的孩子。此时由于患儿年龄小，不能很好地控制他们的行为，必要时应在镇静下治疗。

二、牙齿折断

（一）乳牙简单冠折

对于简单冠折的乳牙，如果存在划伤舌头等软组织的尖锐边缘，可采取调磨的方法。对患儿家长有美观要求或大面积牙本质外露近髓，可采取光同化复合树脂修复的方法。一般在治疗后 3 个月、6 个月复查，如果发现牙髓感染的症状，应及时行牙髓摘除术。

（二）乳牙复杂冠折

对露髓时间短（24h 以内）的牙齿，可采取部分冠髓切断术或冠髓切断术；如果牙冠缺损大，不易修复或露髓时间长，可采取牙髓摘除术或牙齿拔除。

(三)乳牙冠根折

多数情况下乳牙冠根折的牙齿需要拔除。

(四)乳牙根折

乳牙根折常发生在根中或根尖1/3。

1. 根尖1/3折断　牙齿一般只有轻微松动,可嘱家长,让患儿避免使用患牙咬合2~3周,不进行其他处理,根尖部断端常被生理性吸收。一般在外伤后3个月、6个月复查,如果发现牙髓感染的症状,应及时行牙髓摘除术或拔除。

2. 根中部折断　如果冠方牙齿极度松动,应拔除冠部断端,避免极度松动的牙齿脱落而被患儿误吸。根部断片可被生理性吸收。如果患儿配合良好,冠部断端没有严重移位,可考虑复位+钢丝树脂固定4周左右,但这种治疗的效果不肯定,通常拆除固定后乳牙仍松动,根部断端仍被吸收,造成乳牙早失。

3. 近冠1/3折断　拔除患牙。

三、脱位性损伤和全脱出

(一)乳牙牙齿震荡和亚脱位

乳牙牙齿震荡和亚脱位常不进行临床治疗,嘱患儿免咬坚硬物2周。同时,注意维护口腔健康,避免牙龈炎症。一般在外伤4周、3个月、6个月复查,如果发现牙髓感染的症状,应及时行牙髓摘除术。

(二)乳牙侧方移位和半脱出

是否保留侧方移位和半脱出的乳牙取决于该牙移位的程度和松动度。如果牙齿极度松动,移位严重,应考虑拔除;如果没有及时就诊,由于牙槽窝内血凝块已经开始机化而不能复位,应考虑拔除。对于就诊及时、牙齿移位不严重、可顺利复位的牙齿,可考虑复位后钢丝+复合树脂固定10~14 d,治疗后观察牙髓转归,一般在治疗后4周、3个月、6个月复查,如果发现牙髓感染的症状,应及时行牙髓摘除术。

(三)乳牙挫入

是否保留挫入乳牙取决于挫入程度和牙根与恒牙胚的关系。如果乳牙挫入1/2以内,X射线片检查没有伤及恒牙胚者可不处理,观察其自动再萌出,并观察其牙髓转归。在外伤后4周、3个月、6个月复查,如果发现牙髓感染的症状,应及时行牙髓摘除术。

如果乳牙严重挫入,特别是乳牙冠向唇侧移位,根向腭侧移位时,X射线片检查发现乳牙牙根与恒牙胚大量重叠,应及时拔除乳牙。由于恒牙胚多在乳牙根的腭侧,此时挫入的乳牙根可能会损伤、压迫恒牙胚,甚至使牙胚移位。严重时即使拔除乳牙,也可能发生继承恒牙釉质发育不全,甚至牙齿畸形、埋伏阻生。一般在外伤后4周、6个月、1~2年复查,观察继承恒牙胚的发育情况。

有时由于家长不在现场,或由于惊慌不能提供准确信息,临床上需要鉴别乳牙全挫入和全脱出。必要时应拍摄X射线片帮助诊断。

（四）乳牙全脱出

乳牙全脱出，一般不再植。受到严重打击造成乳牙全脱出时，可有牙槽窝骨折，严重的牙槽窝骨折也可能影响恒牙胚的发育，故应警惕恒牙萌出和发育障碍。对幼年时发生乳牙全脱出的患儿，应在5岁左右拍摄X射线片，检查继承恒牙胚发育情况，如发现萌出异常倾向，可考虑择期干预助萌；对牙齿发育不良者，可考虑在牙齿萌出后及时进行再矿化和修复治疗，避免继发龋病和严重磨耗对牙齿的进一步伤害。

（荆　祥）

第十章　牙体牙髓疾病

第一节　牙髓病

一、可复性牙髓炎

（一）概述

可复性牙髓炎是指牙髓组织以血管扩张、充血为主要病理变化的初期炎症。当龋病等致病因素去除后，患牙的牙髓状态可恢复正常。

（二）诊断要点

1. 临床表现

（1）患牙常可见接近髓腔的牙体硬组织疾病，包括深龋、深楔状缺损、重度磨耗等；可探及患牙有深牙周袋；患牙存在咬合创伤；可见患牙冠部存在隐裂纹或修复体缺损。

（2）患牙无自发痛，但对温度测试特别是冷诊测试敏感，表现为一过性疼痛，当刺激因素去除后，疼痛症状仅持续数秒即消失。

（3）叩诊反应同正常对照牙；牙髓电测试反应值与正常牙相似或稍高。

2. 影像学检查　根尖X射线片常可见牙冠部低密度影像近髓腔，根尖周组织未见明显异常。

（三）鉴别诊断要点

1. 深龋　患牙亦无自发痛，仅当刺激物进入龋洞时才可引起疼痛症状。

2. 牙本质过敏症　患牙主要对探、触等机械刺激和酸甜化学刺激比冷热温度刺激更敏感。

3. 不可复性牙髓炎　有自发痛史，患牙疼痛反应重，刺激消失后，疼痛反应持续较长时间；有时可有轻微叩痛。

（四）治疗原则

1. 首先查明病因，去除刺激，针对病因治疗　①由深龋引起的可复性牙髓炎，应首先去净患牙腐质，安抚治疗。②由隐裂引起的可复性牙髓炎，首先降低咬合，磨除裂纹，安抚治疗，必要时暂停修复观察。③由新近充填体微渗漏引起的可复性牙髓炎应先去除原充填物，然后行安抚治疗。④对于深楔状缺损，行安抚治疗，同时应纠正患者的不良刷牙方式。⑤对于重度磨耗，应建议患者就诊颞下颌关节科行全面检查，必要时暂冠修复观察。⑥对于存在咬合创伤者，应首先检查患者的咬合情况，磨除咬合高点，嘱患牙暂时休息，勿咬硬物。⑦对于正畸加力过大者，嘱患牙暂时休息，勿咬硬物，同时应建议患者就诊正畸科调整加力大小。⑧因深牙周袋引起者，应建议患者就诊牙周科行刮治术。⑨因近期行刮治术或牙漂白术引起者，应建议患者近期内尽量避免刺激患牙牙髓。

2. 观察复诊，行相应治疗　①经安抚治疗的患牙，观察 2 周后，若出现自发痛或刺激痛加重，则患牙需行根管治疗。对于牙根未发育完全者，可考虑活髓切断术或根尖诱导成形术。②若症状好转或未出现自发痛，则对患牙直接行树脂充填术。

（五）临床路径

1. 询问病史　重点询问患者患牙是否存在自发痛、夜间痛等病史，对冷热温度刺激和酸甜刺激哪种更敏感。

2. 口腔检查　患牙是否存在明显牙体硬组织缺损、深牙周袋、牙体裂纹、咬合创伤等情况，对冷刺激、探诊敏感程度。

3. 辅助检查　根尖 X 射线片检查利于发现邻面等隐蔽部位的龋损，可观察牙体硬组织缺损到髓腔的距离及根尖周有无病损情况。

4. 处理　根据病因针对性处理，先去除病因，然后安抚治疗，观察，最后根据患者主、客观症状决定治疗措施，包括直接树脂充填或根管治疗。

5. 预防　做好口腔综合预防措施，去除不良习惯，定期严密口腔检查，及时治疗龋损。

二、急性牙髓炎

（一）概述

急性牙髓炎是因牙髓受到急性创伤或强烈化学刺激而出现的，或由慢性牙髓炎急性发作而来的剧烈疼痛的牙髓疾病。常见病因为深龋。

（二）诊断要点

1. 临床表现

（1）患牙可查及接近髓腔的深龋或其他牙体硬组织疾患，也可见牙冠有充填体存在，或患牙有深牙周袋。探诊患牙常可引起剧烈疼痛。有时可探及微小穿孔，可见有少许脓血自穿髓孔流出。

（2）急性牙髓炎浆液期：是急性牙髓炎早期病变，临床表现为自发性疼痛，夜间痛明显，温度刺激尤其是冷刺激或酸、甜食物掉入龋洞中，都会引起或加重疼痛。在刺激去除后，疼痛并不消失。疼痛发作时间短，间歇时间长；多无叩痛。但疼痛可反射到对颌牙或邻牙，后牙的疼痛还可反射到耳部、颞部，疼痛常不能定位。

（3）急性牙髓炎化脓期：是急性牙髓炎晚期病变，临床表现疼痛较浆液期重，有自发性、搏动性跳痛，夜间痛加剧明显。此时疼痛发作时间长，间歇时间短。疼痛程度逐渐加重。热刺激疼痛加剧，冷刺激反可使疼痛缓解。病变波及根尖段牙髓时，可出现反应性轻叩痛和咀嚼不适。

（4）患牙牙髓电测试早期为阳性反应，测量值较正常对照牙测量值显著升高；晚期若牙髓已发生坏死,电活力测试迟钝,但牙髓液化性坏死时,也可出现假阳性。

(5)对患牙进行激光多普勒测试显示牙髓发生炎症时血流灌注量较正常牙显著降低;组织血氧仪检查显示血氧饱和度较正常牙显著降低。

2.影像学检查　根尖X射线片显示,患牙牙体常见近髓的低密度影像,或较严重的牙周牙槽骨吸收破坏影像,可伴有根尖周牙周膜间隙增宽影像。

(三)鉴别诊断要点

1.三叉神经痛　三叉神经痛表现为突然发作的电击样或针刺样剧痛,持续数秒到几十分钟,有"扳机点",无明显夜间痛,温度刺激也不会诱发或缓解疼痛。疼痛区域通常不能查及病源牙,牙髓测试等与正常牙无异。

2.龈乳头炎　疼痛性质为持续性胀痛,不会出现激发痛。患者对疼痛多可定位。检查时可见龈乳头充血、水肿等现象,触痛明显,但牙髓活力与正常牙无异。

3.上颌窦炎　通常为持续性胀痛,除了感觉牙痛以外,还可能出现头痛、鼻塞、脓涕等上呼吸道感染症状,以及在跑、跳、蹲等体位突然改变时,牙痛症状加重等表现。叩诊时患侧的上颌前磨牙及磨牙可出现2~3颗牙均有疼痛,按压上颌窦前壁也可出现疼痛反应。疼痛区域通常无病源牙。

(四)治疗原则

1.应急处理　局部麻醉下开髓引流,缓解疼痛,对不能保留的患牙可在局部麻醉下直接拔除。

2.复诊,行相应治疗　通常对患牙采取根管治疗术达到保牙的目的。对根尖发育不成熟的患牙,可尝试牙髓血运重建术、根尖诱导成形术、根尖屏障术。

(五)临床路径

1.询问病史　重点在疼痛病史的询问,有无自发痛、冷热刺激痛、夜间痛、放射痛、疼痛不定位等疼痛特点。

2.口腔检查　检查是否有近髓的深龋、充填物、牙隐裂等牙体疾患。牙髓温度测试、牙髓电测试、选择性麻醉、试验性备洞等检查有助于定位患牙以及判断患牙的牙髓状态。

3.辅助检查　根尖X射线片检查有助于发现隐匿龋、牙周病损等病变。

4.处理　急症处理时,可在局部麻醉下开髓引流。若条件允许,可在开髓后拔除牙髓。开髓后可配合服用止痛药物。根据牙根发育的情况及根管的病变情况,选择不同的治疗方案。牙根未发育完成可尝试根尖诱导形成术、牙髓血运重建术等。若牙根已发育完成,可行根管治疗。对于无法完善牙髓治疗的患牙可外科拔除。

5.预防　应做好口腔综合预防措施,对发生龋坏的患牙要及时治疗。

三、慢性牙髓炎

(一)概述

慢性牙髓炎是指较长时期出现的牙髓组织慢性炎症,为临床中最常见的一类牙髓炎。病因主要有引起牙髓病变的牙体或牙周病损。

（二）诊断要点

1. 临床表现

（1）慢性闭锁性牙髓炎

1）无明显自发痛或有偶发的钝痛，但由急性牙髓炎转化而来的患者可诉有过剧烈自发痛病史，也有因忽略自发性隐痛而否认既往症状者，几乎所有的患者都有长期的冷、热刺激痛病史。

2）多可查及深龋洞，冠部充填体或其他近髓的牙体硬组织疾患。洞内探诊时患牙感觉较迟钝，去净腐质后未见穿髓孔。

3）患牙对温度测试多为热刺激引发的延迟痛，或表现为迟钝。常有轻度叩痛或叩诊不适。

（2）慢性溃疡性牙髓炎

1）多无明显自发痛，但患者常诉当食物嵌入患牙龋洞内即出现剧烈疼痛，有时可追问出自发痛史。另一典型症状是冷热刺激激惹患牙时，会产生剧痛。

2）多可探及深龋洞或其他近髓的牙体病损，患者由于怕痛而长期弃用患牙，以致患牙龋洞内大量食物残渣嵌入，软垢、牙石堆积。去除腐质后，可见有穿髓孔，用尖锐探针探查穿髓孔时，浅探不痛，深探剧痛，且见有大量暗色血液渗出。

3）温度测试较为敏感，可有延迟反应。

4）一般没有叩痛，或仅有极轻微的叩诊不适。

（3）慢性增生性牙髓炎

1）多发生于年轻患者，牙髓已暴露，经受轻度而持久的刺激，引起增生反应，牙髓向髓腔外增殖，形成“蘑菇状”的牙髓息肉。一般无自发痛，有时患者诉说进食时患牙疼痛或出血，因此长期不敢用患侧咀嚼食物。

2）患牙可见大而深的龋洞或穿髓孔中有红色的牙髓息肉，可充满整个龋洞抵达咬合面，常见患牙及邻牙牙石堆积。探之无痛但极易出血。

3）温度测试较为迟钝，一般没有叩痛，或仅有极轻微的叩诊不适。

2. 影像学检查　根尖X射线片显示，牙体组织较大范围低密度影像，近髓腔甚至与髓腔穿通，偶有根尖牙周膜影像模糊、间隙增宽的情况。

3. 病理学检查

（1）慢性闭锁性牙髓炎：牙髓中有淋巴细胞和浆细胞浸润，成纤维细胞及新生的毛细血管增殖，有时病变部分的牙髓可被结缔组织包绕。

（2）慢性溃疡性牙髓炎：在穿髓处暴露的牙髓组织表面形成溃疡，溃疡表面组织已坏死，下方纤维组织增多，并可能有不完整的钙化物沉积。

（3）慢性增生性牙髓炎：息肉表层覆盖有鳞状上皮，息肉为炎症肉芽组织，含有大量炎症细胞，富于血管，但神经纤维少，息肉下方的牙髓也多形成炎症组织，根尖周组织可能有充血或慢性炎症。

（三）鉴别诊断要点

1. 深龋　无自发痛，患牙对温度测试的反应正常。

2. 可复性牙髓炎　无自发痛，温度测试一过性敏感。

3. 牙龈息肉　息肉蒂部来源于邻牙间隙的龈乳头。

4. 牙周膜息肉　息肉来源于根分叉区域；可探及髓室底穿孔；根尖 X 射线片可辅助诊断。

5. 干槽症　患侧近期有拔牙史，拔牙窝空虚，骨面暴露并有臭味；拔牙窝邻牙虽也可有冷热刺激敏感及叩痛，但无明确引起牙髓病变的病源牙。

（四）治疗原则

(1) 首选完善的根管治疗，对根尖发育不成熟的患牙，可尝试行牙髓血运重建术、根尖诱导成形术、根尖屏障术。

(2) 不能保留的患牙可予以拔除。

（五）临床路径

1. 询问病史　注意询问患者患牙疼痛的性质，持续时间，加重缓解因素，能否定位患牙，有无口腔治疗史。

2. 口腔检查　首先定位患牙，有无深龋、隐裂、修复体、树脂充填体、外伤等，探查有无穿髓孔，再做温度测试及牙髓电测试。

3. 辅助检查　根尖 X 射线片可以帮助判断龋坏或充填体到髓腔的距离，有无根尖周病损等。

4. 处理　对于能保留的患牙，首选完善的根管治疗；不能保留的患牙考虑拔除。

5. 预防　做好口腔综合预防措施，戒除不良习惯，定期严密口腔检查，及时治疗早期龋损。

四、残髓炎

（一）概述

经过牙髓治疗后的牙齿还存留少量有活力的牙髓组织发生的慢性炎症，称为残髓炎。疼痛症状不剧烈，多为不典型的慢性牙髓炎的表现。残髓炎多见于有干髓术、牙髓切断术及塑化术等治疗史的患者。

（二）诊断要点

1. 临床表现

(1) 常表现为自发性钝痛、放散性痛、温度刺激痛。

(2) 患牙多有咬合不适感或轻微咬合痛。叩诊轻度疼痛或不适。

(3) 患牙牙冠部及髓腔有做过牙髓治疗的充填材料。去除患牙充填物，用根管器械探查病患根管至深部时有感觉或疼痛。

(4) 对患牙施以强冷或强热刺激进行温度测试，其反应可为迟缓痛或仅诉有感觉。

2. 影像学检查　根尖 X 射线片显示，髓腔内有充填物，未行根管充填或根管充填不完善，有时可见明显的遗漏根管。

（三）鉴别诊断要点

慢性牙髓炎：有牙髓炎的自发痛史，冷热刺激敏感，但无牙髓根管治疗史。

（四）治疗原则

重做根管治疗，去除残髓或找到并处理遗漏根管。

（五）临床路径

1. 询问病史　注意询问有无根管治疗史、患牙有无疼痛史，疼痛时间、症状、持续时间、定位、诱因、缓解因素。

2. 口腔检查　患牙牙体可查见充填材料或暂封物。结合病史和牙髓测试有助于诊断。

3. 辅助检查　根尖 X 射线片多见髓腔内有充填物，未行根管充填或根管充填不完善，有时可见遗漏根管。

4. 处理　行根管再治疗，去除残髓或找到并处理遗漏根管。

5. 预防　根管治疗需要精细操作，熟悉每颗牙的髓腔解剖，避免遗漏根管，有条件可在口腔科手术显微镜下完成复杂根管的治疗。

五、逆行性牙髓炎

逆行性牙髓炎是一种感染来源于患牙牙周病所致的深牙周袋，袋内的细菌及毒素通过根尖孔或侧、副根管逆行进入牙髓引起的牙髓炎症，兼具牙周炎、根尖周炎和牙髓炎的多种症状。患牙有长期、严重的牙周炎，近期出现急性或慢性牙髓炎症状，但未查及引发牙髓病变的明显牙体硬组织病损。

（一）诊断要点

1. 临床表现

（1）典型的急性或慢性牙髓炎的症状。

（2）患牙均有长时间的牙周炎病史，患者可诉有牙龈出血、咬合疼痛、咬合无力、牙松动及口腔异味等不适的症状。

（3）可探及深牙周袋或较为严重的根分叉病变。

（4）患牙对叩诊的反应表现为轻度到中度疼痛，一般侧向叩痛更为明显。

（5）患牙温度测试的反应因不同时期以及不同的病理状态而有所不同，其反应可为激发痛、迟钝或者无反应。

2. 影像学检查　根尖 X 射线片显示，患牙有广泛的牙周组织破坏或根分叉病变，牙周间隙增大明显，但无牙体硬组织缺损的影像学特征，且根尖周的暗影相对较小。

（二）鉴别诊断要点

1. 急、慢性牙髓炎　急、慢性牙髓炎无明显的牙周组织的破坏，患牙无明显的松动及根分叉病变。可找到引起牙髓病变的牙体硬组织病损，根尖 X 射线片显示有龋坏等影像学特征，但牙槽骨并无明显吸收。

2. 牙周炎　患牙无典型的急性或慢性牙髓炎的症状，如自发痛、冷热刺激痛等。

（三）治疗原则

（1）首先应该明确病因，确定牙髓炎的来源。

(2)制订综合牙周-牙髓联合治疗计划,逆行性牙髓炎的预后主要取决于牙周病损的预后,预判经治疗可保留的患牙则可进行以下治疗。

1)牙髓治疗:临床中最常使用的治疗方法为根管治疗,若疗效不佳也可采用根尖外科手术。

2)牙周治疗:首先进行牙周的基础治疗,4~6周后复诊,若仍有明显牙周组织破坏,则可以联合采用相应的牙周手术治疗。

(3)若牙周病变已十分严重,不易彻底控制炎症或患牙过于松动,则应选择拔除患牙。

(五)临床路径

1.询问病史　注意询问有无长期的牙龈出血、咬合无力、咬合疼痛、牙松动及口腔异味等牙周病的病史。

2.口腔检查　需进行全面的牙体和牙周检查,患牙牙体完整伴深牙周袋提示本病,侧向叩诊较垂直向叩诊疼痛更明显。温度测试和牙髓电测试有助于判断牙髓状态。

3.辅助检查　根尖X射线片显示患牙有广泛的牙周组织破坏或根分叉病变,牙周间隙增大明显,无牙体硬组织损坏的影像学特征且根尖周的暗影相对较小。

4.处理　可行牙周-牙髓联合治疗,若牙周病变已十分严重,不易彻底控制炎症或患牙过于松动,则应选择拔除患牙。

5.预防　做好口腔综合预防措施,认真刷牙,定期进行牙周的基础治疗及维持治疗,及时治疗早期的牙周病损。

六、牙髓坏死

牙髓坏死是牙髓组织的死亡。多由各型牙髓炎发展而来;也可因创伤所致,创伤包括外伤打击、咬合创伤、磨牙症、正畸矫治施力过大等;也可能由某些修复材料(如硅酸盐黏接剂、复合树脂等)所致的化学刺激或微渗漏引起;也可因过高的温度刺激或温度骤然改变所致,临床中异常的温度刺激包括充填或修复治疗进行牙体预备时,切割牙体过度产热。

(一)诊断要点

1.病史　常可追问出自发痛史、外伤史、正畸治疗史、牙体充填或修复史。

2.临床表现　无自觉症状。

3.临床检查

(1)牙冠可完整,也可查见有深龋洞或其他牙体硬组织疾病,或是有充填体、冠修复体、深牙周袋等;探查到穿髓孔时,探诊无反应;坏疽牙髓开放髓腔时有恶臭。

(2)牙冠变色,呈暗红色或灰黄色,无光泽。

(3)牙髓测试无反应。

(4)叩诊轻度或无叩痛。

(5)牙龈无根尖来源的瘘管口。

4.影像学检查　根尖X射线片显示患牙根尖周影像无明显异常。

（二）鉴别诊断要点

与慢性根尖周炎相鉴别，慢性根尖周炎患牙也可无明显的自觉症状。有瘘型慢性根尖周炎患牙，牙龈有根尖来源的瘘管口。根尖 X 射线片显示患牙根尖周骨质影像密度减低，或根周膜影像模糊、增宽。

（三）治疗原则与方案

1. 治疗原则　保存患牙。

2. 治疗方案

（1）年轻恒牙根据情况行根尖诱导成形术、根尖屏障术等。

（2）根尖孔发育完全的恒牙行根管治疗术。

（3）多年前外伤或磨牙症引起的牙髓坏死但牙冠完整的患牙，临床又无症状，又无根尖病变者，可不做处置，随诊观察。

（4）无法保留的患牙建议拔除。

（5）预防：咬合创伤、磨牙症等需早期治疗；避免可能导致牙髓坏死的医源性因素，早发现、早诊断、早处理是本病防治的关键。

七、牙髓钙化

牙髓钙化有两种形式，一种是结节性耗化，又称髓石；另一种是弥漫性钙化。牙髓钙化常发生在衰老的牙髓中，神经、血管数目的减少，导致牙髓营养不良性钙化的发生，在根管内常形成弥漫性钙化，较大的钙化物（髓石）仅见于髓室内。牙创伤和盖髓术也常诱发和加速牙髓组织的钙化，甚至使年轻恒牙的髓腔也会出现钙化性闭锁。

（一）诊断要点

1. 病史　多见于年龄较大的患者。年轻患者常可追问出外伤史、深龋盖髓治疗史。

2. 临床表现　一般无自觉症状。有的患者出现与体位有关的自发痛，也可沿三叉神经分布区域放射，但一般与温度刺激无关。

3. 临床检查

（1）牙冠可完整。有的牙冠变色，呈暗黄色。

（2）患牙对牙髓测试的反应可异常，表现为迟钝或敏感。

4. 影像学检查　X 射线片检查结果为重要的诊断依据。根尖 X 射线片显示髓腔内有阻射的钙化物（髓石），或呈弥漫性阻射影像而使原髓腔处的透射区消失，根管影像不清。

（二）鉴别诊断要点

与三叉神经痛相鉴别，髓石引起的疼痛也可沿三叉神经分布区域放射，但无“扳机点”，主要与体位有关。X 射线片检查结果可作为重要的鉴别诊断要点。

（三）治疗原则与方案

1. 治疗原则　保存患牙。

2. 治疗方案

(1)牙冠完整的患牙,临床又无症状,又无根尖病变者,可不做处置,随诊观察。

(2)前牙牙冠完整的患牙,临床又无症状,又无根尖病变者,但患者要求解决牙齿变色,可行牙内漂白治疗或前牙贴面修复。

(3)患牙以引起较严重临床症状的牙髓疾病(如牙髓炎、根尖周炎等)为主,合并有牙髓钙化时,则以引起较严重临床症状的牙髓疾病作为临床诊断并予以对应的治疗。

(4)预防:本病暂无有效预防措施,早发现、早诊断是防治本病的关键。

八、牙内吸收

牙内吸收是指正常的牙髓组织肉芽性变,分化出的破牙本质细胞从髓腔内部开始吸收牙体硬组织,使髓腔壁变薄,严重者可造成病理性牙折。牙内吸收的原因和机制尚不明了。临床中,牙内吸收多发生于乳牙;恒牙偶有发生,见于受过外伤的恒牙、做过活髓切断术或盖髓术的恒牙。

(一)诊断要点

1. 病史　常可追问出外伤史、牙外伤治疗史、深龋盖髓治疗史。可有自发痛史或激发痛史。

2. 临床表现　一般无自觉症状,多于X射线片检查时偶然发现。有的病例可出现自发性阵发痛、放射痛和温度刺激痛等牙髓炎症状。

3. 临床检查

(1)内吸收发生在髓室时,有的牙冠呈现为粉红色,有的牙冠出现小范围的暗黑色。区域内吸收发生在根管内时,牙冠的颜色没有改变。

(2)患牙对牙髓测验的反应可正常,也可表现为迟钝。

(3)叩诊阴性或出现不适感。

4. 影像学检查　X射线片的检查结果为诊断的主要依据。

根尖X射线片显示髓腔内有局限性不规则的膨大透射区。严重者可见内吸收处的髓腔壁有穿通,甚至导致牙根折裂。

必要时行CBCT检查,可帮助确定内吸收的范围、位置。如果内吸收有穿通,CBCT可帮助定位穿通的位置,帮助确定能否通过手术修补穿通处。

(二)治疗原则与方案

1. 治疗原则　保存患牙。

2. 治疗方案

(1)彻底去除牙髓组织,进行完善根管治疗。建议根管充填采用热牙胶充填技术。

(2)若吸收区已穿通根管壁,可先以氢氧化钙制剂根管内封药治疗,待根尖X射线片检查有钙化组织形成后,再做根管充填。条件允许,可用MTA材料行根管充填并修补穿通处。如果穿通处便于手术入径,也可行翻瓣术,用MTA材料修补穿通处。

(3)牙冠完整的患牙,临床又无症状,又无根尖病变者且不松动,也可不做处置,随诊观察。

(4)根管壁吸收过多,患牙明显松动则应拔除。

(5)预防:本病暂无有效预防措施,早发现、早诊断是本病防治的关键。

(姚　雪)

第二节　根尖周病

一、急性根尖周炎

急性根尖周炎是发生在根尖周组织的局限性急性炎症反应。可表现为以根尖周组织血管扩张充血、浆液渗出、组织水肿为主要病理表现的急性浆液性根尖周炎,也可进展为以中性粒细胞浸润为主的急性化脓性根尖周炎。多由牙髓感染所致,也可见由牙周疾病、创伤、医源性因素、血源感染所致。急性根尖周炎也可由慢性根尖周炎急性发作形成。

(一)诊断要点

1. 病史　多有牙体、牙髓病史,如龋病、牙痛病史;有口腔科治疗史,如不彻底的牙髓治疗病史,烤瓷修复病史;由外伤史引起。

2. 临床表现

(1)患者主观症状:患牙有浮出感、咬合痛、疼痛可定位。急性浆液性根尖周炎早期紧咬牙可缓解,后期出现持续钝痛,咬合加重;急性化脓性根尖周炎可有自发、持续剧烈跳痛,骨膜下脓肿阶段可伴有全身症状,如体温升高,全身乏力等。

(2)一般检查:可见病灶牙,如龋坏、充填物、变色牙等;叩诊(+ ~ +++),根尖区黏膜红肿或局限性隆起,扪诊不适或疼痛,黏膜下脓肿阶段可扪及波动感,位置浅,易破溃;患牙可有Ⅰ~Ⅲ度松动;急性化脓性根尖周炎可伴相应局部淋巴结肿大、压痛,严重者可见颌面部蜂窝织炎,引起相应颌面部肿胀、张口受限,甚至压迫呼吸道,也有罕见病例波及眼眶、颈部、脑部,或通过血液导致心瓣膜感染、心脏感染等。

(3)特殊检查:冷热诊无反应,牙髓电测试无反应。但根尖孔未闭合患牙可出现假阳性;多根牙若未累及全部牙根或尚有残髓者可出现阳性结果。单纯咬合创伤引起的急性根尖周炎,牙髓活力测试多为阳性。

3. 实验室检查　骨膜下脓肿阶段伴随全身症状者可行血常规检测,可见白细胞增多。

4. 影像学检查　X 射线片可见病灶牙,如龋坏、充填物、不完善的根管治疗等;可见牙周膜间隙增宽,根尖周骨质未见明显变化。若为慢性根尖周炎急性发作而形成的急性根尖周炎,则可见根尖周低密度影像。

(二)鉴别诊断要点

1. 急性牙周脓肿

(1)病史:急性根尖周脓肿多有牙体、牙髓病史、口腔科治疗史;急性牙周脓肿多有长期牙周炎病史。

(2)临床表现:①急性根尖周脓肿患牙多可见牙体牙髓病灶,如龋坏、缺损、修复体等,累及的患牙无牙髓活力;而急性牙周脓肿多可见深的、复杂的牙周袋,可见袋口溢脓、牙槽骨吸收、牙松动等牙周炎症状,累及的患牙多有活力。②急性根尖周脓肿靠近根尖处黏膜,范围较弥散;急性牙周脓肿靠近龈缘,范围局限于牙周袋内。③急性根尖周脓肿患者疼痛较重,患牙浮出感、松动度及叩痛随病程进展可先加重后缓解,炎症控制后,松动度改善;急性牙周脓肿叩痛相对较轻’松动明显,炎症控制后患牙松动度无明显改善。④急性根尖周脓肿排脓时间为 5 ~6 d;急性牙周脓肿排脓时间为 3 ~4 d。⑤急性根尖周脓肿通过龈沟排脓者易与急性牙周脓肿混淆,急性牙周脓肿逆行性引起牙髓坏死者易与急性根尖周脓肿混淆。因此,应综合病史、患者主诉、临床检查、影像学等多方面信息对患牙感染来源进行综合评判,以作出正确诊断及后续治疗方案。

(3)影像学检查:急性根尖周脓肿 X 射线片可见病灶牙,如龋坏、充填物、不完善的根管治疗等。若为急性浆液性根尖周炎发展而来,则根尖周骨质无明显变化;若为慢性根尖周炎急性发作而来,则可见根尖周骨质破坏影响;急性牙周脓肿 X 射线片可见牙槽骨嵴破坏,可有骨下袋。

(三)治疗原则

1. 应急处理

(1)通畅引流:明确病灶牙及其病因;局麻、橡皮障下开髓,清理疏通根管,引流缓解压力;骨膜下脓肿及黏膜下脓肿波动感明显或回抽有脓时应于局部麻醉下切开排脓。

(2)去除感染:充分进行根管冲洗消毒,清理感染灶,但应避免急性期根管预备。

(3)调𬌗:以避免根尖周反复刺激及牙折。

(4)支持治疗:可辅助消炎止痛药物;对于有全身症状者可辅助抗生素;出现严重并发症时应及时转诊综合性医院治疗。

2. 炎症控制后进行患牙评估　若有保留价值则保留患牙进行后续的根管治疗。

3. 常规处理　急性期过后,恒牙应行根管治疗;根尖孔未闭合患牙应在控制炎症的基础上诱导牙根继续发育或行根尖屏障;完成根管治疗后尽快行永久修复。

(四)临床路径

1. 询问病史　注意有无牙体牙髓病史、口腔科治疗史、外伤史等;目前有无牙浮出感、咬合痛、全身症状等主观症状。

2. 口腔检查　可见龋坏、充填物、变色牙、楔状缺损等牙体疾病;叩诊(+ ~ +++),根尖区扪诊不适;可有松动(0 ~ Ⅰ度);冷热诊(-),电活力测试(-),但要排除上述结果假阳性情况。

3. 辅助检查　应常规拍摄 X 射线片,可见龋坏、充填物、不完善的根管治疗等牙体牙髓病灶,可见牙周间隙增宽影像,根尖周骨质未见明显变化。

4. 处理

(1)应先行应急处理。①通畅引流:明确病灶牙及其病因;局部麻醉、橡皮障下开髓,清理疏通根管,可用不超过 25 号锉轻微旋转扩大根尖孔以便引流,引流可持续数分钟,但不提倡开放引流，即使在极端情况下需开放引流，也不应超过 24 h，引流结束后即刻清洁封闭根管；骨膜下脓肿及黏膜下脓肿波动感明显或回抽有脓时，应于局部麻醉下切开排脓。对于口内引流，一般不建议放置橡皮引流条，可建议患者温盐水漱口，以保持引流通畅。②去除感染：充分进行根管冲洗消毒，清理感染灶，但避免急性期根管预备。③调𬌗：以避免根尖周反复刺激及牙折，对于单纯性牙创伤而非感染造成的暂时性根尖周炎，去除牙创伤因素后炎症可自愈。④支持治疗：在不能建立良好引流或患者自身健康状况不佳时，可辅助抗生素，青霉素不过敏患者，可服用阿莫西林 5 d；青霉素过敏者可采用红霉素或克林霉素 5 d；若效果不佳可加服甲硝唑 5 d；对于缺乏感染抵抗力的患者、人工瓣膜、细菌性心内膜炎、先天性心功能不足、风湿等疾病患者应予以预防性使用抗生素；对于间隙感染患者，应采用常规大剂量抗生素防止感染扩散，同时体液、营养支持，避免面部热敷。当引流释放压力仍有疼痛患者，可辅助止痛药物，如布洛芬、扑热息痛等，但应避免过量服用同一种止痛药物引起药物中毒。⑤对于有严重并发症患者应及时转综合医院治疗：如患者出现吞咽困难、呼吸困难、视力受损、意识障碍等应及时转至综合性医院治疗。

(2)炎症控制后进行患牙评估，若有保留价值则保留患牙进行后续的根管治疗。

(3)常规处理：急性期过后，恒牙应完善根管治疗；根尖孔未闭合的患牙应在控制炎症的基础上采用根尖诱导成形或牙髓血运重建术诱导牙根继续发育，或行根尖屏障；完成根管治疗后尽快行永久修复。

5. 预防　针对病因进行相应预防：由于根尖周炎多来自牙髓感染，故早期牙体牙髓疾病的预防及诊疗至关重要。总之，维持口腔卫生，定期口腔检查，早诊断、早治疗才能防微杜渐。

二、慢性根尖周炎

慢性根尖周炎是根尖周组织在长期慢性炎症刺激下形成的慢性炎症反应。组织病理学可表现为根尖周肉芽肿、慢性根尖周脓肿、根尖周囊肿和根尖周致密性骨炎。

(一)诊断要点

1. 病史　多有牙体、牙髓病史，如龋病、牙痛、反复肿痛病史；或有口腔科治疗史，如不彻底的牙髓治疗病史，充填、修复病史；或有外伤病史。

2. 临床表现

(1)患者主观症状：无明显自觉症状，可有咀嚼不适，可伴牙龈反复起脓包。

(2)一般检查：可见病灶牙，如龋坏、充填物、变色牙等；探诊(-)；叩诊不适或无明显异常，患牙一般无明显松动；有窦型慢性根尖周脓肿可见窦道开口于牙龈或皮肤，挤压后有时可见脓液渗出；根尖周囊肿发展较大时扪诊可有乒乓感，甚至可见邻牙移位。

(3)特殊检查：冷热诊无反应；牙髓电测试无反应。

3. 影像学检查　X 射线片可见病灶牙，如龋坏、充填物、不完善的根管治疗等；有窦型慢性根尖周脓肿可通过 X 射线片示踪确认窦道来源；根尖周肉芽肿、慢性根尖周脓肿、根尖周囊肿均可见根尖区不同程度的透射影像，根尖周致密性骨炎可见根尖部局限性高密度影像；较大囊肿甚至可见患牙牙根外吸收、邻牙移位等。通常情况下根尖周的X射线片表现是慢性根尖周炎的确诊依据。

（二）鉴别诊断要点

1. 囊肿（球上颌囊肿、根侧囊肿、滤泡囊肿等）、良性肿瘤（成釉细胞瘤、牙源角化囊性瘤、牙骨质瘤、骨纤维瘤等）、恶性肿瘤。

（1）临床表现：慢性根尖周炎与上述囊肿、良恶性肿瘤最主要的鉴别是上述囊肿及良恶性肿瘤牙髓检查多有活力，且可伴有非典型性疼痛或麻木。

（2）影像学检查：上述囊肿、良恶性肿瘤影像学检查病变范围较大，有些可出现多房性透射影像。

2. 牙骨质异常增生

（1）病因：根尖周致密性骨炎多由牙髓病变引起，由于机体抵抗能力强于细菌毒力，故表现为增生性改变；而牙骨质异常增生病因不明，常侵犯活力正常的健康牙。

（2）临床表现：牙骨质异常增生多无自觉症状；牙髓活力多为正常；常因拔牙困难或其他原因拍摄X射线片时偶然发现。

（3）影像学检查：根尖周致密性骨炎可见根尖部局限性高密度影像；牙骨质异常增生X射线片可见牙根粗大，有病例可见牙周膜间隙消失，牙根与周围牙槽骨粘连。

（三）治疗原则

1. 去除病因　明确病因，去尽龋坏组织等感染源，局部麻醉、橡皮障下开髓，清理冲洗根管，最好彻底行根管清理成形。

2. 引流　对于慢性根尖周脓肿，需建立通畅引流，阻止感染扩散。

3. 调𬌗　避免咬合力过大而加重根尖周炎症刺激及疼痛，同时减小治疗过程中牙折的风险。

4. 恒牙应完善根管治疗或再治疗　根尖孔未闭合患牙应在控制炎症的基础上诱导牙根继续发育或行根尖屏障，完成根管治疗后尽快行永久修复，单纯根管治疗难以彻底清创者应进一步行根尖手术治疗。

（四）临床路径

1. 询问病史　注意有无牙体牙髓病史，如龋病、牙痛、反复肿痛病史；或有口腔科治疗史，如不彻底的牙髓治疗病史，烤瓷冠修复病史；目前有无咬合不适，有无牙龈反复起脓包。

2. 口腔检查　可见病灶牙，如龋坏、充填物、变色牙等；探诊（-）；温度测试无反应；电活力测试无反应；叩诊不适或无明显异常，患牙一般无明显松动；有窦型可见窦道开口于牙龈或皮肤，挤压后有时可见脓液渗出。

3. 辅助检查　常规拍摄X射线片，主要依据X射线片确诊：有窦型慢性根尖周脓肿可通过X射线片示踪确认窦道来源；根尖周肉芽肿、慢性根尖周脓肿、根尖周囊肿均可见根尖区不同程度的透射影像，根尖周致密性骨炎可见根尖部局限性高密度影像；较大囊肿甚至可见患牙牙根外吸收、邻牙移位等。

4. 处理

（1）去除病因：明确病因，去尽龋坏组织等感染源，局部麻醉、橡皮障下开髓，清理冲洗根管,最好彻底行根管清理成形。

(2)引流:对于慢性根尖周脓肿,需建立通畅引流,慢性根尖周炎最好第一次治疗时就能彻底根管预备,也利于引流。由于慢性根尖周炎患者机体自身免疫能力与病原菌毒力相对平衡,故一般无须配合使用抗生素。

(3)调𬌗:避免咬合力过大而加重根尖周炎症刺激及疼痛,同时减小治疗过程中牙折的风险。

(4)恒牙应完善根管治疗或再治疗;根尖孔未闭合患牙应在控制炎症的基础上行根尖诱导成形术或牙髓血运重建术,或行根尖屏障;完成根管治疗后尽快行永久修复;对于长期迁延不愈的慢性根尖周炎,包括部分难以控制渗出的难治性根尖周囊肿,以及真性根尖周囊肿即有完整囊壁独立于根尖外的囊肿,单纯根管治疗难以彻底清创者应进一步行根尖手术治疗。

5. 预防　由于慢性根尖周炎也多由牙髓疾病引起,故预防原则同急性根尖周炎,平时应注意口腔卫生,定期进行口腔检查,对于已有的牙体牙髓疾病应早期诊断治疗。

三、非典型性牙痛

(一)概述

非典型性牙痛(AO)是发生在正常牙齿及牙周支持组织的一种持续性疼痛症状,不与其他疼痛种类相符,不明原因的疼痛存在。国际头痛学会将其归为“持续性的特发面痛”中的一类慢性疼痛。非典型性牙痛曾有名称原发性牙痛”“神经性牙痛”“幻觉性牙痛”“持续性牙痛”“非典型面部疼痛”。近年来,对非典型性牙痛的发病机制的研究主要集中于心理性和神经性。抑郁症、心因性问题、更年期被视为该病的危险因素。由于临床医师对非典型性牙痛的认识不足,常导致误诊误治。

(二)诊断要点

非典型性牙痛多用排除诊断,即通过病史和全面检查排除口腔和其他器管的疾患。

1. 病史　多见于女性,年龄大于 30 岁。可能有偏头痛病史。在颌面部多见于上颌前磨牙和磨牙区。有辗转各家医院就诊史。可能有根管治疗史、根尖手术史、拔牙史等。

临床中典型病例的病史为:患者误诊为牙痛,为了解决持续性疼痛,进行根管治疗,无效,进而根尖手术,甚至拔牙,拔牙区探查及清创。每次治疗后短期内有所缓解,之后又回到原来疼痛症状,甚至症状加重。故患者常因牙痛而求治,治疗后虽可暂时缓解疼痛,以后多可复发。

2. 临床表现　牙及周围牙槽骨持续或几乎持续的疼痛,疼痛持续时间常超过 6 个月;疼痛可表现为持续性钝痛、搏动痛、放射痛和烧灼痛,但没有明显的局部诱因,不受温度刺激影响。

3. 临床检查

(1)未查见牙体及牙周疾病;颞下颌关节检查未见异常。

(2)痛区触诊可能敏感。

(3)牙髓测试反应正常。

4. 影像学检查　根尖 X 射线片检查正常。必要时,CBCT 检查:牙体、牙周、根尖周、牙槽骨、上颌窦、颞下颌关节等均未见异常。

(三)治疗原则与方案

医师面对非典型牙痛患者,除了正确的诊断、排除患牙之外,还应耐心倾听患者的叙述,向患者耐心告知和解释。并寻求心理医师的帮助,避免不可逆和不必要的口腔科治疗。

(1)对患者的教育、解释以及心理治疗。非典型性牙痛患者受到慢性疼痛的影响,常常产生心理障碍,从而使原有的疼痛感受更加剧烈,并对医师产生不信任感。因此,医师的心理干预与患者的心理调适是十分重要的。心理治疗应贯穿整个治疗过程。建议行专业心理治疗。

(2)局部和全身用药。对已经接受心理治疗的患者,若症状无明显改善,可适度采用局部用药的方式,包括表面用利多卡因等,可有一定的镇痛作用。在进行了局部用药之后,如果患者的疼痛症状仍未得到明显改善,可采取进一步的全身用药。全身用药:可用三环抗抑郁药,非甾体抗炎药,N-甲基-D-天门冬氨酸(NMDA)受体阻断剂等。全身用药则建议转专业心理医师处治疗。

(3)预防:本病暂无有效预防措施,早发现、早诊断是防治本病的关键。同时,强调口腔科门诊遇到牙痛的患者,要全面检查,特别对无明显病因的牙痛,切忌随意行开髓治疗或拔牙术。

(姚　雪)

第三节　舒适化治疗技术

一、概述

焦虑、紧张、恐惧是口腔科治疗中经常遇到的患者就诊时的表现,这些精神状态常影响人对疼痛的反应阈值,增加治疗难度。有效地控制和消除患者的焦虑、紧张和恐惧情绪,既是医者良好素质和技术的体现,也是保证专项治疗顺利成功的初始步骤。口腔治疗中的心理干预可以有效避免或缓减患者的焦虑、紧张和恐惧情绪,使口腔治疗无痛化、舒适化,有效提高医师的工作效率和诊疗质量。

二、适应证

适用于产生焦虑、紧张和恐惧情绪的患者,包括曾有疼痛经历的患者、曾有不愉快就诊经历的患者、易受环境和他人影响的患者、敏感个体、对陌生事物有紧张感的患者。

三、操作步骤

1. 建立医患间有效而良好的交流 医护人员应该通过简短的交谈和观察，迅速获得患者的信任。首先是倾听，医护人员要全神贯注地倾听患者叙述病史，不要轻易打断患者的话，更不要对患者的叙述质疑。只要医者具有足够的耐心和同情心，不难做到医患之间的有效沟通。

2. 告知-演示-操作 医务人员在操作之前先告知患者将会做什么，使患者确信操作不会带来疼痛或仅有轻微不适，应用浅显易懂的话语和比喻向患者展示即将进行的操作，从而消除患者的焦虑、紧张和恐惧心理，

3. 开展口腔卫生知识教育 在治疗结束后，医师还应对患者家属、亲友进行保护性口腔教育宣传，提醒患者亲友保持自己良好的情绪，给予患者安慰和鼓励。

4. 适当安排复诊间隔时间 对于过度紧张和焦虑的患者，如果治疗的周期较长，应缩短首次就诊治疗的时间。首次就诊时解决主要主诉问题，缓解主要症状，给患者以适应的过程，然后再循序渐进地安排治疗。

四、注意事项

（1）医护人员应对患者所出现的任何一点焦虑或恐惧表现，通过自己的言语和表情表示理解、同情和关怀，切忌态度冷漠或训斥患者。

（2）减少环境的噪声，减少患者间的影响和干扰，尽可能为每位患者创造单独诊疗的环境。

（3）要合理安排就诊次序，尽可能减少患者的等待时间。遇特殊情况，一定要及时解释，以缓解患者的焦虑情绪。

（4）必要时，除心理化舒适技术外，予以镇静镇痛技术支持。

（姚 雪）

第四节 棉卷隔离技术

棉卷隔离技术是口腔治疗操作中常用的隔离牙齿和保持术区干燥的技术之一，在直接或间接牙体保存术中，棉卷隔离法由于操作简便且不需要额外器械而被临床广泛采用。

一、材料选择

灭菌棉卷。

二、适应证

隔湿要求不很严格的情况,如常规检查、抛光等;对橡皮障材料过敏的患者。

三、禁忌证

需长时间隔湿操作或需严格隔湿的操作。

四、操作步骤

对于处于仰卧位的患者,治疗后牙时术侧通常需要 3 个棉卷来吸收唾液导管分泌的唾液以及术中产生的一些混合液体,其中一个位于上颌前庭沟,另外一个位于下颌颊侧前庭沟,还有一个位于下颌舌侧口底;在前牙的治疗过程中,下颌前牙通常需要颊侧和舌侧共两个棉卷来保持术区干燥,而上颌前牙最少需要颊侧前庭沟一个棉卷。若条件允许,橡皮障隔离技术能有效提升术区的隔离效果。

五、注意事项

(1)棉卷利用自身吸水能力保持术区干燥,因此其隔湿能力存在上限,若达到这一上限棉卷吸水饱和,则需立即更换棉卷。

(2)棉卷具有滚动的趋势,会降低其在术区贴附黏膜的稳定性。

(3)操作结束如发现棉卷干燥且与患者黏膜紧密贴附,需用水润湿棉卷后再轻柔取出,避免在完全干燥的情况下暴力取出棉卷而损伤患者黏膜。

(姚　雪)

第五节　橡皮障隔离技术

牙齿位于口腔唾液环境中,为了保证术区的干燥、清洁或防止治疗药物、器械进入其他区域通常利用橡皮障的弹性,打孔后套在牙颈部作为屏障,将术区与唾液环境隔离开来。

一、器材选择

橡皮障、打孔器、打孔定位板、橡皮障夹、橡皮障夹钳、橡皮障支架、牙线、剪刀、润滑剂、橡皮障面巾。

二、适应证

(1)根管治疗。

(2)漂白治疗。

(3)牙体充填治疗。

三、禁忌证

(1)对乳胶过敏者。

(2)鼻呼吸困难者。

(3)心理因素不能接受橡皮障者。

四、操作步骤

(1)安装前处理:检查并处理局部软、硬组织等,确保不受增生牙龈、牙石、充填体悬突的不良影响,对于缺损面积大的牙齿需完成假壁的制作或安放正畸带环,对于残冠、残根、萌出不全的乳牙等可能在操作中触痛牙龈者,进行牙龈局部浸润麻醉。

(2)选择橡皮障:选择中厚型橡皮障,如要放置 X 射线胶片使用浅色橡皮障;如要增加手术视野对比度选用深色橡皮障。

(3)打孔:橡皮障暗面朝向术者,在右上角(患者左侧)打一个确认孔,以便在使用橡皮障支架时易于定位。根据患牙的位置,比照打孔定位板,用打孔器在橡皮障上打出对应牙齿大小的 1 ~3 个孔,将橡皮障拉过打孔针。如果没有打孔定位板,上颌牙约在橡皮障上缘以下 2.5 cm,由正中按牙位向下向外略成弧形,下颌牙约在橡皮障下缘以上 5 cm,由正中按牙位向上向外略成弧形,需隔湿的牙越靠远中,孔就越靠橡皮障水平中线,预成式橡皮障无须打孔,在牙列对应的位置剪出穿孔即可。

(4)涂润滑剂:在橡皮障的组织面及孔周区域涂水溶性润滑剂,以便于橡皮障就位。在患者的嘴唇尤其是嘴角涂上凡士林或可可脂,以减少刺激。

(5)放置橡皮障及橡皮障夹:①前牙区和前磨牙区放置法:多使用橡皮障优先法,即先将橡皮障就位,再安装橡皮障夹。具体是双手撑开橡皮障,由远中向近中逐个套入牙齿并推向牙颈部,邻面可用牙线帮助就位。再用对应前牙区和前磨牙区的橡皮障夹在避开术区的位置固定。②磨牙区放置法:多采用“翼法”,即将橡皮障位于最远端的孔套在橡皮障夹的翼部,两者同时置于隔离牙上,或采用“弓法”,将橡皮障位于最远端的孔穿过橡皮障夹的弓部,两者同时送入口内置于隔离牙上。“翼法”利用翼部先撑开橡皮障孔,橡皮障夹钳从橡皮障上方夹住橡皮障夹送入口中置于待隔离牙上后,将橡皮障夹翼部的橡皮障推至橡皮障夹龈方即可。“弓法”是将橡皮障孔穿过弓部,橡皮障夹在待隔离牙上固定后再把橡皮障从橡皮障夹的弓部下方推至橡皮障夹龈方。还有安装橡皮障夹再安装橡皮障的方法,但对橡皮障的弹性或操作熟练度要求非常高而较少使用,同时应将长 40 ~50 cm 的牙线缠绕在橡皮障夹的弓部,并将牙线牵至口外以防止滑脱。

橡皮障夹就位时注意保护牙龈,夹的弓部位于术区远中侧,先放夹的腭侧夹口,并保持与牙齿接触,然后放置颊侧夹口,最后达到夹与牙的 4 点接触。橡皮障就位时轻轻拉伸橡皮障,将打好的孔通过相邻牙的牙尖或切嵴,如在后牙或当牙邻面接触太紧时则需用牙线帮助,牙线用手指绷紧,与牙邻面略呈角度轻轻滑入邻接触区,使橡皮障随着牙线进入邻间隙在牙齿邻面处,橡皮障应紧紧包裹牙颈部并反折,使待隔离牙完全暴露达到隔湿作用。

(6)检查:正确放置的橡皮障应是固位良好,且患者无任何不适。应达到在操作期间患者不闭口或吞咽,具有理想的视野和操作进路。

(7)铺放橡皮障面巾。

(8)安装橡皮障支架:使用橡皮障支架做好橡皮障口外的固定和支撑,应尽可能减少褶皱以提供良好的操作区域和视野,同时注意勿使橡皮障阻挡鼻孔。

(9)在患者口腔内和隔离区均需用吸唾器,操作完成后撤去,同时去除橡皮障支架。

(10)拆除橡皮障的具体方法:①若为单颗牙,用橡皮障夹钳一同取下橡皮障夹和橡皮障即可,无须剪断橡皮障;②若为多颗牙,从唇、颊侧拉伸橡皮障,将指尖放在橡皮障与口腔软组织之间,以免损伤口腔软组织,剪断邻面橡皮障中隔后再一并取出。检查并用牙线或探针去除存留橡皮障碎片,冲洗,漱口。

五、注意事项

(1)对于剩余牙体组织过少或牙冠外形固位力差的患牙,可以选用高固位力的橡皮障夹,或将橡皮障夹的喙部进行调磨改形,使其喙部能卡抱于龈下根面;也可用树脂在患牙牙冠缺损处制作固位突或假壁,以利橡皮障夹的卡抱固位;必要时还可行冠延长术,或将橡皮障夹固定于邻牙。

(2)对烤瓷冠或全瓷冠上橡皮障夹时,要避免夹在瓷冠边缘,应将喙部卡抱于冠边缘的龈方。如果有全冠的牙齿只是作为橡皮障的固位牙而非治疗牙时,可以直接将橡皮障夹垫着橡皮障,夹在该牙上(橡皮障上不打孔),以减少橡皮障夹对冠的损伤。

(3)固定桥的基牙因为治疗需要上橡皮障时,可以将固定桥看作一个整体,在橡皮障上打一大孔,用邻牙固位。

(4)有时橡皮障的打孔处不能紧贴所显露的牙齿颈部,唾液可以从缝隙渗漏进入术区,或治疗中液体也可漏入口腔。这时可以用一些氧化锌类暂封材料、水门汀、牙周塞治剂等封闭渗漏处。

(5)橡皮障夹的卡抱力量对组织和修复体有潜在的损伤可能性。易受损的薄弱部位为边缘龈、牙颈部牙骨质、金属全冠和瓷冠的边缘等。

(6)在操作过程中,要密切观察,谨防橡皮障夹的滑脱,进而导致误吸等严重不良后果。

(姚　雪)

第六节　镇静与镇痛技术

镇静是指通过药物作用使患者的紧张情绪、恐惧心理得到改善和消除,达到精神放松、生命体征平稳,有利于配合诊疗的方法。镇痛是指采取以药物为主的治疗措施减轻和消除疼痛。镇静和镇痛是出于不同的治疗目的,对于口腔治疗患者的首要问题是减轻或消除治疗过程中的疼痛刺激,但同时也应考虑实施有效的镇静治疗,以减轻或消除患者的恐惧和焦虑,两者之间相互影响与相互加强。镇静与镇痛技术具体包括笑气/氧气吸入镇静技术、口服药物镇静技术、静脉注射镇静技术、局部麻醉、全身麻醉技术。在此仅就牙体牙髓科常用的笑气/氧气吸入镇静技术、局部麻醉技术进行介绍。

一、笑气/氧气吸入镇静技术

口腔治疗中笑气镇静镇痛的主要目的是缓解患者的紧张情绪,同时也有一定的镇痛作用。笑气即氧化亚氮,是无色、有甜味的气体,短时间吸入即产生镇痛作用,主要作用于中脑导水管周围灰质的阿片受体发挥镇痛作用,镇痛效果强而镇静作用稍弱。目前,通过专门的笑气和氧气混合装置吸入一定比例的笑气对意识水平产生轻微的抑制,同时配合其他的镇痛手段,患者能够保持连续自主呼吸及对物理刺激和语言指令作出相应反应的能力。整个治疗过程中,患者意识存在,保护性反射活跃,并能配合治疗,起效和恢复迅速,在适量用药和操作正确的情况下几乎没有任何不良反应,安全性高,避免医源性心理创伤,同时降低因患者紧张、疼痛带给医师的压力,节约治疗时间,提高效率。

1. 适应证　笑气只用于有轻度焦虑并能配合口腔诊疗的患者,对于极度焦虑、狂躁和反抗的患者无效。因此多数学者认为笑气/氧气吸入镇静技术只适用于 4 岁以上轻度焦虑的患儿。扁桃体肿大、鼻塞等呼吸道感染会妨碍笑气/氧气吸入;中耳炎、肠梗阻、气胸等闭合腔性疾病患者使用笑气/氧气吸入可引起相应并发症,不宜应用此技术。

2. 操作步骤

(1)设备要求。①监护仪:应能进行心电、无创血压、脉搏血氧饱和度监测。②吸引器。③氧气及正压供氧装置。④简易呼吸器等抢救设备。⑤最好备有除颤仪。⑥具有建立静脉通路的器具。⑦口腔镇静镇痛专用的氧化亚氮-氧气混合镇静镇痛设备。⑧专门的氧化亚氮回收装置及诊室通风设备。

(2)选择符合适应证的患者。

(3)治疗前患者的评估:笑气镇静前需要测量 6 个重要的数据:身高、体重、体温、血压、脉搏以及呼吸。血压、脉搏以及呼吸是很重要的生命体征,每次笑气镇静前都要测量。应将手术前后的生命体征数据进行比较,以评价镇静的复苏。有学者提出在镇静开始前做心肺听诊和呼吸道的评估,以排除呼吸道梗阻等气道异常的情况存在。在调整患者特别是儿童的用药剂量时,体重是最重要的因素,调整笑气浓度时则不需要考虑患者体重。

(4)患者的准备:虽然小剂量笑气镇静时一般不会发生呕吐,但是使用笑气/氧气吸入镇静的患者术前应在相应时间内禁食、禁水,使胃排空,降低患者因胃内容物呕吐造成误吸的危险。每次笑气镇静前,都应获得患者或患儿监护人的知情同意。

(5)患者的监控:患者的监控包括意识状态、肺通气量、血氧浓度/饱和度以及血流动力学。

(6)镇静流程:首先应告知患者流程,并给予演示。选择适合的鼻罩,以手指轻压使鼻罩与下唇紧贴,以便于鼻呼吸。固定好鼻罩后,先吸 3 ~5 min 的纯氧,成年人的流速控制在5~7 L/min,3~4岁的儿童控制在3~5 L/min,可以通过询问患者的舒适度来确定最终的气体流速。

观察气囊的收缩和膨胀情况,开始给予笑气,通常浓度从20%开始,然后每60秒增加5%~10%,将笑气的浓度逐渐升至30%~35%,监测3~5 min。每次增加笑气浓度前都必须在前一浓度维持大约30秒,并与患者交流以观察是否出现理想的镇静体征:四肢及颌面部肌肉轻度放松;上睑下垂;目光呆滞;手掌打开,温暖、微湿;音调出现轻度变化;自述舒适放松。

治疗结束后停止笑气的吸入,继续吸入3~5 min的纯氧,使血液内的笑气迅速扩散进入肺泡,以使患者尽快复苏。

3. 注意事项

(1)对儿童来说,笑气的最大浓度一般不要超过50%。整个口腔治疗期间笑气的浓度可维持在30%~35%,或者仅用于局麻注射时,治疗时吸入纯氧。

(2)若在治疗过程中患者出现恶心、呕吐或过度镇静的表现(如出汗、脸色苍白),则应马上关闭笑气。

(3)镇静过程中必须确保氧气浓度不低于25%,并且配备专门的监护、急救措施,如脉搏血氧计、心电图仪、二氧化碳浓度监测仪、听诊器、急救包等。在一名专职人员协助下,从治疗开始到结束直至患者完全复苏的过程中,对患者的心率、血氧饱和度、血压、呼吸等生命体征进行监护,并准备相应的急救设备,包括药物拮抗剂、负压通气设备、清理呼吸道的抽吸装置、高级的呼吸道设备以及复苏药品。

二、局部麻醉

1. 概述　本节所指的局部麻醉为在口腔治疗过程中,通过在局部或区域注射药物,达到消除口腔治疗中的局部感觉,尤其是疼痛感觉的过程。局部麻醉方法包括表面麻醉、局部浸润麻醉(骨膜上麻醉、区域阻滞麻醉)、髓腔内麻醉、牙周膜间隙麻醉(牙周韧带内注射法)、神经传导阻滞麻醉。本节主要介绍牙体牙髓科常用的局部浸润麻醉、髓腔内麻醉及神经传导阻滞麻醉。

2. 适应证

(1)局部浸润麻醉:适用于成人上颌单颗牙的牙龈组织、牙槽骨、牙周膜和牙髓的麻醉;儿童上、下颌单颗牙的牙龈组织、牙槽骨、牙周膜和牙髓的麻醉。

(2)髓腔内麻醉:适用于根管预备时牙髓麻醉不全的补充麻醉,也可单独用于麻醉牙髓组织。

(3)牙体牙髓科常用神经传导阻滞麻醉:①上牙槽后神经阻滞麻醉:适用于上颌磨牙及其周围组织和上颌结节周围组织的麻醉(上颌第一恒磨牙的近中颊根可能出现麻醉不完全)。②下牙槽神经阻滞麻醉:适用于同侧下颌骨自磨牙后区至中线范围内,包括牙槽骨、牙髓和牙周膜的麻醉。

3. 药物选择

(1)利多卡因:又称赛罗卡因,性能稳定,起效快,90%经肝代谢。可用于表面麻醉和局部麻醉。常用剂型为2%盐酸盐5 mL,一次用量5~10 mL,最大用量不超过400 mg。

加入肾上腺素(1∶100 000～1∶250 000)，减少毒性并延长作用50%～100%。注意：①严重的房室传导阻滞患者及脉搏小于55次/min者禁用。对加有肾上腺素的利多卡因，遇下列情况时应慎用：高血压、动脉硬化、心律不齐、甲状腺功能亢进症、糖尿病、各类心脏病等。②一次最大剂量为400 mg。③一般口腔内科治疗局部麻醉不会出现过量用药，但儿童患者应注意。过量用药的毒性反应表现为神志消失、呼吸抑制或一时性麻痹、惊厥和周围循环抑制症状。行人工呼吸，保持不缺氧，并同时使用抗惊厥药，可控制病情。

(2)阿替卡因：常用为复方盐酸阿替卡因注射剂。含4%阿替卡因、1∶100 000肾上腺素，为每支1.7 mL的注射剂。多用于局部浸润麻醉，适用于成人及4岁以上儿童。对局部麻醉剂高度敏感、严重肝功能不全、胆碱酯酶缺乏、阵发性心动过速、心律失常、窄角青光眼、甲状腺功能亢进者禁用。患高血压、糖尿病及应用单胺氧化剂治疗的患者慎用。另外，此药可致运动员药检阳性。注意注射时间需大于1 min。

(3)普鲁卡因：又称奴弗卡因。局部麻醉使用的浓度为2%，一次用量40～100 mg。可用于局部浸润和传导阻滞，注射后3～5 min开始起作用，维持30～40分钟。本药在体内代谢快，代谢产物经肾排出。常用剂型为2%盐酸盐和加有肾上腺素的肾上腺素普鲁卡因。常加入肾上腺素(1∶100 000～1∶20 000)以增加血管收缩，减少吸收速度，增强麻醉效果，可使作用时间达2 h。普鲁卡因对心肌有抑制作用，局部麻醉时要严格掌握用量，一次最大用量不得超过1 g。注射前一定要回抽无血，避免进入血管。普鲁卡因局部麻醉用量不会导致中毒反应，但偶有报告个别患者出现程度不等的过敏反应甚至高敏反应。近年来，随着更有效的新型局部麻醉药的普及，普鲁卡因正在逐渐淡出牙体牙髓病治疗领域。

(4)丁卡因：又称地卡因，是长效酯类麻醉药，脂溶性高，穿透力强，表面麻醉效果好。毒性大于普鲁卡因10倍，不适于局部浸润或阻滞麻醉用。常用2%浓度，局部涂用，3～5 min显效。主要用于黏膜表面的麻醉。用于牙龈尤其是腭侧牙龈时，因组织的角化层厚，药物的穿通效果不理想为使药物能够局限于作用部位，表面麻醉剂常加入一定赋形剂，如甘油、矿物油、纤维素类等，混合制成凝胶状糊剂。

4. 操作步骤

(1)仔细询问患者全身疾病史、用药史、药物过敏史。对有心血管疾病者，慎用加有肾上腺素的药物。对有过敏史的患者，慎用普鲁卡因类药物。

(2)了解各类局部麻醉药的作用特点和药物特性，避免过量用药。

(3)局部浸润麻醉：注射针的斜面应和骨面平行进入组织，针头碰到骨面时应略回抽少许，避免进入骨膜下，注射麻药前需回吸无血，注射药物需缓慢。根据不同需要确定药量。成年人、老年人，牙髓和牙根手术时，用药量要略多一些。

(4)髓腔内麻醉：在髓腔的露髓处先滴少许麻药，待表面麻醉后将注射针缓慢插入髓腔，边进入边注射麻药。若髓室顶已完全去除，可将麻药置于髓腔，用髓针将药液缓慢导入根管3所用药物以渗透性较强的2%丁卡因为好。

(5)上牙槽后神经阻滞麻醉：注射时患者应取坐位，头微后仰，上颌牙𬌗平面与地面成45°，半张口，术者以口镜拉开唇颊组织。自上颌第二磨牙颊沟处进针，沿上颌骨骨面向上向后达上颌结节后方,亦即最后一颗磨牙根尖区再向内的0.5 cm处,总进针深度为1.5 cm,注射针头向内向后与咬合平面呈45°。到达注射部位时,需回吸无血,即可注射麻醉药液1.5~2.0 mL。由于注射的部位接近翼静脉丛,要特别注意:①不要进针太深,以免碰及翼静脉丛,进针时边行进边注射有助于防止刺破血管;②不慎刺破血管,如果出现血肿,可在局部加压冷敷;③儿童患者由于上颌骨疏松,涉及上颌牙的麻醉一般通过局部骨膜上麻醉即可得到满意的效果。

(6)下牙槽神经阻滞麻醉注射时,嘱患者大张口,下颌牙给平面与地面平行。将注射器放在对侧口角,即第一、第二前磨牙之间,与中线成45°。注射针应高于下颌咬合平面1cm并与之平行,向翼下颌皱襞前外方,于颊脂垫尖端进针,推进2.0~2.5 cm可达骨面,回吸无血,注射药液1~1.5 mL(麻醉下牙槽神经)。将注射针退出1 cm,注射0.5~1.0 mL药液(麻醉舌神经),针尖逐渐退至肌层、黏膜下时注射麻醉药液0.5~1.0 mL以麻醉颊神经。儿童下颌孔的位置在乳牙列时,位于下颌咬合平面以下,以后随恒牙萌出逐渐上升,至第一恒磨牙完全建立咬合时,才高于咬合平面连线的0.5 cm,因此进针点要视年龄而下移少许。当解剖标志不清楚时,也可使针的方向与同侧后牙的咬合平面连线相同,沿此方向,贴着下颌升支内侧,到达升支中1/3与外1/3交界处,注射药物。通常需注意:①患者取仰卧位时解剖位置的变化,需及时调整进针方向;②儿童不同发育期下颌骨的发育程度,需调整注射点;③缓慢进针,边进针边注射药液,有助于减少疼痛,避免刺破血管和神经;④麻醉牙髓神经时,应适当增加药量。

6. 注意事项

(1)临床中常出现局部麻醉效果不好或麻醉不完全的情况,可能与下列原因有关:①注射点不正确;②药量不足;③局部炎症;④误将麻药注入血管;⑤解剖变异或者由于患者体位的变化没有掌握正确的解剖标志;⑥嗜酒、长期服用镇静剂、服兴奋剂者。

(2)使用推荐药量的局部麻醉很少出现不良反应,但偶尔出现的异常情况,亦应引起重视。对轻微反应予以密切观察,万一出现症状加重,必须及时请有关专家处理。

(姚　雪)

第七节　窝洞预备技术

采用牙体外科手术的方法去除龋坏组织,并按要求备成相应的洞形,窝洞具有一定的抗力、固位形状和便利性,能充填、容纳和支持充填材料,达到恢复牙齿外形和功能的目的。

一、器材选择

高速手机、低速手机、裂钻、球钻、金刚砂车针、挖器。

二、适应证

用于前后牙常规修复能获得足够的抗力与固位，恢复牙齿外形、功能及正常咬合、触点关系的牙体龋损。为银汞合金材料设计的窝洞预备一般应用于后牙Ⅰ、Ⅱ类洞的制备；树脂材料的窝洞预备应用于前后牙所有洞形。

三、窝洞预备原则

1. 去净龋坏组织　一般根据牙本质的硬度和着色两个标准来判断龋坏组织是否去净。

2. 保护牙髓组织　熟悉牙体组织结构、髓腔解剖形态及增龄变化，防止意外穿髓；操作中应注意钻磨的同时，用水冷却并注意间断操作，或使用锐利器械机械去除，特别是制备深窝洞时不向髓腔方向加压。

3. 尽量保留健康牙体组织　要求尽量不作预防性扩展，而是加强龋病预防措施、应用防龋充填材料，对发育缺损的殆面点隙裂沟可采用釉质成形术、窝沟封闭或预防性树脂充填等。

4. 预备一定抗力形和固位形

(1)窝洞的主要抗力形制备：抗力形是使充填体和余留牙体组织获得足够的抗力，在承受正常咬合力时不折裂的形状。①一定洞深和洞宽：既体现充填体抗力形，也体现余留牙抗力形。窝洞的一定深度指的是使充填体能承受正常咀嚼压力的最小厚度。一般洞深要求在釉牙本质界下0.2～0.5 mm，不同部位的窝洞所要求的深度不一样。殆面洞釉质较厚，且承受咬合力大，洞深应为1.5～2.0 mm；邻面洞，釉质较薄，且承受咬合力小，洞深即可。不同充填材料要求的洞深也不一样，抗压强度小的材料要求洞的深度较抗压强度大的更深。银汞合金的最小厚度为1.0～1.5 mm；复合树脂未做特殊要求。现代牙体修复学强调，洞宽在去除龋损与无基釉的前提下，宜窄而不宜宽，尤其跨越边缘嵴的部位，应以保持洞壁厚度与牙尖等功能部位的相对完整为原则，对牙体和修复体的抗力都有帮助。②底平壁直，点、线角清晰，稍圆钝。③阶梯结构：主要针对双面洞牙体的抗力，常见为颌面洞底与邻面洞的轴壁形成阶梯。髓壁与轴壁相交形成的轴髓线角是应力集中区，应制备圆钝。邻面的龈壁应与牙长轴垂直，并要有一定深度，不得少于1 mm。④窝洞外形：殆面窝洞外形线应呈圆缓曲线，避开承受咬合力的尖、嵴。⑤尽量保留最窄处宽度0.5 mm以上的牙体组织、斜嵴或横嵴，去除无基釉，如龋洞范围小，洞缘间的距离大于0.5 mm时，应制成两个单独的洞。无基釉是指缺乏牙本质支持的釉质，在承受咬合力时易折裂，前牙及非应力区的无基釉质可保留，侧壁应与釉柱方向一致，防止形成无基釉。⑥处理薄壁弱尖：薄壁弱尖是牙齿的脆弱部分，应酌情降低高度，减少殆力负担。如外形扩展超过颊舌尖间距的1/2则需降低牙尖高度，并作牙尖覆盖。

口腔内各个牙位承受咬合力的大小是不同的，牙体各部位所承受的咬合力也不同。在预备抗力形时要考虑余留牙和充填体所承受压力的大小而对抗力形提出不同的要求。

(2)窝洞固位形的制备：固位形是防止充填体在侧向或垂直方向力量作用下移位、脱落的形状。窝洞的固位形必须具有三维的固位作用方能保持充填体的稳固。窝洞的基本固位形结构包括以下几种。

1)侧壁固位:窝洞有足够深度,呈底平壁直的盒状洞形,使得具有一定深度的侧壁和充填材料之间的摩擦力而产生固位作用,防止充填体沿洞底向侧方移位。

2)形状固位:主要的原理是机械固位,是在脱位力相反的方向上制备开口小、底部大的特定形状结构,从而起到扣锁作用,防止充填体在水平向及垂直向等的脱位。根据窝洞的不同部位和大小做成不同的形状,包括倒凹、固位沟、梯形、鸠尾等。

倒凹:如后牙𬌗方单面洞窝洞,可在洞底的侧髓线角或点角处平洞底向侧壁牙本质作出潜入的小凹即倒凹。连续的倒凹叫固位沟,有时也可沿线角作固位沟,充填体凸入倒凹或固位沟内,形成洞底略大于洞口的形态。倒凹一般作在牙尖的下方;固位沟应作在具有一定厚度的牙本质侧壁上,倒凹和固位沟不宜作得太深,一般以 0.2 mm 深为宜。如果窝洞深度足够,侧壁固位良好,深度大于宽度,并无须再行设计倒凹或固位沟。后牙𬌗面Ⅰ类洞,由于釉柱排列方向向窝沟底聚合,所备成的洞侧壁略向洞口聚合,形成洞底略大于洞口的洞形,特别在牙尖高陡的𬌗面,聚合较明显,也不作倒凹。

鸠尾固位:制备后牙邻𬌗面洞时,𬌗面多使用鸠尾固位,鸠尾的制备要求与邻面缺损大小相匹配,使充填体在受力时保持平衡。鸠尾要有一定深度,特别在峡部,在预备鸠尾时应顺窝洞扩展,避开牙尖、嵴和髓角。鸠尾峡的宽度一般在后牙为所在颊舌尖间距的 1/4 ~ 1/3,最低为 1.5 mm。鸠尾峡位置不能和同为应力集中区的轴髓线角重叠,应位于其内侧,𬌗面洞底的𬌗方。

梯形固位:制备后牙邻𬌗面洞时邻面多考虑梯形固位,即将邻𬌗洞的邻面制备成龈方大于𬌗方的梯形,防止充填体垂直方向的脱位,此种固位多用于双面洞。

充填体的固位与充填材料、窝洞涉及的牙面数、抗力形都有关系,应根据具体情况权衡设计。

5. 兼顾便利性　便利性包括入洞、充填、清洁等方面,设计窝洞时应同时考虑从窝洞预备、入洞制备和充填的便利性,尤其当制备原则相互冲突,而制备的技术或工具又不能提供充分条件时,比如考虑了牙体抗力形入洞困难而无法去尽龋坏,严密充填就可能牺牲部分牙体的抗力。窝洞边缘位置的设计还需考虑方便清洁,如邻面洞窝洞颊舌边缘应至自洁区,龈缘与相邻牙面至少有 0.5 mm 宽的间隙。

6. 操作步骤

(1)寻找入口,进入病变区:通常需开扩洞口,寻找进入龋损的通道。咬合面潜行性龋洞口很小,下方破坏大,需先去除洞口的无基釉,扩大洞口,而邻面隐匿龋损根据是否破坏触点而采取不同的方式进入。后牙邻面龋,在接触点已破坏时,应磨除釉面相应边缘嵴,从𬌗面进入龋洞。如尚未累及接触点,仅局限于牙颈部,可从颊或舌腭侧进入。前牙邻面洞一般考虑就近原则,如龋损靠近唇面,可从唇面进入;如龋损靠近舌面则从舌侧进入;如果龋损同时累及唇面和舌面,则选择便于器械操作的牙面即唇面进入。如果相邻牙的邻面也发生龋损,首先预备龋损较大的窝洞,然后再备较小窝洞。应以高速、间歇、水雾冷却的方式从边缘嵴进入病损区,进入角度垂直于釉质面,注意避免损伤邻牙。

(2)扩大洞口,去尽龋坏:从入口进入病损区后,应先去尽感染的龋损组织,主要通过两个标准判别是否达到此目的。第一是硬度标准，主要通过术者的触觉来判断，即术者用挖器、探针及钻针钻磨时的感觉，龋坏用器械探查时质地明显变软。第二是着色标准。慢性龋颜色较深，但质硬的牙本质应予保留。急性龋可采用1%酸性品红丙二醇溶液染色，龋坏组织被染成红色，正常牙本质不被染色。外伤性牙折的牙体预备此步通常可忽略。

(3)设计窝洞外形：以病变为基础设计。洞缘扩展到健康的牙体组织；外形线尽量避开牙尖和嵴等承受咬合力的部位；外形线呈圆缓曲线，考虑洞缘所在部位釉柱的方向。根据在不同牙面釉柱方向的差异，使釉质壁的釉柱止于健康牙本质。银汞合金洞面角应为90°，邻面的颊舌洞缘应位于接触区以外，分别进入楔状隙，龈缘与邻牙之间至少应有0.5 mm宽的间隙，不必扩展到龈下。如果邻面龋损累及根面，窝洞的龈缘只扩展到健康牙体组织，应尽量位于牙龈边缘的𬌗方，防止龈沟中的充填体边缘对龈组织造成不良刺激。

(4)设计制备抗力形和固位形：银汞合金窝洞预备技术要求较高，是窝洞预备的基础，又因随着牙色材料的发展银汞合金基本不再用于前牙，故先说明银汞合金作为充填体的后牙Ⅰ类洞、Ⅱ类洞的窝洞预备，再说明树脂类材料充填前、后牙的窝洞预备。

1)后牙银汞合金充填Ⅰ类洞预备

𬌗面窝沟单面洞预备：充填体和余留牙抗力形主要体现在洞深1.5～2.0 mm，洞缘角呈直角，点、线角清晰稍圆钝，洞底平坦(深的窝洞应垫平洞底)，与𬌗面外形一致，如下颌第一前磨牙颊尖高、舌尖低，洞底平于𬌗面而与水平面呈斜平面关系，窝洞的外形呈圆缓曲线；固位形主要靠𬌗面窝洞的侧壁摩擦固位，要求为典型的盒状洞形、侧壁略向洞口聚合，必要时可增加倒凹等形状固位。

磨牙颊、舌(腭)面单面洞制备：磨牙颊、舌(腭)面点隙沟龋范围小时可制成单面洞，制成洞口略小于洞底的洞形，不做预防性扩展。

磨牙双面洞制备：当𬌗面窝沟龋延伸与颊、舌(腭)面的沟裂龋相连，或颊、舌(腭)面龋损范围较大，使𬌗面边缘嵴脆弱时，应备成颊、舌(腭)𬌗洞。颊、舌(腭)面部分需沿颊、舌(腭)沟制成长条形，近远中宽度及龈壁深度不得小于1.5 mm，龈壁与牙长轴垂直，近、远中壁相互平行或略向𬌗方聚合，体现梯形固位，不向近、远中扩展，龈壁止于沟的末端即可。沿𬌗方固位形可制成鸠尾固位形，而颊、舌(腭)面也可以在近远中和(或)龈壁与轴壁相交的线角处作固位沟。上颌磨牙沿𬌗面远中沟、下颌磨牙沿𬌗面中央沟扩展，形成鸠尾。

2)后牙Ⅱ类洞银汞合金充填的制备：根据病变范围可预备成单面洞或双面洞。如果边缘嵴被破坏，可直接入洞；若病变未累及接触区者，可制成单面洞或双面洞。

确定后牙邻𬌗面洞邻面制备的深度。邻𬌗面洞的常规一般先备邻面部分，如果邻面与𬌗面龋损深度基本一致且连为一个窝洞，不伤及牙髓的情况下则不必制备阶梯，可理解为一侧洞缘在边缘嵴的盒状洞；如果龋坏向邻面龈方延伸，则需制备有阶梯的Ⅱ类洞。制备一般在接近龋损牙面的边缘嵴内侧窝开始，以裂钻向𬌗面扩展。

𬌗面初步成形：邻面初步成形后，根据𬌗面解剖形态，向𬌗面顺龋坏发生的沟裂扩展，注意保护中央窝、横嵴或斜嵴，形成鸠尾峡和鸠尾。𬌗面部分制备完成后再进一步修整邻面。

邻面洞洞缘位置和形态：邻面洞洞缘颊侧壁大幅度偏向颊侧，形成S形曲线或反曲线，而舌侧壁则成一略带弯曲的平伸直线；近远中邻面洞缘的颊、舌壁应越过接触区，达自洁区，扩展程度与邻面突度有关，突度大，接触区小，颊、舌楔状隙大、扩展少；反之，邻面突度小，则扩展多，龈壁位置应位于接触点根方的健康牙体组织，与相邻牙面至少有0.5 mm宽的间隙。

邻𬌗面洞底壁的制备：髓壁与𬌗面平行，轴壁略向髓壁倾斜，轴髓线角应圆钝。

邻𬌗面洞固位形的制备：可以在颊、舌和(或)龈壁与轴壁相交的线角处作固位沟，防止邻面部分在水平分力作用下向邻方移位，无阶梯的双面Ⅱ类洞可以在𬌗面直接制备邻方开口小、邻侧壁相对较大的盒状洞，防止水平方向的脱位；有阶梯的双面Ⅱ类洞在𬌗面洞预备鸠尾固位形，邻面洞颊、舌壁略向𬌗方聚合，形成龈方大于𬌗方的梯形。

后牙邻面牙颈部龋损，未累及邻牙接触区，作单面洞有困难时，可从颊或舌方进入，预备成邻颊洞或邻舌洞，在颊或舌面作鸠尾，预备原则与邻𬌗洞相同。如龋损范围小，则不必向颊面或舌面扩展作鸠尾，只需在𬌗轴线角和龈轴线角作固位沟即可。

后牙邻面龋损在相邻牙缺失时，或龋接近牙颈部且牙龈退缩，器械容易进入者，可只在邻面作单面洞，预备成盒状洞形，洞底与邻面弧度一致，略呈突面，在𬌗轴线角和(或)龈轴线角作固位沟或倒凹。

3)前牙Ⅲ类洞树脂充填窝洞预备：去尽龋坏即可，如涉及根面，此部位按银汞合金充填窝洞的预备方法进行，而洞缘釉质部分则根据窝洞大小考虑是否预备斜面。

4)前牙Ⅳ类洞树脂充填窝洞预备：为高应力区，为提高固位力，可增加斜面宽度。

5)前、后牙Ⅴ类洞树脂充填窝洞预备：对小到中等的、完全位于釉质内的Ⅴ类洞缺损无须特殊预备，磨损或酸蚀症导致的颈部龋损需要用金刚砂钻将洞壁磨粗糙，在釉质洞缘预备斜面。如有较大的根面龋损但尚存釉质壁，则在银汞合金预备洞形要求的基础上增加对釉质洞缘斜面的预备，轴壁深度为0.75 mm，釉质斜面宽度为0.25~0.50 mm；如根面龋损全无釉质壁，则完全按银汞合金洞形预备的要求，洞缘均呈直角，轴壁深度为0.75 mm，可根据情况在龈轴或切轴线角处预备深为0.25 mm的固位沟。

6)前、后牙Ⅰ类洞树脂充填窝洞预备：如果窝洞较大，方法与银汞合金修复的Ⅰ类洞预备相同，尽量保留牙尖和边缘嵴，前磨牙边缘嵴应保留磨牙边缘嵴应保留2 mm；如果同时累及𬌗面及颊舌面窝沟的Ⅰ类洞。通常𬌗面常规预备，颊舌面使用火焰状金刚砂钻以45°预备洞缘釉质斜面；如窝洞较小，用小号球钻去尽龋坏即可。

7)后牙Ⅱ类洞树脂充填窝洞预备：如果窝洞较大或伤及边缘嵴，邻面触点，与银汞合金Ⅰ类洞的预备方法相同，注意无须预备辅助固位形，𬌗面部分洞缘无须预备斜面，洞缘无须呈90°直角，扩展时更加保守。而较小的窝洞也是去尽龋坏即可。如边缘嵴未被破坏但病变已累及接触区，传统上多备成邻𬌗面洞，但若龋损距离边缘嵴1.5 mm以上，也有从𬌗面进路去腐制洞进行隧道式窝洞预备，以保持患牙边缘嵴完整性的设计。如未伤及触点则从颊舌方向入洞进行预备，龈壁洞缘一般无须预备斜面，颊侧壁和舌侧壁则需要预备斜面。在微创牙科概念的影响下，如邻面龋损距离边缘嵴较近的病例也可采用微型盒状窝洞预备，选用一细小的金刚砂裂钻从𬌗外展隙小心地去除腐质，同时尽可能保存边缘嵴的完整,窝洞边缘至健康牙体组织为止。若龋损未侵及𬌗面,则洞缘不要扩展至𬌗面,窝洞的最终外形一般呈盒状或碟形。这种方法在大多数情况下可保持相邻牙之间的正常邻接关系。

四、清理窝洞

洞形制备后需清理窝洞,除去窝洞内所有碎片和残屑,检查有无残存感染牙本质、无基釉等不利于充填的情况。

五、注意事项

(1)窝洞预备时应有稳固的支点,保护患者和医师自己,注意保护邻牙。

(2)高、低速手机车针预备窝洞时应在悬空状态下启动和停止,而不能靠于牙体组织上启动和停止。

(姚　雪)

第八节　预防性树脂充填术

预防性树脂充填是指当年轻恒牙表面窝沟有可疑龋或小范围龋坏时,仅用微创钻针去除窝沟处的病变釉质或牙本质,不进行窝洞的预防性扩展,采用含氟充填材料充填窝洞,并在此基础上对年轻恒牙的其余窝沟进行窝沟封闭术。这是一种治疗与预防相结合的措施,其优点是充填洞形不要求预防性扩展,保留了更多的健康牙体组织,含氟充填材料和窝沟封闭剂的应用也达到了预防窝沟龋再次发生的目的。

一、材料及器械选择

微创钻针、含氟充填材料(如玻璃离子水门汀)、窝沟封闭剂。

二、适应证

窝沟点隙能卡住探针者;窝沟深在,封闭剂不易流入窝沟基部者;窝沟有早期龋迹象,釉质混浊或呈白垩色者。

三、操作步骤

(1)去龋:用微创钻针去除龋坏组织或可疑龋坏组织,若病变已经深达牙本质,则去除龋坏组织的感染层,保留矿化程度增高的内层牙本质。

(2)清洁牙面及制备的窝洞,彻底冲洗、隔湿、干燥。

(3)酸蚀咬合面及窝洞边缘的釉质后,对牙面及窝洞进行彻底的清洁、干燥。

(4)对深度超过1 mm的窝洞,在涂布黏接剂、用含氟牙色材料充填窝洞后,再涂布并固化封闭剂;对洞深不超过1 mm的窝洞,可用封闭剂直接封闭。

(5)检查充填及固化情况,有无遗漏的窝沟、有无咬合高点等。

四、注意事项

(1)根据现代龋病治疗的观点,应尽可能多地保护健康牙体组织。

(2)若龋坏达牙本质深层,则需在充填前用氢氧化钙等制剂进行护髓处理。

(姚　雪)

第十一章　可摘义齿修复

牙齿在人的一生中有着重要的作用,既要发挥重要的咀嚼功能,又承担着美观、辅助发音、维持口颌系统平衡的作用。一旦口腔中不同部位出现不同数目的牙齿缺失,在医学上就可以用修复治疗的方法进行牙列缺损的修复。

可摘局部义齿是患者能够自行摘戴的义齿,是牙列缺损后的一种主要修复方式。可摘局部义齿是利用天然牙和基托覆盖的黏膜、骨组织做支持,依靠义齿的固位体和基托将义齿固定于口腔内,是患者能自行摘戴的一种修复体,所以也称活动义齿。

承担可摘局部义齿殆力的支持组织除天然牙之外,还有黏膜、颌骨,所以其适用范围广泛。同时设计灵活多样,能修复牙列和牙槽嵴任何部位的损失,可以恢复丧失的口腔生理功能,纠正因缺损而造成的咬合紊乱,保护余留牙和牙槽骨的健康,以及预防和治疗因牙列缺损而引起的一系列疾患,如颞下颌关节疾病和颜面部畸形等。

可摘局部义齿的优点:磨除牙体组织少,便于洗刷,能够较好地保持口腔清洁;易于修理和加补,如基托折断的修理,基托不密贴的垫底以及增添人工牙等。由于制作义齿所需设备简单,制作方法较简便(除整体铸造支架式义齿外),费用较低,故被广泛采用。但同时可摘局部义齿也有一些缺点:体积较大,部件多,初戴时患者常有异物感,唾液增多,有的影响发音,甚至引起恶心等不适感,且咀嚼效能不如固定义齿好,所以在使用上受到一定的限制。

第一节　可摘局部义齿的组成及类型

可摘局部义齿一般是由人工牙、基托、固位体和连接体四部分组成。按照各部件所起的作用,可以划分为修复缺损部分、固位稳定部分及连接传力部分。

一、人工牙

人工牙,即代替缺失的天然牙部分,用以恢复牙冠外形、重建咬合关系及行使咀嚼功能。

(一)按照制作材料的不同分类

可分为瓷牙、塑料牙和金属殆(舌)面牙 3 种。

1. 塑料牙　多为成品牙,也可特制。有韧性,不易折断,较轻,可以磨改;但硬度差,易磨耗,易污染变色,咀嚼效能稍差。

2. 瓷牙　色泽好,不易污染变色,硬度大,不易磨损,咀嚼效率高;但脆性大,易折裂,不易磨改。

3. 金属殆(舌)面牙　金属殆(舌)面牙指的是人工后牙的殆面或前牙的舌面部分用不同的金属铸造(或锤造)制作,利用金属固位装置与塑料牙相连接。由于金属硬度大,能承担较大的殆力,不易磨损和折裂;但难以磨改调殆,且影响美观。

(二)按殆面形态不同分类

可分为解剖式牙、非解剖式牙和半解剖式牙3种。

1. 解剖式牙　又称有尖牙,其殆面有清晰的牙尖和斜面,牙尖斜度为33°或30°。牙尖越高,牙尖的斜度也越大。正中殆时,上、下颌牙齿的尖窝锁结关系好,此类牙咀嚼效能较好,但侧向殆力大,不利于义齿的固位。

2. 非解剖式牙　又称无尖牙,牙尖斜度为0°,即殆面呈平面。该牙咀嚼效能较差,但侧向力小,对牙槽骨的损害小。

3. 半解剖式牙　半解剖式牙的殆面有牙尖和斜面,但牙尖斜度约20°。上、下颌牙间有一定的锁结关系,咀嚼效率一般。

二、基托

基托是可摘局部义齿主要组成部分之一,其覆盖在口腔黏膜和牙槽嵴上,是义齿与黏膜直接接触的部分。位于缺隙部分的基托称为鞍基。人工牙、固位体和连接体都依靠基托连成一个整体。

(一)基托的功能

(1)连接义齿各部件成一整体。

(2)在基托上排列人工牙,是排列人工牙的基础。

(3)承担、传递和分散殆力。

(4)修复缺损的牙槽骨、颌骨和软组织。

(5)增强义齿的固位和稳定。基托与黏膜之间存在唾液,三者间形成吸附力;基托与天然牙接触可以形成抵抗义齿移位的力量,也有防止义齿翘动的间接固位体作用。

(二)基托的种类

基托按材料不同可分为以下3种。

1. 塑料基托　基托由塑料制成,其色泽美观,制作方便,价格经济,质量轻,便于修补;但坚韧度差,受力大时易折裂,制作时要求有一定的厚度,温度传导作用差,体积较大,异物感也较强,且不易自洁。

2. 金属基托　多由金属铸造而成,其强度较高,不易损坏,体积小且薄,温度传导作用好,患者戴用较舒适;但操作较复杂,需要相应的设备,修理和修补比较困难。

3. 金属塑料基托　由金属和塑料联合制作而成,兼有金属、塑料基托的优点,在基托应力集中区放置金属网状物,增加塑料基托的坚固性。

三、固位体

固位体是可摘局部义齿安放在基牙上的起固位、支持和稳定作用的部分,一般用金属制成，是可摘局部义齿的重要组成部件之一。

(一)固位体的功能

有固位、支持和稳定3种作用。利用这3种作用，使可摘局部义齿固定于口腔内。

(二)固位体必须具备的条件

(1)有固位作用，保证义齿不脱落。

(2)对基牙不产生矫治性移位。

(3)不能损伤口腔的软硬组织。

(4)取戴义齿时，不产生侧向压力，不损伤基牙。

(5)显露金属要少，不影响美观。

(6)固位体的颊、舌臂和各固位体间要有交互对抗作用。

(7)不易存积食物，以免造成余留牙龋坏和牙周炎症。

(8)尽量使用同种金属，避免微电流的产生。

(三)固位体的种类

固位体按其作用不同可分为直接固位体和间接固位体两种。按固位形式又可分为冠外固位体和冠内固位体。

1. 直接固位体　是起主要固位作用的部分，常用的是卡环型固位体。按其制作工艺的不同有铸造和弯制两种。以三臂卡环为例，卡环由卡环臂、卡环体和𬌗支托三部分组成。直接固位体按固位形式不同可以分为冠外固位体和冠内固位体。而卡环型固位体是常用的冠外固位体，是将卡环置于基牙的倒凹区，利用卡环的弹性起固位作用，是目前广泛应用的固位体。另外冠外固位体还包括套筒冠固位体和冠外附着体。冠内固位体主要是指冠内附着体，常用栓体栓道形式。

(1)卡环臂：为卡环的游离部分，富有弹性，卡抱基牙牙冠起固位作用。卡臂尖是指卡环臂的弹性部分，位于倒凹区，是卡环产生同位作用的部分，可防止义齿的𬌗向脱位。卡环臂的非弹性部分则进入非倒凹区，起稳定和支持作用，防止义齿侧向移位。

(2)卡环体：为连接卡环臂、𬌗支托及连接体的坚硬部分，位于基牙的非倒凹区，有稳定和支持义齿的作用，防止义齿龈向和侧向移位。

(3)𬌗支托：是卡环体伸向基牙𬌗面产生支持作用的金属部分，具有较高的强度。能将人工牙承受的部分𬌗力传导至基牙，防止义齿的下沉。如果基牙间有间隙，𬌗支托安放其间可以防止食物嵌塞。如果基牙倾斜移位，与对颌牙接触不良或无接触，还可利用𬌗支托恢复咬合关系。

2. 间接固位体　是防止义齿翘动、摆动、旋转、下沉的固位体，起辅助直接固位体固位的作用。常用于游离端义齿。常用的有舌支托、连续卡环、金属舌面板等。间接固位体的作用主要有防止游离端义齿𬌗向脱位；对抗侧向力，防止义齿旋转和摆动；分散𬌗力，减轻基牙及支持组织承受的𬌗力。

四、连接体

连接体是可摘局部义齿的组成部分之一。可将义齿的各部分连接在一起，埋于基托内的连接体有增强义齿基托强度的作用。连接体不能进入基牙或软组织倒凹区，以免影响义齿的就位。埋入基托内的连接体分布要合理，不能妨碍人工牙的排列。连接体一般可分为大连接体和小连接体。

（一）大连接体

大连接体也叫连接杆，主要有腭杆、舌杆、腭板、舌板等。大连接体的作用如下。

（1）连接义齿各组成部分为一整体，分散和传递𬌗力。

（2）使用大连接体可以减小基托的面积，增加义齿的强度。

（3）有辅助义齿稳定和支持作用。

（二）小连接体

小连接体的作用是把金属支架上的各部件，如卡环、𬌗支托等与大连接体相连接，且与大连接体应呈垂直相连，并离开牙龈少许。小连接体也应放在非倒凹区，一般放在牙齿的外展隙，表面光滑，有足够的强度和硬度。

五、可摘局部义齿的分类

可摘局部义齿通常按义齿结构或支持形式的不同进行分类。

（一）按结构分类

1. 基托式可摘局部义齿　此类义齿主要依靠基托将义齿各部件连成整体，因其基托面积较大，能分散咀嚼压力，故常用于缺牙较多、余留牙健康情况较差的患者。

2. 支架式可摘局部义齿　此类义齿主要依靠金属的连接杆将义齿各部件连成整体。这类义齿多用于基牙健康情况较好的患者。

（二）按支持形式分类

1. 牙支持式可摘局部义齿　该类义齿的两端基牙上均放置𬌗支托和卡环，义齿的𬌗力主要由天然牙承担。适用于缺牙少，或缺牙间隙小，缺隙两端均有基牙，且基牙稳固的患者。

2. 黏膜支持式可摘局部义齿　这类义齿主要由基托和人工牙及无支持作用的卡环组成，或仅由基托和人工牙组成。这类义齿的固位主要依靠基托与口腔黏膜紧密接触产生的吸附力，及基托边缘与软组织的封闭作用。𬌗力通过基托直接传递到黏膜和牙槽骨上。适用于多数牙缺失、余留牙松动而不能作为义齿的基牙者；或因咬合过紧而无法获得𬌗支托位置者。

3. 混合支持式可摘局部义齿　这类义齿基牙上有𬌗支托和卡环，基托有足够的伸展，由天然牙和黏膜共同承担𬌗力。其固位作用主要依靠卡环，其次是基托、黏膜和唾液间产生的吸附力以及基托边缘与软组织间的封闭作用。适用于各类牙列缺损，尤其是游离端缺失者。

（许爱梅）

第二节　可摘局部义齿的设计

理想的可摘局部义齿，既要能恢复患者缺牙的解剖外形，达到美观的效果，又要具备良好的生理功能。要达到这些要求，义齿的设计是关键。由于患者口腔情况各不相同，缺牙的部位与数目、余留牙的情况、牙槽骨的吸收情况及修复材料的不同，使义齿的设计十分复杂。

一、可摘局部义齿的设计原则

（一）对可摘局部义齿的基本要求

1. 义齿应能保护口腔软硬组织的健康　可摘局部义齿的支持组织包括基牙、缺牙部位的黏膜和牙槽骨、颌骨等。为了避免义齿对软硬组织的损害，修复前除必要的牙体预备外，应尽可能利用天然间隙放置支托、间隙卡环等；同时不妨碍口腔的自洁作用，并正确恢复咬合关系和义齿的外形。设计或制作不当的义齿，由于卡环、基托等对口腔组织的不良影响，会引起黏膜的压痛和溃疡、牙龈炎症、基牙松动、牙体病变，甚至创伤及颞颌关节病变。义齿基托、卡环等的设置，应尽量减少对天然牙的覆盖，各部件须与口腔组织密合，减少食物嵌塞、滞留，以防龋坏和牙龈炎的发生。义齿的形态、范围不应妨碍周围组织、器官的正常功能活动。义齿的制作材料应对人体无毒、无害、无致敏和致癌作用。义齿各部件（如卡环等）应防止使基牙受力过大，避免扭力、侧向力等损伤性外力对其牙周组织的损害。

2. 良好的固位和稳定　义齿良好的固位和稳定是义齿行使功能的先决条件。如果固位和稳定不好，义齿非但不能具有恢复咀嚼、协助发音等功能，反而易导致食物嵌塞甚至造成误咽修复体的发生。所以卡环的选择和分布、间接固位体的设计、基托吸附力的产生和基托边缘封闭情况这些关系着义齿的固位和稳定的因素就显得尤为重要。

3. 恢复功能和面部外形　恢复功能是义齿修复的主要目的。前牙主要恢复发音、美观和切割食物的功能，后牙主要恢复咀嚼食物的功能，并恢复面部下1/3的高度。

4. 美观舒适　一副合格的义齿，不仅要恢复功能，同时还要兼顾美观。在修复牙列前部缺损时，美观要求显得更为重要。人工牙的大小、形态、颜色及排列应与相邻天然牙、上下唇的空间关系相谐调，表现自然；基托颜色应尽量与牙龈、黏膜的色泽一致，长短合适，厚薄均匀，必要时利用基托恢复邻近缺损软硬组织的自然形态。卡环等金属部件应尽量不显露或少显露。当发生功能恢复和美观相矛盾的情况，应首先考虑功能，后兼顾美观。一般在前牙区偏重于美观和发音，后牙区偏重于咀嚼功能的恢复。

可摘局部义齿修复范围广，组成部件多，尤其在缺牙多、缺隙多时，基托面积大，常引起初戴义齿者的异物感，不舒适，发音不清，甚至恶心，对敏感者更为明显。在可能的情况下，义齿材料除应具有较高的强度、合理的结构设计之外，还应做到小而不弱，薄而不断，尽可能做得小巧。义齿的部件与周围组织应尽量平滑衔接、和谐自然。人工牙排列要尽量避免出现过大的覆颌、覆盖或过于向舌侧排列，影响口腔本部正常的大小，妨碍舌体活动等，尽量做到患者最易适应的程度。

5. 坚固耐用　义齿每天要承受百次以上的大于 10 kg 的咀嚼压力，因此在设计时要力求结构合理，选用合适的材料，使之不因受力而变形折断，达到坚固耐用的目的。塑料可摘局部义齿的折断主要发生在小间隙孤立人工牙的舌腭侧基板相连处、缺牙区与非缺牙区交界处、前牙区应力集中处、因气泡等制作缺陷致基板薄弱处等。因此，塑料胶连式可摘局部义齿除选择强度优良的基托材料外，还必须做到结构合理，对应力集中区或几何形态薄弱区予以加强设计，如通过基牙预备开辟足够间隙，采用金属加强网等设计，以防止义齿折断。而整铸支架式可摘局部义齿的设计既可使义齿比较舒适，又可达到坚固、耐用的效果。

6. 容易取戴　患者要能自行取戴义齿，便于保持口腔卫生。如果摘戴需要很大的力量，往往会损伤到余留牙牙周膜。又因义齿需长期戴用，如果口腔卫生不好，易造成基牙和余留牙的龋坏。所以在设计上，既要有足够的固位力，又要方便取戴。

(二)基牙的选择

基牙是在牙弓内放置固位体的天然牙。一般要求基牙健康，形态、位置常根据口腔情况和义齿的设计，从多方面选择基牙。

(1)选择健康牙做基牙。牙体、牙周健康，牙冠高大，无倾斜，牙周膜面积大的牙齿为选的基牙。

(2)虽有牙体疾病但已经治疗或修复者。

(3)虽有牙周疾病，但已经治疗并得到控制者。但如牙槽嵴吸收超过根长的 1/2，或松动达Ⅱ度的天然牙不宜选作基牙。

(4)尽量选择靠近缺隙的牙做基牙，有利于义齿的固位。

(5)选用多个基牙时，彼此越分散越好，有利于义齿的固位稳定。

二、义齿各组成部分的设计

(一)人工牙的设计

人工牙的选择一般根据缺牙间隙的大小，邻牙的外形、色泽，咬𬌗力的大小，牙槽嵴的吸收程度，患者的面型、年龄、肤色等方面来设计和选择。

1. 人工前牙的选择原则

(1)前牙美观要求高，人工前牙宜选择形态、大小、颜色与口腔中余留牙相似，并要求与患者的肤色、面型等相协调。

(2)脸部侧面外形弧度有凸形、凹形和直线形 3 种，人工牙唇面应与之相称。

(3)颜色应与患者的肤色、年龄相称，选色时要考虑颜色的色调、彩度、光亮度和透明度。

2. 人工后牙的选择原则

(1)人工后牙的颊舌径大小应比天然牙的颊舌径要小，以减小支持组织的负荷。

(2)人工后牙的牙尖斜度不宜过大，以免产生过大的侧向力妨碍义齿固位，但也不应过小而降低咀嚼效率。

(3)人工后牙秴面应具有沟、嵴、牙尖形态,并与对颌牙有一定的覆秴、覆盖关系。人工牙秴面形态的恢复应符合固位、稳定的需要。

(4)尽量选用硬度大、耐磨损的成品牙。

(二)固位体的设计

固位体是可摘局部义齿重要的组成部件,发挥着重要的作用。固位体的设计也是义齿设计当中的核心环节。

1. 卡环型固位体　卡环是直接卡抱在主要基牙上的金属部件。在组成上包括卡环臂、卡环体、秴支托三部分。在设计上应注意以下几点。

(1)卡环臂的游离端——卡环臂尖,弹性比较大,应置于基牙的倒凹区;而卡环臂的其他部分比较坚硬,应置于基牙的非倒凹区。卡环臂的截面形态因制作方法而异,常用的有圆形、半圆形和扁圆形。卡环臂进入倒凹区的深度依所用的材料、制作方法及牙冠的形态而不同。如弯制卡环进入倒凹区一般在 0.50 ~0.75 mm,而铸造卡环一般安放在倒凹区 1.25 ~0.50 mm 的深度。

(2)卡环体应位于基牙的非倒凹区,起稳定和支持作用。非倒凹区越大,卡环体越粗,与牙体接触面越大,环抱作用也越大。

(3)秴支托的设计要求

1)位置:秴支托应该设置在基牙邻接缺隙侧的边缘嵴上,即缺隙两旁基牙秴面的近远中边缘嵴上。近中秴支托则设计在基牙的非缺隙侧,如果咬合过紧则不易获得秴支托位置,可以设置在下颌磨牙的舌沟处。此外,尖牙的舌隆突,切牙的唇外展隙,甚至上颌磨牙的颊沟,均可设计秴支托。一般应根据患者牙体、牙列的具体情况进行设计。

2)支托和基牙的关系:基牙上的秴支托凹底应与基牙长轴呈约正 20°的斜面夹角,以便秴支托所承受的咬合力能顺基牙长轴方向传递,不致使基牙倾斜移位。

3)秴支托的大小、形态:根据制作秴支托的材料决定。铸造秴支托应薄而宽,呈圆三角形,近秴缘较宽,向秴面中心变窄;底面与秴支托窝呈球凹接触关系;秴支托的厚度在边缘嵴处最厚,向秴面中心渐薄。颊舌宽度约为磨牙颊舌径的 1/3,前磨牙颊舌径的 1/2;长度约为磨牙近远中径的 1/4,前磨牙近远中径的 1/3。厚度为 1.0 ~1.5 mm。也可用扁的 18 号不锈钢丝做秴支托,长 2.0 mm、宽 1.5 mm、厚 1.0 mm。

4)秴支托不应影响就位和咬合:应预备足够的秴支托凹间隙以容纳秴支托。秴支托连接体不能进入基牙倒凹区,以免影响义齿就位,而且与黏膜间要有一定的距离,以便有足够的塑料包绕连接体。

2. 卡环与观测线的关系

(1)模型观测仪:是一种用来确定义齿就位道的仪器,由分析杆、支架和观测台组成。分析杆通过水平臂与支柱相连能垂直升降,并能作水平方向的转动,用来测量模型上基牙和牙槽嵴组织的倒凹。观测台则用以承放和固定模型,并能作不同方向的倾斜。

(2)观测线:将模型固定在观测台上,倾斜模型,确定就位道方向。用带有直边铅芯的分析杆沿牙冠轴面最凸点所画出的连线,称为观测线,又称导线。当基牙牙冠有不同程度的倾斜时,观测线的位置也会随之改变。观测线以上的秴方部分为基牙的非倒凹区,观测线以下的龈方部分为基牙的倒凹区。这样所得的观测线,并非基牙的解剖外形最高点的连线,而与水平面呈直角时,观测线才与牙冠的解剖外形高点线一致。模型观测仪的分析杆代表义齿的就位方向。

(3)观测线的类型:由于各个基牙倾斜的方向和程度不同,画出的观测线也不同。观测线可分为3种基本类型。

一型观测线:为基牙向缺隙相反方向倾斜时所画出的观测线。此线在基牙的近缺隙侧距𬌗面远,倒凹区小;远缺隙侧距𬌗面近,倒凹区大。

二型观测线:为基牙向缺隙方向倾斜时所画出的观测线。此线在基牙的近缺隙侧距𬌗面近,倒凹区大;远缺隙侧距𬌗面远,倒凹区小。

三型观测线:为基牙向颊侧或舌侧方向倾斜时所画出的观测线此线在近缺隙侧和远缺隙侧距𬌗面近,倒凹区都较大,非倒凹区小。

除上述基本类型外,有学者提出四型及五型观测线。

四型观测线为基牙向颊侧或舌侧倾斜时所画出的观测线。但基牙的近、远缺隙侧均没有明显的倒凹。五型观测线是基牙向缺隙方向或反缺隙方向极度倾斜时所画出的观测线。观测线的一端接近基牙冠方,另一端接近基牙颈部,

(4)观测线类型与卡环的选择:根据不同类型观测线选择相应的卡环,能充分发挥卡环的固位作用。

一型观测线适用Ⅰ型卡环,即用铸造或不锈钢丝弯制而成的卡环。该卡环固位、稳定和支持作用好。

二型观测线适用Ⅱ型卡环,即分臂卡环。分臂卡环的近缺牙区卡臂尖端在倒凹区,另一端在非倒凹区,起对抗平衡作用。如铸造的"U"型或"T"型分臂卡环。该卡环固位和支持作用好,但稳定作用差。

三型观测线适用Ⅲ型卡环,是用弹性大的不锈钢丝或合金丝弯制而成的卡环,也可铸造,铸造卡环臂较细。一般要求卡环臂能通过基牙较高的突点进入倒凹区,但不能进入倒凹区过深,否则容易在取戴义齿时,超过金属丝的弹性限度而造成卡环臂的永久性变形。三型卡环固位和支持作用较好,但稳定作用较差。

3.卡环材料的要求

(1)要有足够的强度,不易变形、折断。

(2)有一定的弹性,义齿戴入时能利用弹性顺利进入倒凹区与牙面贴合,而基牙不会因受力而损伤和移位。

(3)耐腐蚀、不变色,易于焊接,能保持光洁度。

4.卡环的类型　卡环的种类繁多,分类方法不一。根据卡环制作方法可以分为铸造卡环和锻丝卡环;按卡环与观测线的关系可分为Ⅰ型、Ⅱ型、Ⅲ型卡环。按照卡环臂的数目的不同可分为单臂卡环、双臂卡环和三臂卡环。

(1)单臂卡环:只有一个弹性卡环臂,多用钢丝弯制而成。用作间隙卡环,亦称隙卡。卡环臂末端部分位于基牙的唇面或颊面的倒凹区,伸向𬌗方,紧贴两邻牙的颊外展隙,再经𬌗、舌外展隙下降,末端形成连接体,与舌侧基托或连接杆相连。在𬌗外展隙处应先预备隙卡沟,以避免隙卡妨碍咬合。隙卡在𬌗外展隙部分具有支持作用。在应用时,基牙

的舌侧或腭侧必须用基托对抗，防止基牙向舌腭侧移位。

（2）双臂卡环：由颊、舌两个卡环臂组成，颊侧为固位臂，舌侧为对抗臂。多用于松动牙、牙周支持力差的基牙，或咬合太紧不能制备出𬌗支托凹的基牙，其仅有固位作用。

（3）三臂卡环：由颊、舌两个卡环臂及𬌗支托组成。该卡环具有固位、稳定和支持作用，为临床上常用的卡环。颊舌卡环臂根据观测线不同，有Ⅰ型、Ⅱ型、Ⅲ型卡环臂；根据制作方法不同，有弯制的，也有铸造的。弯制卡环弹性好，可获得较好的固位力；而铸造卡环与基牙较密合，稳定和支持作用较弯制卡环为好，它们都可组合应用，也称混合型卡环。混合型卡环，是指Ⅰ型和Ⅱ型，Ⅰ型和Ⅲ型，Ⅱ型和Ⅲ型混合型卡环。临床上基牙的颊面和舌面的观测线不一定是同一类型的，如颊面是一型观测线，舌面是三型观测线，可用Ⅰ型和Ⅲ型混合卡环。

（4）其他常用卡环

1）圈型卡环：多用于远中孤立的磨牙上，如上颌向近中颊侧倾斜的磨牙和下颌向近中舌侧倾斜的磨牙。即一侧有倒凹，一侧无倒凹。游离的卡环臂应进入基牙的倒凹区起固位作用。

2）回力卡环：常用于后牙游离端缺失，基牙为双尖牙或尖牙图。回力卡环的𬌗支托不与基托相连，卡环臂绕过基牙的远中面到舌侧近中，通过连接体与腭（舌）杆相连。

3）对半卡环：由颊、舌侧两个相对的卡环臂和近远中𬌗支托组成，用于前后有缺隙、孤立的双尖牙或磨牙上。其支持和固位作用较好。在临床上，常用舌侧基托代替舌侧卡环臂，起对抗臂作用。

4）联合卡环：由两个卡环通过共同的卡环体连接而成。卡环体位于相邻两基牙的𬌗外展隙，并与𬌗面的𬌗支托相连接。可起到防止食物嵌塞的作用。

5）杆形卡环：其卡环臂自基托开始沿龈缘向上至基牙的倒凹区内，当牙冠上不论有何种形式的倒凹，而基牙又不宜用一般三臂卡环时，用杆形卡环就可以获得良好的固位。但也必须与𬌗支托和对抗臂联合设计，才能保证基牙稳定和防止卡环臂滑动。根据形状不同，有“U”型、“T”型、“Ⅰ”型、“Y”型、“C”型等各种类型卡环。

临床上常用一种RPI卡环组，也属于杆形卡环的一种。此卡环是由Kratochvil（1963年）根据远中游离端义齿修复中存在的问题提出RPI卡环组的设计。此卡环组由近中𬌗支托、远中邻面板及颊面“Ⅰ”杆组成，主要是用于下颌远中游离端缺失的基牙，可起防止基牙倾斜及义齿翘动的作用。

近中𬌗支托：通常基牙会向安放𬌗支托的一方移动。远中𬌗支托使基牙向远中倾斜，近中𬌗支托则使基牙向近中倾斜。这样利用近中𬌗支托可以得到近中邻牙的支持而保持不动，消除或减少基牙所受的扭力。

远中邻面板：在基牙的远中面，预备导平面，使之与义齿的就位道平行。制作的邻面板和导平面接触。当义齿下沉时，邻面板也随之下沉，但仍与基牙接触。邻面板的作用是防止义齿脱位，增强义齿的固位力。一般常用于下颌牙的邻面和舌面。

颊面“Ⅰ”杆：Ⅰ型杆与基牙接触面积小，对基牙的损伤小，固位作用好，美观。

5.间接固位体　间接固位体具有辅助直接固位体固位和增强义齿稳定的作用。间接固位体的主要作用有：①防止游离端义齿鞍基垂直向移动；②防止义齿摆动，对抗侧向力;③防止义齿的旋转,起平衡作用;④减轻基牙及支持组织的负荷,分散殆力。

(1)间接固位体的设计原则

1)间接固位体应安放在支点线对侧的天然牙上。一般要求间接固位体至支点线的垂直距离大于或等于支点线至基托游离端的距离。间接固位体至支点线的垂直距离愈远,产生的力矩越大,所起的平衡作用也越好。

2)间接固位体应位于支点线的中垂线上或附近。

3)间接固位体与直接固位体的连线应呈三角形或四边形,才能取得较好的稳定效果。

4)各固位体(包括直接固位体和间接固位体)连接所成的三角形、四边形的中心应和整个义齿的中心一致或接近。

(2)间接固位体常用的形式

1)尖牙殆支托:是义齿安放在尖牙舌隆突上的殆支托。常用于后牙缺失者。

2)连续卡环:具有较长的金属带状卡环臂,是由一侧尖牙远中延伸到另一侧尖牙的远中,安放于前牙的舌隆突上。常用于后牙缺失较多者。

3)附加卡环:是指在远离缺牙区的基牙上放置的卡环。例如321123缺失,仅仅在4|4上设计直接固位体义齿容易前后翘动,此时应在7|7上增加一个单臂卡环,有防止义齿翘动的作用。

另外,还尚有金属舌、腭面板、间隙卡环等种类。

(三)基托的设计

基托是可摘局部义齿的重要组成部分,它覆盖于无牙区牙槽嵴及黏膜上,是人工牙排列的基础。同时传递和分散殆力,并将义齿的各部分连成一个整体。基托的设计原则有以下几点。

1.基托的伸展范围　根据缺牙的数目和部位、基牙的健康状况、牙槽嵴吸收的程度、殆力的大小、义齿的支持形式、美观的要求等因素综合考虑。原则上是在保证义齿固位和稳定的前提下尽量减小基托的面积,使患者感觉舒适。

(1)牙支持式义齿:因殆力主要由基牙承担,基托仅起辅助固位作用,因此基托范围可以尽量减小些,与牙槽嵴保持接触即可。

(2)黏膜支持式义齿:因殆力主要通过基托传递和分散,因此应在不妨碍唇、颊、舌系带及软组织功能活动的前提下尽量伸展基托的范围。如上颌游离端缺失的黏膜支持式义齿,其基托的后缘应达到软硬腭交界的软腭上,颊侧覆盖上颌结节(倒凹区除外),两侧应伸展到翼上颌切迹;下颌游离端缺失的黏膜支持式义齿,其基托后缘应盖过磨牙后垫的1/3~1/2,颊舌侧应到黏膜反折线区。对于少数前牙缺失,牙槽嵴丰满者可不要唇侧基托。

(3)混合支持式义齿:如缺牙少,基牙的情况良好,牙槽嵴丰满者,基托可适当缩小。上颌基托可做成马蹄形。若是上颌双侧多个牙游离缺失,可用大连接体连接两侧,以减小基托范围。

2.基托的厚度　基托应有一定的厚度以保持其抗挠强度,避免受力时折断。塑料基托一般厚1.5~2.0 mm,金属基托厚0.3~0.5 mm。基托边缘厚约2 mm,并呈圆钝状。

3. 基托与天然牙的关系　缺牙区基托不应进入天然牙邻面倒凹区，腭（舌）侧基托边缘应与天然牙轴面的非倒凹区接触。前牙区基托边缘应在舌隆突上，并与之密合，但对牙齿应无压力。近龈缘区基托要做缓冲，以免压迫龈组织，并利于摘戴。

4. 基托与黏膜的关系　应密合而无压痛，对于上颌结节、腭隆突、下颌隆突、内斜嵴及骨尖等部位的相应的基托组织面应做适当的缓冲处理，避免基托压迫组织产生压痛。

5. 基托的磨光面外形　上、下颌前部基托相当于牙根的部位，形成隐约可见的牙根长度和突度后部的颊、腭和舌侧由牙至基托边缘应形成一凹面，以利于义齿的固位。

（四）连接体的设计

连接体是可摘局部义齿的组成部分之一，可将义齿的各部分连接在一起，同时还有传递和分散㧟力的作用。常分为大连接体和小连接体两种。

1. 对大连接体的要求

（1）有足够的强度、质地坚韧、不变形、不断裂。

（2）不妨碍唇、颊、舌的运动。

（3）根据不同位置、受力和组织情况，连接体可呈不同的大小、外形和厚度。一般为扁平形或板条形。杆的边缘应圆钝。如连接体长度大，则应相应增加杆的厚度，或改变其形态，以增加杆的刚性。

（4）不能进入软组织倒凹，以免影响义齿就位和压迫软组织。不能压迫上颌腭隆突、下颌舌隆突及其他骨性突起。

2. 大连接体的种类

（1）腭杆：有前腭杆、后腭杆和侧腭杆。

1）前腭杆：位于上颌硬区之前，腭皱襞之后，宽约 8 mm，厚约 1 mm，与黏膜组织密合但无压迫感，杆的上缘距牙龈缘不少于 6 mm。为了不妨碍舌的功能和发音，应该尽量避免覆盖腭前区组织，前部边缘设计于腭皱襞后半部常用铸造法制成。

2）后腭杆：位于上颌硬区之后，颤动线之前，两侧微弯向前至第一、二磨牙之间。也可根据患者的敏感程度，适当调整其位置。因舌体不接触后腭杆，可适当做厚些，厚度 1.5 ~ 2.0 mm，中间较两端稍厚。宽度 3.5 mm。一般根据牙列缺损的类型不同，杆与黏膜的接触可不相同。如为远中游离缺失者，杆与黏膜可留有一定间隙，以免义齿下沉时压迫黏膜造成疼痛和创伤；如前后均有基牙存在，杆与黏膜以轻轻接触为宜。

3）侧腭杆：位于上颌硬区的一侧或两侧，距离龈缘 4 ~ 6 mm，并且与牙弓平行。用于连接前后缺牙区鞍基或前后腭杆，呈圆形。宽 3.0 ~ 3.5 mm，厚 1.0 ~ 1.5 mm。

（2）腭板：前腭杆向前延伸至前牙舌隆突上形成腭板再向左右两侧延伸形成马蹄状腭板。如再与后腭杆连接，则成关闭型马蹄状腭板，若覆盖全腭区，则成全腭板。一般腭板前缘离开前牙龈缘 4 ~ 6 mm。腭板应厚薄均匀一致，厚度为 0.3 ~ 0.5 mm。

（3）舌杆：位于下颌舌侧龈缘与舌系带或口底黏膜皱襞之间。舌杆的纵剖面应呈半梨形，宽约 5 mm，厚约 2 mm，边缘光而圆滑，杆的上缘距离龈缘至少 3 ~ 4 mm。一般舌杆应用范围比较广，但若患者口底浅（口底至龈缘距离小于 7 mm），或有明显的舌隆突而手术不能去除者，或牙列明显向舌侧倾斜者则不宜使用舌杆。在不妨碍舌与口底功能运动的原则下，舌杆越近口底越好。舌杆与口底黏膜的接触关系，应视下颌牙槽嵴舌侧形态而定。牙槽嵴舌侧形态一般有垂直形、倒凹形和斜坡形3种。垂直形者舌杆与黏膜平行接触;倒凹形者舌杆应在倒凹区之上;斜坡形者舌杆离开黏膜0.3~0.4 mm,并与牙槽嵴平行。舌杆可铸造而成,也可由成品舌杆弯制而成。

3. 对小连接体的要求

(1)要有足够的强度和硬度。

(2)应置于非倒凹区,否则影响义齿的就位。

(3)经过牙齿表面时,应较细,无间隙,以免干扰舌的功能活动。

三、就位道的设计

义齿的就位道是指可摘局部义齿在口内戴入的方向和角度。义齿摘取时的方向称为摘出道,其方向与就位道相反,但角度相同。由于可摘局部义齿一般都有2个以上的基牙,义齿上的固位体必须在同一方向戴入,且不受任何阻挡才能顺利就位。由于缺牙的部位和数目不同,各个基牙的位置、形态、倾斜度、倒凹及健康状况都不同,缺牙间隙情况各异,因此每副义齿的就位道也不同。其就位方式一般有平行式就位和旋转式就位两种。

(一)平行式就位道

指义齿上所有固位体的戴入方向彼此平行,共同就位,也叫共同就位道。此就位道是可摘义齿最常用的就位方式。确定平行式就位道的方法有平均倒凹法、调节倒凹法。

(1)平均倒凹法(均凹法):将模型固定在观测仪的观测台上,根据缺牙部位、牙齿的倾斜度、牙槽嵴的丰满度和唇(颊)侧倒凹的大小,调节模型倾斜度,使缺隙两端的基牙长轴与分析杆的交角一样大,此时分析杆的位置就代表共同就位道。这样将位于缺隙侧两端基牙的倒凹作平均分配,使缺隙两端基牙都有一定倒凹。义齿的共同就位道就是缺隙的两端基牙长轴交角的平分线。如果基牙长轴彼此平行,则义齿就位道与基牙长轴一致称为垂直就位。转动分析杆,使之围绕基牙牙冠转动一周,绘出基牙观测线,然后根据观测线的情况,确定卡环的位置。此法适用于缺牙间隙多,或基牙倒凹大的情况。

(2)调节倒凹法(调凹法):调凹法就是使缺隙两侧基牙的倒凹适当地集中于一端的基牙上,使义齿斜向就位和摘出。根据缺牙部位、牙齿的倾斜度、牙槽嵴的丰满度和唇(颊)侧倒凹的大小等不同情况,将观测台向不同方向倾斜,充分利用卡环固位时有利于倒凹,避开口腔软硬组织不利倒凹,设计合适的卡环。

此法适用于基牙牙冠短小,牙体长轴彼此平行者。义齿斜向就位与义齿的𬌗方脱位道形成一定的制锁状态,可以防止吃黏性食物时义齿从𬌗方脱位。

(二)旋转式就位道

旋转式就位道是指义齿的各固位体就位方向不一致,就位时先使一侧就位,然后再以旋转方式使另一侧就位。此法较为复杂,临床上较少使用。

(三)选择就位道的要求

(1)要利于义齿的摘戴。

(2)要利于义齿的固位和稳定。

(3)要能获得较好的美观效果。

(四)义齿的就位方向与模型的倾斜关系

1. 前牙缺失

(1)若唇侧牙槽嵴丰满,倒凹较大,可将模型向后倾斜,以减少唇侧牙槽嵴的倒凹,使义齿由前向后就位。

(2)若唇侧倒凹小,不影响义齿的就位,则将模型向前倾斜,使倒凹集中在基牙的近中,使义齿由后向前斜向就位。

2. 后牙缺失　若缺隙前后都有基牙时,应根据基牙的健康情况确定模型的倾斜方向。

(1)若基牙的牙体和牙周情况均好,则可将模型向后倾斜,使义齿由前向后就位。

(2)若缺隙后端基牙的健康情况较差,而前端基牙较好时,则将模型向前倾斜,使义齿由后向前就位。

(3)若缺隙前后基牙倒凹都不大,两基牙长轴较平行,且与义齿脱位方向一致,则应采用调凹法,形成制锁角,增加义齿固位作用。

3. 后牙游离端缺失　无论是单侧还是双侧游离端缺失,模型均向后倾斜以增加基牙的远中倒凹,用Ⅱ型卡环固位,义齿由前向后就位。

4. 前后牙均有缺失　将模型向后倾斜,减小前牙区组织倒凹,义齿由前向后就位。若前牙区倒凹较小,可将模型平放,义齿的就位方向就与𬌗力方向一致。

5. 一侧牙缺失,另一侧天然牙舌侧倒凹明显　将模型向有牙侧倾斜以减小舌侧倒凹,使义齿从无牙侧向有牙侧就位。

(许爱梅)

第三节　基牙预备

经过外科手术、牙周治疗、牙髓治疗和口腔组织调整后,需要对基牙进行预备,从而为可摘局部义齿提供支持、稳定、对抗和固位作用。极少有无须进行基牙预备的情况,因为牙齿不会天然发育成具有导平面、支托凹或完全适合卡环固位体的外形轮廓。

在制作可摘局部义齿前,必须确保各种较深的充填物、牙髓治疗、牙周治疗都彻底且稳定。如果发现治疗中的某颗牙齿预后不佳,应改变可摘局部义齿的设计来弥补牙齿缺失所带来的影响。若已完成可摘局部义齿的修复后又有牙齿缺失,则必须在原义齿上进行添加或重新制作义齿。尽管在最初设计义齿时都会考虑到义齿今后添加和修改的问题,但大部分局部义齿设计仍不能很好的做到这一点。应充分利用辅助性诊断来确定哪些牙齿可以作为基牙或将来可能成为基牙。当义齿的原有基牙缺失后,则很难通过调改义齿来使用邻牙作固位基牙。

在可摘局部义齿设计时有时会保留末端基牙,通过该牙支持基托的末端使其变成牙支持式义齿。如果该末端基牙缺失,则由游离端基托取代。这样的设计必须考虑到将来间接固位体的放置、余留的末端基牙上固位卡环的设置和通过二次印模提供黏膜组织的支持的稳定性。前部条件不好的牙作基牙有一定风险,应慎用,因其缺失后添加新基牙较困难。像这样有问题的牙齿应在治疗计划中就决定拔除,这有利于在最初设计中选择条件更好的牙作基牙。

一、基牙分类

按基牙预备的情况分为如下3类:①牙冠部分仅需要进行较小的预备的基牙。②需要进行修复但不需要进行全牙冠覆盖的基牙。③需要全冠修复的基牙(完全覆盖)。

仅需较小调改的基牙包括拥有健康釉质的牙齿、有小修复体但不涉及局部义齿设计的牙齿、有修复体并涉及义齿设计但修复体可被采用的牙齿,以及有冠修复体但调改不会影响冠的完整性的牙齿。冠修复体既可以是单冠,也可以是固定桥的基牙牙冠。

无保护基牙的使用在前面已讨论过。尽管将所有基牙完全覆盖是理想的,但该做法既不可能,亦不可行。必须让患者知道使用无保护基牙存在一定风险,因此他们有责任做好口腔清洁的维护和龋病控制。制作与现有义齿卡环相适合的冠修复体是一项困难的工作,这将影响选择未经全冠修复的健康牙做基牙的决定。

全覆盖修复体能为殆支托提供最好支持。如果患者的经济或者其他因素不允许使用全冠修复体,那么合理地使用银汞合金充填体也能为支殆托提供长期的支持。对任何有问题的银汞合金充填体都应当重新充填,并且待其达到最大强度和抛光后,再进行导平面和殆支托凹的预备。

随着复合树脂的尺寸稳定性、强度和耐磨性的不断增加,为可摘局部义齿基牙提供了另一种预备和修改方式,与全冠修复体相比不但减少对基牙的损伤,而且更经济。

二、健康釉质基牙或有充填物基牙的预备步骤

健康釉质基牙或有充填物但仍可使用的基牙预备应按以下顺序进行。

(1)邻面的预备应与就位道平行,提供导平面。

(2)调改基牙外形,降低其外形高点,以达到。①圈形卡环臂位于殆面以下,最好位于牙冠中1/3和龈1/3交界处。②固位卡环臂位于牙冠的龈1/3,以取得更好的美学效果和力学性能。③对抗臂应位于外形高点线或者以上,但不高于牙冠中1/3的靠牙颈部分。

(3)基牙轴面形态调整完成以后,支托凹预备之前,用不可逆性水胶体取一个牙弓印模,并用快速固化石膏灌模。将模型放到模型观测仪上以确定在预备支托凹之前,是否还需要调整基牙轴面形态,如还需调整基牙轴面形态,则在同一次就诊中即可完成。

(4)殆支托凹的预备应使殆力沿基牙牙体长轴传导。将诊断模型置于观测仪上进行可摘局部义齿的设计,确定治疗方案,然后据此施行口腔预备。在诊断模型上用红色铅笔标记出基牙需调改的区域、调改的量和角度,再按此标记进行牙体预备。尽管也可在诊断模型上预备支托凹,但对有经验的口腔医师来说,用红笔标记出支托预备的位置即可,因支托凹的形态有明确的要求。

三、保护性修复体的基牙预备

若可摘局部义齿的小连接体不与基牙邻面接触,则基牙可进行常规嵌体的预备。相反,若邻面和𬌗面分别需要支持小连接体和𬌗支托,那么则需要做不同的处理。𬌗面覆盖的范围(如是否覆盖牙尖)要根据基牙龋坏程度、无基釉的存在及𬌗面磨损和磨耗等因素来确定。

当采用嵌体修复基牙时,需进行必要的外形修整。为了避免嵌体的颊舌侧邻面边缘位于或靠近小连接体和𬌗支托,边缘预备时应适当的扩展至基牙的线角以外。可以通过加宽传统箱状洞形实现边缘的延伸,但这会造成铸造修复体的边缘过薄,在可摘局部义齿的反复摘戴过程中被卡环损坏。将箱状洞形扩展到牙体线角以外可以避免修复体过薄弱,并且能产生较强的修复体与牙齿的结合。

在牙体颅备中,除非按基牙轴壁的外形曲度来预备,否则牙髓极易受到损伤。在有浅龋的基牙上,预备龈壁的轴向深度约为559号裂钻宽度。在制备龈壁过程中,其边缘必须位于易于保持口腔卫生的自洁区。基牙邻面与义齿小连接体接触的位置是龋病的易发区,因此基牙邻面必须预备成适宜的导平面并保证与小连接体紧密接触。每个步骤都应最大限度地保证修复体有良好的固位和稳定,并且边缘不易被察觉。为达到这一要求,应该将轴壁预备呈5°甚至更小的聚合度,并使洞底形成平面,各线角锐利清晰。

有时需要在下颌第一前磨牙上安放嵌体来支持间接固位体。该牙𬌗面颊舌径较窄并舌向倾斜,常较难制备出双面嵌体。即使是最精确的𬌗面洞形的预备也常常会导致余留舌尖薄弱。

四、冠修复基牙的预备

当有多个冠修复牙将作为可摘局部义齿的基牙时,最好同时做出冠修复基牙的蜡型。可使用稳定且能精确复位的可卸代型的牙弓模型。如果愿意,可以在不分割的牙弓模型上制作蜡型并使其相互平行,通过使用个别代型使边缘更精确。目前的印模材料和间接制作工艺技术使上述两种方法均可得到满意的修复效果。

制作蜡型和口内牙体预备程序一样。在模型观测仪上确定了义齿就位道并修整出蜡型的𬌗面和接触点后,用观测仪的蜡习修整邻面作为导平面平行于义齿就位道。导平面应位于边缘嵴和中1/3和龈1/3交界处之间。值得注意的是,小连接体在经过龈缘处要进行缓冲,所以导平面不能伸展至龈缘。导平面应位于𬌗2/3甚至𬌗1/3,以避免影响牙龈组织的健康。

在导平面相互平行并且完成其他外形修整以后,即可在蜡型上进行𬌗支托凹的预备。必须强调的是,在安插铸道和抛光的时候不能破坏蜡型上制备的关键区域。在蜡型安插铸道时应保护蜡型上的平行面和支托凹。注意抛光比磨光更精细。支托凹区域只需要用磨光圆钻修整即可。如果在安插铸道过程中的某些干扰不可避免,则应将模型重新放在观测仪上进行邻面修整。这个步骤可以由连接在观测仪垂直杆上的机头和其他类似的切削装置来完成。

铸造修复体作为基牙的优点在于，原本必须在口腔内进行的牙体预备步骤可以在模型观测仪上更精确地完成。在口内预备基牙时，要达到多个邻面平行通常是不可能的。因此，在用铸造修复体做基牙时，应充分利用其可在模型观测仪上修整蜡型外形使之平行于就位道的优点。全冠修复体是可摘局部义齿理想的基牙修复体，可以通过雕刻、铸造、精修来满足支持、稳定和固位的要求，同时不影响美观。烤瓷牙冠也能达到满意的效果，但是要在上釉之前放在模型观测仪上对瓷面外形进行修正。若不进行修正，则可能出现固位形过度或者不足。

3/4 冠不能像全冠那样制作出固位区域。然而，如果基牙颊舌面健康且能提供足够的固位区域或经过少量修整能获得良好固位形，3/4 冠是一种很好的保护性修复方法。决定基牙的无保护区和决定可摘局部义齿无保护基牙的标准是相同的。

无论选择何种冠修复方式，预备出足够深度的殆支托凹都是必需的。先修整基牙的轴面形态，再进行基牙预备和殆支托凹的预备。殆支托凹的位置在制订治疗计划时就已经确定，因此在进行任何牙体预备时都应该牢记这一点。例如，如果要使用双殆支托，牙体预备前应明确这一点才能保证在预备过程中能满足这两个支托凹深度。因为没有进行预先计划，而在蜡型制作时才发现支托凹不能制备出需要的深度，这是不可原谅的错误，应该尽量避免。因为不能明确已有全冠或者嵌体的厚度，而不得不预备较浅的支托凹，这可能引起严重的问题。制备出理想的殆支托凹（在正确设计的前提下）的时机仅仅决定于预备间隙所花费的几秒钟时间。

（一）基牙冠上的切削基台

全冠修复体除了可为可摘局部义齿的基牙提供保护、理想的固位形、精确的导平面、良好的殆支托支持外，还有天然牙所不具备的优点，这就是全冠的切削基台和肩台，能提供有效的稳定和对抗作用。

简而言之，即对抗、稳定和辅助间接固位体的作用。如果将刚性的对抗卡环臂放在与义齿就位道平行的轴面上时，它将提供水平向的稳定作用。另外，刚性对抗臂放在外形高点上，很大程度上可作为辅助间接固位体。然而，当义齿完全就位时，对抗臂对固位臂运动的对抗作用仅限于对可能出现的正畸力起到稳定作用时。当义齿意外发生变形或者设计不合理时，固位臂则会对基牙产生矫治力，此时就需要这种对抗作用。当基牙受到就位或脱位力时，对抗作用将避免基牙受到水平向的力而破坏基牙的稳定性。正畸力也许在此处应用并不正确，因为正畸力是指一种轻而持续的力，在正畸运动过程中保持一种动态平衡。义齿就位和脱位的瞬间力是短暂而强大的，它可能导致牙周损伤和牙齿松动，而并不是正畸移动。

如果卡环臂位于殆向倾斜的牙面上时，真正的对抗作用并不能表现出来，因为只有当义齿完全就位后才能产生对抗作用。当义齿脱位时，卡环对抗臂和殆支托都离开起支持作用的基牙表面，对抗作用即消失。事实上，在固位臂经过外形高点时会对基牙产生水平力，此时最需要对抗力来平衡，而对抗臂此时并未起作用。

只有当对抗臂的就位方向与其他导平面就位方向一致时，它才能产生真正的对抗作用。即当固位臂在经过外形高点发生弹性形变时，对抗臂的下缘能与外形高点保持接触。只有这样，才能保证在义齿就位和脱位过程中始终发挥对抗作用。

基牙牙冠上的切削基台还有另外一个优点。普通的卡环对抗臂为凸出于基牙的半圆形,置于外凸的基牙上进一步增加了基牙的体积。而放置在基牙切削基台上的对抗臂,实际上是嵌在基牙冠内部从而保持基牙的正常外形。患者的舌体感觉到的是一个连续的凸面而非一个凸起于牙面的卡环臂。不幸的是,在未进行冠修复的基牙上由于没有足够厚度的釉质和基牙外形的限制,并不能很好地预备出有效的切削基台。有时在前牙预备窄的釉质肩台作为支托凹,但是在义齿就位和脱位过程中,这种支托凹因不能到达平行而不能发挥必要的对抗作用。

任何全冠或3/4冠上与基牙固位体相对应的牙面上都可以预备切削基台。切削基台通常用于前磨牙和磨牙,有时也可用于尖牙修复体上。通常不将卡环对抗臂置于基牙颊面以对抗舌侧固位臂,因为这样会有过多的金属暴露影响美观,但是在后牙,无须考虑美观时也可以用于颊面。

在基牙预备之前就应该确定是否应用切削基台,这样才能保证在相应的区域有足够的牙体预备量。虽然牙体预备本身并不包括肩台和切削基台的预备,但必须提供足够的空间以保证切削基台有足够的宽度,且基台以上的部分与义齿就位道保持平行。切削基台位于牙冠的中1/3和龈口交界处,沿牙龈曲线略成弧形。在卡环起始部位的牙冠的位置,切削基台位置必须足够低,使卡环起始部分有足够的宽度以保证适宜的强度和刚性。

冠部切削基台通常设计在基牙舌侧,在完成除边缘精修以外的冠部蜡型制作后开始雕刻切削基台。在完成邻面导平面、𬌗支托凹和基牙固位外形的修整后,用观测仪上的切削蜡刀修整切削基台使其上方平面与就位道平行。这样,就形成了一个从舌侧到邻面的连续的导平面。

只有将铸造完成的冠重新放在观测仪上进行精修,切削基台才能完全发挥作用。为了发挥真正的对抗作用,铸造冠的切削基台上方平面必须与就位道平行。工作只能通过使用观测仪上的手机或者类似的切削装置才能精修完成。

同样,在铸造和抛光后应精修邻面以保证其与就位道平行。虽然可以用观测仪上的蜡刀在蜡型上将基台雕刻成形并修整使邻面平行,但随后的铸造和抛光过程中仍会影响其精确度。可以用装有适宜的钻针,如557、558和559号裂钻或柱状金刚砂钻针的手机精修铸造冠的各导平面使之平行,达到充分发挥其效能的精度。

最终在包埋模型上完成对卡环对抗臂的蜡型,其外形向下要与切削基台相连续,向上恢复牙冠应有的形态,包括牙尖。抛光时必须小心,以免破坏蜡型上制备的肩台和平行于就位道的表面。可摘局部义齿铸件的抛光同样重要,以保证相应部位的精度不被破坏。目前的包埋材料、铸造合金和抛光工艺能达到所要求的精度。

(二)火花蚀刻

火花蚀刻是一种很先进的技术,能在模型上使对抗臂和切削基台达到最终的精确吻合。该技术是通过程控的周期性放电蚀刻微小金属粒子的放电装置来使铸造体高精度地复位。

无论采用何种方法或技术,都必须保持预先设定的模型方向,只有这样才能确保切削基台和邻面导平面平行。

(三)支持卡环臂的饰面冠

考虑到美观因素,基牙使用树脂和瓷贴面冠修复可以避免暴露金属。饰面冠修复方式有以下几种:通过固位钉和胶黏剂固定在牙冠上的瓷贴面;瓷熔附于金属基底结构的修复体;瓷熔附干机恻加工的基底冠;铸造陶瓷冠;热压铸造陶瓷冠;计算机辅助设计、辅助加工的陶瓷冠(CAD/CAM),丙烯酸树脂直接黏附的铸造冠。耐磨树脂的出现提供了一种能耐受卡环摩擦避免金属暴露的饰面材料。

饰面冠必须要能提供足够的固位形。这就意味着在饰面冠制作时就应留有形态修整的余地,为放置卡环固位臂提供理想的倒凹。如果是陶瓷冠则必须在上釉之前完成修整,若是树脂冠则在抛光之前完成。如果忽视或者省略这个重要的步骤,将导致固位形过量或者不足。

有限的临床试验证明,瓷层能耐受相当于 5 年的磨损。然而,瓷层会导致卡环轻微的磨损。

由于铸造卡环的组织面为平面且与树脂贴面充分地接触,因而会对树脂贴面造成磨损。虽然卡环的组织面经过抛光(同时会失去一定的精确性),但是在卡环功能运动时,牙面与卡环组织面间的食物碎片来回摩擦仍然会对牙面产生一定的磨损。因此,除非卡环固位臂末端位于金属表面,否则应当使用上釉的瓷层来确保以后贴面的固位形。目前的丙烯酸树脂属于交联共聚物,能在一定程度上抵抗磨损,但是仍然比不上瓷材料。因此,丙烯酸树脂贴面最好与金属联合支持半圆形卡环的末端。

五、基牙的连接

由于牙根过短、单根锥度过大或者因为牙槽骨吸收导致冠根比例失调,这样的单个牙由于太薄弱而不能单独作为可摘局部义齿的基牙。此时则需要将邻近牙连接起来作为增强基牙支持力的方法。由此将两个单根牙变成一个多根基牙。

有牙周疾病的牙不能通过连接固定而作为基牙。修复体的使用年限与基牙的健康状况密切相关,所以任何有牙周疾病可能的牙齿都不能通过与邻牙相连接而作为基牙,即使会增加一个牙的修复跨度也不能那样做。

最常见的多基牙联合方式为两个前磨牙或者一个前磨牙与尖牙相互连接作为基牙。下颌前磨牙牙根常为圆形或锥形,在受到旋转和斜向力时容易导致其松动,为后牙中最薄弱的基牙。上颌前磨牙牙根也多为锥形,单独作为基牙时也具有一定的风险,尤其是在抵抗远中游离端义齿所受到的杠杆作用时。这些牙齿最好通过铸造法或者焊接法将牙冠连接为整体。当第一前磨牙作为基牙,牙根形态和支持力不足时,最好将其与强壮的尖牙连接起来使用。

放置有舌支托的前牙通常应该连接起来,以防止发生单个基牙的正畸性移位。下颌前牙很少用来作为支持,但是如果一定要使用,那么建议将其连接起来。当不能连接固定时,铸造修复体上的单个舌支托应稍向根方倾斜,以防止可能的牙脱位,或者将舌支托和切支托联合使用,使其略微包绕过牙齿的唇面。

舌支托一般应尽可能低地放置在舌隆突上,除尖牙以外的任何单颗前牙都不宜使用舌支托。当舌支托放在中切牙和侧切牙上时，应采用尽可能多的基牙以分散秴力，使得每个牙承受的秴力最小。尽管如此，当个别牙上放置间接固位体或存在牙槽骨吸收时仍可出现牙齿的移位。为避免此种情况，可以用铸造修复体将多个基牙连接固位。根据牙齿的条件和美观要求选择适合的修复方式，如全冠、3/4 冠、钉(针道)嵌体、树脂黏接固位体或者复合树脂修复体。

因为后牙为多根牙，故很少将多个磨牙连接起来作为联合基牙。条件差的双根或三根牙作为基牙也有很大的风险。但也有例外，即磨牙半切除术后的牙根进行连接固定作为基牙。

六、孤立牙作为基牙

通常情况下，基牙会受到远中翘动、旋转、扭力和水平向分力的作用，必须通过改善黏膜支持和合理的设计来使上述不稳定现象最小化。孤立基牙由于缺乏邻牙的支持更容易受到远中方向的撬动。尽管使用间接固位体，也不能完全避免由于远中游离端基托的翘动而对基牙产生扭力的现象。

牙支持式可摘局部义齿中，可以利用孤立基牙作为第五基牙从而提供额外的支持作用。同时可以利用第五基牙的附加稳定作用来对抗基牙所受到的旋转和水平分力。若存在两个孤立基牙，那么还可以增加第六基牙。因此，两个尖牙、两个孤立前磨牙和两个磨牙均可以用来作为基牙。

相反，当与可摘局部义齿远中游离端相邻的孤立基牙存在时，往往需要通过固定义齿将该基牙与相邻最近的余留牙连接起来共同作为基牙。这样可以产生倍增效应。①消除了牙弓前方的缺牙区，保持了局部牙列缺损的前牙列的完整性。②孤立基牙通过固定义齿与余留基牙相连接，因此提供了多基牙的支持作用。将基牙连接固定起来不仅仅是为了保护弱基牙，还为了提供多基牙的混合支持作用。

尽管当一个天然牙条件差而不能单独作为基牙时提倡将其与其他余留牙相连接，但若远中游离缺失的缺隙前存在孤立基牙时也应当用固定义齿作为夹板将其与余留牙连接。即使该牙的牙根形态、数目和牙槽骨的支持条件均适合作为基牙，但若作为远中游离端可摘局部义齿基牙时，由于缺乏邻牙的支持作用而会对该基牙产生不利影响。

美观因素是影响能否将孤立牙作为基牙的另一个因素。然而，无论是出于美观还是经济考虑，口腔医生都有责任告诉患者，用固定义齿将孤立基牙和其余牙连接起来作为末端基牙的优点。如果患者拒绝上述方法而坚持使用孤立牙作为基牙，那么由此可能产生的不良后果应由患者自行负责。

在经济方面，使用固定修复体进行可摘局部义齿的基牙预备与制作其他方式的夹板是基本相同的：良好的固定义齿设计能确保义齿的使用年限，这使得增加额外的操作和费用都是值得的。尽管从经济因素考虑，还有使用孤立基牙的预后状况，都可能影响是否采用固定义齿修复作为基牙的选择，即使最后由于患者出于经济的考虑会放弃此种修复方法，但在治疗计划中必须提及此种修复方法。

七、前牙缺失

当选择可摘局部义齿修复后牙缺失时，尤其是缺少远中基牙的情况时，若伴有前牙列的缺失，那么最好选择固定修复体恢复前牙的缺失，而不是采取可摘局部义齿修复后牙的同时一并修复前牙。在远中游离缺失中义齿发生前后旋转往往是由于义齿包含前牙而造成的。理想的修复计划是将前牙和后牙缺失分别考虑，但这可能在经济方面和美观方面引起冲突。此时就需要权衡各个方面的利弊关系。通常最美观的设计是通过可摘局部义齿恢复缺失的前牙和组织，而并不是固定修复体。而从生物力学的角度出发，通常建议使用固定义齿恢复前牙列的完整性后，再采用可摘局部义齿修复后牙的缺失。

尽管可能采取折中的办法，但是否采用可摘局部义齿一同恢复前牙列的缺损，很大程度上取决于义齿是否能获得足够的支持力。余留天然牙越多，缺牙区可获得的支持作用就越大。如果能在多个基牙上预备出清晰的支托凹，那么牙弓前段的缺牙区就可以被当作是一个亚类缺隙。支托的支持应用原则与牙弓其他位置一样。支托不能放置在倾斜基牙的表面及未进行牙体预备的基牙舌面。修复前牙缺失最好能获得充足的支持，如果可能，应采用在缺牙区后端的尖牙舌面和第一前磨牙的近中边缘嵴上放置支托。这样的支持允许可摘局部义齿一并修复前牙区的缺失，通常会获得比固定义齿更好的美观效果。

在某些情况下，使用可摘局部义齿修复前牙的缺失是不可避免的。但是，如果缺乏足够的支持作用，即使用可摘局部义齿修复后牙缺失而采用固定义齿修复前牙缺失，义齿仍不稳定。当由于外伤而引起前牙缺失或者缺失一段时间后，剩余牙槽嵴会不断地吸收以至于固定桥的桥体和活动义齿均不能与剩余牙槽嵴很好地吻合。在这样的病例中，考虑美观和殆面部软组织的支持作用，缺失的前牙用基托支持的人工牙恢复，并且使人工牙偏向剩余牙槽嵴的唇侧，能更好地恢复缺失牙的原始位置。虽然这样的义齿在位置上更能恢复前牙区的美观，但是基托的外形和颜色应通过口腔医生和技师在美学方面的努力，以获得最佳的美观效果。无论从美观还是生物力学角度上来讲，这种可摘局部义齿的修复方法都是最难的修复方法之一。然而，用一个连接杆将缺隙两侧基牙连接起来可为前牙缺失的可摘局部义齿提供足够的支持和固位。连接杆能提供垂直向的支持作用，因此不需要在缺隙两侧的基牙上预备支托凹，这将在某种程度上简化前牙修复体的设计。

双重就位道的概念用在修复前牙列缺失的可摘局部义齿上，能使义齿达到更好的美观效果。

（许爱梅）

第四节　可摘局部义齿的初戴、调整维护

一、概述

制作完成的可摘局部义齿的初戴，通常是修复体很快戴好，患者接受指导后离去，直到发生了疼痛或不适才复诊。在义齿基托按要求进行初步调改、消除𬌗干扰和患者获得应有的义齿指导之后，患者才算拥有活动修复体。

虽然对新义齿做些调改是必要的，但是还有很多别的因素牵涉其中。这些因素包括患者对活动修复体的制作和戴用过程中涉及的机械和生物问题了解多少，以及患者对最终修复体所带来的显著效果抱有多大信心。只有事先了解每一个步骤都经过精心的计划和熟练的操作，并且对牙科医师和修复体的卓越性能有充分的信心，患者才能更好地接受义齿调改的过程，意识到这是学习使用义齿过程中一个必要而又短暂的步骤。如果牙科医师没有将戴入时和戴入后阶段的效果看作与治疗成功同样重要，那么患者的这种信心就会丧失。

“调整”一词有两层含义，每一层必须分开来理解。首先是医师进行初戴时和随后对义齿组织面和𬌗面的调改。其次是患者在心理和生理上对新修复体进行调整和适应。

在树脂基托热处理之后，以及在义齿从模型上取下之前，牙齿咬合必须调改，使得人工牙列之间或人工牙列与对颌模型或导板之间有完美的关系。义齿基托必须精修完成，去除多余的部分，具有完美的磨光面形态，达到最好的功能和美观效果。因为修复体的金属和树脂部分都是通过铸造方法来完成的，而铸造过程本身的缺陷使得调磨成为必要。不幸的是，制作室的操作很少能消除口内最终调改的必要，而制作出适合口腔组织的完美修复体。

为制作出生物学上可接受的修复体，必须包括在这一长串制作过程中的最后一步是：①义齿基托组织面的调整，以便和支持的软组织相协调。②调颌以适应𬌗支托和义齿的其他金属部件。③人工牙列的最后调𬌗，在下颌处于不同颌位时都有协调的𬌗关系。

二、义齿基托组织面的调改

调改组织面以达到义齿与组织的最佳贴合，应该通过使用某些显示剂来完成。与组织接触的显示剂必须很容易移位，而又不黏附到口腔组织上。市场上有几种压力显示剂，植物提取物和 USP 氧化铅粉的等量混合物是其中的一种糊剂。这些成分必须混合成均匀混合物，一次可调拌能装满几小瓶的量。

不应采用告知患者若产生疼痛可复诊，然后过度调磨引起损伤的义齿部位以恢复患者的舒适度这种方式来打发患者，而应该对任何组织支持的修复体使用压力显示剂。牙科医师应涂一薄层显示剂于组织面上。用水冲洗显示剂以避免其黏附在软组织上，然后

用手指沿着组织的方向在义齿上加压。不要指望依靠患者对新义齿施加足够的力来记录下所有的压力区。牙科医师应该用手指施加超过患者预期的垂直向和水平向力。随后取下义齿进行检查。应该缓冲那些压力大得足以移开薄层显示剂的区域,然后用一层新的显示剂重复该过程,直到压力过大的区域均被消除。当患者患有口干症时,很难确定压痛区。由于糊剂易黏附于对应的组织上,因而会误将穿透薄层显示剂的义齿基托区判断为压力区。因此,只有完整穿过显示剂全层的区域才被认作是压力区,并做相应的缓冲。缓冲时必须考虑压力区是否是义齿的主承托区、次承托区和非承托区。义齿主承托区应比其他区域有更大面积的接触。最常见的压力区如下。

1. 下颌弓　①前磨牙区下颌牙槽嵴的舌斜面。②下颌舌骨嵴。③义齿边缘伸展到下颌舌骨嵴后间隙。④下颌升支附近的远中颊侧边缘和外斜嵴。

2. 上颌弓　①覆盖上颌结节的义齿颊侧翼的内侧。②颧牙槽嵴处的义齿边缘。③在翼上颌切迹处义齿可能影响翼下颌韧带或翼突钩。此外,上下颌弓可能有骨尖或不规则骨突,相应的义齿基托组织面要做特殊的缓冲。

需要缓冲的程度取决于印模记录、工作模型和义齿基托的准确性。尽管现代印模和模型材料有良好的准确性,许多义齿基托材料仍有待改善,而且技术错误的因素总是存在。因此有必要在口腔组织承受来自修复体的压力之前检查和纠正义齿基托的偏差。医师对患者的主要职责之一是将创伤降到最低。因此,必须保证充足的预约时间,以便义齿初戴时能做这种调整。

三、义齿支架的𬌗干扰

任何来自𬌗支托和义齿支架其他部件的𬌗干扰,都应该在建立𬌗关系之前或过程中消除。在建立最终的颌位关系之前,义齿支架应该在口内戴,任何此类干扰均应查出并消除。如果是在非常明确的治疗计划指导下进行可摘局部义齿支架的口腔准备和设计,往往不存在这种需要。任何来自支架本身的𬌗干扰都不应该在义齿初戴时才做进一步的调整。牙科医师将患者的口腔印模和模型送到制作室,然后在没有口内试戴铸造支架的情况下,接受最终的可摘局部义齿修复体,是对患者和职责的失职。

四、调𬌗使天然牙和人工牙列达到𬌗平衡

初戴时可摘局部义齿调整的最后一步是调𬌗,以使义齿在下颌各个方向运动过程中与天然𬌗关系协调。当同时戴入对颌可摘局部义齿时,其调𬌗在某种程度上与全口义齿调𬌗相类似。当仅有几颗余留牙且没有咬合时,情况更是如此。但是在下颌运动任一位置有一颗或多颗天然牙有咬合时,这些牙在某种程度上会影响下颌的运动。因此,有必要使可摘局部义齿的人工牙列和任何现存的天然𬌗关系协调。

可以采用任何一种口内方法准确完成牙支持式可摘局部义齿的调𬌗。但是,远中游离端可摘局部义齿使用𬌗架调𬌗比采用口内方法调𬌗更准确。由于在𬌗力的作用下远中游离端义齿基托会产生翘动,因此无论是用咬合纸还是用咬合蜡,产生的𬌗差异均难以解释。重新就位于𬌗架的模型上时,远中游离端义齿能方便地用新的无压力颌位记录

固定到𬌗架上，在义齿初戴时能准确调𬌗。

本节主要讨论用完整的对颌弓建立功能性𬌗关系的优点，同时讨论单纯采用口内调整建立完美和谐的𬌗关系的局限性。即使当上下颌可摘局部义齿均需调𬌗时，最好是先将一侧牙弓作为一个完整的牙弓，调整另一牙弓来适合它。首先戴入单颌义齿消除所有下颌运动时的𬌗干扰，然后调整对颌天然牙列适应已修复的牙齿。再戴入对颌可摘局部义齿，调𬌗使人工牙与天然牙列及对颌牙列协调，此时对颌义齿被认为是完整牙弓的一部分。可以选择任意一侧的义齿先调𬌗而使对𬌗的义齿与之发生咬合，但是以下情况例外：如果其中一副可摘局部义齿是完全牙支持，而另一副是有软组织支持的基托，那么首先将牙支持式义齿调整到和任何对颌天然牙齿有良好𬌗关系。然后该牙弓被视作完整牙弓，再调整与对颌义齿的𬌗关系。如果两副可摘局部义齿都是牙支持式的，可以先调整余留牙多的义齿，然后再调整第二副义齿与对侧完整牙弓的𬌗关系。牙和组织混合支持式可摘局部义齿的牙支持部分同样可以先做调整，以便与对颌天然牙列协调。对颌黏膜支持式义齿基托的最后调𬌗常出现在下颌可摘局部义齿，这是因为下颌是可移动的部位，其𬌗关系应与上颌可摘局部义齿协调，而上颌义齿被看作是完整牙弓的一部分。

可以用指示材料和合适的磨石及磨头来完成口内调𬌗。必须用金刚石或其他磨石来磨切釉质、瓷和金属的接触部分。它们也可以用来磨改塑料牙面，但是用磨石磨改塑料效率更高。咬合纸可以用作指示材料，过大的𬌗接触会使其穿孔，留下轻微的印迹。相反更轻且频繁滑动的第二次𬌗接触反而会产生较重的印迹。虽然咬合带不会咬穿，但它不易用于口内，且第一次和第二次接触的区别很难鉴别。

总之，对于牙支持式可摘局部义齿在天然牙和人工牙列之间多点接触的调𬌗，应遵循与天然牙列调𬌗同样的原则。这是因为可摘局部义齿是靠与基牙连接的装置固位的，而全口义齿没有机械固位体存在。与天然牙调𬌗一样，可摘局部义齿的调𬌗可用多种颜色的咬合纸或咬合带来记录和区别正中和非正中𬌗接触，在义齿初戴时可以采用这种方法调𬌗。

由于要调整一副义齿使其与一个已确定的牙弓产生𬌗关系，因此最终调𬌗时用要使用咬合蜡来鉴别早接触点和𬌗干扰。仅用咬合纸不可能做到这点。一面有黏性的咬合指示蜡、28 号铸造蜡条或其他类似的软蜡都可使用。这种咬合蜡应该双侧使用，在中线处两条折叠在一起。这样患者不会像仅在以单侧咬蜡时那样偏向一侧。

在正中接触时，应指导患者轻咬蜡条。之后取出蜡条，在光照下检查穿孔。穿孔部位表明有早接触或过度接触，必须进行调𬌗。可以用两种方法之一来确定需缓冲的特定部位。可以用咬合带标记咬合，然后在有过度接触的标记处用蜡做记录，再做相应的缓冲。第二种方法是第二次在口内放入蜡条，这次应使蜡条适合颊舌面以固位。在患者轻咬蜡条后，穿孔处用防水铅笔标记穿透区。然后取下蜡条，缓冲铅笔标记区。

无论使用哪种方法，都必须不断重复直到在设计的牙尖交错位建立𬌗平衡，最终的咬合蜡记录上均匀接触，没有穿孔区。调𬌗完成以后，存在的干扰区明显减少，应确保在咀嚼冲击过程中没有𬌗干扰。在咀嚼过程中，调𬌗减轻𬌗干扰应限于下颌人工牙的颊斜面和上颌人工牙的舌斜面。这将缩窄牙尖，以便在牙尖滑向设计的牙尖交错接触时，它们能沿着对颌牙的窝沟滑行而不是楔入。Skinner 建议应给患者一小块软香蕉咀嚼，这样比空嚼要好。小块香蕉促进咀嚼机制的正常功能性运动，而且它的柔软度使其不会在软蜡表面留下印迹。在咀嚼过程中任何的接触干扰都可以在蜡条上以穿孔的方式表现出来，用铅笔标记后做相应的缓冲。

调𬌗后，可以通过恢复窝沟和排溢道，减少颊舌径以增加牙尖锐利程度和减少咀嚼面的宽度来恢复人工牙的解剖形态，使其具有最大的咀嚼效率。特别是下颌颊面和上颌舌面应该减泾，以确保咬合到对颌窝沟时这些区域不受干扰。因为对颌是天然牙列或已修复的牙列，应该尽可能考虑用能够形成和谐𬌗面的材料制作可摘局部义齿人工牙，最终调𬌗应尽可能恢复𬌗面解剖形态达到最大的咀嚼功能。虽然可以在随后的复诊中继续调𬌗，但是患者不能按时复查的可能性总是存在，同时宽大而无效的𬌗面可以引起支持组织负荷过重，造成创伤。因此，恢复有效的𬌗解剖形态是此时义齿调整的必要部分。此外，可摘局部义齿初戴时必须安排足够的时间，以便完成所有必要的𬌗调整。

在义齿达到一个平衡点和肌肉已经适应𬌗接触恢复而带来的变化后，经过适当的间隔应该重复进行调𬌗。通常认为第二次调𬌗已经充分，直到黏膜支持式义齿基托不再支持𬌗关系而必须采用重建𬌗关系或重衬义齿的方法时为止。但是，建议每隔6个月定期复查𬌗关系，以防止由于义齿支持和义齿移动引起的创伤性𬌗干扰。

五、对患者的指导

在患者离开之前必须向患者解释可能遇到的困难以及修复体和基牙的维护。应该指导患者恰当地取戴可摘局部义齿。他们应该相信自己能取戴可摘局部义齿。指导患者借助基托而不是用手指重复提升卡环臂离开基牙的方式取下可摘局部义齿，以避免卡环的折断。

应该告诉患者初戴时可能会有一些不适或小麻烦，某种程度上是由于舌头不适应修复体的体积而引起的。尽管牙科医师努力防止疼痛的发生，但是还是必须告诉患者发生疼痛的可能性。因为患者对不适感的忍受能力差别很大，因此最好告诉每一位患者有可能做必须的调整。另一方面，牙科医师应该知道一些患者无法容忍可摘局部义齿的存在。幸运的是实际上这种人很少。但是牙科医师必须避免任何可能被患者理解或解释为正面保证的陈述，如保证患者能够舒适地接受并使用修复体。更多的是依靠患者接受异物或容忍合理压力的能力来实现这些保证。

和患者讨论新义齿的发音问题时，应说明修复体可能影响说话。这是唯一需要克服的问题。除去可预防的义齿设计过大、义齿基托外形以及人工牙位置不正确等少数情形外，一般患者在使用可摘局部义齿时不会有很大困难。对正常发音的妨碍会在几天以后消失。

同样的，关于恶心或舌体的异物感不需要对患者做太多的说明。对此大多数患者极少或没有困难，舌体会正常无拒绝地接受平滑而小巧的外形。在制作义齿时应该避免过大、过厚或位置不当的外形，如果已经存在的话，应该检查出并在戴义齿时消除。在患者有机会拒绝该义齿之前，牙科医师应该在口内触摸修复体，相应减小过大体积。最常需要减薄的部位是下颌义齿的远中舌侧边缘。此处义齿边缘在义齿基托修整打磨期间应该修薄。义齿舌下边缘应该根据印模记录来复制，但是第二磨牙远中边缘应该修整得更薄。这样,当义齿戴入时,牙科医师应触摸该区域以确定舌边缘和舌根部接触到的体积最小。如果需要进一步减薄,应该在患者离开之前完成并且再次抛光义齿。

应该告诉患者必须小心保持义齿和基牙的清洁。如果要预防龋齿的发生,就应该尽量避免食物残渣的堆积,特别是在基牙周围和小连接体的下方。而且要通过去除堆积的食物残渣、用牙刷按摩义齿支架覆盖的部分以取代舌体和食物接触的正常刺激,以防止牙龈组织的炎症。

在饭后和睡觉前应该清洁口腔和局部义齿。在早餐前刷牙可以减少细菌数量,对于龋易感者而言有助于减少饭后酸的产生。用小而软的鬃毛牙刷可以有效地清洁可摘局部义齿。通过使用不含摩擦剂的牙膏可以有效地清除食物残渣,因为它们含有清洁的基本成分。不能使用家用清洁剂和牙膏,因为它们很容易磨损丙烯酸树脂表面。应该告诉患者,特别是年老的或残疾的患者在盛有部分水的盆里清洁义齿,以防止义齿清洁时意外跌落而摔碎。

除了用牙膏刷洗义齿外,还可以用义齿清洁剂溶液完成义齿的清洁。应该建议患者每天一次将义齿浸泡在清洁液中 15 min,随后用牙膏彻底刷洗。虽然次氯酸盐溶液是有效的义齿清洁剂,但是它们有可能会使钴铬合金支架变色,应该避免使用。

口腔内可摘局部义齿上沉积的结石需要采用特别的措施来清除。对于大部分患者来说,采用彻底的每日义齿刷洗可以防止结石的沉积。在预约复诊时,患者义齿上形成的结石应该在牙科诊所里去除。这可通过超声波洁治器快速、容易地完成。

由于很多患者可能在外进餐,应该为他们提供日间的口腔保健措施。如果不能刷牙,用水简单冲洗可摘局部义齿和口腔也是有益的。

关于睡觉时是否戴可摘局部义齿的问题尚存在分歧。虽然通常应该晚上取下义齿让组织休息,但是应该根据具体情况来决定给患者什么建议。义齿应该放入容器里,用水浸没以防止其脱水以及随之而来的体积改变。选择夜间戴可摘局部义齿的唯一情况是存在夜磨牙,夜磨牙症使压力集中于少数牙上而具有更大的破坏力。考虑到可摘局部义齿能使压力负荷分散更广,加上义齿的夹板作用,可建议夜间戴用义齿。但是患者应该夜间戴口腔保护器直到夜磨牙症的病因去除。

常见的问题是当可摘局部义齿从口内取出时,对颌的全口义齿是否应该戴用。答案是,如果可摘局部义齿在夜间取出,对颌的全口义齿就不应留在口内。如上颌全口义齿不与下颌几颗前牙咬合,就不会破坏上颌牙槽嵴。

戴用可摘局部义齿的患者应该在完成至少一次复诊,进行了口腔组织对修复体反应的评价,并且做了少量必要的调整后才能结束治疗。这些应该在义齿初戴 24 h 后进行。这不需要一次长时间的预约,但应该是明确的,并非走过场式的复诊。这不仅让患者确信可以得到任何所需的调整,也为牙科医师提供了评价患者对修复体接受程度的机会,而且避免患者认为牙科医师的日程安排可以随意打乱的想法,也可提醒患者有必要为今后的调整进行预约。

六、随访

必须让患者理解可摘局部义齿修复的第六步和最后阶段(定期复查)的内容和基本

原则。患者需要理解修复体(Kennedy Ⅰ类和Ⅱ类)的支持会随时间发生变化。尽管牙科医师精心完成了修复,若患者不能定期复诊作口腔评估,就算医师再认真仔细地完成修复治疗,患者的修复体也只能获得有限的成功。

在完成可摘局部义齿所有必要的调整和指导患者正确维护义齿以后,还必须建议患者今后对口腔进行维护,确保余留组织的健康和持久。牙科医师隔多久应该检查口腔和义齿,应取决于患者的口腔健康和身体状况。龋易感者、牙周病易患者或牙槽嵴萎缩患者应该经常复查。如果上述条件基本正常的话,应该每6个月复查1次。

增加卡环臂固位力以使义齿更稳定的方法取决于所用卡环类型。应该通过使卡环臂进入倒凹更深的部位来增加固位力,而不是用力使卡环更贴近基牙。后者仅产生摩擦固位,这违反了卡环固位的原则。使牙齿和修复体移动的水平向主动力只在牙齿已经移动或卡环臂回到基牙的静止位时才会消失。不幸的是,对于半圆形铸造卡环臂这几乎是唯一能做的调整。而圆形Ⅲ型卡环(锻丝卡环)臂可以做牙根向调整,可进入倒凹内更深的部位。因此,卡环臂在最终位置的被动关系得到保持,由于从更深的倒凹脱位需要更大的弹性力,因此固位力得到增强。应该告诉患者如果固位力保持在只为抵抗脱位力的最低水平,基牙和卡环的寿命会更长。

日后发生的义齿摆动和松动可能是支持牙槽嵴形态变化的结果,而非缺乏固位力。应该尽早检查出这种情况,用重衬或垫底的方法来改正。支持组织的丧失通常是渐进性的,患者不能发觉重衬的必要性。通常必须由牙科医师检查,显示有远中游离端义齿沿支点线旋转的事实后才能确定。如果可摘局部义齿对颌是天然牙列,基托支持组织的丧失可以引起殆接触的丧失,这可以通过双侧放置蜡或 Myler 条让患者咬合来检查。但是,如果全口义齿或远中游离端可摘局部义齿对颌是可摘局部义齿,颌间蜡试验就不可靠,因为后牙闭合、颞下颌关节的改变以及对颌义齿的移动都会维持殆接触。在此类病例中,牙槽嵴支持组织丧失的证据只能依靠远中游离端义齿沿支点线旋转时间接固位体离开其位置来确定。

不能向患者保证冠修复或没有做冠修复的基牙今后不会发生龋坏。但是,可以向患者保证仔细的口腔保健和辅以牙科医师常规维护后,这些预防措施能使余留牙更健康和更持久。应该告诉患者遵守以下规则,以便使可摘局部义齿发挥最大效应。

(1)避免粗暴对待义齿,否则会导致义齿的变形和断裂。可摘局部义齿从口内取出时,或在清洁义齿时跌落,或未戴义齿时发生的意外,都会引起它的破坏。折断的人工牙、义齿基托和卡环都能修理,但是变形的支架极少能满意地重新就位或修理。

(2)通过正确的口腔保健、合理的饮食以及经常的牙科护理,可以保护牙齿不受龋病损害。可摘局部义齿使用后,由于食物残渣的残留使牙齿对龋病更易感。同时,作为口腔重建的结果,余留牙变得更重要,基牙对局部义齿成功的重要性使之变得更有价值。因此,严格的口腔卫生制度、饮食控制和定期的临床检查及治疗是整个口腔未来健康的重要保障。患者也必须认真对待牙科医师要求的定期复诊检查和进行必要治疗的建议。

(3)通过保持远中游离端义齿基托的组织支持来防止发生基牙牙周损害。定期检查的结果可以提示组织支持的变化,可采用重衬或其他的方法进行纠正。

(4)不能认为可摘局部义齿的治疗是永久性的,义齿必须受到患者和牙科医师有规律而连续的维护。必须清楚地理解坚持龋病控制和定期复诊治疗的意义，也要理解牙科医师要对所提供的任何定期治疗进行收费的合理性。

（许爱梅）

第五节　可摘局部义齿的重衬和更换基托

重衬就是指用新的材料重新形成基托的组织面，使其与基托下的组织更为贴合。更换基托即使用新的材料替代原来的基托。在更换基托的过程中，人工牙可能也需要被更换。在口腔治疗过程中，义齿基托重衬是常见的，然而更换基托则少有见到。

无论在重衬还是更换基托的过程中，用原有的义齿基托作为托盘取得闭口式印模或者开口式印模都是很有必要的。可以使用以下几种印模材料中的任意一种，如金属氧化物印模膏、橡胶或者硅橡胶印模材料、组织修整材料或口腔温度蜡。对牙支持式义齿而言，印模的制取方法（开口或闭口）并不是最关键的。对可摘局部义齿的远中游离端基托进行重衬，选择闭口式印模还是张口式印模，主要取决于基托下方覆盖牙槽嵴的黏膜弹性。若黏膜基础稳固，二次印模技术既可以选择闭口式印模也可以用选择性压力印模的方法。然而，若黏膜松软易移位，那么开口式的选择性压力印模更佳。两种印模的制取方法都能有效地防止支架的移位。在进行重衬或者更换基托之前，都必须确保口腔组织恢复到可以接受的健康状态。

一、牙支持式可摘局部义齿的重衬

当可以完全由基牙提供支持，但是由于某种或某些原因而选择可摘局部义齿修复，修复体由缺牙区两端的基牙提供支持。这些支持可以通过𬌗支托、箱型的冠内𬌗支托、冠内附着体或者基牙修复体上的支持肩台来实现。除了基牙在受压力时下沉，起支持作用的基牙避免了修复体在功能状态下向剩余牙槽嵴移位。

（一）牙支持式义齿下方的组织发生改变并不会影响义齿的支持，因此要对此种类型的义齿进行重衬或者更换基托主要见于以下几种情况。①义齿基托和剩余牙槽嵴之间卫生情况较差和有食物残渣残留。②产生的间隙导致外观不良。③由于基托与组织之间产生间隙而不密和导致患者感觉不舒适。

尽管后牙区有𬌗支托和直接固位体，但前牙区的基托缺乏支持仍会导致义齿移位。如果前牙需要更换或者重新排列，或由于美观原因或有某些缺陷需要更换义齿基托，此时需要的治疗则是更换基托。

要能进行义齿基托的重衬和更换，那么原来的义齿基托必须是由树脂材料制作。通常，牙支持式可摘局部义齿的部分支架是由金属制成。尽管有时通过大量地磨除可以为新的树脂基托提供机械固位，或有时用新的树脂黏接材料，但是都很难获得满意的重衬效果。金属基托有其优点，但通常不用于预期有早期组织改变的牙支持式修复体中。金属基托也不用于近期拔牙或者其他外科手术后，或者缺隙较大预期需进行重衬来提供二次组织支持的情况下。只有当可摘局部义齿基托覆盖的组织已经适应先前的基托时，才能使用远中游离端的金属基托。

因为牙支持式义齿在殆支托就位和牙齿的咬合时，不会超过最终位置而继续下沉，不会沿着支点线转动，所以闭口式印模可以应用。实际上，只要义齿基托有足够的空间使多余的印模材料流向边缘，材料会被周围组织挤出，或者在腭部经排溢孔排出，均不会导致印模下方的组织移位，因此可采用任何印模材料。在选择使用何种印模材料时，必须掌握该材料的特性。通常采用能记录口腔组织解剖形态的印模材料。

当在口内用自凝树脂进行牙支持式义齿基托的重衬时，应当特别地小心。当对一个或者多个短间隙缺损进行重衬时，应取印模后将义齿装盒和充胶热处理。在制作室进行间接重衬往往会使义齿垂直距离增高和义齿变形，因此需要与直接重衬的缺点进行衡量。幸运的是，重衬材料的使用寿命和颜色稳定性得到不断的提升。采用新型交联树脂制作的义齿基托，使由于活性单体的作用使原义齿基托产生裂纹和变形的可能性降低到最小。然而，在使用直接方法进行重衬时，应特别注意确保原基托材料与新材料能兼容。

利用树脂重衬材料在口内进行重衬，结合正确的操作技术，可以与旧义齿基托良好的结合，颜色稳定性好，耐用并且精确，往往能获得较为满意的结果。在口内对旧义齿进行重衬的步骤如下。

(1)对原基托组织面进行广泛的缓冲。边缘少量的缓冲。这不仅仅为重衬材料的厚度提供足够的空间，而且还能避免因为重衬材料引起的组织变形。

(2)在磨光面上从缓冲的边缘到牙齿殆面涂抹润滑剂或者贴上胶带，避免新的树脂材料粘到基托磨光面和牙齿殆面。

(3)用恰当的容器按照生产厂家推荐的比例进行粉液混合。

(4)在材料达到所需要的粘接度前，嘱患者用冷水漱口。同时，用蘸有树脂单体的棉球或者小毛刷，涂搽在吹干的基托干净的组织面上。这样有利于粘接并且能确保重衬面不受任何污染。

(5)当材料开始变得黏稠但是仍有流动性的时候，将其涂在义齿基托组织面和边缘。立即将可摘局部义齿就位于患者口内并且嘱患者轻咬合。确保没有材料流到义齿殆面或改变已经建立的垂直距离。然后让患者张口，牵拉颊部使多余的材料在边缘处反折并与边缘附着协调。如果对下颌可摘局部义齿进行重衬，还应嘱患者左右活动舌头到两侧颊部，前伸至前牙，建立功能性的舌侧边缘。在进行肌功能修整时，必须保持直接固位体能有效地避免义齿的脱位。否则，在进行肌功能修整时，必须用手指压住义齿殆面保持义齿的稳定。

(6)立即从口内取出义齿，用弯的眼科剪修整去除流到人工牙邻面及义齿支架其他部位的多余的材料。同时让患者再次用冷水漱口，之后将义齿完全就位与口中，在患者张口状态下反复进行边缘整塑。此时或者稍后，材料会硬化并且能在口外保持其形态。

(7)取下义齿，迅速用水冲洗，并且用气枪吹干。用刷子或者棉球涂一层甘油，以免义齿由于单体的挥发而失去光泽。将重衬的材料放在装有冷水的容器里使其聚合。这将减少由于聚合产热和未聚合的单体对患者产生的不适感和对组织的损伤。尽管最好在进行修正和抛光前将义齿放置20～30 min，但也可以在材料完全固化后立即进行。将义齿放置在装有温水的压强为 20 psi 的压力锅里 15 min，可以加速材料的聚合和提高其致密度。在修整前必须去除胶带，但是在抛光前应将胶带重新贴到牙面和基托新旧材料交界处以下的基托磨光面上，避免在最终抛光时损伤这些部位。

除了黏膜支持式义齿和基牙间缺牙区较长的情况，只要按照上述步骤完成，用树脂材料对大多数牙支持式可摘局部义齿基托的进行口内重衬均能实现。其他两种情况，可以用组织调整材料和弹性印模材料制取重衬印模来完成重衬。然后将义齿装盒，添加热处理重衬材料，以获得最佳的组织密合和支持。

二、远中游离端义齿基托的重衬

远中游离端义齿主要由黏膜和剩余牙槽嵴提供支持，比牙支持式义齿更需要重衬。正因如此，远中游离端基托往往是树脂基托，这样以便于因组织发生改变时对义齿基托进行重衬而获得支持。虽然牙支持式义齿重衬的理由很多，但远中游离端义齿基托重衬的主要原因在于为基托重新建立组织支持。

在远中游离端义齿初戴后的适当时期内检查义齿的稳定性和𬌗关系，以确定义齿是否需要重衬。在义齿初戴前，必须告诉患者：①定期复查和必要时进行重衬。②为保证可摘局部义齿成功和确保剩余组织和基牙的健康，需要进行定期的复查，对义齿和基牙进行必要的维护。③复查时根据治疗需要收取一定的费用。

对远中游离端义齿基托进行重衬的适应证有两个：①义齿与对颌义齿或者天然牙之间失去𬌗接触。可以通过让患者嚼两层 28 号软质绿或蓝（铸造）蜡或 Mylar 成形片来确定。如果人工牙列咬合较差或者丧失，而余留天然牙咬合接触良好，那么远中游离端基托需要在原有义齿基托上重建𬌗关系，或恢复义齿支架和基托至原来位置，或者同时采用以上两种办法解决。大多数临床病例中，都需要重新恢复义齿原有位置关系，这样咬合关系将自动得到恢复。②由于组织失去支持作用，当用手指交替按压支点线两侧的义齿时，可以看到远中游离端义齿基托旋转和下沉。虽然仅仅通过𬌗接触的检查可能导致误诊，但义齿基托出现这种旋转则是需要重衬的有力证据。如果只存在𬌗接触的不充分而缺乏义齿向剩余牙槽嵴转动的有力证据，那么只需要通过重新排牙建立咬合接触或者使用树脂或者黄金高嵌体恢复𬌗关系即可。如果𬌗接触正常而义齿被证明存在转动，这常常是由于对颌牙的移位或者伸长，或者对颌义齿的位置改变而引起，因此要维持义齿咬合关系就得以牺牲义齿的稳定和组织支持为代价。这常见于上颌为全口义齿所对应的下颌可摘局部义齿。通常患者会抱怨上颌义齿过于松动而要求重衬，实际上是下颌义齿需要重衬。可摘局部义齿重衬复位后，会导致上颌全口义齿也复位，从而重新恢复稳定和固位。因此，可摘局部义齿远中游离端基托沿着支点线旋转的证据是影响义齿是否需要重衬的重要决定因素。

义齿沿支点线向组织方向旋转常会导致间接固位体的翘动。在重衬过程中以及在重衬完成后，可摘局部义齿远中游离端支架都应就位在原来的最终位置，间接固位体也应完全就位。任何由于颌干扰而引起的义齿沿支点线的转动都应避免，因此在制取印模时就应保持义齿支架在原来的最终位置上稳定不动。在进行单侧或双侧游离端义齿基托重衬时，尽量避免采用闭口式印模技术。

在远中游离端义齿基托的重衬时，要保持义齿支架位置不变，最好的办法则是采取开口式印模技术，这种方法与最初的二次印模技术完全一样。在对义齿进行重衬时首先应对义齿基托组织面进行大量缓冲，然后按照处理功能印模的初印模基托同样的方法进行处理。操作步骤是相同的，牙科医生用3个手指压在两个主要秴支托的位置和它们之间的第三点上，最好是在离转动轴最远的间接固位体的位置。然后将支架放回到原来的最终位置上，所有牙支持式的部分应完全就位。

记录并确保远中游离端基托下组织和义齿原有的位置关系。①义齿支架和基牙恢复到原有预期的位置关系。②为远中游离端基托重建最佳的组织支持。③恢复与对颌牙最初的秴关系。

虽然在开口式印模制取的过程中没有秴接触，义齿原有的位置仍然由支持基牙来决定。因为这是重建秴关系的位置关系，如果满足两个条件，那么义齿的位置关系恢复就能恢复秴关系。第一个条件是在制作室进行重衬的过程中，必须精确无误，保证不增加义齿的垂直距离。这对任何重衬是必要的，对可摘局部义齿尤为重要，因为垂直距离的任何改变都会导致秴支托的就位困难，从而导致基托下组织负荷过重和受到创伤。第二个条件是对颌牙不能伸长或者移位，或者对颌义齿不能发生不可逆的位置改变。在后一种情况中，调秴变得很有必要，但是调秴要等到对颌牙或义齿和颞下颌关节的相关结构在义齿下沉前有机会恢复到原有的位置后再进行。在前面段落中讲述的开口式印模重衬技术可以得到最满意的结果。这种方式不仅能恢复义齿最初的位置和组织支持，还能恢复义齿原有的颌关系。

三、重衬后可摘局部义齿重建咬合的方法

重衬后可摘局部义齿的秴关系的重建有几种方法，取决于重衬是否导致义齿垂直距离增加或者缺乏咬合接触。在任何情况下，通常都应将重衬的可摘局部义齿模型重上秴架，这样就可以在秴架上修正义齿与对颌模型或者修复体的秴关系。

在少数病例中，对远中游离端可摘局部义齿进行重衬后，咬合常常是降低而不是升高，或者和重衬前一样。这是秴面长期磨耗的结果，或者最初秴关系过高而导致对颌牙压低或者其他原因。这时，必须重新恢复秴关系，在天然牙和人工牙列上重新分配秴力。否则天然牙列必然会承受过重的咀嚼力，而义齿仅仅作为缺牙间隙的充填物或者作为美观装置。

如果需要修改的人工牙是树脂材料，则可以通过在秴面添加自凝树脂材料或者光固化树脂或者制作黄金金属秴面固定到原有人工牙上来重建秴关系。还可以将基托上的义齿去除，重新排列与对颌协调的人工牙来恢复秴关系。排牙时可以用基托蜡固定人工牙。用蜡雕刻出牙齿的舌面解剖形态并恢复义齿基托在原有人工牙去除时磨除的部分。用人造石覆盖义齿的秴面和舌面以及义齿基托边缘，然后将义齿基托和人工牙上的蜡去除，在组织面涂布胶黏剂。将新的人工牙固定在人造石阴模上，然后在将阴模用黏蜡或者热胶枪固定到义齿基托上。用光固化材料或者自凝树脂固定人工牙。如果使用的是自凝树脂材料，那么可以很方便地从颊侧将材料涂布上。邻近基托的义齿颊侧面可以适当多恢复一些，以便于在完成和抛光过程中能恢复这部分基托的正确形态。如果义齿为

远中游离缺失，那么应通过确定的新的颌位关系上𬌗架，调改在此操作过程中引起的𬌗异常。

第二种方法是去除原有人工牙，用硬质嵌体蜡𬌗堤代替，然后在其上建立功能性咬合轨迹并记录。原有的人工牙或者新的人工牙用已获得的模板建立起𬌗关系，用光固化材料或自凝树脂将其固定在义齿基托上。如果选用的是后一种材料，那么不需要装盒，用笔刷法将自凝树脂添加在义齿基托上来固定人工牙。无论采用何种方法固定人工牙，𬌗关系都不需要在口内进行调节，并要尽可能达到𬌗协调。

（许爱梅）

第十二章　耳部疾病

第一节　急性化脓性中耳炎

急性化脓性中耳炎是中耳黏膜的急性化脓性炎症，病变常涉及鼓室、咽鼓管和乳突，但主要在鼓室，好发于儿童。冬春季节多见，常继发于上呼吸道感染后。临床主要特征为耳痛，鼓膜充血、穿孔，耳漏。

一、病因与感染途径

致病菌以肺炎球菌、流感嗜血杆菌、溶血性链球菌和葡萄球菌等最常见。感染途径如下。

1. 咽鼓管途径　最常见。如急性鼻炎、急性鼻炎时，炎症向咽鼓管蔓延，引起咽鼓管黏膜充血、肿肿，黏液纤毛输送系统功能障碍，致病菌乘虚得入中耳。可经咽鼓管途径引起本病。①急性上呼吸道感染：并发中耳炎者最为多见。②急性传染病：如猩红热、麻疹、百日咳等。③上呼吸道感染时过度用力擤鼻、在污水中游泳或跳水、不正确的哺乳位置、不合适的咽鼓管吹张和鼻腔治疗等，可使感染经咽鼓管进入中耳。

2. 外耳道鼓膜途径　鼓膜外伤、不符合无菌操作的鼓膜穿刺等使致病菌侵入中耳。

3. 血行途径　极少见。

二、病理

早期中耳黏膜充血肿胀，由于毛细血管扩张，通透性增加，血浆、红细胞、多形核白细胞和纤维蛋白等渗出，上皮纤毛坏死脱落，杯状细胞增多。鼓室内炎性渗出物不断蓄积，并逐渐转变为脓性，鼓室内压力随之增高并压迫鼓膜而使之缺血坏死，终致鼓膜穿孔，脓液外泄。若治疗得当，炎症可吸收消退，中耳黏膜恢复正常。重症者病变深达骨质，可迁延为慢性。

三、临床表现

（一）全身症状

因细菌毒力、患者抵抗力和年龄各异而轻重不等。可有发热、全身不适、食欲减退及倦怠。小儿可有高热、惊厥，常伴呕吐、腹泻等消化道症状。鼓膜穿孔后，体温逐渐下降，全身症状明显减轻。

(二)耳痛

为早期症状,耳深部顿痛或搏动性跳痛,程度剧烈,可放射至同侧头面部或牙齿,鼓膜穿孔流脓后耳痛顿减。

(三)听力减退及耳鸣

早期仅见轻度听力下降,随疾病的进展鼓膜肿胀和鼓室积脓时,听力下降加重,多为低音调耳鸣。如病变累及内耳,可出现眩晕。

(四)耳漏

鼓膜穿孔后耳道内有液体流出,初为浆液血性,以后变为黏液脓性或脓性分泌物。

四、检查

(一)耳镜检查

早期可见鼓膜松弛部充血,锤骨柄及紧张部周边可见呈放射状扩张的血管。随后鼓膜弥散性充血肿胀、向外膨出,鼓膜标志消失。穿孔一般位于紧张部,开始时如针尖大小,彻底清除外耳道脓液后,可见穿孔处有闪烁搏动亮点,脓液从该处涌出。

(二)触诊

乳突及鼓窦区可有压痛。

(三)听力检查

呈传导性聋,听力损伤可达 40 ~ 50 dB。如内耳受累则可出现混合性聋或感音神经性聋。

(四)血常规

白细胞总数增多,多形核白细胞增多,鼓膜穿孔后血常规逐渐恢复正常。

五、诊断与鉴别诊断

根据临床表现和检查即可作出诊断,应注意与外耳道疖和急性鼓膜炎鉴别。

(一)外耳道疖

牵拉耳郭或按压耳屏时耳痛明显加剧,外耳道内肿胀或疖肿形成,鼓膜炎症轻微或正常,听力一般正常。

(二)急性鼓膜炎

病前有流感史,耳痛剧烈,无耳漏,可有轻度听力下降。检查可见鼓膜充血、大疱形成。

六、治疗

治疗原则包括控制感染,引流通畅,病因治疗。

(一)全身治疗

尽早使用足量、有效的抗生素控制感染,常用青霉素类、头孢菌素类等抗生素治疗10 d左右。注意休息,调节饮食。

(二)局部治疗

(1)鼓膜穿孔前可用2%酚甘油滴耳,消炎止痛,鼓膜穿孔后应立即停药。鼓膜穿孔后先用3%过氧化氢溶液清洗并拭净外耳道脓液,再用抗生素滴耳液,如0.3%氧氟沙星滴耳液滴耳。

(2)鼻腔减充血剂滴鼻,可减轻鼻咽黏膜肿胀,有助于咽鼓管功能的恢复。

(3)鼓膜切开术有利于脓液引流,预防并发症,其适应证:①耳痛剧烈,高热不退,鼓膜明显膨出,经治疗无明显减轻。②鼓膜穿孔较小,引流不畅,有引起并发症可能。

(三)病因治疗

积极治疗鼻、咽部的慢性疾病,如慢性鼻窦炎、腺样体肥大、慢性扁桃体炎等,有利于防止中耳炎复发。

(刘革英)

第二节　梅尼埃病

梅尼埃病(MD)是一种以发作性眩晕、感音神经性听力损失、耳鸣和耳胀满感为主要临床表现的特发性内耳病,基本病理特征为膜迷路积水。该病由法国医生 Proper Meniere(1861)首先报道。英国学者 Hallpike 和 Cairns(1938)最早通过对患者的颞骨解剖研究,提出膜迷路积水是其主要的组织病理学改变。一个半世纪以来,虽然各国学者对该病从基础到临床的各个方面开展了细致的研究与探索,但有关其病因、发病机制、诊断和治疗的认识仍欠深入,诸多问题或悬而未决,或争议颇多。

一、流行病学

本病群体发病率不详,白色人种发病率似乎稍高。早年曾经认为本病是最常见的前庭外周性眩晕,但近年来的观察发现,其实际发病率远低于良性阵发性位置性眩晕,在外周性眩晕的病因中列第2~3位。本病可发生于各年龄段人群,青壮年多见,首发高峰年龄30~50岁;男女发病率相当或女性稍高。常单耳发病(85%),随着病程延长(数年至数十年),可出现双耳受累。本病多为散发,具有家族遗传背景者占10%~20%。

二、病因和发病机制

病因迄今不明。内淋巴由耳蜗血管纹及前庭暗细胞所产生,最终经由内淋巴管达内淋巴囊而被吸收,借以维持其容量的恒定。梅尼埃病的发生主要是内淋巴产生和吸收失衡，因此所有可引起内淋巴生成过多和吸收减少的因素理论上均可导致膜迷路积水，引发本病。

（一）内淋巴管机械阻塞学说

动物实验证实，内淋巴管阻塞可导致膜迷路积水的发生。造成阻塞的原因有先天性狭窄、内淋巴囊发育不良、炎性纤维变性、病毒感染、免疫介导的炎症反应和内耳缺血等.这些因素均可影响内淋巴的正常循环或吸收。但动物实验所见并不能完全复制出梅尼埃病患者的临床和病理学特征。

（二）自身免疫反应学说

在特定情况下，某些内耳组织成分可以作为自身抗原，刺激聚集在血管、内淋巴管和内淋巴囊周围的免疫活性细胞产生自身抗体。抗原抗体反应导致内耳毛细血管扩张和通透性增加（包括血管纹分泌亢进），淋巴液生成增多；加上内淋巴囊因抗原抗体复合物沉积而出现的吸收障碍，可引起膜迷路积水。临床上，确有部分梅尼埃病患者（尤其是双侧病变者）具有自身免疫性内耳病的特征，全身及鼓室内激素治疗也有一定效果。

（三）遗传学说

本病呈现一定的家族聚集现象，而且多以常染色体显性遗传方式传递，表明遗传因素参与部分梅尼埃病的发病过程。研究证实，*COCH* 基因突变可以导致常染色体显性遗传的感音神经性聋和前庭功能障碍，但该基因突变是否与梅尼埃病有关尚无定论。

（四）耳蜗微循环障碍学说

血管纹微血管床自动调控机制紊乱及内耳自主神经功能紊乱可使内耳小血管痉挛，导致内耳或内淋巴囊缺血、缺氧，继发局部代谢紊乱、毛细血管通透性增加和内淋巴中渗透压增高，外淋巴间隙及血管中的液体进入膜迷路，形成膜迷路积水。

（五）其他学说

如内淋巴囊功能紊乱学说、病毒感染学说、内分泌紊乱学说等，均有一定的理论基础。事实上，上述任何一种学说均难以圆满解释梅尼埃病的整个发病过程，本病的发生可能是多因素协同作用的结果。

三、病理

本病基本病理改变是膜迷路积水。疾病早期，积水主要累及耳蜗和球囊，表现为膜蜗管和球囊膨大，前庭膜被推向前庭阶；随着疾病的进展，整个内淋巴系统均可受累，但以膜蜗管和球囊为重，两者可分别疝入蜗孔和半规管，使外淋巴管腔变窄或被阻塞，椭圆囊和膜半规管积水则相对较轻。内淋巴压力很高时前庭膜可破裂（任意部位），致内、外淋巴混合和内耳电解质紊乱。小的裂孔多能自愈，亦可反复破裂，愈合后形成瘢痕，大的裂孔易形成永久性瘘或穿孔。

其他病理变化如下。

1. 膜迷路萎缩　受持久膜迷路积水和反复破裂后暴露于高 K^+ 环境的影响。耳蜗血管纹、盖膜、毛细胞、支持细胞以及相应的传入神经纤维和螺旋神经节细胞可出现萎缩和退行性变,甚者可见毛细胞丧失,但前庭终器病变常较耳蜗为轻。

2. 内淋巴管和内淋巴囊病变　内淋巴管和内淋巴囊狭窄或阻塞、内淋巴囊上皮皱褶变浅或消失、上皮细胞退变、囊壁纤维化和毛细血管减少等。

四、临床表现

(一)症状

典型症状有4个:发作性眩晕,波动性、渐进性听力下降,伴患侧耳鸣及耳胀满感。但并非所有患者都同时具有上述表现,尤其是疾病早期。

1. 眩晕　多为无预兆的突发旋转性眩晕,部分发作前有耳闷胀感、耳鸣增强和听力下降。患者感到自身或周围物体沿一定方向或平面旋转,或为摇晃沉浮感,数分钟内达高峰,持续十余分钟至数小时(通常2~3 h),极少超过24 h。缓解期可无明显症状,也可有摇摆不稳感,可持续数日。眩晕发作时常伴有恶心、呕吐、面色苍白、出冷汗、脉搏迟缓、血压下降等自主神经症状,但神志清醒。上述症状在睁眼、头部运动以及受声、光等环境因素刺激时加剧。眩晕多反复发作,间歇期长短不一,可为数日至数年,甚至数十年,期间可无症状,或有耳鸣和轻微耳闷胀感。发作次数越多,持续时间越长,则间歇期越短,重者可每日发病。

2. 听力下降　可单耳或双耳受累,以单侧多见。初期听力可正常或仅轻微下降,多次发作后始感明显,并呈现明显的波动性、进行性下降的特征,即眩晕发作时听力损失加重,间歇期有所减轻,但难以恢复到发作前水平。再次发作时听力又下降,如此反复。随疾病进展和发作次数的增加,听力损失逐渐加重,听力波动现象越来越不明显,最终转化为不可逆的永久性感音神经性聋,但极少全聋。

3. 耳鸣　始于眩晕发作之前或眩晕的同时,多为持续性,但耳鸣程度在眩晕前后常有变化:眩晕发作时加剧,间歇期自然缓解。早期耳鸣多为低调,呈“嗡嗡”声或吹风样,后期转为高频耳鸣,如蝉鸣声、哨声。

4. 耳胀满感　多出现于眩晕发作期,间歇期不明显。表现为患耳内有闷胀、压迫感,或头部有沉重感,症状类似于气压变化造成的耳闷胀感,但捏鼻鼓气症状不消失。

5. 其他症状　患者听高频强声时常感刺耳难忍,此为内耳重振现象的反映;有时双耳将同一纯音听成音色与音调截然不同的两个声音,这一现象称为复听;少数患者受强声刺激后可诱发眩晕发作和眼震,称图利奥现象。除典型表现外,本病还偶有一些特殊的发作形式,如:患者站立或行走时可突感腿软无力而跌倒,而神志清楚,偶伴眩晕,称为耳石危象或发作性倾倒。极少情况下,患者可先有耳鸣和听力下降,继而突发眩晕,过后耳鸣和听力下降自行缓解或消失(Ler-moyez综合征)。

(二)检查

1. 耳部检查　无异常发现。

2. 听力学检查　为本病诊断的重要依据。①音叉试验:Rinne试验阳性,Weber试验偏向健侧或居中。Schwabach试验骨导缩短或基本正常。②纯音测听:呈程度不等的感音神经性听力损失。早期听力仅轻度下降或仅低频区受损,听力曲线多为上升型;多次发作后听力损失逐渐加重，全频均可受累，但罕见全聋，听力曲线为平坦型或下降型。反复检查可见听力波动现象。③听性脑干反应：阈值提高，Ⅰ、Ⅴ波潜伏期延长，但Ⅰ~Ⅴ波间期正常。④耳声发射：结果因听力损失程度而异，轻者（<40 dB）TEOAE、DPOAE 均可能引出，重者（>40 dB）耳声发射消失或 DOPAE 部分频率引起，但幅值降低。⑤耳蜗电图：- SP 增大，SP-AP 复合波增宽，- SWAP 比值增加。⑥声导抗测试：鼓室图为 A 型，镫骨肌声反射阈与纯音听阈之差缩小（<60 dB），提示病变位于耳蜗。

3. 前庭功能检查　发作期不宜行眼震电图检查，以免加重病情；肉眼观察可见强弱不等但节律整齐的水平或水平旋转性自发性眼震，方向初向患侧，继而转向健侧。间歇期眼震电图结果变异较大，早期各项指标大多正常，多次发作后患耳前庭功能可减退或丧失，或有向健侧的优势偏向，均不常见。冷热试验常有患耳反应减弱，少数前庭反应消失。部分患者在增、减外耳道气压时可诱发眩晕与眼震，称安纳贝尔征阳性，表明膨大的球囊已与镫骨足板相抵或发生纤维性粘连，外耳道压力变化可快速、有效地影响到外周前庭感受器。

4. 脱水剂试验　临床常用甘油试验，旨在通过甘油的脱水作用对患者听觉功能的影响，了解是否存在膜迷路积水。方法：患者禁食 2 h 后，按 1.2 ~ 1.5 g/kg 顿服纯甘油和等量生理盐水或果汁，或者按 2.4 ~ 3.0 mL/kg 顿服 50% 的甘油盐水，于服用前和服用后 1 h、2 h 和 3 h 分别做纯音听阈测试。

如服用后患耳 0.25 ~ 1.00 kHz 平均听力提高 >15 dB，则为甘油试验阳性，提示存在膜迷路积水，且听力处于波动期。除听力水平的变化外，服用甘油后耳蜗电图 - SP 幅值降低也可作为甘油试验阳性的判断依据。迄今，文献中关于甘油试验敏感性和特异性的报道差异较大，心理因素可能是影响结果判断的一个重要原因。

5. 影像学检查　除用于内听道和脑桥小脑三角病变的鉴别外，对梅尼埃病本身尚不具备实际的诊断价值。

五、诊断

正确诊断有赖于详细的病史询问和全面的检查（见前述），同时需排除其他眩晕疾患。具有典型症状的患者依据病史和听力学检查不难诊断，但对于初次发病或症状不典型者，需进一步行甘油试验、耳蜗电图及前庭功能等检查，以寻求膜迷路积水的相关证据。

中华耳鼻咽喉头颈外科杂志编委会和中华医学会耳鼻咽喉科学分会（2006 年，贵阳）制订的梅尼埃病诊断依据如下。

1. 确定诊断

（1）发作性旋转性眩晕两次或两次以上，每次持续 20 min 至数小时。常伴自主神经功能紊乱和平衡障碍。无意识丧失。

（2）波动性听力损失，早期多为低频听力损失，随病情进展听力损失逐渐加重。至少 1 次纯音测听为感音神经性听力损失，可出现听觉重振现象。

（3）伴有耳鸣和（或）耳胀满感。

（4）排除其他疾病引起的眩晕，如良性阵发性位置性眩晕、迷路炎、前庭神经炎、药物中毒性眩晕、突发性聋、椎基底动脉供血不足和颅内占位性病变等。

2. 可疑诊断(梅尼埃病待诊) 符合以下任何一条为可疑诊断。

(1)仅有一次眩晕发作,纯音测听为感音神经性听力损失,伴耳鸣和耳胀满感。

(2)发作性眩晕两次或两次以上,每次持续 20 min 至数小时。听力正常,不伴耳鸣及耳胀满感。

(3)波动性低频感音神经性听力损失。可出现重振现象。无明显眩晕发作。

六 鉴别诊断

根据病史特征、眩晕发作方式及必要的辅助检查,本病不难与中枢性眩晕及全身疾病引起的眩晕区分。重点需鉴别的周围性眩晕如下。

(一)突发性聋

1/3 ~ 1/2 患者伴眩晕,症状持续数小时至数日,与初次发作的梅尼埃病颇为相似。但本病听力损失较重,多为中度至极重度,高频下降为主,无波动和复发倾向。

(二)前庭神经炎

典型表现为突然发作的强烈旋转性眩晕及平衡障碍,伴恶心、呕吐、向健侧的水平旋转性眼震,无耳蜗症状。眩晕持续数日至数周,多在数日后逐渐减轻,症状完全消失常需数月。发病前多有上呼吸道感染史,一般不复发。

(三)Hunt 综合征

可伴眩晕、耳鸣和听力下降,但患耳常有剧烈的神经痛,耳郭、外耳道或其周围皮肤可见带状疱疹伴同侧周围性面瘫。

(四)迷路炎

可突发耳鸣、眩晕和听力下降,患者有化脓性中耳炎、外伤或中耳手术史。

(五)药物性耳中毒眩晕

多缓慢起病,程度轻、持续时间长,伴程度不等的平衡障碍,后因中枢代偿而缓解或消失。耳鸣和听力损失多为双侧性。

(六)复发性前庭病

具有与梅尼埃病相似的反复发作性眩晕,但无耳鸣、耳闷和听力下降。曾经将其归类为“前庭型梅尼埃病”,但长期随访发现,仅极少数患者最终表现出梅尼埃病的典型症状,多数在数年后症状自行消失。

(七)迟发性膜迷路积水

患者先有单耳或双耳感音神经性聋,1 年或数年后发作眩晕。并可复发,与梅尼埃病相似。但本病眩晕多缓慢起病,患者既往常有头部外伤、中耳或迷路感染、突发性聋等病史。

(八)外伤头颈部外伤

可引起眩晕症状,尤其是合并颞骨横行骨折者。根据发病前的外伤史易于鉴别。

七、治疗

由于病因、发病机制不明，本病治疗的目的迄今仍限于眩晕及相关症状的控制，重点为缓解或消除眩晕，对其引起的永久性感音神经性聋则无有效治疗方法。

（一）一般处理要点

（1）向患者解释病情，消除其紧张、恐惧心理。

（2）适当限制盐的摄入，戒除烟酒。

（3）眩晕发作期静卧于暗室中，避免声、光等刺激。

（4）间歇期加强锻炼，增强体质，避免过度劳累、睡眠不足和情绪波动等诱发因素。

（二）药物治疗

1. 发作期治疗　对症处理，尽快缓解眩晕和恶心、呕吐等自主神经症状。常用药物如下。

（1）利尿脱水剂：如乙酰唑胺、氢氯噻嗪、甘露醇等，也可使用50%葡萄糖溶液静脉注射，以减轻膜迷路积水。

（2）前庭抑制剂：如地西泮（安定）、苯海拉明。

（3）抗胆碱药：如山莨菪碱和东莨菪碱。

（4）止吐药。剧烈恶心、呕吐者，需预防和纠正水、电解质紊乱及酸碱平衡失调。

2. 间歇期治疗　无特效方法。眩晕很少发作者，间歇期可不予药物治疗，频繁发作的患者，可试用下列药物。

（1）血管扩张药和钙离子拮抗剂：如倍他司汀（betahistine）、盐酸氟桂利嗪、尼莫地平等。

（2）糖皮质激素：主要基于梅尼埃病发病机制的自身免疫学说或病毒感染学说，可全身给药或鼓室给药，其中经鼓室给药法效果较好、不良反应小。

（3）氨基糖苷类药物：利用氨基糖苷类药物的前庭毒性作用。对外周前庭感受器造成化学性破坏，从而达到有效控制眩晕之目的，又称化学性迷路切除术。常用庆大霉素鼓室内给药，全身给药不良反应明显，尤其对听力损害大，不宜推荐。

（4）其他药物：如利尿剂、维生素类、中成药制剂等，可酌情使用。注意：用于发作期对症处理的药物，一般不用于间歇期的治疗，尤其是前庭抑制剂。

（三）手术治疗

适用于眩晕频繁发作、症状重，对工作、生活有明显影响，并且经长期保守治疗无效的患者。方法颇多，按手术对听功能影响的程度，可大致分为听力保存和非听力保存（听力破坏）手术两类，应优先选择破坏性较小而又能保存听力的术式。

1. 听力保存类手术　常用术式有内淋巴囊减压术、内淋巴囊引流术和前庭神经切断术。

2. 非听力保存类手术　即迷路切除术。理想的适用对象是其他治疗无效且患耳无实用听力者，术后听觉及前庭功能将全部丧失。

(四)其他治疗

2000年,一种特制的外耳道加压装置正式通过美国食品药品管理局认证,用于治疗梅尼埃病。该装置主体是一种便携式的低压脉冲发生器,可通过其自带的连接管向外耳道脉冲式加压,压力经由外耳道-鼓室-蜗窗-外淋巴-内淋巴-内淋巴囊,达到减轻膜迷路积水之目的,称为外耳道加压治疗。据报道,该法可有效减轻梅尼埃病急性发作时的眩晕症状,但长期疗效尚不肯定。使用该疗法时,需预先在鼓膜上安装通气管,以利于压力向内耳传导。

(五)治疗方案(阶梯化治疗)

本病治疗方法众多,极易造成选择上的紊乱。目前多倾向于根据病情采用阶梯化治疗方案,即:对于确诊的梅尼埃病患者先给予一般处理和药物控制,效果不佳者选择化学性迷路切除术,仍无效者,再依次选用内淋巴囊手术、前庭神经切断术和迷路切除术治疗。

(刘革英)

第三节　遗传性聋

遗传性聋的病理基础是:由来自亲代的致聋基因,或新发生的突变致聋基因所导致的耳部发育异常,或代谢障碍,以致出现听功能不良。遗传性聋既有因外耳、中耳发育畸形引起的传导性聋,亦有因内耳发育不全等所致之感音神经性聋,其中,感音神经性聋在遗传性耳聋中占有重要的位置。Resender等(2001)估计,在先天性聋中大约50%是由遗传因素引起的。在欧美国家,儿童的遗传性感音神经性聋的发病率为1∶2 000～1∶6 000,在成人,遗传性感音神经性聋至少占这种耳聋总数的20%。近数十年来,随着分子生物学,遗传学和医学遗传学的迅速发展,遗传性聋的基因研究已经有了长足的进步,取得了不少成果。目前发现,人类基因组中有200个基因与耳聋的关系密切。在综合征性耳聋中,已经定位的与耳聋相关的基因约为100个,其中60多个已被克隆;在非综合征性耳聋中,已定位的基因也约有100个。

一、分类

(一)按遗传方式的分类

遗传性聋大多通过核基因遗传,少数与线粒体基因有关。遗传基因位于常染色体上者称常染色体遗传;位于性染色体上则称性连锁遗传。无论是常染色体遗传或性连锁遗传,均可分为显性遗传和隐性遗传2种。

1. 常染色体显性遗传　凡遗传基因位于常染色体上,并由显性基因控制的遗传,其传递方式称常染色体显性遗传。如双亲之一是杂合子,子女中约有1/2是发病个体,另1/2则完全正常,且不遗传。在有些杂合子,可能由于受到修饰基因等因素的影响,其有关疾病的症状可以不表现出来或表现程度有差异,从而出现不完全的外显率,尽管如此,但其后代的发病机会仍为1/2。目前认为在遗传性聋中，由这种遗传方式传递的非综合征性占10%～20%，耳聋大多表现为出生后才发生的进行性听力下降，且以高频下降型为主，少数伴有眩晕。其中已有不少已经定位和(或)克隆。

2.常染色体隐性遗传　遗传基因位于常染色体上、由隐性基因控制的遗传，其传递方式称常染色体隐性遗传。在杂合子，这种遗传不会表现相应的症状，只有在纯合子时，方出现症状。隐性遗传性聋患者，往往双亲的听力正常，患病个体在其全部子女中占1/4，男女发病的机会相等。近亲婚配者，后代发病的风险增加。由这种遗传方式传递的非综合征性遗传性耳聋占75%～80%，大多为重度或极重度性聋，且出生时即聋，故为语前聋。

3.性连锁遗传　由于Y染色体不携带完全的等位基因，故耳聋的遗传基因主要位于X染色体上，随X染色体传递。目前发现，非综合征性感音神经性聋中，X联锁遗传约占1%，Y连锁遗传甚少。性连锁遗传既可为显性遗传，亦可为隐性遗传。隐性遗传者，子女中男性发病率为1/2，女性若为纯合子则受累，否则女性仅为疾病遗传基因的携带者。所以在几代人中男性患者的疾病基因常由女性携带并交叉遗传而来。显性遗传者，若母亲患病，子女中约有1/2人发病；如父亲为患者，则全部女儿均患病。Y连锁遗传(DFNY基因座位为DN-FM)。

(二)按病变位置分类

1.病变位于外耳和(或)中耳　引起传导性聋，如外耳道狭窄或闭锁、听小骨畸形、耳硬化症等。

2.病变位于内耳，引起感音性聋。病变累及外耳和(或)中耳和内耳者，则引起混合性聋。此型比较少见。

(三)按发病时间分类

1.先天性遗传性聋　耳聋于出生时即已发生的遗传性聋，属先天性遗传性聋。

2.遗传性进行性聋　出生时听力正常，而于出生后某一年龄阶段方始出现进行性听力下降，最后发展为严重的耳聋。

(四)按伴发疾病的有无分类

1.非综合征性聋　耳聋为发病个体唯一的遗传性疾病，其他器官无遗传性损害，约占遗传性聋的70%。

2.综合征性聋　患者除遗传性聋外，尚伴有身体其他器官的遗传性疾病，如眼、骨骼系统、神经系统、肾脏、皮肤、内分泌系统、代谢性疾病等。临床上，根据受累器官和病变部位的不同而称为各种综合征。据统计，这种综合征约有400余种，约占遗传性感音神经性聋的30%。

二、遗传性非综合征性感音神经性聋

遗传性非综合征性感音神经性聋大多为先天性，出生时即有耳聋，且多为重度或极重度聋。少数出生时听力正常，于生后某一年龄阶段方始出现进行性听力下降，称为迟发性感音神经性聋。这种迟发性的进行性感音神经性聋可分为高频下降型、低频下降型、中频下降型和早发型4型,以高频下降型较多见。但无论为哪一型,随着耳聋的进行性加重,各型其他频率的听力也将逐渐受损,最终发展为重度聋。

非综合征性感音神经性聋大多通过常染色体隐性遗传的方式传递,也有少数显性遗传或性连锁遗传。常染色体隐性遗传在非综合征性感音神经性聋中占75%~80%。目前的研究证明,在常染色体隐性遗传性聋中,有40%~50%与编码缝隙连接蛋白Connexin-26(Cx-26)基因,即*GJB*2基因突变有关。该基因定位于13q11-12,已于1993年被克隆。在0用2突变中,235delC是最多见的突变。由于它是第1个被发现的与常染色体隐性遗传(DFNB)性聋有关的基因,故又名为DFNB,基因。目前研究认为,它是东亚人种中(包括中国人)最常见的致聋突变基因。戴朴等(2006)对我国18个省市聋校学生中非综合征性聋流行病学的研究报告中称,在1 680例*GJB*2基因235delC突变筛查中发现突变率为18.10%。并认为各地区间检出率差异较大。该基因还与少数常染色体显性遗传性聋有关。

编码缝隙连接蛋白30基因,即基因突变也与非综合征性感音神经性聋有关,但是它在不同人种和地区的出现频数不尽相同。在我国这种突变较少见,而GJB6D13S18突变在欧美人群却比较多见。

我国夏家辉教授等(1998)报告了中国两个常染色S性遗传性非综合征聋家系存在*GJB*3基因突变。

缝隙连接是相邻两个细胞间的通道,由6个连接蛋白(Cx)组成,电离子、信使分子和代谢物质通过该通道可直接在相邻的两个细胞间转运。Cx在胚胎发育、形态构建及功能调节中具有重要意义。缝隙连接可能在耳蜗K^+循环中起重要作用。Cx基因突变可能使内耳K^+循环遭破坏,而影响声-电转导过程。但是*Cx*基因突变导致耳聋的确切机制尚待深入研究。

此外,与非综合征性耳聋相关的基因及其位点还有不少,如*MYO7*,*MYOL5A*,*MYO6*,*WFS*,*COCH*,*SLC* 26*A*4,tecta以及线粒体DNA(mtDNA)突变等。其中*SLC*26*A*4和mtDNA 12SrRNA A1555G也是目前我国发现的较常见的突变基因之一。

目前的研究表明,一种致聋基因可以和不同的遗传性聋有联系,一种遗传基因不仅对应一种遗传方式,还可对应一种以上的遗传方式;不同致聋基因的功能也各不相同。因此,对遗传性聋奥秘的揭示,目前还处于初级阶段。随着医学遗传学研究的不断深入,未来还可能有更多新的致聋基因被发现。

三、遗传性综合征性聋

(一)颅面骨发育不全综合征

颅面骨发育不全综合征又称Crouzon病。常染色体显性遗传。可能由于颅骨骨缝过早融合之故,患者的脑颅及面颅骨发育不全。表现为颅面骨形态异常,颅小、头短,上、下颌骨发育不良,眼距过宽、突眼,鹦鹉鼻等。并常伴有智力障碍。本病约1/3伴发传导性聋,多由中耳畸形引起,如锤骨头与上鼓室外侧壁融合,镫骨与鼓岬融合、固定。此外尚可合并外耳道狭窄或闭锁,鼓膜阙如。由于颅底骨质发育不全,岩骨的发育受其影响,以致中耳和内耳的位青可能倾斜，面神经管亦可异位。

(二)颌面骨发育不全综合征

颌面骨发育不全综合征又称 Treacher-Collins 综合征或 Frances Chetti-Klein 综合征。1900 年 Treacher-Collins 首先描述了 2 例有关综合征，1940 年 Tronces Chetti-Zwahten-Klein 详细描述了本病。为常染色体显性遗传。最常见的表现为颧骨、上颌骨和下颌骨发育不全，眼睑畸形，睑裂斜位等(不伴眼畸形者，称为耳-下颌发育不全。可伴有耳郭畸形(如小耳)、外耳道狭窄或闭锁，或外耳道深部有骨板闭锁、鼓室狭小或未育，或上鼓室骨封、听小骨畸形、鼓膜张肌、镫骨肌缺如、鼓窦甚小或消失和乳突多呈坚质型。如合并内耳畸形，常为前庭受犯，但内耳及面神经极少受累，有时咽鼓管口可有畸形。偶伴后鼻孔闭锁、隐睾、先天性心脏病及智力低下。本畸形与 *TCOF* 基因突变有关。

(三)颈-眼-耳发育不全

颈-眼-耳发育不全综合征又称 Duane 综合征。属常染色体显性遗传。表现为颈椎畸形(椎体融合)、颈短、外展麻痹及眼球陷没。耳部畸形主要在外耳和中耳，如小耳、外耳道闭锁、听小骨融合、镫骨与前庭窗脱离，前庭窗膜性闭锁。也可出现内耳畸形。

(四)成骨不全综合征

成骨不全综合征以蓝巩膜，脆骨症和耳聋(传导性，混合性，感音神经性)为特征，可分为 2 型。

1. 先天性成骨不全　为常染色体显性遗传，但外显率不高。有些胎儿可于宫内发生骨折，颅骨骨折是造成宫内死亡的常见原因。

2. 延迟性成骨不全　为常染色体隐性遗传。进行性听力下降一般开始于青春发育期以后。高发病年龄为 30～40 岁。耳聋开始为传导性，以后可发展为混合性及感音神经性。Schuknecht 发现患者耳部病变位于前庭窗区，该区有新生的含有丰富血管的海绵状骨质，如耳硬化症。

小儿时期即开始出现进行性听力下降的成骨不全称为 Van der Hoeve 综合征。

(五)眼-耳郭发育不全综合征

眼-耳郭发育不全以眼部畸形或皮样囊肿、副耳郭及先天性耳前瘘管为主要表现。耳前瘘管开口于口角与耳屏之间，即上颌突与下颌突融合线上。眼部畸形可表现为睑裂、虹膜裂、白内障等。尚可伴有颈椎畸形、耳部畸形、巨口畸形及下颌骨发育不全等。也可发生中耳畸形。先天性聋为半规管变形及前庭扩大。亦可有外耳道闭锁，鼓室骨封、鼓骨未发育及听小骨畸形。

(六)Marfan 综合征

Marfan 综合征为常染色体显性遗传。患者身材高，脊柱侧凸，长指(趾)，肌张力下降，有晶体脱位倾向，可合并心脏病，特别是主动脉瘤。耳聋呈传导性、混合性或感音神经性。

(七)腭裂、颌小及舌下垂综合征

腭裂、颌小及舌下垂综合征又称 Pierre Robin 综合征。可为常染色体显性遗传，亦可因妊娠早期(第3、4个月)母亲感染疾病所致。表现为腭裂、颌小畸形、舌下垂,马蹄内翻足、髋部脱位,并有头小畸形、脑积水、智力低下等。耳部畸形则表现为耳郭低位、杯状耳、鼓室未育、镫骨足板及足弓增厚,尚可合并内耳发育不全,如耳蜗中、顶周交通,内耳道狭窄等,故耳聋可为传导性或混合性。

(八)软骨发育不全综合征

软骨发育不全综合征又称侏儒症。本病虽属常染色体显性遗传,但约有3/4病例系由基因发生新的突变所致。发病率随父母妊娠时的年龄增高而增加。主要表现为头大、躯干小;听小骨可与鼓室骨缘融合,尚可伴有耳蜗畸形。耳聋多为传导性。有易患分泌性中耳炎的倾向。

(九)尖头并指(趾)畸形综合征

尖头并指(趾)畸形综合征又称Apert综合征。可为常染色体显性遗传,亦可为基因发生新的突变的结果。患儿头颅高耸、前额扁平、上颌骨发育不全、硬腭高拱、鞍鼻、并指(趾)。伴有程度不等的传导性聋,术中可见镫骨足板固定。

(十)21-三体综合征

染色体的先天性异常表现为染色体的增多或染色体的减少、缺损。染色体增多者,即在某一对染色体中增加了一个额外的染色体,由原来的两个染色体一组变为3个一组,故称为"三体综合征"。三体综合征可分为3类:即13-三体综合征(Patan综合征),18-三染色体综合征和21-三体综合征(Down综合征,先天性愚型)。Down综合征有一额外的第21号染色体。该病在新生儿的发病率为1∶600,母亲妊娠时的年龄愈大,发病率愈高。临床上本专科的主要表现为:反复发作的上呼吸道感染,如鼻窦炎、中耳炎等;外耳道比较狭窄,听骨链有异常;亦可伴有耳蜗发育异常。

(十一)先天性短颈畸形综合征

先天性短颈畸形综合征又称Klippel-Feil综合征,先天性颈胸椎骨性连接及先天性斜颈等。由Klippel和Feil于1912年首先描述。为常染色体显性遗传,但外显率不高;有些为常染色体隐性遗传。女性较为多见。患者有2个或2个以上的颈椎互相融合,甚者全部颈椎融合成一整块,胸椎亦可受累,环椎可与枕骨融合。颈短,可给人以头部似乎直接位于胸部之上的错觉,头部运动受限,但为无痛性,可伴有脊柱裂,低发际。耳蜗发育不全,如Mondini畸形等,内耳道可能畸形。耳聋呈感音神经性聋,如合并外、中耳畸形,耳聋为混合性。

(十二)耳聋、视网膜色素变性综合征

耳聋、视网膜色素变性综合征又称Usher综合征。为常染色体显性或隐性遗传,亦可为性连锁遗传。本病的主要特点为感音神经性聋,合并进行性视网膜色素变性,亦可伴有眩晕和癫痫。耳蜗底周螺旋器萎缩,血管纹有不规则变性;由于网膜色素沉着,视野逐渐变小。根据耳聋的严重程度和前庭受累情况,本病可分为2个临床亚型。①Ⅰ型:耳聋严重,前庭功能低下。②Ⅱ型:中度耳聋,前庭功能正常。有报告称,与本综合征相关的基因分别定位于lq32、11q及11p、14q。眼科检查是诊断本病的重要方法之一。

（十三）额部白化、鼻根增宽、耳聋综合征

本病又称 Waardenburg 综合征，是最常见的综合征之一。属常染色体显性遗传，亦可为隐性遗传或性连锁遗传。基本症状为：患者前额有一束白发或头发全白，眼眦异位、鼻根部扁平、鼻梁增宽、鼻翼发育不良、球状鼻、虹膜异色、睑裂细小、浓眉、连字眉，耳聋出现于单耳或双耳，为中度或重度感音神经性聋；前庭功能减退。本综合征可分为 4 个亚型。Ⅰ型：除上述基本症状外合并内眦外移，耳聋发生率为 25% ~58%。Ⅱ型：基本特征中内眦无外移，可出现单侧上睑下垂，耳聋发生率较高，为 50% ~87%。Ⅲ型：合并上肢畸形，余同Ⅰ型。Ⅳ型：伴巨结肠、胃肠闭锁、先天性心脏病。临床亚型不同，其分子遗传学的特点亦不相同。目前发现了 5 个与本病相关的致病基因：*PAX3*、*MITF*、*EDNRB*、*EDN3* 及 *SOXIO*。

（十四）甲状腺肿耳聋综合征

甲状腺肿耳聋综合征又称 Pendred 综合征。患者有严重的先天性感音神经性聋，合并碘代谢障碍，5 ~10 岁以后逐渐出现甲状腺肿大，20 ~30 岁时最重，56% 甲状腺功能减退。患者多在出生后数周或数月听力急剧下降，1 ~2 岁时听力损失明显，患者可伴 Mondini 畸形。为常染色体隐性遗传。致病基因为 *PDS*（*SLC26A4*）基因。前庭水管扩大综合征患者亦可检出与此相同的致病基因。

（十五）Franconi 综合征

Franconi 综合征为常染色体隐性遗传，表现为先天性贫血、皮肤色素沉着、骨骼畸形和智力低下。感音神经性聋为缓慢进行性，高频首先受损。

（十六）生殖腺畸形综合征

生殖腺畸形综合征又称 Turner 综合征。为性染色体畸变。表现为生殖腺畸形，合并两侧对称性感音神经性聋，亦可出现外耳及中耳畸形。

（十七）耳聋、心电图异常综合征

耳聋、心电图异常综合征又称 Jervell and Lange Nielsen 综合征。两侧重度感音神经性聋，合并先天性心电图异常，特别是 Q-T 延长，患者多在 20 岁以前死亡。约半数为常染色体隐性遗传。

（十八）Alport 综合征

Alport 综合征患儿在 10 岁以前出现血尿、蛋白尿、高血压，约 50% 患者在 10 岁左右开始出现两耳高频下降型感音神经性聋，缓慢进行性加重，但在中年以后听力基本稳定。两耳常听力不完全对称，也可出现平坦型听力曲线。并有眼部前锥形晶体、黄斑周围视网膜斑、黄斑周围融合斑、白内障等。眼部症状多在肾功能不全以后出现，故在儿童期极少见。男性多在 40 岁以前死亡，女性预后稍好。有关病因尚有争论。肾脏病变为遗传性，Ⅱ、Ⅲ、Ⅳ型 Alport 综合征为性连锁显性遗传，Ⅴ型和Ⅵ型常染色体显性遗传。颞骨病理检查发现，主要病变为耳蜗毛细胞及血管纹退行性变。个别学者报告螺旋神经节细胞有缺失。

(十九)Refsum 病

Refsum 病为常染色体隐性遗传。表现为视网膜色素变性,合并周围神经病变及小脑性共济失调。进行性感音神经性聋通常开始于 10~20 岁。

(二十)Norrie 综合征

Norrie 综合征为性连锁隐性遗传。表现为进行性视力下降、智力低下,约 1/3 患者有进行性感音神经性聋。

四、遗传性耳聋的诊断

遗传性耳聋的诊断要点如下。

(一)排除引起耳聋的其他原因

遗传性聋的诊断步骤之一,是排除可能引起耳聋的其他原因,如先天性非遗传性聋、药物中毒性聋、病毒性或细菌性迷路炎,以及自身免疫性聋等。

(二)全面的体格检查

进行仔细地全身体格检查,了解有无有关各种综合征的其他器官畸形,并进行颞骨 CT 扫描,膜迷路 MR 三维重建及水成像,观察内耳有无畸形(参阅"内耳畸形")。

(三)家族病史的询问和调查

仔细询问家族中至少 3 代人的耳聋病史,包括耳聋的发病时间、严重程度、伴发症状,以及是否近亲结婚等,根据病史画出系谱图,通过对系谱图的分析,有助于判断遗传方式;必要时须对家族中的现存成员进行检查,包括听力学检查等,以助诊断。

(四)染色体组型分析

分析染色体的大小、数目、形态,注意染色体有无重组、缺失、倒位、转位等异常。

(五)基因诊断

基因诊断又称 DNA 诊断或 DNA 探针技术。其基本原理是应用现代分子生物学和分子遗传学的方法,检查基因的结构及其表达功能。

五、遗传性耳聋的治疗和预防

(1)对遗传性传导性耳聋,大多可通过手术进行治疗,提高听力。

(2)目前对遗传性感音神经性聋尚无有效的治疗方法。有残余听力者,可根据具体情况,佩戴适当的助听器,有适应证者做人工耳蜗植入术。

(3)广泛开展遗传学咨询活动,大力宣传优生优育,使人们认识到提高人口素质的重要性。

(4)在完善基因诊断的基础上,开展遗传性聋的产前诊断,有可能降低其发病率。

(刘革英)

第十三章 鼻窦炎

鼻窦炎是耳鼻咽喉科最为常见的疾病之一，尤其是慢性鼻窦炎的临床症状严重影响患者的生存质量，它对于耳、鼻、咽喉、气管、支气管、肺及消化道的生理功能均可产生不良影响，形成病灶后使颅、眼等器官受到损害。随着鼻窦炎特别是慢性鼻窦炎的诊断和治疗技术的飞速发展，以微创和保留黏膜功能为主的鼻内镜外科技术的建立及围术期处理原则的规范，鼻窦炎的治愈率达到90%以上。

鼻窦炎通常指鼻窦黏膜的化脓性炎症，是鼻科常见疾病，本病属于中医的“鼻渊”范畴，可分为急性和慢性，以慢性多见。急性鼻窦炎多发生在单个鼻窦，以筛窦、上颌窦多发。慢性者则可累及多个鼻窦，称为多鼻窦炎。如果累及一侧或双侧所有鼻窦，称为全鼻窦炎。

鼻窦炎是临床多发病、常见病，据1999年的统计，全球发病率为15%，按照这一比例推算，我国患有鼻窦炎的患者在2亿人以上。

鼻窦炎的发生与鼻窦的固有解剖特点有关：如窦口小，容易阻塞；鼻窦黏膜与鼻腔黏膜相连续，感染容易互相累及；各窦口相互毗邻，单窦发病易累及其他窦；各窦腔和窦口的位置特殊等。引起鼻窦炎的病因很多，如急性鼻炎、急性传染病、细菌感染、变态反应、鼻窦解剖、邻近感染扩散、外界感染致病（如游泳、跳水等）及全身性致病因素等。近年来的观点认为，鼻窦炎的产生与机体健康状况关系密切；窦口引流和通气障碍是引起鼻窦炎发生的最重要机制。

第一节 急性鼻窦炎

急性鼻窦炎是鼻窦黏膜的急性化脓性感染，常继发于急性鼻炎。

一、病因

（一）全身因素

如过度疲劳、营养不良、维生素缺乏、变应性体质等，全身性疾病如贫血、糖尿病，感染性疾病如流行性感冒、麻疹、猩红热、白喉、结核等，居住环境不良等，皆可导致机体抵抗力下降而发病。

（二）局部因素

1. 鼻腔疾病

（1）急、慢性鼻炎是急性鼻窦炎的常见病因之一，鼻腔黏膜与鼻窦黏膜互相连续，鼻腔的炎症容易侵入鼻窦。

(2)鼻腔其他疾病,如鼻中隔偏曲、鼻甲肥大、黏膜肥厚、鼻腔的肿瘤、鼻腔异物及鼻的变态反应等,都可堵塞鼻道和窦口,影响鼻窦通气引流。

2. 直接感染

(1)游泳、潜水方法不当,污水携致病菌进入鼻窦发病。

(2)飞机在迅速下降时,窦内骤变负压,鼻腔内炎性分泌物或污物被吸入窦内,引起"非阻塞性航空性鼻窦炎"。

(3)鼻窦外伤后引起骨折、异物存留或血块感染等可直接引起鼻窦炎。

3. 鼻腔内填塞物　留置时间过久,因局部刺激、继发感染和(或)妨碍窦口的通气引流而致鼻窦炎。

4. 邻近器官源性　如面部蜂窝织炎、颌骨骨髓炎、龋齿、腺样体肥大及扁桃体炎等邻近器官的感染均可引起鼻窦炎。

(三)致病菌

急性鼻窦炎通常是多种致病菌的混合感染,鼻窦炎的病情与致病菌的种类和毒力密切相关。最常见的致病菌是化脓性球菌属,如肺炎链球菌、溶血性链球菌、葡萄球菌、卡他球菌等;其次为杆菌属,如肺炎杆菌、流感嗜血杆菌、变形杆菌、大肠埃希菌及铜绿假单胞菌等。近年来,由于抗生素的广泛应用,真菌感染导致的鼻窦炎有逐渐增多的趋势。

二、病理

急性鼻窦炎的黏膜病理变化与急性鼻炎相似,主要可分为3期。

(一)黏膜卡他期(急性卡他性鼻窦炎)

黏膜卡他期(急性卡他性鼻窦炎)为鼻窦炎的起始阶段,窦内黏膜短暂缺血,随后血管扩张、充血,黏膜肿胀,上皮固有层水肿,通透性增强,浆液性、黏液性分泌亢进,纤毛运动变缓,由于黏膜肿胀使窦口缩小甚至完全消失。上皮层下有多核白细胞和淋巴细胞浸润,尤其多见于扩张血管附近。

(二)黏膜化脓期(急性化脓性鼻窦炎)

黏膜化脓期(急性化脓性鼻窦炎)为鼻窦炎的进展阶段,黏膜水肿和血管扩张进一步加重,多形核白细胞浸润更显著,毛细血管出血,上皮细胞与纤毛发生坏死、脱落,分泌物呈脓性,窦腔内积脓。

(三)在急性炎症的极期或其后的阶段

炎症可侵及骨质或经血道扩散至骨髓、眼眶或颅内,如发生窦壁骨炎、骨髓炎、眶内感染或颅内感染,一般多见于儿童。上述病理过程并非一定发生,由于人们文化素质和经济承受能力不断提高,早期就诊和优质抗生素的普遍应用,多数病情可在鼻窦炎早期得到控制或治愈,发生并发症的机会越来越少。

三、临床表现

(一)全身症状

可有畏寒、发热、食欲减退、周身不适、精神萎靡等症状,如继发于上呼吸道感染和急性鼻炎,则上述症状在原发病症状的基础上加重。儿童症状较成人重,可出现咳嗽、呕吐、腹泻等呼吸道和消化道症状。

(二)局部症状

局部主要有鼻部、咽、喉、耳及头部症状。

1. 鼻塞 因鼻腔黏膜充血、肿胀,分泌物积蓄于鼻腔,导致单侧或双侧间歇性或持续性鼻塞,常有鼻塞性鼻音。

2. 流涕 流黏性或脓性涕,量多而不易擤尽,一些患者会出现涕中带血。牙源性上颌窦炎者,有恶臭脓涕。后组鼻窦炎患者的鼻涕向后流入咽、喉部,易引起咽痒、咳嗽、咳痰及恶心。

3. 嗅觉障碍 可因鼻塞或分泌物阻塞嗅沟出现暂时性嗅觉减退或丧失。牙源性上颌窦炎和少数蝶窦炎还可能引起主观恶嗅觉。

4. 局部疼痛和头痛 分泌物的积聚、细菌毒素、黏膜肿胀刺激压迫神经末梢引起疼痛,有一定的时限性、周期性和定点性,急性鼻窦炎最常见的疼痛症状可表现为神经痛、弥漫性疼痛或局限性疼痛。在急性鼻窦炎初期,多表现为昼夜弥漫性持续性头痛,越过极期后头痛迅速减轻,时间缩短,并局限于一定部位。通常前组鼻窦炎疼痛多在头颅表面、额部和颌面部;后组鼻窦炎疼痛多位于头颅深部、颅底或枕部,在咳嗽、低头时加重。

各个鼻窦炎引起的头痛有不同的特点。

(1)急性上颜窦炎:多为眶上额部痛,可伴患侧颌面部或上列磨牙痛。头痛和局部疼痛的一般规律是:晨起不痛,上午轻,午后重;站立或久坐时加重,侧卧位患侧居上时减轻,此类表现与上颌窦通气引流有关。

(2)急性额窦炎:开始表现为全头痛或眶上神经痛,后局限到前额部。头痛呈规律性发作,晨起后头痛,逐渐加重,中午最剧烈,午后逐渐减轻,夜晚完全消散。

周期性头痛的发生机制:晨起后患者头部呈直立位,使在晚间积蓄于窦内的脓液聚积于窦底,并经窦口缓慢排出。在这一过程中,窦内形成负压甚至真空,再加之脓性分泌物的刺激,产生所谓的“真空性头痛”;午后其脓液逐渐排空,窦内负压消失,故头痛渐缓。

(3)急性筛窦炎:头痛一般较轻,局限在内眦和鼻根深部,发胀或微痛;前组筛窦炎时,为额部头痛,也常为周期性发作,与急性额窦炎相似,但程度较轻;后组筛窦炎时,为枕部疼痛,与急性蝶窦炎相似,头痛和局部疼痛的一般规律是:晨起渐重,午后转轻。

(4)急性蝶窦炎:出现颅底或眼球深部的钝痛,可放射至头顶和耳后,也可出现枕部痛。头痛的一般规律为晨起轻,午后重。

5. 耳部症状 少数患者可出现耳鸣、眩晕或听力减退等症状,见于少数急性蝶窦炎者。

四、检查

(一)一般检查

一些患者,尤其是儿童,在鼻窦表面皮肤和软组织可出现红肿、局部压痛和叩击痛。急性额窦炎时,额部和上睑红肿,额窦前壁或底部有压痛和叩击痛;急性上颌窦炎时,颊部或下睑红肿,轻叩磨牙或划压牙冠时,可产生特殊的酸痛感;急性筛窦炎时,内眦部可出现红肿。

(二)鼻腔、咽喉部检查

鼻黏膜充血、肿胀,中鼻甲和中鼻道黏膜充血或水肿;前组鼻窦炎可见中鼻道积脓,后组鼻窦炎则表现为嗅沟积脓。如鼻腔有大量分泌物,应吸除干净并用1%麻黄碱收缩鼻腔后再检查其来源。咽、喉部黏膜常可充血、肿胀,儿童急性鼻窦炎者尤为明显。

(三)鼻内镜检查

鼻内镜检查是目前临床常规检查方法。用1%麻黄碱和1%丁卡因棉片对鼻腔进行收缩和麻醉后,清除鼻腔鼻涕,使用各种角度的鼻内镜检查鼻腔、中鼻道、嗅沟、蝶筛隐窝,观察黏膜的色泽,是否有肿胀、黏膜息肉样变性、窦口阻塞、窦口分泌物引流。

(四)穿刺冲洗法

急性上颌窦炎时,全身症状已消退并在抗生素的控制下,可行穿刺冲洗法,观察有无脓液,若有应做细菌培养和药敏试验,这是以往较常用的诊断和治疗方法,但近年来已经很少使用。

(五)鼻窦X射线或CT检查

X射线可见鼻窦密度增高,如有积脓则窦内密度增高或出现液平面,但由于颅骨影的重叠,对小的病变显示不清,可出现较多的假阳性和假阴性。高分辨率CT使鼻窦炎的诊断变得更为方便和直接,可以清楚地显示鼻窦内的炎性改变。正常的鼻窦黏膜在CT扫描时不显影,窦腔内一旦出现软组织密度影,通常为黏膜肥厚或病变组织。

五、诊断

详细询问病史:如发病时的状况,有无诱因,鼻塞的特点,鼻涕的量、性状,是否带血等;是否有头痛,头痛的部位、性质和特点。在详细了解病史之后,行鼻内镜检查和鼻窦X射线检查多可确诊。如需要详细了解病变部位和累及的范围,或者对症状较重的患者,可做鼻窦CT检查。

六、并发症

鼻窦炎性脓涕向后流入咽部可引起咽和扁桃体炎症,致病菌可向下侵入引起咽喉炎、气管炎和支气管炎,也常常是支气管哮喘的发病因素之一。抵抗力或免疫力低下者还可引起肺炎;反复发作的鼻窦炎还可引起中耳炎,自从抗生素问世以来,鼻窦炎的严重并发症，如鼻源性眶内并发症、鼻源性颅内并发症已很少出现，但一旦出现则后果严重，应警惕。

七、治疗

（一）治疗原则

积极消除致病因素，清除鼻腔、鼻窦分泌物，促进鼻腔和鼻窦的通气和引流，控制感染，防止并发症或病变迁延成慢性鼻窦炎。

1. 全身治疗

（1）一般治疗：如有发热、全身不适应注意休息，多饮水或进高营养流质饮食；避免用力擤鼻；对症处理，如头痛或局部疼痛剧烈时，可使用镇痛药等。

（2）抗感染治疗：使用抗生素的原则是有效、足量、足够时间。目的是控制感染，防止并发症发生和转为慢性鼻窦炎。首选头孢类抗生素，如患者对青霉素过敏或细菌对此类抗生素具耐药性，可改用喹诺酮类。细菌培养和药敏试验可帮助选择敏感的抗生素。

（3）中药治疗：祖国传统医学对鼻窦炎有一定的疗效，中药主要成分多为苍耳子、辛夷、菊花、茜草、双花、防风、薄荷、柴胡等。国内疗效比较好的中成药如辛夷颗粒、鼻渊舒、中联鼻炎片等，皆有辅助治疗的功效。

2. 局部治疗

（1）鼻内用药：主要使用鼻内类固醇药物。在这里应该重点提出：不宜长期连续使用鼻内血管收缩药物，尤其是对青少年和儿童更为不宜。已有很多证据表明，鼻腔血管收缩药（如盐酸萘甲唑啉、麻黄碱类）会造成鼻腔黏膜鳞状上皮化生，严重破坏鼻黏膜的纤毛活性和输送功能。成年后难以治愈的肥厚性鼻炎、慢性鼻窦炎、长期伴有脓性鼻涕的鼻黏膜炎均与儿童时期滥用鼻腔血管收缩药有直接关联。临床使用鼻腔内血管收缩药应该只限于鼻腔检查或手术时的临时用药。

局部类固醇药物治疗呼吸道炎性疾病已经有 40 多年的历史，基础与临床研究均证实了其有效性、安全性、无耐药性和无依赖性，尤其可在炎症的不同阶段发挥抑制炎症反应的作用。它能降低血管通透性，减低腺体对胆碱能刺激的反应，并有干预花生四烯酸代谢的作用，从而减少了介质的产生和释放。它能阻止激活的 T 淋巴细胞增生和 Th2 细胞因子（IL-4、IL-5）的合成，降低了多种细胞（上皮细胞、巨噬细胞和成纤维细胞等）产生细胞因子的速度，抑制嗜酸性粒细胞和嗜碱性粒细胞向炎症局部的移行和趋化，也能稳定黏膜上皮屏障和血管内皮屏障，降低刺激受体的敏感性，从而得到良好的治疗效果。因此局部类固醇药物可以抑制病原微生物在鼻黏膜的植入与定植，有效地抗感染、抗水肿，局部不良反应非常少见且轻微，对下丘脑-垂体-肾上腺素轴功能无抑制作用，成为当代治疗鼻腔、鼻窦黏膜炎症的主流药物。

（2）物理治疗：鼻腔冲洗、局部热敷、超声雾化、蒸汽吸入、红外线照射、超短波电疗、电透热法等物理疗法，对改善局部血液循环，促进炎症消退或减轻症状均有帮助。

（3）上颌窦穿刺：上颌窦穿刺冲洗可以作为诊断和治疗手段，急性鼻源性上颌窦炎无并发症者，可行上颌窦穿刺冲洗法，有时一次冲洗即愈，不愈者每周 1～2 次，直至痊愈。

冲洗后可以向窦内注入抗生素或类固醇激素。

(4)额窦环钻术:急性额窦炎保守治疗欠佳且病情加重时,为了避免额骨骨髓炎和颅内并发症时进行额窦环钻术,排除脓液,置管引流直至症状完全缓解。这是一种传统的治疗方法,现在已经很少使用,可做经鼻内镜额窦开放术。

3. 其他治疗　为防止鼻窦炎再发,导致鼻窦炎发作的一些相关因素可以在鼻窦炎治愈后酌情处理,如切除经常发病的扁桃体和炎症的增生体;另外,应改善机体抵抗力,调节内分泌失调,改善工作环境等。

(刘苹英)

第二节　慢性鼻窦炎

慢性鼻窦炎是鼻窦黏膜的慢性化脓性炎症,常常继发于急性鼻窦炎,炎症可仅在单侧或单窦出现,但双侧和多窦均发病则更为常见,称为多鼻窦炎或全鼻窦炎。

一、病因

病因和致病菌与急性化脓性鼻窦炎相似,急性鼻窦炎反复发作或急性鼻窦炎、鼻炎治疗不当,引起急性鼻窦炎的局部或全身的因素持续存在,都可引起慢性鼻窦炎。本病亦可慢性起病(如牙源性上颌窦炎)。目前认为引起慢性鼻窦炎的主要发病因素有:细菌感染、变态反应、鼻腔或鼻窦的解剖变异。

二、病理

慢性鼻窦炎病理类型的划分有多种观点,但一般认为鼻窦黏膜水肿、纤毛脱落、上皮化生、黏膜内淋巴细胞和浆细胞浸润及腺体阻塞是慢性鼻窦炎的主要病理变化,可分为3型。

(1)黏膜肥厚或息肉样变性型:血管增生,黏膜水肿并增厚,渐成息肉样变。

(2)纤维型:纤维增生明显,常有动脉内膜炎及动脉管阻塞。

(3)混合型:黏膜肥厚与纤维增生同时发生,黏膜呈结节状或乳头状。

三、临床表现

(一)全身症状

常见的有头晕、易疲倦、精神抑郁、萎靡不振、食欲减退、失眠、记忆力减退、注意力不集中、工作效率降低等症状。少数病例可有持续低热。这些症状是窦内脓液积蓄成为脓毒性病灶所导致的。分泌物自后鼻孔下流,可引起咽、喉、气管、支气管或肺部炎症,亦可引起消化道症状。症状较重时可严重影响生活质量。

（二）局部症状

主要有鼻部症状、局部疼痛和头痛及其他症状。

1. 鼻部症状　包括流脓涕、鼻塞及嗅觉障碍等症状。

（1）流脓涕：多为黏脓性或脓性涕，白色或黄色，量多少不一，与患者体位有关，并具有定时、定向性。前组鼻窦炎的脓涕，易从前鼻孔擤出；后组鼻窦炎的脓涕，易经后鼻孔流向鼻咽部，若脓涕有腐臭气味，多为牙源性上颌窦炎。如果窦口阻塞或纤毛活性和输送功能受损，可发生窦内长期积脓。

（2）鼻塞：亦为慢性鼻窦炎的主要症状，鼻甲黏膜慢性充血、肿胀、息肉样变，鼻息肉形成，分泌物过多或过稠，鼻腔解剖变异等，均可成为鼻塞原因。

（3）嗅觉障碍：嗅觉障碍的主要原因有嗅区黏膜炎性病变，鼻黏膜炎性肿胀和息肉样变，脓涕阻塞嗅沟等，多表现为嗅觉减退、迟钝、失嗅等，多为暂时性症状，少数亦可由于嗅神经末梢炎症导致永久性失嗅。

2. 头痛　部分患者有头痛，常表现为头部沉重压迫感、钝痛或闷胀痛，头痛的时间、性质及部位与急性鼻窦炎相似，但较急性鼻窦炎稍轻。头痛的轻重程度可随鼻通气引流、用药与否而改变，也可由于窦口阻塞，引起真空性头痛。当休息、用药或以物理治疗等方法使鼻腔通气引流改善时则头痛减轻或消失。

3. 视功能障碍　较少见，主要表现为视力减退或丧失，是由于炎症累及视神经导致球后视神经炎所致，真菌性蝶窦炎多见。有时也可表现为其他症状，如复视和眶尖综合征等。

四、检查和诊断

1. 首先必须详细询问病史，并结合临床症状及体征进行综合分析　是否有急性鼻窦炎发作史；是否有头痛，头痛的性质、时间、与鼻塞的关系；鼻涕的性质、量、有无臭味、是否有血性涕等；鼻塞的特性，间隙性或持续性鼻塞，单侧或双侧鼻塞等，这些对本病的诊断至关重要。

2. 鼻腔检查用1%麻黄碱棉片收缩鼻黏膜　在鼻内镜下仔细检查鼻腔各部，可见鼻黏膜慢性充血、肿胀或肥厚，中鼻甲肥大或息肉样变，中鼻道变窄、窦口鼻道复合体区黏膜水肿或有息肉生成。前组鼻窦炎者脓液多见于中鼻道，后组鼻窦炎者脓液多见于嗅沟。

3. 口腔和咽部检查　如为牙源性上颌窦炎时，在同侧上颌第二前磨牙或第一、第二磨牙可查出病变。后组鼻窦炎者咽后壁可见到脓液或干痂附着。

4. 影像学检查　随着影像技术的发展，常规X射线片已逐渐被CT取代，鼻窦CT扫描能够显示鼻窦病变范围和程度，尤其是在显示骨质与软组织关系方面具有优势。CT扫描可分成冠状位和轴位，阅片上可以得到如下信息。

（1）病变范围和程度决定手术的术式、麻醉方式。

（2）判断是否有需要在术中处理的解剖变异，如鼻中隔偏曲、中鼻甲肥大或息肉样变性、泡性中鼻甲、中鼻甲反向弯曲、钩突肥大等。

(3)判定鼻窦病变是否具有骨破坏倾向。

(五)鼻窦穿刺冲洗

对于上颌窦炎有价值,通过穿刺冲洗来了解窦内脓液的性质、量、有无臭味等,并可进行细菌培养和药敏试验,据此判断病变程度和制订治疗方案。

五、鉴别诊断

慢性鼻窦炎主要应与鼻窦良、恶性肿瘤鉴别。鼻腔、鼻窦内翻性乳头状瘤常常被误诊为慢性鼻窦炎伴鼻息肉,其肿块呈灰红色或灰白色,触之易出血,CT 可见骨质破坏,组织病理学检查可以确诊。某些鼻窦恶性肿瘤的早期症状和体征甚至 CT 扫描结果,都与鼻窦炎类似,如不能早期发现,将影响远期生存率。其主要手段是对恶性肿瘤有足够的警惕性,遇有较长时间血性鼻涕、面部蚁走感、颜面部变形、硬腭突起或视觉方面等改变,要及时做 CT 检查。

慢性鼻窦炎与下列同类疾病区分,则有助于治疗。

(一)真菌性鼻窦炎

CT 片有时需与单窦慢性鼻窦炎相鉴别。真菌性鼻窦炎的主要临床表现为涕中带血或褐色干酪样物;CT 扫描可见单窦发病,最常见于上颌窦,其次为蝶窦菌性鼻塞炎(鼻窦 CT 像)和筛窦,额窦罕见,病灶中有絮状钙化斑,鼻分泌物或上颌窦内干酪样物涂片或培养见到杆状有分叉的菌丝即可确诊。

(二)鼻息肉病

一种与变态反应因素直接相关的、以鼻腔鼻窦黏膜整体息肉样改变为特征的黏膜。

六、治疗

(一)保守治疗

1. 全身药物治疗　慢性鼻窦炎只有在有急性发作征象或有化脓性并发症的时候才给予全身应用抗生素,疗程不超过 2 周,也可辅以中成药。可以口服黏液促排药,稀化黏液并改善纤毛活性,推荐小剂量长期口服大环内酯类药物,疗程不少于 12 周,对伴有变态反应症状的患者可以服用抗组胺药。

2. 局部类固醇激素　可收缩肿胀的黏膜,抗感染、抗水肿,利于鼻窦通气和引流。

3. 上颌窦穿刺冲洗术　多次反复穿刺冲洗(每周 1 ~ 2 次),使上颌窦腔内的分泌物排除,窦口通畅,鼻通气改善,鼻涕减少,比其他保守疗法优越,必要时可穿刺置管以方便冲洗。窦内还可灌入抗生素、酶类及激素等药物进行联合治疗。

4. 负压置换法　用负压吸引法使鼻腔和鼻窦内压力交替改变从而吸出脓性分泌物,同时药液进入鼻窦。可用于慢性额窦炎、筛窦炎、蝶窦炎,尤其是对儿童和后组鼻窦炎效果较好。

5. 物理治疗　如透热疗法,中、短波或超短波治疗,也可用散焦氦-氖激光器照射窦腔,作用为生物刺激效应,能促进病变的组织修复再生。可用生理盐水或高渗盐水进行鼻腔冲洗。

（二）手术治疗

上述保守治疗无效者可采用手术方法，并进一步加强围术期处理。

手术治疗以20世纪70年代以来创建的经鼻内镜鼻窦手术为主。手术的基本理念是清除以中鼻道为中心的附近区域（窦口鼻道复合体）病变，特别是前组筛窦的病变，以重建鼻腔和鼻窦的通气和引流功能为前提来恢复鼻窦黏膜的正常形态和功能。无须行广泛的鼻窦黏膜切除，即通过小范围或局限性手术解除广泛的鼻窦病变。由于这种手术方式较传统手术方式具有视角宽阔、视野清晰、操作精细、手术程序简化及创伤小和免除颅鼻面部切口等优点，而且手术治愈率高，因此这种技术得以广泛应用。

韩德民教授对经鼻内镜外科技术作了精确的论述。就慢性鼻窦炎、鼻息肉的治疗而言，鼻内镜外科技术的概念或内涵应该是：在鼻内镜直视观察下，清除病灶，改善和重建鼻腔、鼻窦引流通道并尽可能保留鼻腔、鼻窦的基本结构，以达到治愈的外科目的。其内容包括如下。

（1）电视监视下鼻内镜手术。

（2）清除鼻腔、鼻窦病灶，恢复或重建鼻窦引流通道。

（3）黏膜保留与结构重建。

（4）术后随访与综合治疗。

鼻内镜外科技术概念系统阐述了术中清除病灶，改善和重建鼻腔、鼻窦通气引流功能并尽可能保留基本结构，其作为手术基本原则贯穿于手术操作和处理整个过程。由此可见，慢性鼻窦炎的治疗是一个以经鼻内镜鼻窦手术为主体内容的综合性治疗过程，它包括手术前的药物治疗、正确手术方式的选择，以及手术后3～6个月连续的术腔处理、全身和局部的合理用药。

（刘苹英）

参考文献

[1]吕天伟. 现代眼科常见疾病诊疗[M]. 南昌:江西科学技术出版社, 2019.

[2]杨卫华. 智能眼科概论[M]. 武汉:湖北科学技术出版社, 2019.

[3]张树洪. 临床眼科疾病学[M]. 上海:上海交通大学出版社, 2018.

[4]高秀华. 现代眼科疾病诊断与治疗[M]. 上海:上海交通大学出版社, 2018.

[5]赵华奇. 眼科疾病临床实用技术[M]. 北京:科学技术文献出版社, 2019.

[6]彭剑晖. 眼科疾病检查与治疗[M]. 昆明:云南科技出版社, 2018.

[7]张念武. 五官科疾病诊断与治疗[M]. 上海:上海交通大学出版社, 2018.

[8]宋蓉. 现代口腔医学修复技术与教育创新[M]. 北京:中国纺织出版社, 2020.

[9]弗拉德尼. 口腔固定修复中的美学重建[M]. 沈阳:辽宁科学技术出版社, 2021.

[10]蒋菁. 口腔固定修复工艺技术[M]. 北京:北京科学技术出版社, 2020.

[11]邹慧儒. 口腔内科学[M]. 北京:北京科学技术出版社, 2020.

[12]格根塔娜,李周胜. 口腔内科学[M]. 江苏凤凰科学技术出版社, 2018.

[13]秦满,夏斌. 儿童口腔医学[M]. 3 版. 北京:北京大学医学出版社, 2020.

[14]陈伟. 儿童口腔疾病防治[M]. 杭州:浙江大学出版社, 2019.

[15]刘健. 精编临床口腔医学[M]. 上海:上海交通大学出版社, 2018.

[16]米方林. 口腔医学[M]. 2 版. 江苏凤凰科学技术出版社, 2018.

[17]樊明文. 口腔诊断学[M]. 北京:人民卫生出版社, 2018.

[18]李睿敏. 现代实用口腔科疾病诊断与治疗[M]. 青岛:中国海洋大学出版社, 2020.

[19]周学东. 牙体牙髓病学[M]. 北京:人民卫生出版社, 2020.

[20]陈乃焰. 实用牙髓病诊疗学[M]. 北京/西安:世界图书出版公司, 2017.